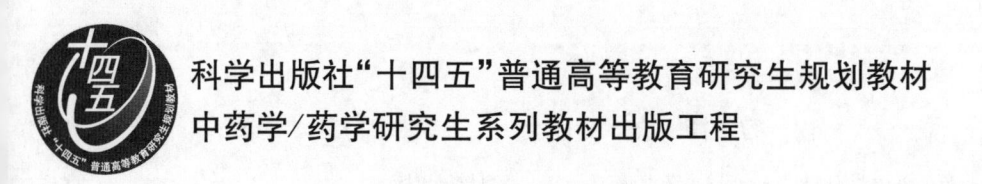

科学出版社"十四五"普通高等教育研究生规划教材
中药学/药学研究生系列教材出版工程

中药药代动力学原理与方法

PRINCIPLES AND METHODOLOGIES OF
PHARMACOKINETICS OF CHINESE MEDICINE

刘中秋 李 川 主编

科学出版社
北 京

内 容 简 介

《中药药代动力学原理与方法》是"中药学/药学研究生系列教材出版工程"中的一册。本教材主要以中药药代动力学为核心，阐述中药药代动力学基本原理、发展历程、研究内容、研究方法与技术及各研究方向的研究进展，并结合相关研究案例，阐明中药药代动力学研究在中医药现代化、中药新药研究及临床应用中的重要作用与意义。本书共有十二章，分别介绍了中药药代动力学的基本知识、发展概况，中药药代动力学中的药物代谢酶、转运体、代谢酶和转运体结构，中药与化药的相互作用，中药药代动力学与组学技术，中药药代动力学在中药新药研发中的应用，中药时辰药代动力学，中药"多成分"和"多药"药代动力学：理论与技术，肝肠三循环理论，深度整合药动学与药效学研究的中药药效物质基础研究，以及中药药代动力学发展展望。

本书可供全国高等中医药院校及综合性大学中药学专业硕士、博士研究生使用，也可供高等院校老师及相关研究机构的科研工作者使用。

图书在版编目（CIP）数据

中药药代动力学原理与方法／刘中秋，李川主编．
北京：科学出版社，2025. 1. ——（科学出版社"十四五"普通高等教育研究生规划教材）． —— ISBN 978-7-03-079120-7

Ⅰ. R285.6

中国国家版本馆 CIP 数据核字第 2024RD3946 号

责任编辑：周　倩／责任校对：谭宏宇
责任印制：黄晓鸣／封面设计：殷　靓

科学出版社 出版
北京东黄城根北街16号
邮政编码：100717
http://www.sciencep.com

南京展望文化发展有限公司排版
上海颛辉印刷厂有限公司印刷
科学出版社发行　各地新华书店经销

*

2025年1月第 一 版　开本：889×1194　1/16
2025年1月第一次印刷　印张：16
字数：450 000

定价：98.00 元

（如有印装质量问题，我社负责调换）

中药学/药学研究生系列教材出版工程
专家指导委员会

主任委员　陈　忠

委　　员　(以姓氏笔画为序)

　　　　　　王喜军　教授　黑龙江中医药大学
　　　　　　刘中秋　教授　广州中医药大学
　　　　　　刘铜华　教授　北京中医药大学
　　　　　　杨　明　教授　江西中医药大学
　　　　　　邱智东　教授　长春中医药大学
　　　　　　张艳军　教授　天津中医药大学
　　　　　　陈　忠　教授　浙江中医药大学
　　　　　　陈红专　教授　上海中医药大学
　　　　　　胡立宏　教授　南京中医药大学
　　　　　　唐志书　教授　中国中医科学院
　　　　　　黄必胜　教授　湖北中医药大学
　　　　　　彭　成　教授　成都中医药大学
　　　　　　戴　敏　教授　安徽中医药大学

《中药药代动力学原理与方法》编委会

主　　编　刘中秋　李　川

副 主 编　朱丽君　杨军令　陈志鹏

编　　委　（以姓氏笔画为序）
　　　　　　王宇彤　南京中医药大学
　　　　　　王彩艳　广州中医药大学
　　　　　　朱丽君　广州中医药大学
　　　　　　刘中秋　广州中医药大学
　　　　　　杨　柳　黑龙江中医药大学
　　　　　　杨军令　中国科学院上海药物研究所
　　　　　　李　川　中国科学院上海药物研究所
　　　　　　吴宝剑　广州中医药大学
　　　　　　张　荣　广州中医药大学
　　　　　　陈志鹏　南京中医药大学
　　　　　　贾伟伟　中国科学院上海药物研究所
　　　　　　程　晨　中国科学院上海药物研究所

学术秘书　朱丽君

总 序

研究生教育处于国民教育体系的顶端,是教育、科技、人才的关键载体,是国家创新体系的重要组成部分,是深入推进科教兴国战略,加快建设教育强国、科技强国、人才强国的重要支撑。党的二十大首次把教育、科技、人才进行"三位一体"统筹安排、一体部署。党的二十大报告中指出,"我们要坚持教育优先发展、科技自立自强、人才引领驱动,加快建设教育强国、科技强国、人才强国",强调要"全面提高人才自主培养质量,着力造就拔尖创新人才",要"深化教育领域综合改革,加强教材建设与管理",为研究生教育改革发展指明了前进方向,提供了根本遵循。

教材作为教育教学的基本载体和关键支撑、教育核心竞争力的重要体现、引领创新发展的重要基础,必须与时俱进,为培育高层次人才提供坚实保障。研究生教材建设是推进研究生教育改革、培养拔尖创新人才的重要组成部分。教育部、国家发展和改革委员会、财政部联合印发的《关于加快新时代研究生教育改革发展的意见》(教研〔2020〕9号)中明确提出,要"加强课程教材建设,提升研究生课程教学质量""编写遴选优秀教材,推动优质资源共享"。中药学、药学专业研究生教育肩负着高层次药学人才培养和创新创造的重要使命。为了进一步做好新时代研究生教材建设工作,进一步提高研究生创新思维和创新能力,突出研究生教材的创新性、前瞻性和科学性,打造中药学、药学研究生系列精品教材,科学出版社邀请全国12所中医药院校和中国中医科学院的13位中药学、药学专家,组成"中药学/药学研究生系列教材出版工程"专家指导委员会,共同策划、启动了"中药学/药学研究生系列教材出版工程"(以下简称教材出版工程)遴选、审定、编写工作。教材出版工程并入选了"科学出版社'十四五'普通高等教育研究生规划教材"。

本教材出版工程包括《中药药剂学专论》《分子药理学》《中药药理研究思路与方法》《药用植物生物技术》《中药分析学专论》《仪器分析专论》《中药化学专论》《现代药物分离技术》《中药监管科学》《中药系统生物学专论》《中药质量评价研究与应用》《中药新药研究与开发》《中药功效研究思路与实践》《中药资源化学专论》《生物药剂学与药代动力学专论》《天然药物化学专论》《药学文献检索》《中药炮制学专论》《中医药统计学专论》《中药药效物质研究方法学》《中药药代动力学原理与方法》《中药鉴定学专论》《中药药性学专论》《中药药理学专论》及《临床中药学专论》(第二版)等核心教材,采用了"以中医药院校为主,跨校、跨区域合作,出版社协助"的模式,邀请了全国近百所院校、研究所、医院及个别药企的中药学、药学专业的400余名教学名师、优秀学科带头人及教学一线的老师共同参与。本教材出版工程注重加强顶层设计和组织管理，汇集权威专家智慧，突出精品意识，以"创新培养方式、突出研究属性、关注方法技术、启发科研思维"为原则，着力打造遵循研究生教育发展规律、满足研究生创新培养目标、具有时代精神的高品质教材。

在内容上，本教材出版工程注重研究生个性化需求，从研究生实际需求出发，突出学科研究的新方法、新理论、新技术，以及科研思维。在编写风格上，既有丰富的图表，也有翔实的案例，体现了教材的可读性，大部分教材以二维码的形式呈现数字资源，如视频、知识拓展等，以方便学生自学、复习及课后拓展。

本教材出版工程仍有不少提升空间，敬请各位老师和研究生在使用过程中多提宝贵意见，以便我们不断完善，提高教材质量。

2023 年 12 月

编写说明

《中药药代动力学原理与方法》是"科学出版社'十四五'普通高等教育研究生规划系列教材""中药学/药学研究生系列教材出版工程"中的一册。该教材全面系统地介绍了中药药代动力学的发展概况、基本原理、研究内容与方法和技术,以及相关的研究进展,并结合案例,阐述了中药药代动力学研究在中医药现代化、中药新药研究及临床应用中的重要作用与意义。本教材依据学科研究前沿及中药学专业的特色与优势构建教材内容,区别于本科教材,突出国内外前沿研究技术与成果,拓展研究生的科研思路。本教材以高质量、高水平精品教材建设为目标,保障中药学研究生教育适应新时代中医药卫生事业发展需求。

本教材共设置了十二章内容,融入新方法、新技术、新进展,依托案例,启迪学生科研思路,提升学生创新思维能力,突出科学性、创新性与前瞻性。第一章介绍了中药药代动力学概念、发展概况、研究内容与方法,药物体内过程及动力学原理,中药及复方药代动力学研究概况;第二、三、四章分别介绍了中药与药物代谢酶,中药与药物转运体,药物代谢酶和转运体的结构生物学基础;第五章介绍了中药与化药间的相互作用与机制,以及研究方法与实例;第六章介绍了组学技术及其在中药药代动力学研究中的应用;第七章介绍了中药时辰药代动力学;第八章介绍了中药"多成分"和"多药"药代动力学研究方法;第九章介绍了中药特色的肝肠三循环理论;第十章介绍了深度整合药动学和药效学研究的中药药效物质基础研究;第十一章介绍了中药药代动力学在中药新药研发中的应用;第十二章介绍了对中药药代动力学发展的展望。该教材可作为高等中医药院校及综合性大学药学、中药学专业硕士研究生、博士研究生教材,也可作为高等院校师生及相关研究领域的研究者、从业者的参考书。

本教材在编写过程中,得到了编委及其所在高校的大力支持,在此深表感谢!由于水平所限,书中如有不足或不妥之处,敬请读者批评指正!

《中药药代动力学原理与方法》编委会
2024 年 12 月

目 录

第一章 绪论 …………………………………………………………………………………… 1
　第一节 中药药代动力学概述 / 1
　　一、中药药代动力学概念 / 1
　　二、中药药代动力学发展概况 / 1
　第二节 中药药代动力学研究内容与方法 / 2
　　一、中药药代动力学研究目的与意义 / 2
　　二、中药药代动力学研究方法 / 3
　第三节 药物体内过程与动力学原理 / 4
　　一、药物体内过程 / 4
　　二、药物体内转运速率过程 / 5
　　三、药代动力学模型 / 7
　　四、药代动力学基本参数 / 9
　第四节 中药与复方药代动力学研究概况 / 11
　　一、中药减毒增效配伍理论 / 11
　　二、药物代谢酶与中药配伍 / 12
　　三、外排转运体与中药配伍 / 13
　　四、中药配伍减毒增效的药代动力学研究 / 14
　　五、中药配伍禁忌的药代动力学研究 / 15
　思考题 / 16

第二章 中药与药物代谢酶 …………………………………………………………………… 17
　第一节 药物代谢酶 / 17
　　一、Ⅰ相代谢酶 / 17
　　二、Ⅱ相代谢酶 / 19
　第二节 中药活性成分代谢 / 21
　　一、生物碱类成分 / 21
　　二、苯丙素类成分 / 22
　　三、黄酮类成分 / 23
　　四、三萜类成分 / 25
　　五、甾体类成分 / 25
　　六、蒽醌类成分 / 25
　　七、多糖类成分 / 26

第三节 代谢酶遗传多态性 / 26
　　一、CYP 的多态性 / 27
　　二、其他代谢酶的多态性 / 28
　　三、代谢酶遗传多态性的研究方法 / 30
第四节 中药代谢研究方法 / 31
　　一、中药代谢研究的经典方法 / 31
　　二、采用肠道菌群方法研究中药代谢 / 33
　　三、采用代谢组学研究中药代谢 / 35
　　四、中药代谢研究中的关键影响因素 / 35
第五节 中药代谢研究实例 / 36
思考题 / 40

第三章 中药与药物转运体 · · · · · · 41

第一节 药物转运体的概述 / 41
　　一、溶质转运体 / 41
　　二、ATP 结合盒转运体 / 45
　　三、基因多态性和病理状态等因素对转运体的影响 / 47
第二节 药物转运体的研究技术 / 49
　　一、细胞或膜囊水平的转运体活性研究技术 / 49
　　二、离体组织水平的转运体研究技术 / 53
　　三、整体动物水平的转运体研究技术 / 54
　　四、人工智能引导下的转运体研究技术 / 55
第三节 肠、肝脏、肾脏等组织脏器转运体对中药药代动力学的影响 / 56
　　一、肠转运体对中药体内过程的影响 / 56
　　二、肝脏转运体对中药体内过程的影响 / 57
　　三、肾脏转运体对中药体内过程的影响 / 58
　　四、脑等组织脏器对中药体内过程的影响 / 59
第四节 药物转运体在中药药代动力学中应用实例 / 60
思考题 / 70

第四章 药物代谢酶和转运体的结构生物学基础 · · · · · · 71

第一节 药物Ⅰ相代谢酶结构与功能 / 71
　　一、CYP 亚型结构与功能 / 71
　　二、PTGS、FMO 和 MAO 等结构与功能 / 75
第二节 药物Ⅱ相代谢酶结构与功能 / 78
　　一、尿苷二磷酸葡萄糖醛酸转移酶亚型结构与功能 / 78
　　二、谷胱甘肽 S-转移酶亚型结构与功能 / 81
　　三、磺基转移酶亚型结构与功能 / 85
　　四、NAT、CAT、SOD 和 GPX 的结构与功能 / 86
第三节 转运体蛋白结构与功能 / 89

一、ATP 结合盒转运蛋白家族亚型结构与功能 / 89
二、溶质载体家族亚型结构与功能 / 93
三、其他转运体结构与功能 / 95
第四节 药物代谢酶和转运体结构解析方法与案例 / 95
一、结构解析方法 / 95
二、药物代谢酶和转运体重组蛋白的获取 / 97
三、CYP 结构特征 / 98
四、UGT2B15 结构特征 / 99
五、ABCB1 结构特征 / 100
思考题 / 101

第五章 中药与化药的相互作用 102

第一节 药物-药物相互作用基本概念 / 102
一、天然产物-化药相互作用的经典案例 / 102
二、药物-药物相互作用的作用机制 / 104
三、中药-药物相互作用研究考虑点 / 107
第二节 药物代谢酶介导的中药-化药相互作用 / 107
一、细胞色素 P450 酶介导的中药-化药相互作用 / 107
二、UGT 介导的中药-化药相互作用 / 110
三、其他代谢酶介导的中药-化药相互作用 / 111
第三节 药物转运体介导的中药-化药相互作用 / 112
一、溶质转运体介导的中药-化药相互作用 / 113
二、ABC 转运体介导的中药-化药相互作用 / 115
第四节 药物-药物相互作用研究方法 / 115
一、计算机辅助预测药物-药物相互作用 / 116
二、药物-药物相互作用的体外研究方法 / 116
三、药物-药物相互作用的建模预测 / 119
四、药物-药物相互作用体内研究方法 / 120
第五节 中药-化药相互作用研究实例 / 121
思考题 / 125

第六章 中药药代动力学与组学技术 126

第一节 组学技术 / 126
一、基因组学 / 127
二、转录组学 / 127
三、蛋白质组学 / 128
四、糖组学 / 128
五、代谢组学 / 129
六、微生物组学 / 129
七、脂质组学 / 130

八、单细胞测序 / 130
第二节 代谢组学与中药药代动力学 / 131
　一、代谢组学常用分析技术 / 131
　二、基于代谢组学的中药药代动力学研究 / 133
第三节 微生物组学与中药药代动力学 / 136
　一、微生物组学的常用分析技术 / 137
　二、基于微生物组学的中药活性成分的肠道代谢研究 / 137
第四节 药物基因组学与中药药代动力学 / 139
　一、药物基因组学的常用分析技术 / 140
　二、基于药物基因组学的代谢酶遗传多态性研究 / 140
思考题 / 141

第七章　中药时辰药代动力学 ……… 142

第一节 生物钟系统 / 143
　一、生物节律与生物钟 / 143
　二、生物钟分子机制 / 144
　三、时钟因子 / 146
第二节 药物体内过程的时辰节律 / 148
　一、药物吸收的节律 / 149
　二、药物分布的节律 / 149
　三、药物代谢的节律 / 149
　四、药物排泄的节律 / 150
　五、影响时辰药代动力学研究的因素 / 150
第三节 代谢酶的时辰节律 / 150
　一、CYP 的时辰节律 / 151
　二、CES 的时辰节律 / 153
　三、FMO 的时辰节律 / 153
　四、UGT 的时辰节律 / 154
　五、SULT 的时辰节律 / 155
第四节 转运体的时辰节律 / 156
　一、MRP2 的时辰节律 / 156
　二、P-gp 的时辰节律 / 156
　三、BCRP 的时辰节律 / 157
第五节 时辰药代动力学研究模型 / 157
　一、动物模型 / 157
　二、体外细胞模型 / 158
第六节 中药时辰药代动力学研究实例 / 158
思考题 / 160

第八章 中药"多成分"和"多药"药代动力学研究方法：理论与技术 …… 161

第一节 中药现代化中的药代动力学研究 / 161
第二节 中药"多成分"药代动力学研究方法与实例 / 161
一、中药的药效物质基础假说 / 162
二、中药"多成分"药代动力学研究的技术要求 / 162
三、同类中药成分间的药代动力学差异与中药成分药代动力学特征的种属差异 / 163
四、已上市中成药的"多成分"药代动力学研究方法 / 164
第三节 中药"多药"药代动力学方法与研究实例 / 170
一、方剂配伍和中西医结合用药需要"药代和谐" / 170
二、中药在药物-药物相互作用中作为促变药和受变药 / 171
思考题 / 179

第九章 肝肠三循环理论与中药药代动力学 …… 180

第一节 肝肠三循环理论的形成过程与基本原理 / 181
一、肝肠三循环理论的形成过程 / 181
二、肝肠三循环理论的基本原理 / 181
第二节 肝肠三循环理论的应用与相关研究内容 / 185
一、肝肠三循环在中药成分量-效关系研究中的应用 / 185
二、肝肠三循环在中药药效和毒性作用机制研究中的应用 / 186
三、肝肠三循环在中药个体化治疗研究中的应用 / 186
第三节 研究肝肠三循环理论的相关方法与技术 / 186
一、建立中药活性成分及其代谢产物的分析检测方法 / 186
二、研究中药活性成分及其代谢产物的肝肠代谢和外排途径的方法与技术 / 187
三、解析中药活性成分及其代谢产物形成肝肠三循环的方法与技术 / 187
第四节 肝肠三循环理论应用的研究实例 / 187
思考题 / 191

第十章 深度整合药动学和药效学研究的中药药效物质基础研究 …… 192

第一节 概述 / 192
一、中药药效物质基础的基本概念和研究特点 / 192
二、中药药效物质基础的研究前提 / 192
三、中药药效物质基础的研究理论和研究策略 / 193
第二节 药动学和药效学深度整合的方法与技术 / 195
一、药动学研究为药效学研究指明应关注的中药物质 / 195
二、药动学研究将体内外药效学研究相关联 / 197
三、药代等效验证药效等效、药代和谐验证药代等效 / 203
第三节 深度整合药动学和药效学的中药药效物质基础研究实例 / 204
思考题 / 209

第十一章　中药药代动力学在中药新药研发中的应用 ………………………………………… 211

第一节　中药药代动力学在中药新药注册中的作用／211
一、中药新药注册分类／211
二、中药药代动力学在各类中药新药中的申报要求／212

第二节　中药药代动力学在中药新药成药性评价中的应用／213
一、中药新药成药性评价的研究内容／213
二、中药药代动力学在中药新药成药性评价中的作用／213
三、中药活性成分的药代动力学特征／213

第三节　中药药代动力学在源于中药的先导化合物优化中的应用／217
一、青蒿素／218
二、穿心莲内酯／219
三、冬凌草甲素／220

第四节　中药药代动力学在中药新药制剂学中的应用／221
一、中药药代动力学在给药途径优选中的应用／221
二、中药药代动力学在剂型改革中的应用／222

第五节　中药药代动力学应用于中药新药研发的研究实例／223
思考题／228

第十二章　中药药代动力学发展展望 …………………………………………………………… 229
一、用人工智能技术促进中药药代动力学研究／229
二、研究给药后中药物质的肠腔暴露／229
三、将中药的药动学与药效学研究深度整合／230
四、围绕中医用药特色开展中药药代动力学研究／230

主要参考文献 …………………………………………………………………………………… 232

第一章
绪 论

第一节 中药药代动力学概述

一、中药药代动力学概念

中药药代动力学(pharmacokinetics of traditional Chinese medicines)是在中医理论指导下,利用动力学的原理与数学处理方法,定量地描述中药有效成分、有效部位、单味中药和中药复方通过各种给药途径,进入机体后的吸收、分布、代谢和排泄(absorption, distribution, metabolism, and excretion, ADME)等过程的动态变化规律,即研究给药后体内中药活性成分的分布位置、数量、疗效与时间之间的关系,并提出解释这些关系所需要的数学关系式。药代动力学(pharmacokinetics)又称药物代谢动力学(drug metabolism and pharmacokinetics)或药物动力学。药代动力学起源于20世纪初,20世纪初70年代初在国际上正式被定义为一门独立学科。我国中药药代动力学研究始于20世纪50年代,已有70余年的历史。中药的成分复杂,发挥疗效的并不是单一的化学成分,且绝大多数中药的药效物质和作用机制尚不十分明确,故其药代动力学研究远比结构单一的化学药物复杂,由此也制约了中药药代动力学的发展。中药药代动力学的研究,可为系统阐明中药药效的物质基础及作用机制和探索中药组方原理提供科学依据和研究方法,为设计及优选中药给药方案提供基础和依据,亦为研究古方、筛选新方、开发新药提供科学依据和方法,进而为推动中药的现代化和国际化助力。中药药代动力学是中药学与药代动力学相互融合的科学,它与中药药理学、中药化学、中药药剂学、药物分析、数学、计算机科学等有着密切的联系,是一门新兴的交叉学科,它对中药药理学、中药药剂学乃至对中医药的发展有着重要的意义。

二、中药药代动力学发展概况

中药来源与组分复杂,作用机制不太明确,其药代动力学研究晚于化学药。我国中药药代动力学研究可追溯至20世纪50年代,从研究中药单一活性成分,发展到中药药效物质基础与药动学-药效学相关研究,以及中药整合药代动力学研究等,大致经历了4个阶段。第一阶段(1949~1970年),主要针对中药活性单体的体内过程进行研究。第二阶段(1970~1990年),随着药代动力学概念及理论不断完善,现代分析仪器及动力学分析方法的普遍应用,中药药代动力学发展越来越迅速。其间,国内学者纷纷发表关于中药药效成分的药代动力学研究论文。刘昌孝院士、宋振玉教授、曾衍霖教授、陈刚教授等于1986年成立了中国药理学会药物代谢专业委员会。第三阶段(1990~2000年),中药复方制剂的药代动力学研究逐渐成为重点。这一阶段,中药药代动力学研究的新理论、新方法不断被提出,如血药浓度法与生物效应法结合的药动学-药效学结合模型(简称 PK-PD 模型)、中药胃肠药代动力学、中药成分肠道菌代谢的研究方法、证治药代动力学、中药血清药物化学、中药时辰药代动力学等,大大丰富了中药药代动力学的研究思路与方法。这一阶段,国内高校与研究机构建立了一批药代动力学实验室,如1995年在天津药物研究院建立国内第一个部级药物动力学重点实验室,以及相继于1996年在南京中国药科大学,1997年在沈阳药科大学建立了第二个和第三个部级药物动力学重点实验室。第四阶段（2000年至今），液（气）质联用技术、质谱成像、高内涵成像等技术运用于中药药代动力学研究中，极大地推动了对中药药效物质及其作用机制研究。中国中医科学院西苑医院实验研究中心于2000年建立了中药药物代谢动力学研究室，这是在国内较早成立的专业从事中药及其复方药代动力学研究的研究单位。2003年，我国第一个部省共建国家药物动力学与药效动力学重点实验室在天津中医药大学获批成立。

中药药代动力学经历70余年的发展，国内外学者在中药药代动力学领域开展了大量的研究，各方面都取得了飞速发展。中药药代动力学的研究在中药临床合理用药、优化给药方案、剂型改进、新药设计上都起到了指导性作用，亦推动中药走向国际化。然而，中药成分复杂，各成分含量受到品种、产地、采收、加工等多种因素影响，含量差异大，质量均一性难以控制。中药药效成分与作用机制不明确，研究者在研究过程中不容易确定目标成分。中药药效的多效性、中医临床应用的辨证论治和复方配伍等中医特色，使中药药动学研究有别于化学药，在作用模式上是以"多组分、多靶点"发挥作用，具有其特殊性和复杂性。服用中药后，入血成分虽多，但许多成分浓度低，检测分析难度大。中药成分之间的相互干扰使中药进入体内后的ADME过程变得更为复杂。这些客观因素给中药药代动力学研究带来了重重困难。因此，如何通过中药药代动力学研究，揭示中医理论指导下的组方规律，并指导临床用药与中药新药研究，是中药药代动力学研究面临的难题与挑战。针对中药药效成分复杂、不明确、分析困难等问题，研究者提出了"中药多组分整合药代动力学研究""血液指纹图谱药代动力学研究""中药复方指征药代动力学研究""中药药代动力学标志物研究""药物代谢动力学与代谢组学的整合研究"等新理论和方法，从整体药效作用出发，使中药药代动力学的发展取得新的突破。基于"旋转门"（revolving door）调控理论的"肠局部循环"（local recycling）和"肝肠三循环"（triple recycling processes）等理论的提出，揭示了生物利用度低、血药浓度极低甚至难以检测的中药黄酮成分在肠道发挥药效的药代动力学作用机制，丰富了中药药代动力学理论体系，为阐明中药药效作用机制提供了新依据。

中医药在临床应用优势突出，在新时代背景下，国家全力助推中医药事业振兴与发展。2016年国务院印发《中医药发展战略规划纲要（2016—2030年）》，2017年《中华人民共和国中医药法》实施。2019年中共中央、国务院印发《关于促进中医药传承创新发展的意见》，国务院召开全国中医药大会。2021年国务院办公厅印发《关于加快中医药特色发展的若干政策措施》。党中央、国务院高度重视中医药事业发展，传承创新发展中医药，是新时代中国特色社会主义事业的重要内容，是中华民族伟大复兴的大事。中药药代动力学是药物代谢动力学与中药药理学相互渗透、相互结合而形成的，对阐明中药药效物质基础、揭示中医药科学内涵、创新中药及现代复方中药研发、中药剂型改进，以及方剂配伍机制的研究发挥了十分重要的作用。中药药代动力学已经成为中医药现代化研究中的重要组成部分。随着新理论、新方法和新技术的不断涌现，中药药代动力学研究虽然得到快速发展，但目前尚缺乏符合中药自身特征的药代动力学研究与评价技术体系。因此，中药药代动力学研究应立足于中药药代动力学的关键科学问题，运用多学科理念、方法与技术，深入探索其现代科学内涵，解决临床实践中的瓶颈问题，形成具有原始创新性和前沿性的研究成果。

第二节　中药药代动力学研究内容与方法

一、中药药代动力学研究目的与意义

中药成分复杂，药效物质及作用机制并不十分清晰，尤其是中药复方更为复杂。中药药代动力学研

究是中药学现代发展的重要内容,其主要目的是研究中药药效成分在体内的ADME动态变化规律与调控机制,以及其在体内的时-量-效关系。通过中药药动学与药效学(pharmacodynamics,PD)评价,应用PK-PD模型分析,并结合药理机制研究,揭示中药的药效物质及作用方式,以及PK-PD的配伍规律,阐明中药复方配伍的科学性。结合中药药效成分的药代动力学的特征,如消除半衰期(elimination half-life, $t_{1/2}$)、稳态血药浓度(steady state concentration, C_{ss})等可制定中药的给药方式、剂量、间隔及用药疗程等,优化给药方案,确保临床应用的安全性和有效性。中药药代动力学研究,还可为发现新的先导化合物提供途径,也为筛选优良的中药剂型提供可信的量化指标,并促进中药新药的研制和中药剂型的改进。中药药代动力学研究主要包括对中药活性成分ADME特性及调控机制研究,中药PK-PD关联及相互作用机制研究,中药药效和毒性物质体内行为及作用机制研究,中药及复方活性成分药代动力学特征及相互作用研究,中药复方配伍药代动力学规律研究,中药时辰药代动力学研究,中药与化药、中药多成分间相互作用研究等。

二、中药药代动力学研究方法

1. **药物浓度法** 是中药药代动力学最常用的研究方法之一。药物浓度法是指通过测定中药或复方指标成分在不同时间点的血液、尿液或样本中的浓度,采用动力学模型拟合并获得药代动力学参数。由于中药成分复杂,药效物质基础不十分清晰,采用药物浓度法存在难以选择合适的指标成分的问题。但一般认为,如果中药中与药效相关的某些成分,其浓度随时间变化,且具有合适的药代动力学特征,则可以作为该药的药代动力学标志物(pharmacokinetic markers)评价该药物的整体药代动力学特征。药物浓度法的实施主要依赖样本前处理技术和分析技术的发展。药代动力学研究需要对多种生物样本进行前处理,由于生物样本的基质复杂,中药待测成分存在数量多、含量低且不易提取等问题,因此对不同的生物样本与待测成分,需要选择不同的前处理方法与技术并对其进行优化。常用的前处理方法与技术包括蛋白质沉淀法(protein precipitation,PPT)、液-液萃取法(liquid-liquid extraction,LLE)、固相萃取法(solid phase extraction,SPT)、微萃取技术(solid-phase microextraction,SPME;stir bar sorptive extraction,SBSE;microextraction by packed sorbent,MEPS;single drop microextraction,SDME)、微透析技术(microdialysis)与样本自动化前处理技术等。近年来,随着高效分离与检测技术的发展,药物浓度法的适用范围及检测能力得到极大发展。高通量、高灵敏、高分离度的检测技术,使中药复杂成分痕量检出成为可能,在中药药代动力学研究中发挥了巨大的优势。目前主要采用高效液相色谱(high performance liquid chromatography,HPLC)、超高效液相色谱-质谱联用(ultra high performance liquid chromatography tandem mass spectrometry,UHPLC-MS)、气相色谱-质谱联用(gas chromatography tandem mass spectrometry,GC-MS)等技术检测药物浓度。质谱成像技术(mass spectrometry imaging,MSI)的发展,使研究者可以直接对生物样本按照空间位置进行扫描,再通过特殊的数据处理和成像软件对其进行批量处理,最终可获得并记录样品表面多种分子的分布信息及各组分的空间立体信息。该技术无须特征性标记或复杂的样品预处理,可同时对生物组织切片中的内源性或外源性分子进行检测并获得药物及其代谢物的定性、定量和定位信息。

2. **生物效应法** 是以药理效应为指标进行药代动力学研究的理论和方法。中药和中药复方的疗效来源于各有效成分药理作用的总和,不能因为部分成分含量低而忽略其对药理作用的贡献。因此,在20世纪80年代首次提出以药理效应为指标进行药代动力学研究,从整体观点出发研究中药药代动力学特征。常见的生物效应法包含3种。第一种是药理效应法,是以量效关系、时效关系为基础研究药代动力学的方法,近年来广泛用于中药及其复方,尤其是有效成分未知的中药及其复方的药代动力学研究。第二种是药物积累法,亦称半数致死量(LD_{50})补量法或急性死亡率法,是将药代动力学中多点动态与动急性死亡率测定积蓄性方法相结合计算药代动力学参数的方法。药物积累法的测定指标是药物的毒性指标，能导致动物急性死亡的中药都可用该法测定药代动力学参数，该方法的缺点是毒理效应与药理效应不平衡，且致死量和给药途径与临床用药有一定差别，故所得参数仅具有表观性质。第三种是微生物指标法，主要用于有抗菌活性的中药。药物在含有实验菌株的琼脂板上形成菌环，在一定浓度范围内，抗菌药产生的抑菌环直径大小与药物浓度对数呈线性关系。该法简单易行，能较好地反映药物的药效学特点。

3. 基于总量统计矩法的中药药代动力学评价方法　总量统计矩是建立在连续型多维随机向量求数学期望值及方差的一种算法，目标是计算获得多个成分的动力学中心位置，结合方差分析，可阐明和揭示多成分离中心距离的偏差。总量统计矩法可根据统计矩原理，建立中药复方总量零阶矩、总量一阶矩、总量二阶矩。其中总量零阶矩为药时曲线下面积（area under the drug concentration-time curve，AUC），表达的是多个成分总体进入体内的总量；总量一阶矩为平均滞留时间（mean residence time，MRT），表达的是多个成分代谢整体的表观驻留时间；总量二阶矩反映多成分在体内代谢的离散程度，即代谢时间跨度。由此还可推导出总体表观半衰期、总体表观消除速率常数、总体表观清除率及总体表观分布容积等总量药代动力学参数。总量统计矩法可以克服单个成分药动学房室与非房室模型分析及药代动力学参数相互不能整体化的弊端，整合各个成分的药代动力学参数，从而实现微观各成分药代动力学参数与宏观总量药代动力学参数的统一，较客观地描述中药复方整体的量变特征。

4. 体内 ADME 行为特征及调控机制研究方法　药物的体内外吸收特征可采用 Caco-2、MDCK II 等单层细胞模型，应用体肠灌流法及整体动物模型进行评价。采用 Caco-2 和 MDCK II 等单层细胞模型可获得目标成分通过单层细胞的表观渗透系数（apparent permeability coefficient，P_{app}）；采用在体肠灌流法则可获得目标成分的有效渗透系数（effective permeability coefficient，P_{eff}），两者均可用于推测目标成分被吸收入血的程度。采用整体动物分别口服或静脉注射目标成分的药代动力学研究，可获得目标成分的绝对生物利用度（absolute bioavailability，F）。药物的代谢途径及代谢物结构鉴定一般采用药物代谢酶（肝微粒体、S9 或人源化重组代谢酶）体外温孵法并结合酶化学抑制剂、单克隆抗体或 siRNA，以及整体动物模型。体外温孵体系获得的代谢样品或整体动物给药后的血浆、尿液等，经过前处理后，采用液相色谱-质谱联用（liquid chromatography-mass spectrometry，LC-MS）、核磁共振等多种分析技术对代谢产物进行结构鉴定。此外，对不同给药途径与剂量后的组织器官、尿液、粪便等中的药物含量进行测定，以此获得目标成分的分布与排泄特征。

第三节　药物体内过程与动力学原理

一、药物体内过程

口服药物吸收进入体内需通过胃肠道黏膜上皮细胞膜，这一过程称为膜转运（membrane transport）。膜转运又分为跨细胞途径（transcellular pathway）和细胞间途径（paracellular pathway）。跨细胞途径是指一些药物借助细胞膜的脂溶性，或借助膜蛋白的作用，或特殊细胞（如肠上皮中的 M 细胞）的作用，穿过细胞膜的转运途径。跨细胞途径转运机制主要包含被动转运（passive transport）、主动转运（active transport）和膜动转运（membrane-mobile transport）。跨细胞途径是药物吸收的主要途径。细胞间途径是指一些水溶性小分子物质通过细胞连接处微孔扩散进入细胞的转运途径。由于口服药物吸收主要在胃肠道上皮细胞进行，因此胃肠道生理环境如胃肠液的组成与性质、胃排空和胃空速率、肠内运行及其速度、食物及胃肠道黏膜消化酶和肠道菌酶的代谢能力、胃肠血流速度、肝首过效应、肝肠循环、胃肠道疾病等均对药物吸收产生影响。同时，药物的解离度、脂溶性、溶出速率及在胃肠道的稳定性等对药物的吸收具有不同程度的影响。此外,药物的剂型、制剂处方与工艺等对口服药物的吸收均有较大的影响。

药物进入血液循环后,在血液和组织之间进行转运,分布到各靶器官、靶组织、靶细胞,甚至分布到靶向作用的细胞器,才能产生药效。药物分布速度决定起效的快慢,分布越迅速起效越快。药物与作用部位的亲和力越强,药效就越强越持久。药物分子透过细胞膜的能力一般取决于药物的理化性质和组织的血管通透性。通常分子量小、极性低的药物易透过细胞膜,而分子量大,极性高的药物不易透过细胞膜。如果药物跨膜转运限制了分布,则跨膜转运是分布的限速步骤;如果药物可迅速跨膜,血流速度则是药物分布的限速步骤。药物分布是药效产生的关键步骤。药物的化学结构、脂溶性、组织亲和性、相互作用、血液循环与血管通透性、药物与血浆蛋白的结合率、不同组织的生理结构与生物学特征等都将影响药物的分布。

药物被机体吸收后,在体内各种酶及体液环境作用下,发生化学结构改变的过程,称为药物代谢,又称为生物转化。药物代谢主要在肝脏中进行,也发生在小肠、肾、肺、血液和皮肤等器官。药物代谢与药物的药理活性和安全性密切相关。代谢可使有活性的药物生成无活性的代谢产物,使药物失去药理活性(如普鲁卡因的代谢产物均无活性);某些药物经代谢后,其代谢物活性较原形显著下降(如氯丙嗪代谢生成活性低的去甲氯丙嗪);某些药物经代谢后,其代谢产物的药理活性较原形更强(如非那西丁代谢生成对乙酰氨基酚,其药理作用比非那西丁强);某些药物本身没有药理活性,经代谢后生成有活性的代谢产物[如伊立替康在体内代谢生成 7-乙基-10 羟基喜树碱(SN-38)发挥抗肿瘤作用],前体药物就是据此原理设计的;某些药物经代谢后生成毒性代谢产物(如异烟肼的代谢产物乙酰肼具有肝毒性)。药物体内代谢主要分为两大类。一类是药物分子上引入新的基团或去除原有小基团的官能团反应,称为Ⅰ相代谢,Ⅰ相代谢包括氧化还原和水解等反应,该类反应对药物分子的极性改变较小。介导Ⅰ相代谢的主要是细胞色素 P450(cytochrome P450,简称 CYP)。二类是药物或经Ⅰ相代谢后的代谢产物与体内某些内源性小分子结合的反应,称为Ⅱ相代谢,Ⅱ相代谢包括葡萄糖醛酸结合、磺酸化、甲基化、乙酰化、谷胱甘肽结合等,Ⅱ相代谢较大地增加了药物的极性,更易于其从体内排出。介导Ⅱ相代谢的则是葡萄糖醛酸转移酶、磺基转运酶等。影响药物代谢的因素很多,主要有生理因素、病理因素和药物-药物相互作用(drug-drug interaction,DDI;又简称药物相互作用)等。生理因素包括种属、种族、年龄、性别与妊娠等;病理因素主要指疾病特别是肝脏疾病对药物代谢的影响;DDI 包括酶的诱导和酶的抑制作用。此外,剂型、食物及环境等也会对药物代谢产生一定影响。

药物经机体 ADME 排出体外。药物排泄的主要途径是肾排泄与胆汁排泄。某些药物也可从肠、肺、乳腺、唾液腺或汗腺排出。药物的排泄与药效、药效维持时间及药物毒副作用等密切相关。当药物的排泄速度增大时,血药浓度迅速降低,药效降低甚至不能产生药效。因药物相互作用或疾病等因素导致药物排泄速率降低时,血药浓度较正常情况下升高,此时药效增强,如不调整剂量,则可能发生严重毒副作用。绝大多数药物主要经肾脏排泄,肾功能减退将导致药物及其代谢产物在体内蓄积,是引发药物不良反应的主要原因之一。胆汁排泄是肾外排泄中最主要的途径,是一些极性太强而不能在肠内重吸收的有机阴离子和阳离子排泄的主要途径。经胆汁排入肠道的药物的代谢产物被肠道菌产生的水解酶水解成原形药物而重新被吸收,经门静脉又返回肝脏,这一过程称为肝肠循环。发生肝肠循环的药物,血药浓度下降缓慢,药物作用时间延长,生物利用度提高。如果阻断药物的肝肠循环,则会加速该药物的排泄。影响药物排泄的因素主要包括肾脏血流量、尿量、尿的 pH、胆汁流量、肝脏和肾脏中的转运体、年龄、种族、性别、药物及其剂型、肝肾疾病、DDI 等。

二、药物体内转运速率过程

体内药物浓度随时间变化而变化的动态过程,称为药物转运的速率过程或药物动力学过程。药代动力学主要采用速率论的理论探讨药物在体内的动态变化过程,该过程可采用如下速率方程来描述。

$$\frac{\mathrm{d}X}{\mathrm{d}t} = -k \cdot X^n \tag{1-1}$$

式中，$\frac{\mathrm{d}X}{\mathrm{d}t}$ 表示体内药量的变化速率，k 为速率常数，X 是 t 时刻体内的药量，负号表示体内的药量随时间的推移而减少。

当 $n=1$ 时，为一级速率过程；当 $n=0$ 时，为零级速率过程。药物体内转运的速率过程主要有 3 种：一级速率过程、零级速率过程和非线性速率过程。

（一）一级速率过程

一级速率过程（first order process）指药物在体内或体内某一部位的变化速率与该部位的药量或血药浓度的一次方成正比，即单位时间消除某恒定比例的药量，一级速率过程也称为线性速率过程，如图 1-1 所示。大多数药物在常规给药剂量时，其在体内的 ADME 过程通常符合一级速率过程。

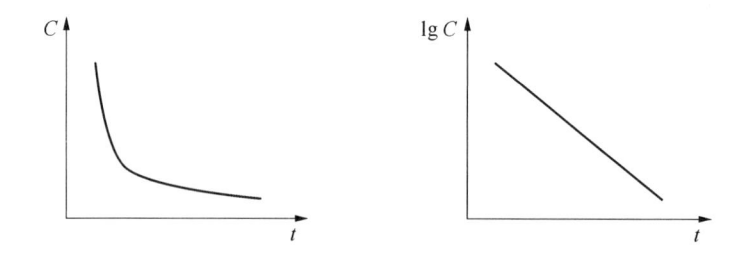

图 1-1　一级速率过程的血药浓度-时间*曲线

* 血药浓度-时间曲线（plasma drug concentration time curve），简称药时曲线

一级速率过程的特点有：① 药物的消除半衰期、总体清除率不因给药剂量的变化而改变；② 药物消除呈指数衰减，单位时间内消除的百分比不变，即等比消除；③ 单次给药后，药时曲线下面积（area under the drug concentration time curve，AUC）和累积尿药排泄总量均与给药剂量成正比；④ 单次给药后，药物消除分数取决于 $t_{1/2}$，约经 5 个 $t_{1/2}$，药物基本消除完全；多次给药后，约经 5 个 $t_{1/2}$，血药浓度达到稳态。

（二）零级速率过程

零级速率过程（zero order process）指体内药物量的变化速率与该部位药量或血药浓度的零次方成正比，单位时间消除药物的量与体内药量和浓度无关，即定量消除，如图 1-2 所示。恒速静脉滴注的给药速率、理想的控释制剂的释药速率均符合此过程。

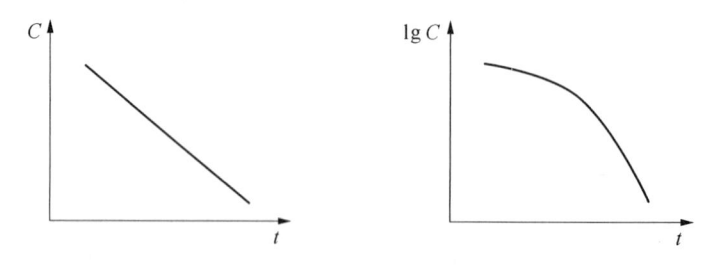

图 1-2　零级速率过程的药时曲线

零级速率过程的特点有：① 半衰期、总体清除率不恒定，加大给药剂量，半衰期超比例延长，总体清除率超比例减少；② 药物的消除量与剂量或浓度无关，按恒量消除，单位时间内消除的百分比是可变的；③ AUC 与给药剂量不成正比，剂量增加，其 AUC 可超比例增加。

（三）非线性速率过程

某些药物在体内的消除过程与酶代谢或转运体转运相关。由于酶和转运体的数量有限，当药物浓度较低时,药物能够完全被酶代谢或被转运体转运,此时药物的清除表现为线性速率过程,即一级速率过程;当体内药物达到一定浓度时,代谢酶和转运体被饱和,此时药物的清除表现为零级速率过程。这种在低浓度时呈一级速率过程,高浓度时呈零级速率过程的现象称为非线性速率过程(nonlinear process),如图1-3所示。非线性速率过程通常以米氏方程(Michaelis – Menten)描述,因此也称为Michaelis – Menten速率过程或米氏动力学过程。

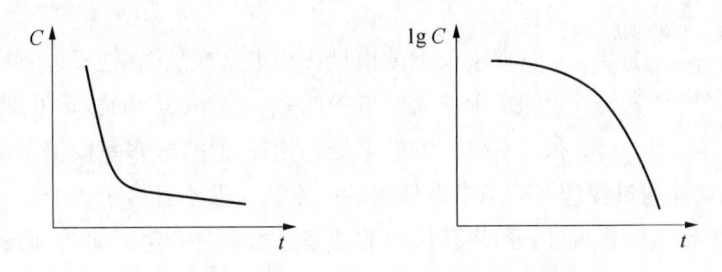

图1-3 非线性速率过程的药时曲线

Michaelis – Menten速率方程为

$$-\frac{dC}{dt} = \frac{V_m \cdot C}{K_m + C} \tag{1-2}$$

式中,V_m为最大清除速率,K_m为米氏常数,指清除速率为最大清除速率一半时的药物浓度。当药物浓度很大时,即$C \gg K_m$,此时的速率过程呈零级动力学过程;当药物浓度很小时,即$C \ll K_m$,此时的速率过程呈一级速率过程。

三、药代动力学模型

药代动力学模型是定量研究药物在体内ADME的速率过程而建立的模拟数学模型。常用的药代动力学模型包括隔室模型、生理药代动力学模型、PK – PD模型、非线性药代动力学模型、统计矩模型等。

(一)隔室模型

1. 隔室模型的定义 隔室模型(compartment model)也称为房室模型,是指整个机体按药物转运特征划分为若干个独立的隔室(compartment),这些隔室连接起来构成一个完整的系统,反映药物在机体内的动力学特征,是最经典的药代动力学模型。运用隔室模型,可将机体视作由一个或多个隔室组成的系统,从而将复杂的体内过程模型化。隔室并不是真实存在的生理部位,而是有着相似血流量和药物亲和性的一个组织或一类组织。

2. 隔室模型的分类 根据药物在体内的动力学特性,隔室模型可分为单室模型(single compartment model)、双室模型(two compartment model)和多室模型(multi-compartment model)。

药物在体内各部位间均有较高且相近的转运速率,若可迅速在体内达到分布平衡,此时可将整个机体可视为一个隔室,称为单室模型,如图1-4所示。属于单室模型的药物并不意味着机体各组织中的药物浓度在任何时刻都一样,但是机体各组织中的药物浓度能随血药浓度的变化而发生平行的变化,即药物在机体各组织间的转运速率相同,且在体内达到平衡后,其血药浓度将只受吸收和消除的影响。

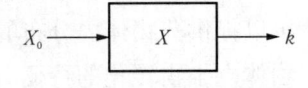

图1-4 单室模型示意图
X_0为给药剂量;X为体内药量;k为消除速率常数

若药物在体内不同部位间转运速率存在较大差异,则将血液及其他血液供应丰富,并具有较高转运速率的部分如心、肝、肺、肾等器官,称作中央室(central compartment),而把血流不太丰富的皮肤、脂肪、

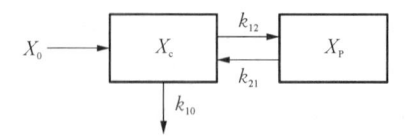

图 1-5 双室模型示意图
X_0 为给药剂量；X_c 为中央室的药量；X_P 为外周室的药量；k_{10} 为药物从中央室消除的一级速率常数；k_{12} 为药物从中央室向外周室转运的一级速率过程；k_{21} 为药物从外周室向中央室转运的一级速率过程

骨骼等称为外周室(peripheral compartment)。机体给药后药物首先迅速分布于血流比较丰富的中央室，并且瞬间达到动态平衡，然后再分布于血流不太丰富的外周室，此种过程称为双室模型，如图 1-5 所示。药物只从中央室消除，药物在中央室与外周室之间能够可逆转运，外周室中的药物与血液中的药物需经过一段时间方能达到动态平衡。

双室以上的模型称为多室模型，它把机体看成由药物转运速率不同的多个单元组成的体系。多室模型的数学处理较烦琐，而单室模型和双室模型的数学处理相对简单，故多室模型不如单室模型和双室模型应用广泛。从对药物体内过程理解的角度看体内的隔室数一般不宜多于 3 个。

3. 隔室模型的特点　① 客观性：药物在体内的动态过程是有一定规律的，可通过一种最佳的房室模型和参数反映其体内过程。② 相对性：同一药物用不同的房室模型处理，得到的药代动力学参数不同。这是由于实验条件或数据处理能力不同，同一药物被报道的隔室模型可能不同。③ 抽象性：隔室是按药物转运速率划分的，并不具有解剖学意义。只要体内某些部位药物转运的速率常数相同或相似，不管这些部位的解剖位置与生理功能如何，都可视为一个隔室。

4. 隔室模型的相关概念　根据药物在体内的动力学特性，隔室模型还可分为开放型模型与封闭型模型、N 室线性乳突模型。既有药物"来"(可来自体外或体内其他隔室)，又有药物"去"(可从本隔室消除，也可转运到其他隔室)的模型称为开放型模型；只有药物"来"，没有药物"去"的模型称为封闭型模型。N 室线性乳突模型是一类重要的隔室模型，其特征为：① 模型中包括 n 个体内开放隔室；② 药物体内的转运和消除过程都是线性的；③ 体内仅有一个室处于特殊地位即中央室，它与体内其他各室即外周室都有直接的药物交换联系，而其他诸室之间一般并无直接联系；④ 通常情况下药物仅从中央室消除。凡符合①~④者，则称为 N 室线性乳突模型。

5. 隔室模型的局限性　经典隔室模型数据分析依赖于隔室模型的选择，而隔室模型存在相对性，即同一药物用不同的隔室模型处理，得到的药代动力学参数不同。此外，隔室模型和机体的解剖结构、生理功能间没有直接联系，只能通过血药浓度来推测靶器官的药物浓度，而某些对组织具有高亲和力的药物如单克隆抗体药物，或具有特异靶组织、靶器官效应的药物如靶向药物，经典的隔室模型无法客观表征作用部位的药物浓度，致使药动学与药效学之间难以进行关联。

（二）生理药代动力学模型

经典隔室模型应用广泛，但这种模型并不能描述组织浓度差异较大的生理系统，同时无法对具有高亲和力和具有特定靶器官的药物进行描述，生理药代动力学模型可以克服这种局限性。生理药代动力学模型是一个整体模型，它根据生理学、生物化学和解剖学的知识，将机体的每个器官组织单独作为一个隔室看待，隔室间的药物转运借助血液循环连接并形成一个整体，药物在各器官或组织的分布和消除遵循物质平衡原理。生理药代动力学模型可描述任何器官或组织内药物浓度的经时变化，可以提供药物体内分布的数据，得到药物对各器官组织作用的信息，并可以模拟肝、肾功能，提供药物体内生物转化的特征。

生理药代动力学模型在描述药物体内过程中具有更多优势，但该模型具有以下局限：① 模型结构复杂，建立的数学方程求解困难，限制了模型的推广和应用。② 模型研究的工作量大、难度大。建立生理学药代动力学模型需要大量的动物生理参数，缺乏充足的生理参数会影响模型预测的准确性及精确性。③ 进行模型验证和调整时，需要不同时间的大量样本数据。④ 生理药代动力学模型无法完全模拟机体生理条件，尤其是在简化模型或降低计算难度的情况下。

(三) 药动学-药效学结合模型

药动学(pharmacokinetics, PK),是一门借助动力学原理,用数学模型定量分析药物在机体内 ADME 过程量变规律的学科,即机体对药物的作用。药效学(pharmacodynamics, PD),是研究药物对机体的作用及其规律,阐明药物防治疾病机制的学科,即药物对机体的作用,着重体现药物浓度-效应之间的关系。药物在体内随时间的变化直接影响其药效强度和持续时间,所以将药动学和药效学结合,可以把二者所描述的时间、药物浓度、药物效应有机地结合进行研究。1979 年,Sheiner 等首次提出药动学-药效学结合(pharmacokinetic-pharmacodynamic, PK-PD)模型,该模型假设有一个效应室,调整其动力学以反映药效的时间动力学,从整体和动态的角度揭示药物与机体之间的作用机制,探讨时间-药物浓度-效应三者之间的相互关系。根据药物作用方式和机制的不同,完整 PK-PD 模型可分为四类:直接连接与间接连接模型、直接反应与间接反应模型、软连接与硬连接模型、时间依赖和时间非依赖模型。

PK-PD 模型是药物开发过程中疗效和安全性评估的重要工具。如用于评价筛选活性成分,预测临床疗效,进行安全性、不良反应评价,评价筛选药物的配伍,联合用药评估,为新剂型开发提供帮助,新药临床模拟试验及指导个体化用药等。中药经验给药居多,具体哪些成分发挥药效、给药后与机体的相互作用如何、药物成分与治疗效用间的联系不是十分明确。随着 PK-PD 的不断发展,PK-PD 模型应用越来越广泛。近年来 PK-PD 模型广泛应用于中药研究,有助于更加精准地衡量中药活性成分体内药代动力学行为与其药理效应的动态变化过程。中药活性单体化学结构明确,不但具有传统中药的疗效,且毒性小、安全性高,可为中药新药研发提供新策略。对中药活性单体成分进行 PK-PD 研究,可了解其体内过程、时间-效应关系及二者之间的关系,揭示其作用机制。中药临床治疗以复方为主,PK-PD 模型亦为阐明中药复方组方原理、药效物质及作用机制,以及提高复方制剂的质量奠定理论基础。中药安全性问题制约着中药临床应用与中药产业的发展,基于 PK-PD 模型阐明复方时-量-毒-效关系,解析效毒作用规律,为中药的减毒增效提供新技术,保障中药应用的安全性与合理性。

四、药代动力学基本参数

药代动力学参数可以定量描述药物在体内的动力学特征,亦是反映药物在体内动态变化规律性的常数,因此在进行药代动力学研究前,须先了解药代动力学的主要参数。

(一) 速率常数

速率常数(rate constant, k)是描述药物在体内吸收、分布、消除速率过程快慢的重要参数。速率常数越大,表明药物体内过程变化速度越快。速率常数的单位是时间的倒数,如 min^{-1}、h^{-1} 等。

速率常数有许多种,可用于描述不同的体内过程,如吸收速率常数、分布速率常数、消除速率常数等,其中消除速率常数是最主要的一种。消除速率常数表示单位时间内消除体内剩余药量的百分数。如某药物的消除速率常数为 $0.20\ h^{-1}$,即表示每小时消除体内剩余药量的20%。药物的代谢与排泄过程合称为消除,而体内的消除有多种途径,每种途径有其对应的速率常数,如肾排泄、胆汁排泄、肺消除、生物转化速率常数等。消除速率常数具有加和性,体内总的消除速率常数(K)是各种途径消除速率常数之和,即

$$K = k_e + k_{bi} + k_{lu} + k_b + \cdots \tag{1-3}$$

式中,k_e 为肾排泄速率常数;k_{bi} 为胆汁排泄速率常数;k_{lu} 为肺消除速率常数;k_b 为生物转化速率常数。

呈线性消除的药物的消除速率常数在健康人体内是一个常数,只依赖药物本身的性质,与给药剂型和剂量无关。但如果机体的肝肾功能发生改变,药物的消除速率常数也会发生变化。

(二) 半衰期

半衰期(half life, $t_{1/2}$)是反映药物体内过程的一个重要参数,因与药物的生物效应有关,又称为生物半衰期(biological half life)。半衰期的单位是时间,如min、h。与速率常数相似,半衰期包括吸收半衰期、分布半衰期、消除半衰期等,其中消除半衰期是最主要的参数。

药物的消除半衰期指体内药量或血药浓度下降一半所需要的时间,是衡量药物从体内消除快慢的指标。大多数药物在体内的代谢和排泄过程属于一级速率过程,其消除半衰期 $t_{1/2}$ 与消除速率常数有如下关系。

$$t_{1/2} = \frac{0.693}{k} \tag{1-4}$$

对具有线性动力学特征的药物而言,半衰期是药物的固有性质,不会因给药剂型、剂量及方式而改变。同一药物用于不同的患者,由于生理和病理状况不同,半衰期可能发生变化,如肝肾功能衰退,消除半衰期就会延长,此时患者的给药方案应该进行相应的调整。在联合用药的情况下,可能产生药物的相互作用,如酶促作用或酶抑制作用,使药物的半衰期发生变化,此时也应调整给药方案。

(三) 血药浓度与药时曲线

血药浓度(plasma drug concentration)是指药物吸收后在血浆内的总浓度。药物作用的强度与药物在血浆中的浓度成正比,若药物能在人体血液中维持一定的有效浓度,则具有良好的治疗作用。进行药代动力学研究时,一般是将所要研究的药物通过适当的给药途径给予受试动物或受试者,每隔一段时间采集血样,采用合适的分析方法测定血浆或血清中的药物浓度。采用合适的模型对血药浓度进行拟合后,计算药代动力学参数。将每个取样时间及所对应的血药浓度采用坐标曲线图表示,所得曲线称为血药浓度-时间曲线(plasma drug concentration-time curve),即药时曲线。血管内给药和血管外给药的药时曲线如图1-6所示。

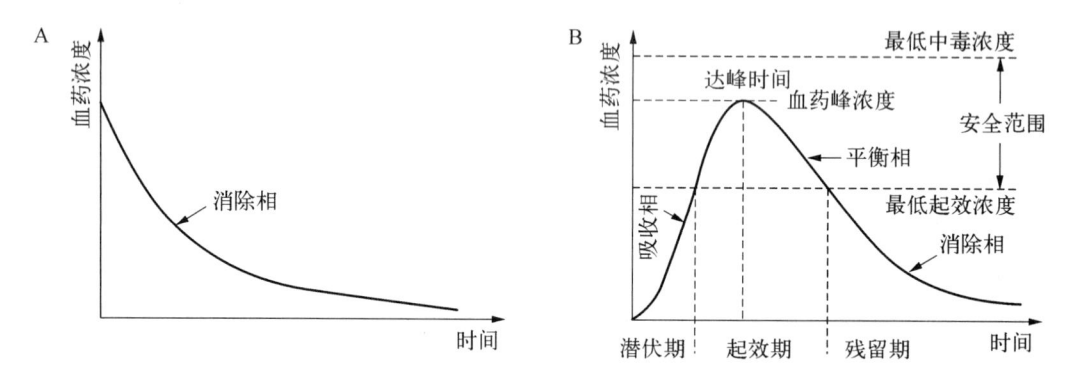

图1-6 单室模型血管内给药(A)和血管外给药(B)的药时曲线

药时曲线可以分为若干个时相,如在单室模型下可分为吸收相、平衡相及消除相来直观地反映药物在体内的ADME过程。血管内给药没有吸收过程,药物进入体内就开始消除,故血管内给药的药时曲线只有消除相。在血管外给药的初始阶段,药物被迅速吸收进入体内,分布至全身,同时开始被消除,这一阶段吸收速度远远大于消除速度,因此,血药浓度迅速上升,这一阶段称为吸收相。经过一段时间以后,药物的吸收过程逐渐减弱,而消除过程相应增强,吸收速率和消除速率逐渐趋于平衡,达到动态平衡时的血药浓度变化相对较小,形成抛物线的"峰",这一阶段称为平衡相(二室模型药物此时还包含分布相)。随后药物的消除开始占据主导地位,消除速率大于吸收速率,曲线开始下降,这一部分称为消除相。但在曲线下降的初期,仍有部分药物被吸收进入体内,所以又称为吸收后相。曲线下降的后期,药物的吸收已经完全结束,此时只有消除而没有吸收,称为消除相。

（四）药时曲线下面积

药时曲线下面积（area under the concentration-time curve，AUC）指的是血药浓度-时间曲线与横坐标轴共同围成的面积，表示一段时间内药物在血浆中的相对积累量，如图1-7所示。AUC 的单位是时间单位和浓度单位的乘积，如 h·μg/mL。AUC 与药物吸收的总量成正比，通常 AUC 越大，表明药物被生物体吸收越完全，AUC 是评价制剂生物利用度和生物等效性的重要参数。

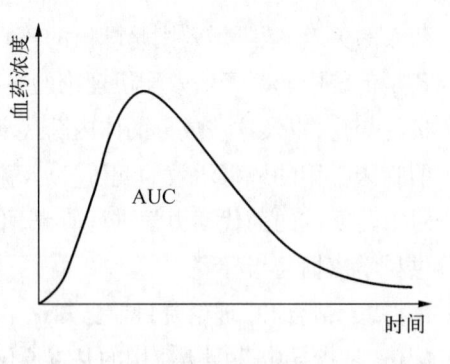

图1-7 单次血管外给药后 AUC 示意图

（五）血药峰浓度和达峰时间

血药峰浓度（peak concentration of plasma drug）是指药物经血管外给药后达到的最高血药浓度，通常用 C_{max} 表示，单位为 μg/mL、ng/mL、mg/mL 等。C_{max} 与药物的临床应用密切相关，其大小能够反映药物的吸收、疗效和毒性水平。血药峰浓度需达到有效浓度才能发挥预期治疗作用，低于有效浓度可能会达不到理想治疗效果，而如果高出安全浓度范围则可能出现毒性反应。单次服药后，药物在体内达到血药峰浓度所需要的时间称为达峰时间（peak time），用 T_{max} 表示，单位通常为 h、min。T_{max} 和 C_{max} 是衡量药物吸收速度和程度的重要参数，临床可根据 C_{max} 与 T_{max} 制定合理的给药方案。

（六）表观分布容积

表观分布容积（apparent volume of distribution，V_d）指药物在生物体内达到转运动态平衡时，给药剂量或体内药量与血药浓度相互关系的比例常数，即体内的药物按照血药浓度分布时，所需体液的总体积，单位通常为 L 或 L/kg。

V_d 是药物的一个特征参数，可以反映药物在体内分布的广泛程度或与组织中大分子的结合程度。若药物易与血浆蛋白结合，则 V_d 值越小，排泄越快，在体内存留时间越短；若药物更易与组织蛋白结合，则 V_d 值越大，排泄越慢，体内存留时间越长。V_d 不具有直接的生理意义，在多数情况下不涉及真正的容积，只是假定体内全部药物按血药浓度分布时所需的血浆容积，是一个理论的数据，故加"表观"两字。

（七）清除率

清除率（clearance，CL）指体内各器官在单位时间内清除药物的血浆容积，该参数可以反映药物在体内的代谢和排泄速度，是评估药物动力学特征的重要指标。CL 的单位为 L/h、mL/min 或 L/(h·kg)，计算公式为

$$CL = k \cdot V_d \tag{1-5}$$

与速率常数一样，CL 也是药物所固有的性质，即对某一正常个体 CL 是一定的，不因给药方式而改变。同样地，CL 也与生理因素有密切关系，当肝肾功能出现障碍时，CL 也会发生变化。CL 具有加和性，多数药物以肝代谢和肾排泄途径从体内消除，因此大部分药物总 CL 等于肝 CL_h 与肾 CL_r 之和，即

$$CL = CL_h + CL_r \tag{1-6}$$

第四节 中药与复方药代动力学研究概况

一、中药减毒增效配伍理论

中药复方是中医治病的主要形式，最能体现中医整体观和辨证论治的特色。复方配伍是方剂发挥

药效的关键,减毒增效则是配伍的核心思想。"七情合和"中的相畏相杀与"君臣佐使"中的佐制与调和药是传统中药减毒增效配伍理论的主要内容。配伍后"效"与"毒"的变化,主要归因于复方化学成分及量的变化,以及这些成分的体内药代动力学过程发生了改变,从而导致"效"与"毒"也发生了变化。目前临床常用的减毒增效的配伍,以及配伍禁忌如"十八反"的药代动力学研究均证实了这一点。因此,对中药复方的药代动力学进行研究,不仅有助于了解复方的配伍规律与作用机制,也为复方临床应用提供科学依据与指导。

"七情合和"理论是目前已知最早研究药物之间配伍的准则,主要是两味中药间的配伍,又称药对配伍,是指导中药配伍应用的基本原则,也是复方配伍的基础。依据配伍及配伍比例的不同,配伍后中药的性味、成分及其体内的药代动力学过程和药效均会发生变化。"七情合和"理论中,除单行强调"独行其是"外,其余6种情况对配伍后的"效"与"毒"均具有影响。具体可分为两类:一类是配伍后,药效增强和(或)毒性减弱,如:相须、相使;另一类是配伍后,药效减弱和(或)毒性增加,如相畏、相恶、相反和相杀。"君臣佐使"理论是阐释方剂组方理论的方论之一,也是创制新方、开发新药的主要指导思想。君药是针对主病或主证起主要治疗作用的药物,是方剂中不可缺少的部分。臣药、佐药、使药都是对君药起辅助作用或辅以治疗兼证及次要症状的药物。

配伍的主要目的是"减毒增效"。复方配伍后其活性成分在体内的药代动力学过程,即ADME,主要被药物代谢酶(metabolic enzyme)和转运体(transporter)调控。一方面,复方中活性成分进入体内后,被药物代谢酶代谢,其结构与药理活性被改变。另一方面,某些成分也会影响药物代谢酶和(或)转运体的功能,当药物代谢酶和(或)转运蛋白被抑制(或诱导)时,复方中活性成分在体内的ADME过程都将受到影响,其主要药代动力学参数,如生物利用度(F)、药时曲线下面积(AUC)、血药峰浓度(C_{max})、达峰时间(T_{max})、消除半衰期($t_{1/2}$),甚至其主要代谢产物的生成,以及排泄途径,都将受到影响。因此,复方中多种活性成分与机体特别是药物代谢酶和转运体间的相互作用,最终决定复方中这些成分的药代动力学过程与特征,它是复方整体药理效应的基础,也是解析"七情合和""君臣佐使"等配伍理论的重要途径。

二、药物代谢酶与中药配伍

药物代谢酶是机体处置外来化学异物的关键分子。药物代谢酶主要存在于肝脏,也广泛存在于全身各组织器官,如小肠、血浆、肺、肾、胎盘等。机体代谢药物的主要酶系统有Ⅰ相代谢酶如细胞色素P450(cytochrome P450,CYP),Ⅱ相代谢酶如葡萄糖醛酸转移酶(uridine diphosphoglucuronosyl transferase,UGT)、磺基转移酶(sulfotransferase,SULT)、谷胱甘肽S-转移酶(glutathione S-transferase,GST)等。CYP主要存在于肝细胞的内质网膜上,催化多种代谢反应,这类反应主要是在化合物上引入一些极性基团,有利于进一步发生Ⅱ相代谢:如氧化还原反应、环氧化反应、N-去烷基反应、O-去烷基反应、S-氧化及羟基化反应等。UGT主要催化含羧基、羟基、氨基、硫醇基等基团的化合物与尿苷二磷酸葡萄糖醛酸(uridine diphosphoglucuronic acid,UDPGA)结合,生成极性较大的葡萄糖醛酸结合产物。UGT催化多种外来化学异物的代谢,是机体重要的解毒途径。SULT催化含羟基、氨基的化合物与腺苷-5'-磷酸硫酸酯(adenosine 5'-phosphate sulfate,APS)或磷酸腺苷-5'-磷酸硫酸酯(3'-phosphoadenosine-5'-phosphosulfate,PAPS)结合,生成硫酸酯结合产物。GST催化亲电性化合物与还原形谷胱甘肽(glutathione,GSH)结合,生成谷胱甘肽结合产物。研究发现,中药配伍后,复方中某些活性成分抑制(或诱导)药物代谢酶,特别是CYP的表达与活性,从而改变其他成分的药代动力学特征,以达到协同作用、避免不良反应,或降低毒性的目的。如清络通痹复方配伍可明显减轻方中雷公藤的肝毒性。经拆方配伍发现其减毒机制可能与方中三七皂苷类成分缓解了雷公藤对 CYP3A 和 CYP2C19 的抑制作用有关。复方延胡止痛贴配伍增效的机制与白芷香豆素成分对 CYP3A 的抑制作用有关。表 1-1 总结了中药抑制（或诱导）CYP 的活性成分。

表 1-1 抑制或诱导 CYP 的中药活性成分

成分类别	中药活性成分	代谢酶	作用
黄酮类	葛根素	CYP1A2、CYP2D6	抑制
	隐丹参酮	CYP1A2	诱导
	水飞蓟素	CYP3A4、CYP2D6、CYP2E1	抑制
	淫羊藿总黄酮	CYP1A2、CYP3A4、CYP2E1	诱导
	黄芩素、青蒿素	CYP1A1、CYP3A4	诱导
	黄芩苷	CYP2B6	诱导
生物碱类	吴茱萸次碱	CYP1A、CYP2E1、CYP2C19、CYP2D6	抑制
	青藤碱	CYP2C19	抑制
	石杉碱	CYP1A2	诱导
	草乌甲素、滇乌头碱	CYP3A4	抑制
苯丙素类	五味子甲素	CYP3A	抑制
	绿原酸	CYP1A1、CYP3A4	抑制
萜类、挥发油	胡黄连苷 II	CYP2D19	抑制
	银杏内酯	CYP3A2、CYP3A18	诱导
皂苷类	七叶皂苷钠	CYP3A4	诱导
	三七总皂苷	CYP2E1、CYP2C19、CYP2D6	抑制

三、外排转运体与中药配伍

外排转运体（efflux transporter,ET）主要功能是将机体内源和外源物质及其代谢产物从细胞内外排到细胞外，从而降低它们在细胞内的浓度。ET 执行功能需依赖 ATP 水解释放的能量，故也称 ATP 结合盒（ATP-binding cassette, ABC）转运体。人类 ABC 家族共有 48 个成员，其中研究最多的是 P-糖蛋白（P-glycoprotein, P-gp）、乳腺癌耐药蛋白（breast cancer resistance protein, BCRP）和多药耐药相关蛋白 2（multidrug resistance associated protein 2, MRP2）。P-gp、BCRP 和 MRP 广泛分布于机体的各个组织器官，对药物的吸收、分布、排泄过程有重要影响。P-gp、BCRP 和 MRP2 均具有广泛的底物，且抑制剂和诱导剂具有专属性。中药主要以汤剂口服为主，中药及其有效成分可作为底物被肠道 P-gp、BCRP 和 MRP2 外排，减少吸收；也可作用于外排转运蛋白抑制或诱导其活性或表达，从而改变其功能。表 1-2 总结了中药活性成分中的外排转运体的底物、抑制剂和诱导剂。

表1-2 中药活性成分中的外排转运体的底物、抑制剂和诱导剂

外排转运体	底物	抑制剂	诱导剂
P-gp	乌头碱、中乌头碱、次乌头碱、甘草次酸、光甘草定、丹参酮ⅡB、柠檬苦素、小檗碱、槲皮素、藁本内酯、花椒毒酚、紫杉醇、长春碱、隐丹参酮、巴马汀	姜黄素、银杏提取物、刺五加提取物、白杨黄素、丹参酮、冰片	金丝桃、大蒜素、贯叶连翘
BCRP	槲皮素	染料木素、芹菜素、鹰嘴豆芽素A、5,7-二羟基黄酮、山柰酚、橙皮素、柚皮素、水飞蓟素、白杨黄素、槲皮素	—
MRP2	染料木素-7-葡萄糖苷、槲皮素-4-葡萄糖苷、黄芩苷、灯盏花素、反式白藜芦醇	虎杖提取物、大黄提取物、绿茶提取物	—

配伍能影响外排转运体的表达与活性,进而促进有效成分的吸收和(或)抑制毒性成分的吸收。甘草和马钱子为相畏相杀药对,马钱子碱是马钱子的主要毒性成分,马钱子碱可被P-gp外排,马钱子碱与甘草苷联用时,马钱子碱的外排比显著升高,提示甘草苷对马钱子碱的外排具有促进作用,从而使其毒性降低。黄连中小檗碱和巴马汀均为P-gp的底物,当黄连和吴茱萸配比为6∶1时,吴茱萸未对巴马汀表现出明显的促吸收作用,但黄连提取物与吴茱萸提取物配比为6∶12时小檗碱和巴马汀的K_a和P_{app}值显著增加,提示吴茱萸的某些成分可能也是P-gp的底物,二者配伍可竞争性地和P-gp结合,进而影响黄连生物碱的吸收。钩吻是剧毒药物,钩吻的中毒及解毒机制都与外排蛋白BCRP及药物代谢酶CYP3A11相关。钩吻对BCRP在转录和翻译水平上均有调节,对CYP3A11在翻译水平有调节,且均表现为下调作用,使BCRP和CYP3A11表达减少,使其吲哚类毒性生物碱在体内蓄积导致中毒;钩吻与玉叶金花配伍后,BCRP和CYP3A11表达增多,加速钩吻毒性成分的外排与代谢,从而减少毒性成分的蓄积而达到减毒的效果。丹参、三七对缺血性脑损伤具有保护作用,但较难透过血脑屏障而导致疗效受限,冰片可抑制脑微血管内皮细胞上P-gp的表达,减少P-gp对丹参、三七活性成分的外排作用,从而促进活性成分透过血脑屏障,提高它们在脑内的分布。

四、中药配伍减毒增效的药代动力学研究

复方(药对)配伍后各成分在ADME各个环节中的不同表现是决定配伍疗效的重要因素。因此,研究中药各成分在体内的ADME过程对解析复方(药对)配伍减毒增效的机制有重要意义。复方(药对)配伍后减毒增效的药代动力学机制主要体现在以下4个方面:① 抑制/诱导外排转运体,促进/减少毒效成分的外排;② 增加/减少毒效成分在各器官组织的分布;③ 抑制/诱导药物代谢酶,以减慢/加速毒效成分的代谢;④ 延缓毒效成分的排泄,延长作用时间。

麻黄汤由麻黄(君)、桂枝(臣)、杏仁(佐)和甘草(使)组成,有发汗解表、宣肺平喘之功效。麻黄碱和伪麻黄碱是麻黄的主要有效成分,与麻黄的功能主治密切相关。研究发现,桂枝可显著提高麻黄碱和伪麻黄碱的AUC和C_{max},同时降低其V_d,揭示了臣药和君药配伍增效减毒的药代动力学机制。杏仁不仅可提高麻黄碱和伪麻黄碱的AUC与C_{max},降低V_d与CL,还可延缓麻黄碱的吸收,其在协助君药加强治疗作用之外,亦能减轻君药峻烈之性,避免产生毒性,提示杏仁在该方中,不仅是佐助药,还可能是佐制药。甘草则可加快麻黄碱和伪麻黄碱的消除,使臣药、佐药对君药血药浓度的提高保持在一定水平而不过度,起到调和作用,以避免不良反应发生。由此可见,麻黄汤中臣药、佐药、使药各味药与君药配伍,均对君药中麻黄碱和伪麻黄碱的药代动力学过程产生显著影响,以此增加君药的疗效并控制其毒副作

用,提示了臣药、佐药、使药在方中的地位与作用,亦是君臣佐使配伍原则的典型代表。

葛根芩连汤由葛根、黄芩、黄连、甘草四味药组成,方中重用葛根为君药,以其甘辛而凉入脾胃经。臣药以黄芩、黄连清热燥湿、厚肠止痢。使药以甘草甘缓和中,调和诸药。药代动力学研究发现,与单味药相比,葛根芩连汤中葛根主要活性成分葛根素、黄芩主要活性成分黄芩苷、黄连主要活性成分小檗碱、甘草主要活性成分甘草苷在大鼠体内的 AUC 均显著增加。在兔体内也发现葛根芩连汤能提高葛根素的 T_{max} 和 F,具有促进葛根素吸收的作用,黄芩苷和小檗碱在 AUC 值增加的同时,CL 亦显著降低,$t_{1/2}$ 和 MRT 显著延长。以上研究揭示了"君臣佐使"配伍原则的科学性。葛根素和小檗碱均是 P-gp 的底物,黄连与葛根配伍后 P-gp 活性被抑制,降低了小檗碱的外排,从而增加了小檗碱的吸收。黄连配伍葛根和甘草时,小檗碱的吸收不及葛根芩连汤组,这可能与甘草能上调 P-gp 的表达,增强其外排能力有关。

附子具有回阳救逆、散寒止痛的功效,是临床常用的毒性中药,使用不当可致中毒或死亡。临床常以药性相反药物来纠正附子偏性,或以药性缓和的药物来缓解其峻猛毒烈之性,达到减毒增效的目的。临床上附子常与甘草、干姜、生姜、桂枝、芍药、白术、大枣、人参、麻黄、茯苓、细辛等配伍。其中附子-甘草药对为基本配伍。附子与甘草配伍后,附子主要毒效成分的药代动力学特征显著改变。乌头碱、中乌头碱和次乌头碱主要被 CYP3A 代谢,甘草可诱导 CYP3A 的表达与活性,促进乌头碱、中乌头碱、次乌头碱的代谢;乌头碱、中乌头碱和次乌头碱均是 P-gp 的底物,甘草苷、甘草次酸与甘草酸均可上调肠道 P-gp 功能,促进乌头碱、中乌头碱和次乌头碱的外排。此外,甘草配伍附子后,附子乌头碱、中乌头碱与次乌头碱的 AUC 和 C_{max} 均显著降低。

五、中药配伍禁忌的药代动力学研究

中药配伍禁忌是关系临床用药安全、涉及国家药物策略的重要内容之一。配伍禁忌是指某些中药合用时会产生或增强毒副作用、降低或破坏药效,因此在复方中不宜配合使用。中药配伍禁忌理论的核心内容主要基于七情合和中"勿用相恶、相反"原则,涉及的具体药物为《神龙本草经》中的相反药物,宋以后称为"十八反",以及宋代总结、明以后广泛流传的"十九畏"。临床经验证实"十八反"的配伍禁忌有一定科学道理,但现代研究对其机制的阐释还不十分清楚。一方面,反药配伍后产生新的有毒物质,或毒性成分溶出增加,或药效成分溶出减少,是引起致毒、增毒或降效的基础。另一方面,反药配伍后导致机体对毒效成分的 ADME 过程改变,从而影响毒效反应的强度与持续时间。中药药代动力学可系统阐释中药毒效成分在体内的 ADME 的变化规律及调控机制,从而动态、全面地揭示中药配伍禁忌的本质。图 1-8 总结了基于药代动力学的中药配伍禁忌机制。

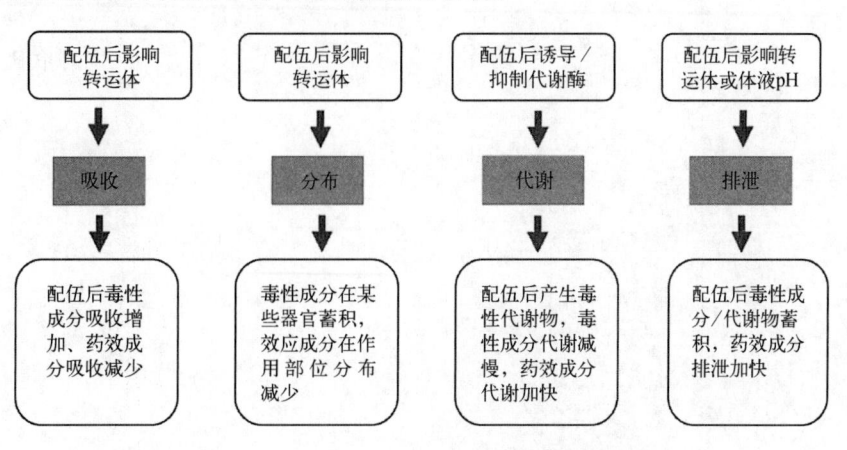

图 1-8 基于药代动力学的中药配伍禁忌机制

十八反中"半蒌贝蔹及攻乌"指的是半夏、瓜蒌、贝母、白蔹、白及不宜与乌头配伍。乌头是大毒中药,这里的乌头包括川乌、草乌与附子。乌头主要毒性成分乌头碱、中乌头碱和次乌头碱具有较强的心脏和神经毒性。乌头与半夏、瓜蒌、贝母、白蔹、白及配伍后,与单独乌头水煎液相比,配伍后合煎液中乌头碱、中乌头碱和次乌头碱的含量增高,导致毒性增加。CYP3A 和 CYP1A2 是代谢乌头生物碱的主要亚酶,研究发现,瓜蒌、白及、半夏、贝母与乌头合用时,CYP3A 和 CYP1A2 的活性被抑制,导致乌头生物碱的代谢减慢,在体内的 MRT 延长,毒性增加。

十八反中"藻戟遂芫俱战草"指的是海藻、大戟、甘遂、芫花不宜与甘草合用。海藻、大戟、甘遂与芫花均为有毒中药,它们与甘草配伍后,相关毒效成分的含量及体内行为发生改变,导致致毒、增毒和减效。甘草活性成分有甘草苷、甘草酸、甘草次酸、甘草素和异甘草素等。研究发现,甘草与海藻配伍后,甘草苷和甘草次酸含量降低;甘草与大戟配伍后,异甘草素、甘草次酸含量降低;甘草与甘遂配伍后,异甘草素、甘草苷、甘草次酸含量降低,甘遂毒性成分大戟二烯醇含量升高。甘草与芫花配伍后,甘草苷、甘草酸、甘草次酸及芫花中活性成分芹菜素、羟基芫花素含量降低。另外,芫花中毒性成分芫花萜、芫花酯乙、芫花酯己含量升高。甘草单用能明显诱导 CYP2E1 的活性,与海藻、大戟、芫花配伍后其诱导 CYP2E1 活性的作用减弱。此外,甘草及其活性成分诱导 P-gp 的表达与功能,但当海藻、大戟、甘遂、芫花与甘草合用后,配伍使甘草诱导 P-gp 的作用被拮抗,导致机体对海藻、大戟、甘遂、芫花中的有毒成分外排减少,导致配伍增毒。

十八反中"诸参辛芍叛藜芦"指的是人参、丹参、沙参、苦参、玄参、细辛、芍药不宜与藜芦合用。藜芦具有神经系统、呼吸系统和心血管系统毒性。藜芦主要毒性成分是生物碱。研究发现,藜芦配伍人参、丹参、苦参后,藜芦中生物碱(藜芦定、棋盘花辛碱等)的溶出增加,同时人参的皂苷类药效成分含量显著减低,且人参皂苷随着藜芦配伍剂量的增加而逐渐减少。此外,藜芦与人参配伍后,藜芦生物碱的吸收增加。此外,还发现,苦参、丹参、人参、南沙参、玄参、细辛、白芍与藜芦合用时均可抑制 CYP3A 活性,从而导致藜芦毒性成分代谢减慢。藜芦主要毒性成分藜芦定碱被 CYP1A 代谢生成具有神经毒性的邻二苯酚和醌类物质,而人参、细辛与藜芦配伍能诱导 CYP1A 表达,提示人参、细辛与藜芦配伍可促进藜芦毒性代谢物的产生而导致增毒。

思 考 题

1. 中药药代动力学研究可为中药临床合理与安全应用提供哪些依据?
2. 谈谈你对中药药代动力学的认识。

(刘中秋 朱丽君)

第二章
中药与药物代谢酶

第一节 药物代谢酶

药物代谢(drug metabolism),又称为生物转化(biotransformation),涵盖了药物分子在进入体循环后,在肠道菌群、体内酶系统及体液环境的作用下发生的一系列化学结构转变的过程。这一过程不仅可以改变药物的特性,还可能影响其活性、毒性和排泄途径。药物代谢酶(drug metabolizing enzyme)作为促进药物代谢的关键酶系统,依据不同的代谢反应类型,可分为Ⅰ相代谢酶和Ⅱ相代谢酶两类。Ⅰ相代谢反应,又称为功能化反应或官能团化反应,通常通过直接引入一个极性官能团到分子中,或对原有分子中的官能团进行化学修饰,从而暴露新的极性官能团。Ⅰ相代谢反应的主要类型包括氧化、还原和水解等。Ⅱ相代谢反应,也称为结合(共轭)反应,是将药物分子中的官能团与体内亲水性内源物质结合,形成有利于药物排泄的结合物。Ⅱ相代谢反应的主要类型包括糖苷结合、硫酸化、谷胱甘肽结合、N-乙酰化、甲基化和氨基酸结合等。这两类代谢反应在药物代谢过程中发挥着重要作用,对于药物的生物利用度、毒性和临床效应具有重要影响。

一、Ⅰ相代谢酶

(一) 细胞色素 P450 酶系

细胞色素 P450(cytochrome P450 或 CYP450,简称 CYP)是一类广泛存在的酶家族,主要分布于肝脏、肾脏、胃肠道等器官,在脑部、胎盘、皮肤、肺等组织中也有少量存在。根据 CYP 命名委员会的统命名法,依据氨基酸序列的同源性,将所有的 CYP 分为 780 个家族,其中家族成员之间具有 40% 以上的相似性。各家族通过数字标注,如 CYP1、CYP2、CYP3 等,而在各家族内部,又进一步分为亚族,亚族成员之间具有 55% 以上的同源性,用英文字母进行标注,如 CYP2A、CYP2B、CYP2C 等。亚族内的成员则通过数字进行标识,如 CYP1A1、CYP1A2 等。人类 CYP 家族共包含 18 个家族,其中仅有 3 个家族参与药物及外源物的代谢,分别是 CYP1、CYP2 和 CYP3。在药物代谢过程中,主要发挥作用的亚族包括 CYP3A4、CYP3A5、CYP2D6、CYP2B6、CYP2C、CYP1A2 及 CYP2E1 等。CYP 主要催化氧化代谢反应,通过环氧化、羟基化、脱氢、脱烷基化、杂原子氧化、脱氨和脱卤等反应,在药物分子结构中引入羟基基团,从而形成氧化代谢产物。表 2-1 列出了人类常见 CYP 的分布部位及其代谢类型。

表 2-1 人类常见的 CYP 分布部位及其代谢类型

CYP 种类	主要分布部位	代 谢 类 型
CYP1A2	肝脏	氧化、羟化、去甲基化等
CYP2A6	肝脏微粒体	氧化、还原反应等

续　表

CYP 种类	主要分布部位	代 谢 类 型
CYP2B6	肝脏	羟化、去甲基化反应等
CYP2C8	肝脏	氧化、还原反应等
CYP2C9	肝脏	羟化、去甲基化反应等
CYP2C19	肝微粒体	羟化、去甲基化反应等
CYP2D6	肝脏	羟化、去甲基化反应等
CYP2E1	肝脏、脑、胃、肺	羟化、去甲基化、还原反应等
CYP3A4	肝脏、小肠	去甲基化、羟化反应等
CYP3A5	肝外组织、肺	氧化、过氧化、还原反应等

CYP 具有两个主要的生物学功能：一是对异源物质进行代谢；二是参与生物活性分子的生物合成。对异源物质的代谢过程可分为两个阶段，首先是Ⅰ相代谢反应，形成中间代谢产物，随后这些产物被Ⅱ相代谢反应中的酶水解。在药物的生物转化中，CYP 在第一阶段扮演着主要角色，它们参与将亲脂性的内源性和外源性化合物转化为亲水性或极性化合物，以便于体内排出。

CYP 的底物范围非常广泛，包括小分子量药物和大分子量药物。晶体结构分析表明，大多数 CYP 酶的活性位点残基为疏水性基团，而活性位点的大小和形状则是决定底物选择性的关键因素。底物分子与活性位点表面的接触面积越大，酶与底物之间的相互作用就越强。根据活性位点的体积大小，CYP 酶的活性位点可分为大型（如 CYP2C8、CYP2C9 和 CYP3A4）、中型（如 CYP2D6）和小型（如 CYP2A6、CYP2B6）3 个等级。部分 CYP 亚族主要底物如下（表 2-2）。

表 2-2　部分 CYP 亚族的底物

CYP 种类	底 物 类 型	常 见 底 物
CYP1A1	含扁平结构的芳香化合物	多环芳烃、二噁英
CYP1A2	含氨基的芳香化合物	茶碱、丙米嗪、咖啡因
CYP2A6	以吡咯环为结构基础的含氮芳香杂环化合物	尼古丁、香豆素、黄曲霉素 B_1、丙戊酸、氟烷
CYP2C8	弱酸、弱碱、中性化合物	紫杉醇、西立伐他汀、胺碘酮
CYP2C9	酸性化合物	氟西汀、苯妥英、他莫昔芬、氨苯砜
CYP2C19	弱碱性化合物	奥美拉唑、地西泮、美芬妥因
CYP2D6	含有一个碱性氨基和一个芳香环的化合物	普萘洛尔、可待因、美西律
CYP2E1	水溶性的小分子化合物	对乙酰氨基酚、氟烷

（二）非细胞色素 P450 酶系

1. 黄素单加氧酶（flavin monooxygenase，FMO）　是一种微粒体酶，分子量约为 27.8 kDa。人类的 FMO 分为 5 种亚型：FMO-1、FMO-2、FMO-3、FMO-4 和 FMO-5，其中 FMO-3 是最主要的亚型。

人类 FMO 的序列同源性为 52%~60%。FMO-1 分布在肾脏，FMO-3 主要分布在肝脏及小肠。此外，FMO1 和 FMO5 在胎肝中表达量高，在成人肾和肺中的主要形式分别是 FMO-1 和 FMO-2。FMO 主要催化含氮、磷及硫等亲核杂原子药物的氧化反应。FMO-1 代谢含有大体积侧链的药物分子，FMO-2 更倾向于代谢硫原子而不代谢氮原子，FMO-3 倾向于代谢小体积的杂原子。

2. **单胺氧化酶**（monoamine oxidase，MAO） 是一种黄素酶，主要代谢生物体内内源性和外源性单胺类物质。MAO 主要在线粒体外膜上分布，可催化胺类底物氧化成酮或醛，并产生过氧化氢和氨作为副产物。根据其对底物选择性和对抑制剂的灵敏度将 MAO 分为两个亚型：MAO-A 和 MAO-B。MAO-A 主要分布于儿茶酚胺能神经元，代谢多种不同的神经递质，MAO-A 对底物血清素、去甲肾上腺素（noradrenaline，NA；norepinephrine，NE）、多巴胺（dopamine，DA）和抑制剂氯吉兰具有高亲和性。MAO-B 主要分布在 5-羟色胺能神经元、组胺能神经元和神经胶质细胞中，作用于 DA 和 β-苯乙胺，可被帕吉林、雷沙吉兰、司来吉兰选择性抑制。

3. **醛脱氢酶**（aldehyde dehydrogenase，ALDH） 是一类广泛存在于生物体中的酶。这些酶的主要功能是催化醛类化合物失去一个或多个氢原子，生成相应的羧酸。ALDH 在细胞代谢和解毒过程中起着重要的作用，参与多种生物学功能。ALDH 广泛分布于人体的心脏、脑、肺、肝脏细胞的胞质、线粒体和内质网等细胞器中。根据其氨基酸序列和结构的不同，可以将其分类为多个家族和亚家族，主要包括 ALDH1、ALDH2、ALDH3 等。ALDH2 底物为小分子醛类，主要催化乙醛氧化为乙酸的反应。这是乙醇代谢途径中的一步关键反应，将有毒的乙醛转化为较为无害的乙酸，以减少细胞和组织的损伤。因此，ALDH2 在酒精代谢过程中起着关键作用，ALDH2 的活性影响个体对酒精的代谢速率和耐受性。

（三）水解酶系

水解酶主要参与羧酸酯和酰胺类药物的水解代谢，大多存在于血浆、肝、肾和肠中。水解酶系主要包括酯酶（又称羧酸酯酶）、酰胺酶和环氧化物水解酶等。

1. **羧酸酯酶**（carboxylesterase，CES） 广泛存在于哺乳动物各组织中的内质网。依据同源性、基因结构、染色体定位将哺乳动物的 CES 分为 5 个亚家族：CES1、CES2、CES3、CES4A 和 CES5A。其中 CES1、CES2 亚族为主要在哺乳动物肝肠中表达且具有水解酶活性的 CES。CES1 为肝羧酸酯酶，主要分布于肝脏，其在胃肠道含量较低，参与肝脏外源物质解毒及药物代谢。CES1 容易催化含较小醇基和较大酰胺基底物的水解，如哌甲酯、奥司他韦等药物。CES2 为肠羧酸酯酶，主要分布于胃肠道，在小肠中其表达量最高。CES2 更容易催化含较大醇基和较小酰胺基底物的水解，如可卡因、伊立替康等药物。CES3 主要在肝和肠中表达，但表达量远低于 CES1 及 CES2。CES 在体内主要催化底物的水解反应。内源性或外源性的酯、硫酸酯及酰胺类的化合物，可以经由 CES 代谢产生，代谢产物可再被其他酶代谢，以增加溶解性后排出体外。

2. **环氧化物水解酶**（expoxide hydrolase，EH） 是一种酶类蛋白质，主要功能是水解外源性和内源性的环氧化合物。微粒体环氧化物水解酶（mEH 或 EPHX1）有两种形式：Ⅰ型和Ⅱ型。Ⅰ型酶位于肝内质网膜上，对环氧化物进行二醇转化。Ⅱ型酶位于肝细胞膜上，在肝脏、肾脏、肺及很多组织中皆有表达，主要参与胆酸的摄取。水溶性环氧水解酶（sEH 或 EPHX2）也可催化环氧化物的二醇转化，其 sEH 参与体内脂肪酸和白三烯环氧化物的代谢，对血压调节和炎症发生起作用。在人体内，环氧化物水解酶不仅可以协同肝脏中的 CYP 系统，参与体内外毒物的代谢与解毒，还可以参与血小板聚集和血管紧张素生成等生理过程。

二、Ⅱ相代谢酶

（一）尿苷二磷酸葡萄糖醛酸转移酶

尿苷二磷酸葡萄糖醛酸转移酶（uridine diphosphate glucuronosyl transferase，UGT）是一种膜蛋白，

约含有530个氨基酸残基,位于滑面内质网膜上。UGT是一个连接酶家族,能介导内源和外源性化学物质的代谢。肝脏是表达UGT种类及含量最丰富的组织,UGT1A和UGT2B在肝外组织中也有不同程度的表达,包括肾脏、小肠、结肠、胃、肺和脑等组织。UGT2B4在肝脏中表达量远远多于在小肠中的表达量。此外,UGT1A10在小肠中表达量最高,而在肝脏中几乎不表达。UGT按照序列相似性分为两个亚家族:UGT1和UGT2,每种UGT都表现出一定的底物特异性,如UGT1A1、UGT1A3、UGT1A4、UGT1A6、UGT1A9、UGT2B7、UGT2B10和UGT2B15主要负责肝脏中的药物的葡萄糖醛酸化,而UGT1A10负责肠道中药物的提前清除。UGT1A1是代谢清除胆红素的主要酶,在维持胆红素稳态中扮演着关键的作用。

根据亲核基团的种类,UGT代谢反应可分为O-葡萄糖醛酸化、N-葡萄糖醛酸化及S-葡萄糖醛酸化等。O-葡萄糖醛酸化是最常见的UGT代谢反应,产物为醚型葡萄糖醛酸苷(亲核基团为羟基)或酯型葡萄糖醛酸苷(亲核基团为羧基)。此外,UGT还能催化底物(如胆酸和胆红素)与其他糖苷供体(如UDP-葡萄糖和UDP-木糖)的糖苷化反应。

UGT的底物广泛,这可能与其活性位点空间大有关。特别是UGT1A1,其可催化小分子量药物(对乙酰氨基酚)代谢,也可催化大分子量化合物代谢(如胆红素、依托泊苷及拓扑异构酶Ⅰ抑制剂伊立替康的活性代谢产物)。底物结构相似,但代谢活性差别大,说明酶-底物结合受多种相互作用力影响,如位阻作用、疏水作用、氢键及静电力等。轻微的结构变化常可引起至少一种作用力的变化,从而造成代谢活性的显著差异。此外,同一底物若包含多个亲核性基团(如羟基),每个基团都可能被代谢,从而产生多个代谢物(同分异构体)。

(二) 磺酸转移酶

磺酸基转移酶(sulfotransferase,SULT)主要催化底物的磺酸化代谢反应。SULT在体内类固醇与胆酸代谢中发挥着重要的功能,血液循环中超过一半的类固醇以其磺酸化形式存在,尿中超70%的胆酸,以其磺酸化形式存在。SULT还参与甲状腺素代谢,可能在胎盘发育过程中发挥作用。磺酸转移酶有两大类胞质酶(水溶性)与膜蛋白酶(水不溶性)。其中负责药物代谢的为胞质酶,位于胞质内。膜蛋白酶位于高尔基体,发挥重要的生物学功能。表2-3列举了部分SULT种类的代谢底物。

表2-3 部分SULT种类的代谢底物

SULT种类	代谢底物
SULT1A1	苯酚类和酸性化合物(如对硝基苯酚、水杨酸),特殊结构化合物(如芳香羟胺、多环芳烃、甲状腺激素等)
SULT1A2	苯酚类和酸性化合物
SULT1A3	儿茶酚胺类化学物(如多巴胺);黄酮及黄酮醇类化合物
SULT2	羟基类固醇和脱氢表雄酮
SULT2B1	性类固醇激素
SULT2B1a	孕烯醇酮
SULT2B1b	胆固醇

(三) 儿茶酚-O-甲基转移酶

儿茶酚-O-甲基转移酶(catechol-O-methyltransferase,COMT)催化邻苯二酚类化合物的O-甲基化反应。COMT内源性底物主要包括儿茶酚胺类神经递质多巴胺、去甲肾上腺素、肾上腺素及其羟化代谢产物、儿茶酚类激素等;外源性底物主要分为生物类黄酮(儿茶素、表儿茶素、没食子儿茶素等)和含有邻苯二酚结构的药物等。甲基化代谢使底物(药物)的非极性增加、水溶性降低。COMT 有两种形式:水溶性酶与膜蛋白酶。水溶性酶存在于胞质,主要分布于肝脏与肾脏,有一段长度约 50 个氨基酸的信号序列(执行膜定位功能);膜蛋白酶位于内质网上,主要分布于脑。

(四) N-乙酰转移酶

N-乙酰转移酶(N-acetyltransferase,NAT)是大多数哺乳动物体内参与 II 相乙酰化反应的代谢酶。人类 NAT 具有两种亚型:NAT1 和 NAT2。NAT1 表达于人体大多数组织,催化对氨基水杨酸和对氨基苯甲酸等物质的乙酰化代谢。NAT2 又称芳香胺 N-乙酰化转移酶,表达于肝脏和肠道,在体内参与 20 多种肼类化合物及致癌性芳香胺和杂环胺类化合物的生物激活或灭活代谢,是催化芳香胺或杂环胺类化合物和磺胺等肼类药物乙酰化灭活的重要代谢酶。NAT1 选择性代谢氨苯类化合物,如氨基水杨酸和对氨基苯甲酸;NAT2 倾向于代谢体积较大的磺胺类药物,如磺胺二甲基嘧啶。

值得关注的是,一些代谢酶如氧化还原酶、CYP 家族酶、水解酶、转移酶等在生物体内代谢过程中可产生反应性代谢物,即具有化学反应活性的中间产物或末端产物(如谷胱甘肽化 DNA、甲基化 DNA 等)。这些代谢物可能具有高度的活性,可以与生物体内的其他分子发生非特异性或特异性的化学反应,如参与信号传导、调节代谢过程等,但也可能具有毒性或致癌作用,如导致细胞损伤、氧化应激、肝脏毒性等。在正常情况下,生物体通常能够有效地清除这些反应性代谢物,维持细胞内的稳态。然而,在某些情况下,代谢通路的紊乱或过量的反应性代谢物可能会导致细胞损伤、疾病发生或加速衰老等。

第二节 中药活性成分代谢

中药活性成分包括糖类、苷类、醌类、苯丙素类、黄酮类、萜类、甾体类和生物碱类等不同的化学成分。每种成分具有各自不同的代谢途径,并且在代谢过程中涉及不同酶的参与。为了更好地理解这些成分的代谢过程,需要深入研究它们在体内的转化路径。例如,黄酮类化合物常常被代谢为酸性代谢物;萜类成分在代谢过程中可能发生氧化、脱糖基化反应;甾体类物质可能发生羟基化或脱氢等反应;生物碱类成分则可能被酶降解或氧化转化。因此,了解中药成分的代谢途径和相关的代谢酶对于揭示其药理作用和安全性具有重要意义。

一、生物碱类成分

生物碱是存在于自然界中的一类含氮的碱性有机化合物,有似碱的性质,根据生物碱化学结构的不同,可分为二萜类、异喹啉类、吲哚类、吡啶类、吡咯类等。生物碱类成分在体内的代谢以肝代谢为主,其在肝内代谢发生的反应类型多样,各有特点,共性特征不显著。

以分布比较广泛的双酯型二萜类生物碱、吲哚类生物碱为例:双酯型二萜类生物碱在胃肠道和肝脏的代谢主要依靠 CYP、羧酸酯酶和肠道细菌产生的酶,代谢反应包括羟基化、脱氧、脱甲基、脱氢、酯水解等。双酯型二萜类生物碱的 II 相结合不是主要的代谢形式,在尿液中只发现少数结合的双酯型二萜类生物碱。吲哚类生物碱中葫蔓藤碱甲在 CYP3A4/5 的主要作用下可生成氧化和羟基化代谢产物;钩吻素子的代谢途径包括去甲基化、脱氢、氧化和脱甲基-脱氢,CYP3A4/5 是参与其代谢的最重要的亚型。

吗啡是罂粟壳的主要生物碱成分,属吗啡烷类。吗啡在人体内主要经肝脏 UGT2B7 催化代谢生成吗啡-3-葡萄糖醛酸结合物和吗啡-6-葡萄糖醛酸结合物,后者为镇痛药效物质,代谢反应过程如图 2-1。

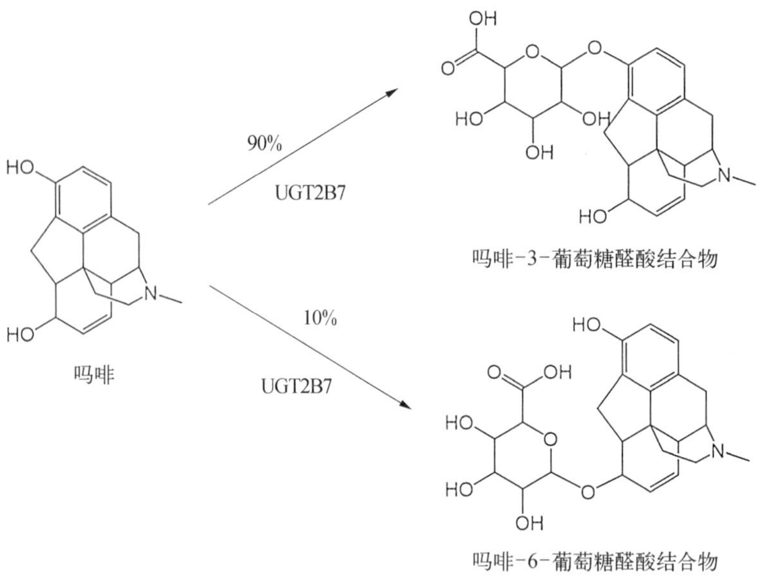

图 2-1 吗啡的 UGT2B7 代谢过程

二、苯丙素类成分

苯丙素是天然存在的一类苯环与 3 个直链碳连接（C_6—C_3 基团）构成的化合物,一般具有苯酚结构,是酚性物质,包括简单苯丙素类、香豆素类和木脂素类等。

简单苯丙素代谢类型较为简单,一般以氧化、羟基化等 I 相代谢为主。当结构中具有酚羟基时,也可以发生 II 相代谢反应,如羟基的葡萄糖醛酸化、磺酸化代谢反应。侧链的羧基也可以发生 II 相代谢,生成相应的代谢产物。

绿原酸为简单苯丙素类化合物,由肉桂酸和奎宁酸经莽草酸途径合成,是金银花有效抗菌、抗病毒的主要药理成分之一。一部分绿原酸从小肠中吸收入血,而剩余的绿原酸直接进入盲肠和结肠,被微生物代谢为各种代谢产物后(图 2-2),进一步被人体吸收或者排泄。

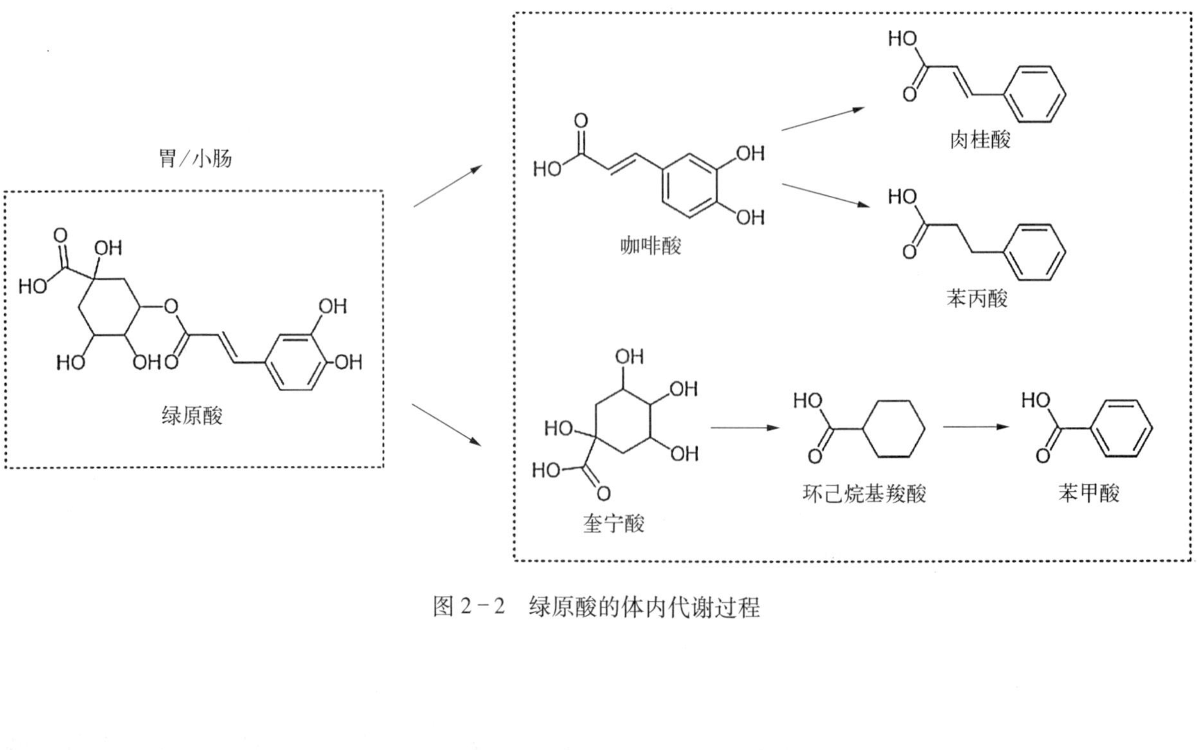

图 2-2 绿原酸的体内代谢过程

木脂素的结构复杂,代谢类型较多。当化合物结构中含有酚羟基时,化合物在体内可与葡萄糖醛酸和磺酸发生Ⅱ相代谢反应。许多木脂素侧链为脂肪链,极性较小,易发生Ⅰ相代谢反应(如羟基化和去甲基化-羟基化等),从而增大水溶性,利于排泄。参与的催化酶主要有CYP2D、CYP2B和CYP3A等。

和厚朴酚是中药厚朴的主要药理活性成分。有研究采用液相色谱-Orbitrap高分辨质谱技术鉴定和厚朴酚在小鼠、大鼠、狗、猴和人肝细胞的代谢产物,发现其在体内以Ⅱ相代谢为主,通过UGT、SULF的催化,代谢产物主要为葡萄糖醛酸和磺酸化衍生物(图2-3)。此外,CYP酶系也参与了和厚朴酚的代谢过程。CYP2C是将和厚朴酚转化为氧化代谢产物的主要CYP亚型酶,CYP1A2和CYP2E1可能是将和厚朴酚转化为其羟基化和氢化代谢产物的主要CYP亚型酶。

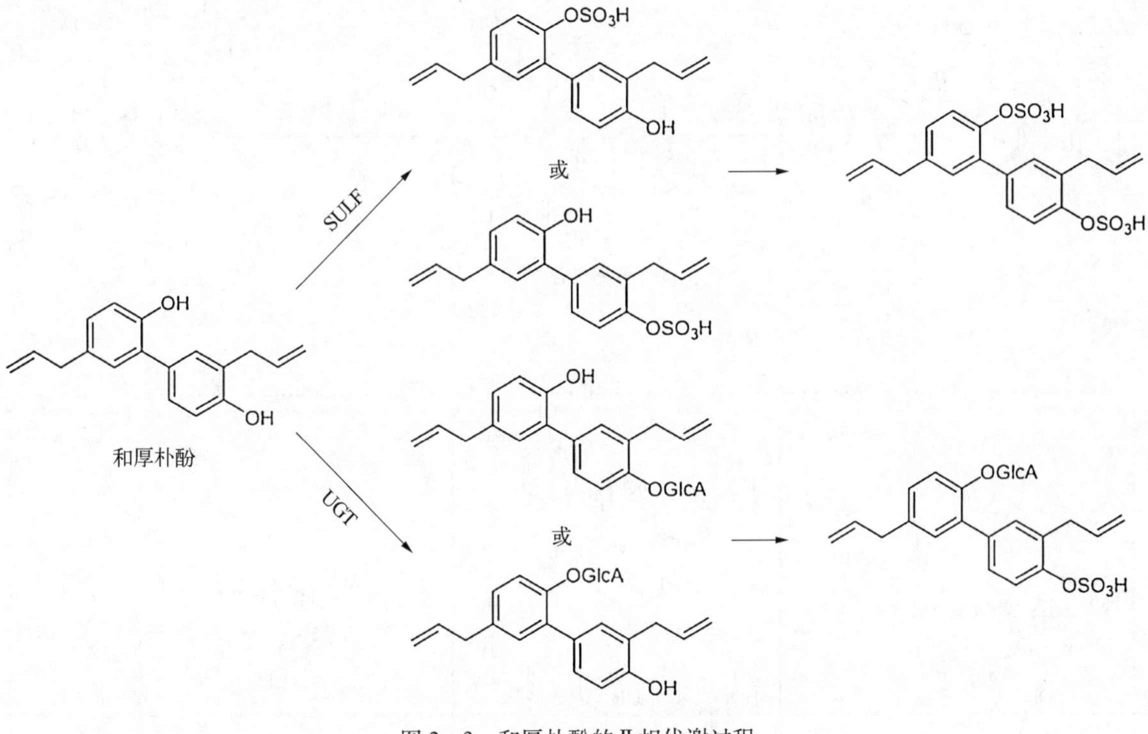

图2-3 和厚朴酚的Ⅱ相代谢过程

三、黄酮类成分

黄酮类化合物泛指两个苯环通过3个碳原子互相连接而成的一系列化合物,大部分为色原酮的衍生物,其基本母核为2-苯基色原酮,由A、B和C 3个环组成。根据苯环与中间的二碳部分的连接方式、B环连接位置、三碳部分氧化水平及聚合度等不同,可将天然黄酮类化合物分为多个类型。黄酮类化合物和苯丙素类化合物在化学结构和生理活性上存在相似性。然而,黄酮类化合物相对较为复杂,具有更多的生物活性,包括抗氧化、抗炎症、抗癌等多种作用。

黄酮在体内被广泛代谢,主要代谢反应包括水解、结合、裂解和氧化还原等。大多数黄酮类成分以Ⅱ相代谢为主,经UGT、SULT或GST代谢为极性大的Ⅱ相代谢产物,少部分黄酮类成分经CYP代谢,其代谢产物继续经Ⅱ相代谢后排出体外。肝脏和肠道是黄酮代谢的主要部位。有研究表明,在肝脏中黄酮类化合物的主要代谢途径是甲基化、硫酸化和葡萄糖醛酸化;而在肠道中,黄酮类化合物可被肠道细菌转化为多种低分子量的酚酸。例如,槲皮素的代谢途径表明,肠道细菌对黄酮的降解过程首先是B环2,3位双键的还原,然后C环裂解,最后的降解代谢物为羟基苯丙酸衍生物。但并非所有的黄酮都能容易地进行C环裂变代谢,只有含有5和4'游离羟基的黄酮才能进行如此广泛的代谢。

芦丁,又称为芸香苷,是一种天然的黄酮苷,属于广泛存在于植物中的黄酮醇配糖体,两个配糖体为葡萄糖和鼠李糖。目前研究中芦丁代谢产物的报道较少,且主要集中于芦丁在体外肠道菌作用下所产生的代谢产物。有研究采用超高效液相色谱-四级杆-飞行时间串联质谱对大鼠口服芦丁后体内存在的代谢产物进行鉴定,芦丁口服后主要被肠道中 α-L-鼠李糖苷酶水解成异槲皮苷,在 β-D-葡萄糖苷酶的作用下进一步水解成芦丁苷元——槲皮素,然后槲皮素在体内再发生代谢,而少部分芦丁直接被肠道吸收进入体内,一部分以原形成分存在,另一部分以其甲基化和乙酰化代谢产物存在(图2-4)。

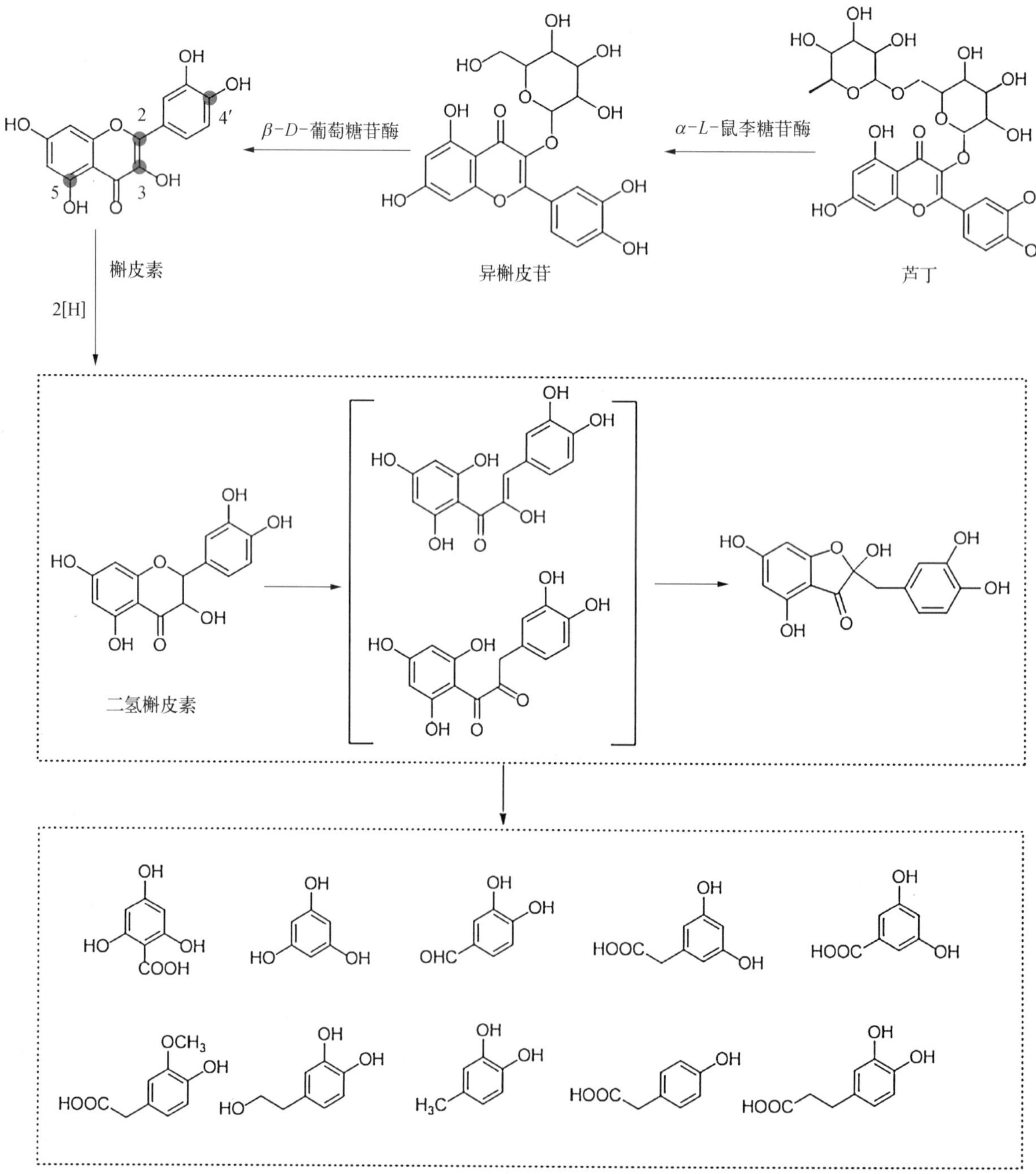

图2-4 槲皮素经肠道菌群代谢途径

四、三萜类成分

三萜类化合物是一类母核由30个碳原子组成的萜类化合物,含有6个异戊二烯单元,多为含氧衍生物,C3位多有羟基。自然界中,三萜类一般与苷元结合形成苷,称为三萜皂苷,少数以游离苷元或酯的形式存在。

三萜类成分在体内被广泛代谢,主要发生脱糖基化、氧合、水合和结合反应。肠道和肝脏是其代谢的主要部位。多数三萜类化合物在体内经Ⅰ相药物代谢酶CYP和Ⅱ相药物代谢酶GST、UGT、SULT等代谢,从而发挥药效或排出体外。

人参皂苷是人参的重要活性成分,属于三萜类糖苷化合物,据现有研究报道可知,口服后的人参皂苷进入小肠后仅有极少一部分直接以原形被吸收,而其在肠道中发生水解后生成的稀有皂苷和苷元才是人参皂苷吸收入血并发挥药效的主要形式。吸收入血的肠道代谢产物大多直接发挥药理作用,少部分被肝脏进一步代谢。

五、甾体类成分

甾体类化合物是环戊烷骈多氢菲-甾核衍生的一类化合物。根据甾体母核17位上所连接的侧链不同,中药甾体类化合物可以分为植物甾醇类、C_{21}甾体类、强心苷类、甾体皂苷类、胆汁酸、昆虫变态激素类、蟾蜍毒素类等。

中药甾体类化合物具有生物利用度低、存在肝肠循环、半衰期长的特点,逐级水解脱糖是最主要的代谢方式,即生成一系列的次级苷元并最终生成苷元。口服给药后,在肠道中主要发生逐级水解脱糖。此外,也伴随着C20和C22位、C25位和C27位的脱氢反应。而肝脏对于甾体苷元的代谢则主要表现为C12位的氧化,以及E环C22位及其取代基上的结构变化。肝脏作为最重要的代谢器官,催化甾体成分进一步发生Ⅰ相代谢反应,包括脱糖、脱水、羟基化、加氢反应等,而较少发生如葡萄糖醛酸化、硫酸酯化等Ⅱ相代谢反应。

蟾蜍毒素类成分蟾蜍甾烯系列化合物主要通过CYP介导的羟化反应和SULT介导的磺酸结合反应被人体代谢。蟾蜍甾烯的Ⅰ相代谢均选择性地被CYP3A(包括CYP3A4和CYP3A5)催化代谢,分别生成1-羟基产物和5-羟基产物;Ⅱ相代谢会选择性被SULT2A1催化代谢。蟾毒配基类成分在人肝微粒体中主要代谢类型为羟基化和脱氢,羟基化主要发生在AB环,尤其是C5为易取代位点。异构化和脱氢主要发生在C3位,CYP3A4是主要的反应酶亚型,CYP2D6专属性地催化脱氢反应。

六、蒽醌类成分

蒽醌类化合物是一类具有醌式结构的化学成分,包括了其不同还原程度的产物和二聚物,如蒽酚、氧化蒽酚、蒽酮等。在天然产物中,蒽醌常存在于高等植物和低等植物地衣类与菌类的代谢产物中。Ⅰ相代谢和Ⅱ相代谢是蒽醌类成分的主要代谢方式。

大黄素是中药大黄中的蒽醌类成分,其在体内可以迅速广泛地代谢为葡萄糖醛酸苷/硫酸酯结合物,其中以葡萄糖醛酸苷为主。有研究用体外肝、肠微粒体孵育实验来比较经Ⅰ相和Ⅱ相代谢后大黄素的剩余量及代谢产物量,确定Ⅱ相代谢为大黄素的主要代谢反应,而大黄素通过Ⅱ相代谢快速发生葡萄糖醛酸化生成大黄素-3-O-β-D-葡萄糖醛酸苷(图2-5),这种产物作为多药耐药相关蛋白,易被肠道细胞膜上的外排蛋白排出,故大黄素的生物利用度较低。

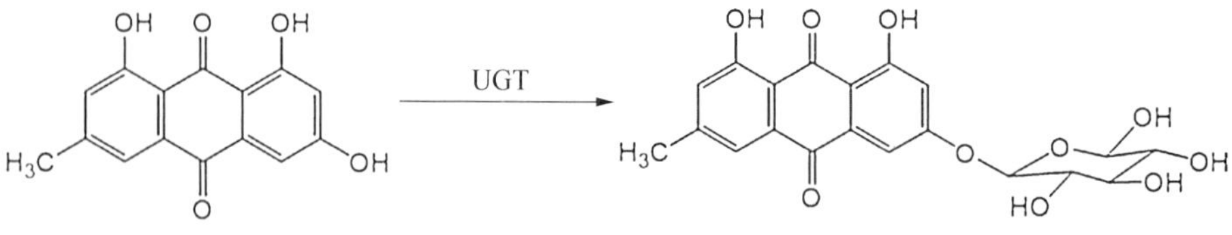

图 2-5 大黄素通过 Ⅱ 相代谢生成大黄素-3-O-β-D-葡萄糖醛酸苷

七、多糖类成分

多糖(polysaccharide)是由 10 个以上单糖通过糖苷键连接而成的多聚糖类大分子化合物。苷类(glycoside)是由糖或糖的衍生物的半缩醛羟基与非糖类物质部分的羟基或羧基脱水形成的化合物,是糖在生物体内存在的主要形式。

多糖类成分口服后在胃肠道酶系作用下水解生成单糖或低聚糖被机体吸收。研究发现,肠道菌群参与了大部分多糖及苷类成分的体内代谢转化。多糖在体内被降解成单糖或低聚糖后,经过细菌的不同代谢途径继续酵解转化为一类含有 1~6 个碳原子的短链脂肪酸类代谢终产物,主要包括乙酸、丙酸、丁酸等,不同短链脂肪酸的分布、去向及对宿主细胞代谢的影响各不相同。乙酸是肠道中最丰富的短链脂肪酸,是大多数肠道细菌的净发酵产物,也是胆固醇和脂肪酸合成的重要底物,乙酸通过肠道菌群乙酰辅酶 A 或 Wood-Ljungdahl 途径产生,并在肌肉中被代谢,大部分可被吸收进入血液循环。丙酸是肝脏中葡萄糖合成的前体物质,主要是由肠道中的优势菌群拟杆菌门参与代谢生成的,丙酸经结肠吸收以后由肝脏代谢并参与糖异生作用。丁酸是由乙酸、乳酸、氨基酸和各种碳水化合物通过不同途径的糖酵解产生的,可通过线粒体中的 β-氧化途径被氧化,是肠上皮细胞的主要能量来源。丁酸有提高胰岛素敏感性、抑制结肠癌细胞的生长、诱导分化肠上皮细胞、刺激细胞骨架形成及改变基因表达等作用。

有研究采用核素标记法研究香菇多糖的代谢与排泄,发现香菇多糖静脉注射后在血液中会有部分降解,但大部分以原形形式被肝脏摄取,主要被 CYP 亚族(CYP2D、CYP2C)和环氧化物水解酶缓慢代谢降解;滞留于血液中的香菇多糖,可随循环系统分布于肾脏并被部分降解;进一步进入膀胱后,在尿液中也可被降解,最终排出体外。由于血液、肝脏、肾脏和尿液对香菇多糖的降解均不完全,所以香菇多糖最后随尿液排出时,仍有部分以原形形式存在。

第三节 代谢酶遗传多态性

药物代谢酶具有遗传多态性(polymorphisms),代谢酶的遗传多态性是产生药物反应个体和种族差异的基础。基因多态性(geneticpolymorphism)是指由一个或多个等位基因发生突变而产生的遗传变异,在人群中呈不连续多峰曲线分布。基因多态性可将人群分为超强代谢者(ultra rapid metabolizers,UM)、强代谢者(rapid metabolizers, RM)、中间代谢者(intermediate metabolizers, IM)、弱代谢者(poor metabolizers, PM)。大多数 Ⅰ 相和 Ⅱ 相药物代谢酶都具有基因多态性。其中催化 Ⅰ 相药物代谢的酶主要是 CYP 中的 CYP3A4、CYP2D6、CYP2C19、CYP1A2、CYP2E 等。催化 Ⅱ 相药物代谢的酶主要有硫嘌呤甲基转移酶(thiopurine methyltransferase, TPMT)、NAT、谷胱甘肽 S-转移酶(glutathione S-transferase, GST)和 UGT 等。

药物代谢酶多态性由同一基因位点上具有多个等位基因引起,其多态性造成不同个体间药物代谢反应的差异,是药物疗效、毒副作用差异的原因之一。代谢酶表达量的差异与临床用药个体差异有关,在饮食、用药史、遗传、年龄、性别等方面对代谢酶的表达水平均有影响,代谢酶基因多态性的个体差异对临床用药尤为重要。

一、CYP 的多态性

参与外源化合物的Ⅰ相生物转化的 CYP 具有多态性,即同一种属的不同个体间某 CYP 的活性存在较大的差异。CYP 在个体间药物反应中发挥重要作用,通过对 CYP 多态性的研究,可以预测患者对某些药物的不良反应,对个体化精准医疗起重要作用。在人肝中均有关于 CYP1A1、CYP1A2、CYP1A3、CYP2C8/9、CYP2C19、CYP2D6、CYP2B6、CYP2E1 和 CYP3A4/5 多态性的临床报道,但以 CYP2D6、CYP2C19 和 CYP2B6 多态性的临床意义最为显著。

(一) CYP2D6 的多态性

肝组织中的 CYP2D6 是 CYP 的主要作用酶,尽管其表达量只占总酶量的2%~4%,但能代谢30%左右临床药物。CYP2D6 基因位于染色体 22q13.1 上,总长约为 7 kDa,有 9 个外显子,8 个内含子,包含4 382 个碱基对,编码 497 个氨基酸的蛋白质,目前已有超过 170 个等位基因变异,约有 80 个突变位点。CYP2D6 基因的突变体形式可能导致完全没有酶活性、活性降低、正常活性甚至活性增加,多态性表型存在种族差异。据报道,亚洲人群 CYP2D6 PM 的发生频率很低,但这些人群的 CYP2D6 总体活性低于具有等位基因 CYP2D6*1 的白种人。这种较低的 CYP2D6 总体活性是由于功能减弱的等位基因 CYP2D6*10 的高频率发生导致。CYP2D6*10 是亚洲人群最常见的等位基因,大约56.2%的中国人和38.8%的日本人存在该变异。CYP2D6 的功能等位基因占变异率的26%,在欧洲高加索人群中主要是 CYP2D6*4 等位基因,CYP2D6*5 等位基因较少见,而在亚洲人群中,无功能等位基因的中位频率为6.4%,主要是 CYP2D6*5,而 CYP2D6*4 等位基因在该人群中极为罕见。

临床应用已经发现,CYP2D6 的基因多态性对酶的活性有至关重要的影响,从而影响药物在不同个体中的疗效及副反应。CYP2D6 基因型显著改变利培酮和阿立哌唑的代谢,导致利培酮和阿立哌唑活性部分暴露于 PM 代谢物和 IM 代谢物中的比例分别是暴露于正常代谢物的1.6倍和1.4倍。可待因等前药在 PM 中没有明显的镇痛作用,在 UM 中,摄入可待因可能导致吗啡产量的增加导致中毒。

(二) CYP2C19 的多态性

CYP2C19 又称 S-美芬妥英羟化酶,存在于肝微粒体中。大约10%的常用药物被 CYP2C19 代谢。迄今,已报道了超过 39 种(CYP2C19*1~CYP2C19*39)等位基因变异和 CYP2C19 亚变异。CYP2C19 基因多态性分布具有明显的种族和地域差异。白色人种 PM 发生率为3%~5%,沙特阿拉伯人 PM 发生率与之接近,而东亚人 PM 发生率为13%~23%,黑色人种 PM 发生率介于白色人种与东亚人之间。

对于东亚人的 CYP2C19,最明显的种族差异体现在非功能等位基因 CYP2C19*2 和 CYP2C19*3 的频率及功能等位基因 CYP2C19*17 的增加。中国汉族人群最常见的突变型基因以 CYP2C19*3 为主。CYP2C19*17 是唯一代谢活性强于野生型的突变型,在黄色人种、白色人种及黑色人种中均具有较高的频率(表2-4)[10]。

表2-4 CYP2C19 基因多样性

类 型	频 率
CYP2C19*2	亚洲人29%、美国人12%、欧洲人和非洲人15%
CYP2C19*3	亚洲人8.9%、美国人0.1%、欧洲人0.1%
CYP2C19*17	亚洲人2.7%、美国人18%、欧洲人21%、非洲人16%

N-(3-氯-1H-吲哚-7-基)-1,4-苯二磺酰胺(indisulam)是一种磺胺类抗癌药物。研究发现在具有一个或多个基因组变异体 CYP2C19*2 和 CYP2C19*3 的患者中,N-(3-氯-1H-吲哚-7-基)-1,4-苯二磺酰胺清除率通常降低。CYP2C19*2 和 CYP2C19*3 多态性可能会导致更高的 4 级中性粒细胞减少的风险[11]。

(三) CYP3A5 的多态性

CYP3A5 是导致 CYP3A4 复杂性的因素之一。CYP3A5 的突变基因型 CYP3A5*3 可产生剪切突变,生成不稳定蛋白质,形成突变纯合子 GG 型,该基因降低了肝脏及肠中的 CYP3A5 的表达,可引起钙通道阻滞剂的代谢减慢,导致体内血药浓度升高,进而药物的毒性也相应增加。CYP3A5*3 是功能重要的单核苷酸多态性(single nucleotide polymorphism array, SNP)之一,具有高等位基因频率(在欧洲、美洲、亚洲和非洲人群中分别为 5%、22%、28% 和 81%)。有研究报道,具有 CYP3A5 表达基因型(CYP3A5*1/*1 和 CYP3A5*1/*3)的患者比 CYP3A5 非表达者更快地代谢他克莫司,并且具有更高的他克莫司清除率。

(四) CYP2C9 的多态性

CYP2C9 是主要的代谢酶,代谢约 15% 的临床药物。CYP2C9 基因位于人染色体 10q24.2 上,全长共 50.71 kDa,有 9 个外显子,8 个内含子。迄今,已发现约 85 个 CYP2C9 等位基因变异及亚型(CYP2C9*1B 至 CYP2C9*85),其中以野生型 CYP2C9*1 和突变型 CYP2C9*2、CYP2C9*3 最为常见,也是目前研究最多的,携带野生型 CYP2C9*1 纯合子的个体被认为是正常酶活性的正常代谢者,约占患者群体的 90%。具有一个或两个 CYP2C9*2 或 CYP2C9*3 变异拷贝的个体被归类为中间或不良代谢者。CYP2C9*3 的种群分布存在差异,CYP2C9*3 的等位基因频率在白种人中为 3%~17%,在东亚人中为 4%~12%,在非裔美国人中为 0.5%~2.5%,在非洲人中为 0~7%。在白种人中,约有 1% 的 CYP2C9*2 纯合子携带者和 0.4% 的 CYP2C9*3 纯合子携带者。在中国人和日本人中,纯合子 CYP2C9*2、纯合子 CYP2C9*3 和杂合子 CYP2C9*1/*2 的携带者都非常罕见,但杂合子 CYP2C9*1/*3 约占 4%。

格列齐特是一种磺酰脲类口服降血糖药物,CYP2C9 是参与格列齐特在肝代谢的主要酶,研究发现 CYP2C9 等位基因功能降低的 2 型糖尿病患者在服用磺脲类药物时有较高的低血糖风险,具有 CYP2C9*3 等位基因的患者对磺脲类药物的清除率较低,血浆磺脲类药物水平较高,最终会产生较好的治疗反应,但发生低血糖的风险较大。

二、其他代谢酶的多态性

药物经过 I 相代谢反应后,往往要通过结合反应,分别与极性配体如葡萄糖醛酸、硫酸、甲基、乙酰基、硫基、谷胱甘肽、甘氨酸和谷酰胺等基团结合。通过结合作用,不仅遮盖了药物分子上的某些功能基团,而且还可改变其理化性质,增加其水溶性,利于通过胆汁或尿液排出体外。除了上述 CYP 外,还有许多 II 相代谢酶具有遗传多态性,包括 UGT、NAT、TPMT、GST、SULT 等。

(一) 尿苷二磷酸葡萄糖醛酸转移酶

人类 UGT 基因上存在数千种遗传多态性。其中,大量 UGT1A 和 UGT2B 基因上的变异已被证明能够通过氨基酸替代改变变异启动子的转录活性或变异酶的催化活性。目前已经确定了 100 种以上的 UGT1A1 等位基因。在不同人种中 UGT1A1 的变异频率有显著的差异。例如,UGT1A1*6 突变在日本人和中国人中较高(16%~23%),但在白种人中较低(<1%)。他汀类药物可降低低密度脂蛋白胆固醇水平,其内酯形式跟毒性相关性高。研究发现,2-羟基阿托伐他汀内酯在 UGT1A3*2/*2 基因型个体中的 $AUC_{0-\infty}$ 比 UGT1A3*1/*1 基因型个体高 50%,比 UGT1A3*1/*2 基因型个体高 35%。UGT1A1*28 和 UGT1A3*2 等位基因携带者的阿伐他汀内酯化增加,可能会增加他汀类药物不良反应风险。

UGT2B7主要负责代谢如吗啡、齐多夫定、卡马西平等药物。UGT2B7基因的多态性(如UGT2B7*2、UGT2B7*3等)也可能导致酶活性的变化,影响药物的清除率。

(二) N-乙酰基转移酶

人中有两种N-乙酰基转移酶(NAT)亚型：NAT1和NAT2。NAT2基因型可分为3种不同的表型：慢速乙酰化(2个慢速等位基因)、快速乙酰化(2个快速等位基因)和中间乙酰化(1个慢速和1个快速等位基因)。NAT2等位基因分别存在种族差异性。白种人携带NAT2*5、NAT2*6、NAT2*7突变等位基因频率分别为41%~46%、27%~33%和1%~4%；而亚洲人的分布频率分别为1%~5%、30%~42%和10%~18%。NAT2*5存在于近50%的欧洲人群中,但不到5%的东亚人群中,NAT2*7存在于近20%的东亚人群中,但不到5%的欧洲人群或非洲人群中,NAT2*14存在于近10%的非洲人群和美洲人群中,但在东亚人群、南亚人群和欧洲人群中可以忽略不计。

现已认为慢速NAT2乙酰化反应能力会提高患膀胱癌、乳腺癌、肝癌和肺癌的风险,但会降低患直肠癌的风险;而NAT1的活性升高,会导致患膀胱癌和直肠癌的风险降低而患肺癌的风险升高。在一线抗结核药物中,由NAT2代谢的异烟肼易引起肝毒性。研究表明,在抗结核治疗期间,缓慢乙酰化状态会增加肝损伤的风险,NAT2*5突变体和NAT2*6杂合子基因型与异烟肼诱导的肝毒性相关。

(三) 硫嘌呤甲基转移酶

临床研究显示,硫嘌呤甲基转移酶(TPMT)多态性往往与硫嘌呤类药物疗效和毒性相关。常见的基因突变包括TPMT*2、TPMT*3A、TPMT*3B和TPMT*3C,这4种等位基因占低TPMT活性高加索人基因突变的80%~95%,TPMT*2基因上一个碱基替换(G238C),导致相应蛋白质的氨基酸替代(80Ala>Pro),相对于野生型,该等位基因克隆酶活性降低99/100以上。TPMT*3A基因的两个碱基被替换(G460A和A719G),导致TPMT*3A克隆的蛋白质上的两个氨基酸替换(154Ala→Thr和240Tyr→Cys),其酶活性也只有野生型的1/200。TPMT的基因突变率与种族特异性相关,不同种族之间存在着不同的基因突变型和突变率。白人、非洲人及非裔美国人TPMT基因突变率约为5%。TPMT*3A是白种人和西南亚人群中最常见的突变等位基因。TPMT*3C是东亚和非裔美国人中最常见的突变等位基因。

采用5-氨基水杨酸治疗的炎症性肠病患者,野生型(TPMT*1/*1)组药物不良反应发生率为30.2%,而TPMT突变组(TPMT*3)为86.7%,且与野生型TPMT患者相比,TPMT突变型患者患有白细胞减少症的可能性显著增加。

(四) 谷胱甘肽S-转移酶

谷胱甘肽S-转移酶(GST)是一个多态基因家族,包括多种多态等位基因,研究最多的是GSTM1、GSTT1、GSTP1。由GSTM1和GSTT1片段缺失导致的多态性造成无效表型及纯合子个体酶活性的完全丧失。GST多态性主要包括GSTA1*A与GSTA1*B,GSTM1、GSTT1功能型与缺失型,GSTP1-313AA、AG与GG,其中GSTA1酶活性最高,GSTM1、GSTP1和GSTT1的活性次之。不同种族人群的基因突变频率有所不同,与欧洲人群中GSTA1*B的发生频率相比,在东亚人群中携带GSTA1*B等位基因的频率相对较低。研究发现GSTP1基因多态性与以顺铂为基础的化疗方案治疗晚期胃癌疗效间存在一定关系,GSTP1 GG基因型患者的化疗有效率(73.3%)明显高于GA基因型患者(19.0%),同样明显高于AA基因型患者[16]。

(五) 硫酸转移酶

硫酸转移酶(SULT)具有基因多态性,由其编码区的位点突变造成。基因多态性造成酶活性改变从而影响疾病易感性。例如,SULT1A1基因外显子7 638位转换,引起213位的改变,从而使SULT1A1活性及热稳定性显著降低,代谢活性减弱,使癌症,尤其是雌激素依赖性肿瘤如子宫内膜癌、卵巢癌的遗传易感性增高。SULT1A1基因Arg213His位点野生型(GG)突变基因型个体子宫肌瘤发病风险明显增加,而GA、AA和突变型(GA+AA)基因型都低于GG型。

三、代谢酶遗传多态性的研究方法

随着分子生物学技术的发展,人们发现药物代谢酶类多态性是由于其基因多态性造成的,随之许多酶基因被定位和测序,并有越来越多的等位基因被报道,包括各种快代谢、慢代谢及中间代谢等位基因等。利用分子生物学技术对这些等位基因进行测定,可以对酶活性进行预测,进而预测其对药物的反应。

(一) 表型分型法

通过测定基因突变可以预测药物代谢酶的多态性并预测个体差异。由于药物代谢酶类具有简并性,即一种酶能够代谢几种甚至几十种以上的药物。所以一些毒性小并由同一种酶参与代谢的药物可作为探针药物(probe drug),用于测定该酶活性。如异喹呱、右旋右美沙芬和司巴丁可作为 CYP2D6 的探针药物,美芬妥英可作为 CYP2C19 的探针药物,氨基水杨酸可作为 NAT1 的探针药物等,这种通过服用探针药物测定药物代谢酶活性的方法为表型分型法(phenotyping),优点如下:① 直接测定酶的活性,结果可靠;② 分析的样本是尿液,属无痛苦取样。但也具有如下局限性:① 由于被测对象的代谢情况不可预知,探针药物本身可能会产生毒副反应,且利用药物作为检测手段,从医学伦理上不倡导;② 因为测定过程中患者服用探针药物后需收集 8~12 h 内的全部尿液,患者顺应性较差;③ 测定周期较长,最快需 2 天时间,不适用于重症患者;④ 无法推测药物代谢机制,若一种药物同时被多种酶代谢,难以分辨起主导作用的酶。

(二) 基因分型法

近年来分子生物学飞速发展,为人们从根本上认识代谢多态性的机制提供了理论与方法。基因分型法的步骤是先克隆某个酶的基因,然后分析该酶缺陷的原因(即寻找突变位点),再建立相应的方法检测突变位点预测酶活性。常用于基因分型的方法有:限制性片段长度多态性技术、等位基因特异扩增法及等位基因特异的寡核苷酸链探针法。

与表型分型法相比,基因分型法有如下优点:① 一次测定终身有效,类似 ABO 类型测定;② 只需少量受试者 DNA(任何来源,如血样、唾液等),理论上可进行所有的等位基因测定,包括药物代谢酶类多态性及其他基因多态性;③ 随着分子生物学的发展,测定方法将更加简单准确;④ 基于对突变位点的充分了解,基因分型对表型分型的预测可达 100%,且能够从本质上阐述其发生机制。

(三) 基因芯片

基因芯片(gene chip)又称 DNA 探针微阵列,是基于特异性探针与目的 DNA 碱基互补匹配识别的杂交原理发展起来的一种分子遗传学分析方法,可用于大规模检测 DNA 多态、DNA 表达水平及测定 DNA 序列。它集成了大量密集排列的基因探针,通过与被检测的核酸序列互补匹配实现生物基因信息的大规模检测。基因芯片技术可以同时、快速、检测多个突变位点,自动化程度高。如利用基因芯片检测 SNP 的技术,其可将结果存入一张小小的磁条,看病时医生只需开药,而剂量可由计算机自动计算,完全做到用药剂量个体化,提高疗效,减少不良反应。

(四) 基因敲除法

基因敲除法是通过人为手段将目标基因从生物体的基因组中去除或失活,以观察目标基因缺失对生物体代谢活性的影响。通常通过基因编辑技术,如 CRISPR/Cas9 系统,实现对目标基因的敲除或失活。这种方法能够帮助研究者理解特定基因型对代谢酶活性、底物亲和性及酶的生物学功能的影响。具体过程包括:① 设计特异性的 sgRNA(单指导 RNA)或引物,以在目标基因的 DNA 序列上引发双链断裂。② 将设计好的 sgRNA 或引物与 Cas9 蛋白或其他核酸酶一起转染或转导至细胞中。这些酶与 sgRNA 或引物配对,形成酶-引导 RNA 复合物,寻找并结合目标基因的特定位点。③ sgRNA 或引物导向的酶-引导 RNA 复合物会诱导目标基因的 DNA 序列发生双链断裂。细胞会启动 DNA 修复机制,通常有两种主要方式：非同源末端连接修复（non-homologous end joining repair，NHEJ）和同源重组修复（homologous recombination repair，HDR）。④敲除或失活目标基因：如果采用的是 NHEJ 方式,那么修复过程可能会导致插入或删除一些碱基,最终导致基因的敲除或功能丧失。如果采用 HDR 方式,研究人员可以在修复过程中引入外源 DNA 片段,实现特定序列的插入或修复。最后,利用分子生物学技术,如 PCR、DNA 印迹法或测序等方法,可以验证目标基因是否已经被成功敲除或失活。同时,研究人员也会通过功能性分析,如酶活性测定或代谢产物检测等,评估目标基因缺失对代谢酶活性的影响。通过这一过程,研究人员可以精确地控制特定基因型对代谢酶功能的影响,从而深入探究代谢酶遗传多态性与生物体代谢调节之间的关系。

第四节 中药代谢研究方法

肝脏是药物代谢的主要器官,富含参与药物代谢的酶系,因此在构建药物体外代谢模型时,常以肝脏作为基础结构。典型的结构模型包括肝微粒体体外温孵法、离体肝灌流法及肠道菌群体外温孵法等。研究者通过整合这些药物代谢模型,模拟中药成分在动物体内的代谢过程。随后,结合药理活性实验,可发现活性代谢产物并明确其作用机制,从而弥补了动物体内实验的不足。此外,血药浓度法、PK-PD 模型法及器官组织切片法等方法也被广泛应用于中药代谢的研究。以下着重介绍几种目前常用的中药代谢研究方法。

一、中药代谢研究的经典方法

（一）血药浓度法

血药浓度法采用一系列精密的分析技术,如高效液相色谱法、气相色谱法及免疫分析法等,通过测定生物样本（通常为血液）中药物浓度的动态变化,绘制出药时曲线,并进而计算药物的药代动力学参数,如吸收速率、消除速率、半衰期（$t_{1/2}$）等。这一方法有助于研究人员深入了解药物的药代动力学特性,评估药物在生物体内的 ADME 过程。血药浓度法具备诸多优点,包括高度的灵敏度、准确可靠的药物浓度数据及可重复性。通过评估药物的生物利用度和药效,该方法为药物的优化与筛选提供了重要依据,同时为制定合理的药物给药方案提供了指导。

（二）肝微粒体体外温孵法

肝微粒体是肝脏细胞中的细胞器,负责进行药物和其他物质的代谢。肝微粒体体外温孵法主要用于研究药物在肝脏中的代谢和代谢酶的鉴定。通过测定药物体外代谢酶促反应动力学参数、酶反应速度和米氏常数,可预测药物的体内代谢清除率,并进行药酶的抑制作用、药物代谢的种属和性别差异、药物代谢的相互作用等方面的研究。肝微粒体体外温孵法的关键是肝微粒体的制备,一般采用差速离心法制备。采用所制备的肝微粒体,再辅以 NADPH 再生系统,在体外模拟生理条件进行代谢反应,经过一定时间的反应后,采用液相色谱-串联质谱法（liquid chromatography-tandem mass spectrometry，LC-MS/MS）等技术测定温孵液中原形药物及其代谢产物的种类和含量,并对代谢产物进行初步的分析和鉴定。

肝微粒体体外温孵法具有酶制备技术简单、代谢过程快、结果重现性好、易于大批量操作、便于收集和富集代谢样品供代谢物结构确证研究的优点,但该法所得的结果与体内代谢的一致性方面存在一定的差异,因而其实验结果尚需体内代谢研究的进一步证实。

（三）肝细胞体外温孵法

肝细胞体外温孵法与肝微粒体体外温孵法在代谢物生成及体外代谢清除率等方面存在相似之处。然而,针对具体药物而言,两者在代谢物种类、主要代谢物的生成及所反映的药物代谢特性等方面存在着不同程度的差异。肝细胞体外温孵法采用肝细胞辅以氧化还原形辅酶,在模拟生理环境条件下进行代谢反应。在反应过程中,定时从反应体系中采样,并监测细胞的活性、药物及其代谢物的浓度,通过运用 LC-MS/MS 对代谢产物进行初步的结构鉴定。该方法适用于研究蛋白质及 mRNA 水平的药物代谢酶的诱导和酶活性,在药物代谢酶的诱导研究中具有重要地位,并被广泛应用于 DDI 的研究。相较于肝微粒体法,肝细胞体外温孵法的主要不足在于肝细胞制备技术复杂,并且体外肝细胞活性仅能维持 4 h,这不利于储存和长期使用。

(四) 离体肝灌流法

离体肝灌流法是一种实验方法,其将分离的肝组织置于一个灌流系统中,使药物或化合物能够直接接触组织。通过这种方法,可以观察药物在一次通过肝脏或多次循环通过肝脏后,药物本身的代谢变化或其对肝脏的影响,从而研究药物的生物转化和吸收过程。相较于肝微粒体体外温孵法和肝细胞体外温孵法,离体肝灌流法具有独特的优势。一方面,它保留了完整细胞的天然屏障,并提供了适当的营养液供给,因此能够在一段时间内保持肝脏的正常生理活性和生化功能。另一方面,通过离体系统,可以排除其他组织器官的干扰,有利于控制受试物的浓度,并能够定性或定量地观察受试物对肝脏的作用。因此,这种方法适合于定量研究药物体外代谢行为和特点,以及药物本身对肝脏的影响。

目前,离体肝灌流法主要有两种形式:循环型和一过型。循环型灌流系统在体系上更接近于体内循环,且需要的灌流液量相对较少;而一过型系统能够提供大量的灌流液样品,可直接评价受试物经过肝脏后的损失及稳态下代谢产物的生成,便于建立剂量-反应关系。

(五) 探针药物法

探针药物法是针对某些经 CYP 代谢的药物,以其代谢物和原形药的比例或速率来衡量酶代谢能力变化的方法。探针药物是指被特定亚型酶催化且代谢途径已知的物质,通过测定其代谢速率可以评估酶的活性水平。常见的探针药物包括:茶碱/咖啡因(CYP1A2)、安非他酮(CYP2B6)、法华林/甲苯磺丁脲/苯妥英(CYP2C9)、奥美拉唑(CYP2C19)、地昔帕明/右美沙芬(CYP2D6)、氯唑沙宗(CYP2E1)、咪达唑仑/辛伐他汀(CYP3A)等。

将两种或更多经不同酶代谢的药物同时给予的方法被称为鸡尾酒(cocktail)探针药物法。该方法最初用于评估药物在体内代谢方面的相互作用,如今已广泛应用于监测药物对 CYP 活性的影响、评估潜在的 DDI,可为药物联合应用提供依据。鸡尾酒探针药物法的优点在于可以在单个实验过程中获得多个代谢途径的信息,并将个体间的影响降至最低,从而节省时间和成本。

(六) 干细胞培养法

干细胞培养法是一种利用干细胞的自我更新和多向分化能力,在特定的培养条件和技术指导下,在体外环境中维持其生长和增殖的方法。该方法常使用胚胎干细胞和成体干细胞两种类型。胚胎干细胞来源于早期胚胎,具有无限期的自我更新和分化为各种细胞类型的潜能。成体干细胞存在于成体组织中,其自我更新和分化能力较胚胎干细胞有限,但仍可应用于组织工程和再生医学等领域。通过干细胞培养技术,可以分离和培养肝脏、肠道等器官的干细胞,这些干细胞能够表达相应的药物代谢酶。研究人员可以利用这些细胞研究药物在其中的代谢过程及药物对代谢酶活性的影响。

干细胞培养法通常包括以下步骤:首先,从相应的来源中获取干细胞,如胚胎、组织或体液等;然后,将这些干细胞转移到特定的培养基中,提供适当的营养物质和生长因子以促进其增殖和分化;接着,通过调控培养条件模拟体内环境,引导干细胞向特定细胞类型分化;最后,分离和纯化所需的细胞类型。然而,如何精确控制干细胞的分化和纯化特定细胞类型仍然是一个技术难题。

(七) 药动学-药效学模型法

药动学-药效学模型法(PK-PD 模型法)是一种将药动学(pharmacokinetics, PK)和药效学

(pharmacodynamics，PD)相结合的数学模型分析方法。该方法在药物代谢研究中被广泛应用，主要用于描述药物在生物体内浓度和效应之间的关系，以预测药物的疗效和毒性。

PK-PD模型法的一般步骤如下：首先，收集在体外实验、动物实验或临床研究中获得的药物浓度数据(如血药浓度)和效应数据(如生物标志物、生理参数等)。然后，根据收集到的数据，建立PK-PD模型。其中，PK模型通常采用数学方程来描述药物在生物体内的ADME过程；而PD模型则描述药物效应与药物浓度之间的关系。接着，利用非线性回归等统计方法，对PK-PD模型中的参数进行预估。这些参数反映了药物在生物体内的特性和效应。最后，使用独立数据集验证所建立的PK-PD模型的预测准确性。如果模型的预测结果与实际数据相符，说明模型是有效的。利用建立的PK-PD模型，可以模拟不同给药方案(如剂量、给药间隔和时间等)下的药物浓度和效应变化。这有助于优化给药方案，提高药物疗效并降低副作用的发生。

(八) 器官组织切片法

器官组织切片法是一种用于研究药物体外代谢的有效体系，其通过利用切片机对器官或组织进行切片，从而建立培育体系以考察药物代谢。其中，肝组织切片模型是最常用的。相对于纯化的重组酶、微粒体或肝细胞，肝组织切片模型不仅保留了所有肝药酶及细胞器的活性，而且还保留了细胞间的联系及一定的细胞间质，因此能够评价细胞的多样性及细胞之间的相互作用对药物代谢的影响。此外，肝组织切片还能在较长的孵育时间内保持代谢活性。然而，肝组织切片存在一些缺点，如药物不易渗透到切片内部、中心细胞容易坏死及各亚型酶在肝组织中的分布不均一等，这些因素可能导致药物代谢酶的诱导实验中出现较大的个体差异。

(九) 基因重组CYP系

基因重组CYP是指利用基因工程及细胞工程方法，将人源的CYP或UGT基因转染到大肠埃希菌或昆虫细胞中，培养成表达高水平的CYP。经过纯化后，可以获得较纯的单一CYP同工酶的体系。通过该酶系，能够定性地研究酶系中单个亚型对整个代谢反应的相对贡献和代谢途径。基因重组CYP系与肝微粒体实验关联性好，适合对药物代谢进行微观化和细节化的研究。

二、采用肠道菌群方法研究中药代谢

(一) 肠道菌与中药代谢

肠道是口服给药吸收代谢的主要部位，作为机体内隐形的"器官"，肠道菌群是其中的主要参与者，其生态平衡将对药物的治疗作用产生重大影响。肠道微生物由97%厌氧菌和3%需氧菌组成，主要菌群为革兰氏阴性拟杆菌门、变形菌门(proteobacteria)、革兰氏阳性放线菌门和厚壁菌门(firmicutes)。口服药物在经胃肠道吸收进入血液之前，被肠黏液、肠黏膜及肠道微生物所富含的酶代谢。肠道菌群与宿主代谢互补，共同参与众多内源性生物活性分子的代谢平衡及外源成分的体内处置。肠道菌依赖其分泌的代谢酶对天然药物进行代谢转化，其中主要代谢酶包括水解酶、还原酶、转移酶、裂解酶等。肠道菌群对药物的代谢大致包括还原反应、水解反应、除去功能团的反应及其他裂解反应等。其作用主要分为增效减毒和减效增毒，包括代谢激活、代谢再激活、代谢失活、代谢致毒、药物耐药及DDI等。

中药一般通过口服发挥作用，进入消化道的药物与体内微生物接触。肠道菌群产生的各种代谢酶特异性地参与中药有效成分的物质代谢与化学结构重塑，使中药有效成分表现出不同的药理与毒理活性；目前肠道菌群对不同中药成分代谢的研究有黄酮类、皂苷类、生物碱类、蒽醌类、单萜类、甾体类、木脂素类化合物等。肠道菌群对中药成分的代谢主要以水解为主，氧化和还原为辅，通过分泌各种代谢酶来代谢中药成分，其分泌酶主要有糖苷酶、硝基还原酶、偶氮还原酶等。经代谢后，中药成分会发生脱氢、脱羟基和脱糖基等结构变化，转化为相应新的活性代谢产物，吸收入血，从而发挥其药理疗效。

肠道菌群代谢对中药有效成分的影响主要有促进中药成分的吸收、减弱或增强中药成分的毒性、确认中药协同作用和相容性的合理性。例如，毒性成分乌头碱经肠道菌群脱酰基和酯化过程代谢为毒性较小的代谢物次乌头碱，药理作用与乌头碱相似，但毒性降低。

（二）中药肠道菌体外研究代谢机制

肠道菌群中绝大多数细菌为厌氧菌，因此体外模型需要严格的厌氧条件，同时对环境的pH、营养物质要求也较苛刻。迄今，存在多种体外系统来重现结肠的肠道菌群，从应用单一的血管来培养整个群落，到模拟结肠纵向存在的不同区域微生物群落的多级系统。现在中药肠道菌代谢的体外研究方法主要有粪便厌氧温孵法、单一菌株温孵法、肠菌酶法和离体肠道内容物温孵法等。

① 粪便厌氧温孵法是将粪便与厌氧菌稀释液混合，培养得粪便菌液，再将粪便菌液与药物混合并于37℃和厌氧条件中温孵，而后对代谢物进行分析和鉴定，这是目前应用最广泛的方法。由于粪便成分较为复杂，因此需要使用较灵敏的分析技术。② 单一菌株温孵法是将人肠道中的肠菌菌株进行分离和鉴定，然后采用单一菌株与药物在37℃厌氧条件下共同培养以研究药物代谢的方法，虽然此法代谢转化的程度不如全便温孵法明显，但单一菌株易于控制，利于进一步研究特定菌种的代谢活性。③ 肠菌酶法是从粪便菌液中分离提取肠菌粗酶，然后与药物共同孵育进行相关代谢研究。此法相对于直接将药物加入肠菌培养液中温孵，克服了培养液中杂质的干扰。

（三）中药肠道菌研究药物代谢的技术难题

随着技术的发展，传统的体外模型日益完善，在中药代谢研究中发挥积极作用。其中大多数肠道菌群体外模型是依据西药代谢研究建立的，适用于单一或少数成分的研究。但中药多以复方用药，成分复杂，代谢产物多种多样且成分之间存在相互作用，这些增加了中药代谢研究难度，也对体外模型的构建和改良提出了更高要求。

技术难题一：需要构建和完善适合中药特色的体外模型，模拟中药成分在体内的复杂过程。例如，引入放射性同位素示踪技术等先进的检测技术，提高检测的灵敏度和准确性，达到高通量、高内涵、精准和实时检测的目标。

技术难题二：现在的药物代谢研究不再只是中药成分的代谢产物研究，已经扩展到组学范畴，如代谢组学、基因组学、蛋白质组学，并且与机体的症候或疾病相联系诞生方证代谢组学，需要建立模拟机体内复杂代谢网络的体外代谢模型，甚至是病理或症候代谢模型。

技术难题三：鉴于中医药学体系的整体观念，建立能够准确反映人体内部生理过程的整体体外模型显得至关重要。例如，多器官芯片系统和微流控芯片技术等方法已成为研究的热点。然而，目前肠道微生物组体外仿生模型的发展受到了一些限制。其中一个主要障碍是缺乏一种稳定培养与肠道黏液层直接接触的肠道共生微生物复杂群落的方法。尽管体外药代动力学模型在中药研究中的应用仍有待改进，但随着科学技术的不断进步，这些模型的构建将会更加完善，研究结果也将更接近人体内真实代谢情况，成为研究中药代谢不可或缺的工具。

（四）影响肠道菌群代谢的因素

肠道菌群是人与动物体内最复杂、最庞大的微生态系统。与人体基因组相比，肠道菌基因组更容易受其他因素的影响而发生结构和多样性的改变，进而影响代谢功能。正常条件下，肠道菌群相对稳定，但其组成和功能受一系列因素的影响，如围产期因素（出生及喂养方式、遗传、肠黏蛋白糖基化等）、饮食营养、疾病、生活方式（抽烟、饮酒、熬夜等）、用药（尤其是抗生素）、地理、环境等。

1. 分娩方式　对婴儿早期肠道菌群的形成发挥重要作用。自然分娩的新生儿早期肠道菌群大部分源于母体的肠道、阴道、皮肤及口腔，而剖宫产的婴儿在出生时缺少与母体的直接接触，无法获得其相应的菌群，可能影响婴儿早期肠道菌群的建立。研究表明，与自然分娩的新生儿相比，剖宫产的新生儿双歧杆菌和拟杆菌的数量较少。早期与共生微生物的相互作用对于新生儿的免疫系统发展和代谢至关重要。

2. **食物因素** 饮食营养被视为直接影响人类和动物肠道微生物群多样性的主要因素之一,也是塑造宿主及其肠道微生物群协同进化的关键驱动因素。食物作为微生物发酵的基质,推动着微生物群落的构成和代谢活动。研究表明,高脂饮食可导致小鼠肠道中潜杆菌门的流行率增加,厚壁菌门和放线菌门的流行率则下降;而低纤维西式饮食则往往导致肠道微生物群的多样性降低,甚至某些重要的菌株可能消失。人体肠道中的优势菌群受食物中糖类、蛋白质和脂肪的影响。肠道微生物在盲肠和结肠内对糖类进行发酵,产生短链脂肪酸,降低结肠的 pH,进而影响肠道微生物群的组成,直接影响宿主的健康状况。宿主摄入高蛋白质食物可能会增加肠道中代谢蛋白质的微生物和致病菌的数量,但动物蛋白和植物蛋白对肠道微生物群的影响并不相同。研究发现,大豆产品的摄入有助于促进双歧杆菌和乳杆菌的增加,但摄入糖化牛血清蛋白则显著降低了肠道中双歧杆菌的含量。过量摄入富含饱和脂肪酸的脂肪可导致肠道中变形菌门、厚壁菌门和梭菌属等肠道微生物的增加,改变代谢过程中的胆汁酸等信号分子,从而增加宿主肠道通透性和炎症发生率。

3. **疾病因素** 肠道菌群的改变与多种疾病密切相关,然而,菌群的变化与疾病发生之间的因果联系尚待深入探究。有研究发现,结直肠癌患者的粪便菌群总数和种类显著不同于正常人,主要表现为肠球菌属、埃希菌属、志贺菌属、克雷伯菌属、链球菌属和消化链球菌属等多个菌群的丰度增加。

三、采用代谢组学研究中药代谢

代谢组学是一种研究生物体内代谢产物变化的科学,通过分析生物样本(如尿液、血液、组织等)中的代谢物,可以获得关于生物体生理、病理状态的大量信息。在中药药代动力学研究中,代谢组学可以用于药物代谢产物和途径的鉴定、药物间代谢相互作用研究、药效个体差异产生的机制推测、药物安全性评估等方面。代谢组学常用的分析技术及其在中药药代动力学中的应用详见第七章第二节。

四、中药代谢研究中的关键影响因素

在进行研究药物代谢的实验过程中,还需要注意的影响因素有:底物浓度、有机溶剂的选择及各种生理因素和病理状态对代谢酶的影响。

(一)底物浓度与药物浓度的选择

体外代谢研究中,不仅要保持在孵育缓冲体系中底物和协同底物的生理相关浓度,而且应使其产生的邻近代谢酶周围的游离药物浓度与体内细胞中的药物浓度相似。实际上,不可能准确测定体内肝细胞内质网或线粒体中代谢酶周围的底物浓度,有一些可用于测定肝细胞中游离药物浓度的体外实验技术,如肝细胞的洋地黄皂苷处理方法。然而,由于实验技术的不成熟和不切实际假设,这些方法都不可靠。此外,位于肝细胞窦状小管膜上的各种主动转运系统也使对药物细胞内浓度的预测研究变得更为复杂。

用原代肝细胞法或肝组织切片法进行代谢研究时,采用接触体内肝细胞的肝窦状小管中游离药物浓度最理想,然而,由于肝的代谢活性使全身血浆药物浓度和窦状小管膜中游离药物浓度间存在差异,所以由全身血浆药物浓度来测定或可靠估算肝窦状小管膜中游离药物浓度较为困难。因此,将血浆中游离药物的浓度等同于肝窦状小管膜血中游离药物浓度,从而与肝细胞中代谢酶附近的游离浓度相等的假设并不可靠。

由于测定所要观察的浓度时面临的各种困难,考虑药物浓度范围应覆盖药物体内的有效浓度,体外代谢研究应在底物浓度宽范围内进行(如 0.01~100 μmol/L),特别是对正处于研究阶段的候选药物而言,由于几乎没有临床药理学或安全性研究数据,只能使用宽范围的底物浓度。应注意的是,在很多情

况下体外代谢研究中药物浓度的选择也会受实验条件的影响,如药物来源、药物在孵育缓冲系统中的水溶性和分析灵敏度。

(二) 有机溶剂在 CYP 体外代谢研究中的影响

对于水溶性差的化合物,常用可与水互溶的有机溶剂(如二甲亚砜)来增加它在体外代谢研究系统的水溶性孵育介质中的溶解度。但研究发现,用于溶解亲脂性药物的有机溶剂对代谢酶的活性有显著抑制作用。例如,二甲亚枫、甲醇、乙腈 3 种最常用的有机溶剂对人肝微粒体中 CYP 系活性有抑制作用。

1. 二甲亚砜　尽管一般认为二甲亚砜(dimethyl sulfoxide, DMSO)是溶解亲脂性化合物的万能溶剂,但它并不是使用人肝微粒体进行体外 CYP 催化代谢研究的最佳溶剂;使用低浓度的 DMSO(0.2%, v/v)对多种 CYP 亚型(CYP2C8/9、CYP2C19、CYP2D、CYP2E1 和 CYP3A4)有明显抑制作用(10%~60%)。

2. 甲醇　使用 0.5%~1%甲醇对 CYP1A2、CYP2A6、CYP2C19、CYP2D6、CYP3A4 的催化活性几乎没有抑制作用,但有研究发现,相同浓度范围内的甲醇对 CYP2C9 和 CYP2E1 的活性有显著的抑制作用。

3. 乙腈　只要将乙腈浓度控制在相对低的范围内,乙腈是 3 种有机溶剂中最适宜使用的溶媒。1%以下的乙腈对 CYP1A2、CYP2A6、CYP2C8/9、CYP2C19、CYP2D6、CYP2E1 和 CYP3A4 的活性都没有产生显著抑制作用。

要注意的是,以上 3 种有机溶剂的作用随实验条件的不同而有所不同,与底物种类和浓度、微粒体完整性及微粒体中蛋白质浓度等因素有关。通常在体外微粒体代谢研究中,为了将有机溶剂对 CYP 活性的抑制作用降低到最低程度,用于溶解亲脂性底物的 DMSO、甲醇和乙腈浓度应分别不大于 0.2%、0.5%和 1%(v/v)。

(三) 生理因素和病理状态

建立动物疾病模型时,要考虑各种生理因素(遗传因素、性别差异、年龄因素)和疾病状态对于动物体内代谢酶的影响,从而调整药物的剂量和浓度。例如,由于生长激素分泌的类型不同,大鼠体内 CYP 的表达有明显的性别差异,雄鼠的代谢活性高于雌鼠。大鼠和人体内 CYP 的活性随着年龄增长而降低。肝脏是药物代谢的主要器官,因此当肝功能严重不足(如肝硬化)时,可使 CYP 的含量和活性降低,必然会对主要经肝脏生物转化的药物产生非常显著的影响。经肝脏代谢激活的药物,如可的松等的代谢激活作用被减弱,其疗效也被减弱;而主要经肝脏代谢失活的药物如甲苯碱丁脲、氯霉素等的代谢减弱,作用则被加强。除了肝药酶活力的改变外,肝脏的一些其他指标的变化也可能对药物的肝代谢产生影响,如肝血流量、肝细胞对药物的摄取、排泄和血浆蛋白浓度等。某些疾病如心脏病可使肝血流量减少而使肝血流限制性清除药物如普萘洛尔、利多卡因等的代谢速率减慢。因此在病理状态下,如肝功能受损时应相应地调整药物的给药剂量。

第五节　中药代谢研究实例

研究实例一:小檗碱代谢机制的研究

小檗碱(berberine, BBR)是从黄连中提取的植物性生物碱,具有多种性质,包括降血糖、抗肥胖、抗炎、改善胰岛素抵抗等。先前的研究表明,小檗碱在临床上是通过多靶点作用机制调节血脂和降低血糖。然而,其生物利用度低,上述假说往往难以解释其具体作用机制。

多项研究证实小檗碱可以用于治疗糖脂代谢异常,小檗碱也有利于调节肠道菌群。有研究报道,小檗碱及其 4 个主要的Ⅰ相代谢产物可以发挥缓解胰岛素抵抗的作用,小檗碱及其代谢产物小檗红碱(M1)、唐松草分定(M2)和去亚甲基小檗碱(M3)在体外可以明显改善胰岛素抵抗;还有研究表明肠道菌在小檗碱药代动力学中的重要作用,提出肠道菌介导的药物 PK-PD 新模式研究,推测小檗碱的调节血脂和降低血糖的机制可能与肠道菌产生的短链脂肪酸有关。

小檗碱长期以来被用于治疗腹泻,因此推测其可能通过肠道及肠道菌群调控发挥作用,王广基、阿基业等提出小檗碱通过调节肠道菌群胆汁酸代谢和激活肠道法尼酯 X 受体(farnesoid X receptor, FXR)从而降低脂质和调节血糖。本案例研究了小檗碱及其主要代谢产物在高脂饮食诱导的肥胖小鼠模型中的降血糖和脂质代谢调节的作用,并测定了它们对小鼠肝脏和全身胆汁酸整体代谢谱的调节作用。

(一) 研究方法

首先,研究鉴定了小檗碱的 4 种主要代谢产物,即小檗红碱(M1)、唐松草分定(M2)、去亚甲基小檗碱(M3)和药根碱(M4)。本研究案例使用野生型和肠道特异性 FXR 敲除($FXR^{int-/-}$)小鼠,通过对比来确定小檗碱的代谢作用机制。

为了确定小檗碱对肝脏甘油三酯积累及其抗氧化活性的影响,本案例分别将小檗碱给予野生型小鼠和 FXR 基因敲除小鼠,给药后进行口服葡萄糖耐量试验及甘油三酯的测定;通过 LC-MS 分析血清、肝脏和粪便中胆汁酸的丰度;通过 LC-MS/MS 分析血清、肝脏、肠道和粪便中的胆汁酸,对胆汁酸成分进行测定,评估肠道微生物群的胆盐水解酶(bile salt hydrolase, BSH)活性;通过逆转录聚合酶链反应(reverse transcription-polymerase chain reaction, RT-PCR)技术测定小鼠肝脏和肠道的 FXR 信号通路及脂肪酸转移酶 CD36(cluster of differentiation 36)的 mRNA 表达水平;通过蛋白质印迹分析检测 CD36 的蛋白质表达水平;采用 LC-MS/MS 测定血清、肠道和粪便中胆汁酸成分及同位素标记的胆酸的含量,评估 BSH 活性。

为了确定小檗碱、M1 和 M3 对血糖的影响,本案例通过基于气相色谱-质谱的代谢组学方法对给药后的小鼠肝脏进行代谢产物分析,然后通过比较来鉴定差异代谢物;通过 LC-MS/MS 分析血清、肝脏和粪便中胆汁酸的丰度;使用基于计算机的建模程序来评估小檗碱及其代谢物与 FXR 的结合;通过实时聚合酶链反应(real-time polymerase chain reaction, 实时 PCR)测量 FXR 和成纤维细胞生长因子 19(fibroblast growth factor 19 Gene, FGF19)的基因表达水平来研究小檗碱、M1 和 M3 对 FXR 活性和 FGF19 表达的影响。

(二) 研究结果

小檗碱主要通过调节胆汁酸的周转及 FXR 信号通路在肠道中发挥降脂作用。小檗碱抑制了肠道微生物群中的 BSH 活性,并显著增加了肠道中牛磺酸结合胆汁酸,特别是牛磺胆酸的水平。小檗碱和牛磺胆酸治疗均激活了肠道 FXR 通路,并降低了肝脏中 CD36 的表达,从而减少肝脏中长链脂肪酸的摄取。

小檗碱及其代谢产物 M1 显著降低血糖,主要是通过激活肠道 FXR 信号通路,直接或间接通过调节全身胆汁酸的组成,从而抑制肝脏中糖异生基因的表达,最后,减少糖异生和降低血糖。

小檗碱和小檗红碱(M1)都调节系统胆汁酸的组成,并且小檗碱显示出比其代谢产物更强的调节作用。小檗碱处理增加了血清和粪便中的结合胆汁酸,减少了游离胆汁酸。高剂量的 M1 增加了肝脏中的游离胆汁酸和粪便中的结合胆汁酸。低剂量的 M1 和 M3 对总结合胆汁酸和游离胆汁酸没有显示出明显的影响。

小檗碱能够抑制 BSH 的活性,而 M1 和 M3 则无作用。BSH 活性表明肠道微生物群具有将结合胆汁酸水解为非结合胆汁酸的能力。研究发现同位素标记的牛磺胆酸水平下降,同位素标记的胆酸的产生是 BSH 活性的衡量指标。在小檗碱处理后,观察到同位素标记的胆酸的产量显著下降。然而,M1 和 M3 处理对同位素标记的牛磺胆酸水解为同位素标记的胆酸没有明显影响。

(三) 研究意义

研究结果有助于阐明小檗碱降糖降脂的作用机制,并为其他低生物利用度天然产物的作用机制解释提供参考。这一机制有助于解释观察到的小檗碱的低口服生物利用度与其有效的降脂和降糖作用之间的差异。小檗碱和其代谢产物小檗红碱(M1)可能作为新的、天然的和肠道特异性的 FXR 激动剂发挥作用,具有治疗高血糖和肥胖的潜在临床应用。

研究实例二: 三七提取物的药物代谢动力学研究

三七为常用中药,具有化瘀止血、消肿止痛的作用。人参皂苷是心血管类草本植物三七的药用成分,通常以粉末、水提取物等形式口服。三七提取物制备的注射剂也已经被批准临床使用,三七提取物中所含的人参皂苷本身的吸收较差,但其仍然具有一定的药理作用。因此本研究案例对三七提取物从代谢的角度进行了研究,旨在阐明口服三七提取物中人参皂苷的药代动力学信息。

(一) 研究方法

本研究案例的人体研究中,24 名受试者被随机分配到高、中、低剂量组。随机分配后口服三七提取物,在第 11 天、第 18 天和第 24 天采集他们的血液和尿液样本,测量肝功能和肾功能,通过液相色谱-质谱联用技术分析血浆和尿液样品。

为了评估药物代谢稳定性并表征体内代谢产物,用人肝微粒体进行了体外代谢研究,将 20(S)-原人参二醇、20(S)-原人参三醇与人肝微粒体共孵育,使用多种 CYP(CYP1A2、CYP2A6、CYP2B6、CYP2C8、CYP2C9、CYP2C19、CYP2D6、CYP2E1、CYP3A4 和 CYP3A5)进行酶鉴定。如图 2-6。

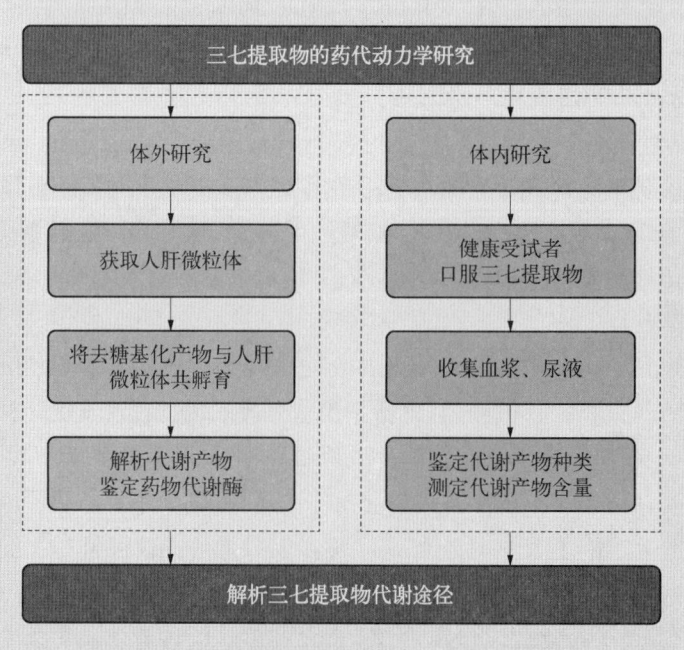

图 2-6 三七提取物的药代动力学研究思维导图

（二）研究结果

三萜皂苷类人参皂苷是三七的药理活性成分，根据其结构可分为 20(S)-原人参二醇型（ppd-type）和 20(S)-原人参三醇型（ppt-type）。人参皂苷的血浆和尿液代谢包括两类：一类是肠道吸收的人参皂苷 Ra_3、人参皂苷 Rb_1、人参皂苷 Rd、人参皂苷 F_2、人参皂苷 Rg_1 和三七皂苷 R_1；第二类是脱糖基化产物化合物 K、20(S)-原人参二醇、20(S)-原人参三醇。第一类化合物的全身暴露水平随着三七提取物剂量的增加而增加，第二类化合物的系统暴露水平与剂量无关。

20(S)-原人参二醇和 20(S)-原人参三醇的氧化代谢产物是人参皂苷在血液中的主要循环形式，组合代谢产物是人体口服三七提取物后的主要暴露物质，主要是通过肠道菌群脱糖水解代谢和宿主肠肝 CYP 氧化代谢生成的，肠道菌群代谢是代谢过程中的限速步骤。血浆和尿液的体内代谢物由 M1~M35 表示，这些代谢产物在连续给药后的体内浓度有升高。

1. 口服三七提取物后血浆和尿液中人参皂苷及其代谢物的变化　在口服三七提取物后，血浆和尿液中出现了人参皂苷及其脱糖基化产物。血浆中吸收最多的三七皂苷为二醇型人参皂苷 Rb_1，血浆中检测到的其他皂苷为二醇型人参皂苷 Ra_3、人参皂苷 Rd、人参皂苷 F_2、人参皂苷 Rg_3 和人参皂苷 Rh_2，以及三醇型人参皂苷 Re、人参皂苷 Rg_1、人参皂苷 F_1、人参皂苷 Rh_1、三七皂苷 R_1。人参皂苷 Rg_1 是所有人参皂苷排泄到尿液中的含量最高的。20(S)-原人参二醇、20(S)-原人参三醇出现在血浆中，但没有出现在尿液中。

2. 20(S)-原人参二醇、20(S)-原人参三醇和化合物 K 的体外代谢　20(S)-原人参二醇的氧化代谢产物为 M16~M22、M34 和 M35，20(S)-原人参三醇的代谢产物为 M3~M15、M23~M29 和 M31~M33，化合物 K 被人微粒体酶缓慢代谢，化合物 K 的代谢产物为 M1、M2 和 M30。20(S)-原人参二醇或 20(S)-原人参三醇氧化的酶主要是人 CYP3A4 和 CYP3A5。此外，CYP1A2、CYP2A6、CYP2B6、CYP2C8、CYP2C9、CYP2C19、CYP2D6 和 CYP2E1 也可介导 20(S)-原人参二醇的氧化。

3. 口服三七提取物后人参皂苷及其主要代谢产物的血浆药代动力学及尿液排泄　口服给药后，二醇型人参皂苷 Ra_3、人参皂苷 Rb_1 和人参皂苷 Rd 的血药浓度分别升高至最大血药浓度，然后缓慢下降。代谢产物 M16、M17 和 M19~M22 的血浆浓度随其前体 20(S)-原人参二醇的浓度随时间变化先升高后降低。三七提取物中二醇型人参皂苷 Ra_3、人参皂苷 Rb_1、人参皂苷 Rd 和人参皂苷 F_2 的 AUC_{0-56h} 值呈剂量依赖性增加。化合物 K、20(S)-原人参二醇、20(S)-原人参三醇、二醇型人参皂苷代谢产物（M16、M17 和 M19~M22）和三醇型人参皂苷代谢产物的 AUC_{0-56h} 值与三七提取物剂量无关。

在肾脏排泄方面，口服三七提取物后，二醇型人参皂苷代谢物在人体尿液中可以忽略不计，相反，许多三醇型人参皂苷代谢产物被排泄到尿液中。二醇型人参皂苷 Ra_3、人参皂苷 Rb_1、人参皂苷 Rd 和人参皂苷 F_2 的肾脏排泄较慢，其尿累积排泄量仅占三七提取物复合剂量的 0.01%，三醇型人参皂苷的肾脏排泄速度较快。

（三）研究意义

本研究测定了人血浆和尿液的代谢产物，阐述了准确、完整的三七提取物的药代动力学信息，为三七本草化合物的药理学评估提供了依据；从药物代谢酶的角度评估药物代谢稳定性并表征体内代谢产物，对评估人体内的肠道微生物的活性的研究具有重要意义，对寻找人参皂苷及其同类化合物在体内的生物活性形式起到重要作用。

思 考 题

1. 中药活性成分的主要类别有哪些？其在体内的代谢过程如何？
2. 什么是代谢酶的遗传多态性？它可能对中药疗效产生什么影响？
3. 肠道菌群在中药代谢中可能起什么作用？这对中药的临床应用有何启示？

（陈志鹏　王宇彤）

第三章
中药与药物转运体

药物转运体是继药物代谢酶之后也能够影响药物的 ADME 过程,进而影响药物安全性和有效性的一类膜蛋白。在人类基因组中有超过 400 多个膜转运蛋白,其中有两个主要的家族:溶质载体转运体(solute carrier transporter, SLC 转运体)和 ATP 结合盒转运体(ATP-binding cassette transporter, ABC 转运体)。按照转运体的转运机制,一些转运体顺底物浓度梯度或电化学梯度转运,属于被动转运体或易化转运体;与这类转运体不同,ABC 转运体是一类需要结合 ATP 并通过水解供能以转运底物的膜转运蛋白家族,属于初级主动转运体;多数 SLC 转运体主要利用跨膜钠等质子梯度(由初级主动转运体产生的)逆电化学差异转运底物,属于次级主动转运体。按照转运底物穿过细胞膜的方向,将底物转移到细胞内的转运体称为摄取转运体(influx/uptake transporter),而将底物泵出细胞的转运体被称为外排转运体(efflux transporter)。从药代动力学角度对药物转运体进行分类,将其底物转移到血液循环的转运体称为吸收转运体(absorptive transporter),而将其底物从血液循环排泄到胆汁、尿液或肠腔的转运体称为分泌转运体(secretory transporter)。在药物治疗中,许多策略被用来增强或减少药物对这两个腔室的渗透。因此,按照惯例促进药物进入大脑或胎儿的转运体被称为吸收转运体。药物转运体在机体的肠道、肝脏、肾脏、脑等重要器官均有广泛分布,在药物的体内变化过程、DDI 和药物疗效等方面发挥着必不可少的作用。转运体介导的 DDI 在国际社会中受到越来越多的重视。中国、美国、欧盟等国家和相关组织陆续颁布了转运体介导的 DDI 研究指南。其中,OATP1B1、OATP1B3、OCT2、OAT1、OAT3、MATE1、MATE2-K、P-gp、BCRP 转运体是在临床上较常见参与 DDI 的转运体。鉴于转运体对药物药代动力学的影响,本章重点围绕表达在肠、肝和肾上皮细胞及血脑屏障内皮细胞的转运体的功能特点和生理作用等进行概述,详细总结了常见药物转运体的体内外研究方法和最新研究技术,以便于初学者能快速掌握药物转运体的方法和技术;并阐述了这些转运体在不同组织分布时对药物的 ADME 的影响。最后,列举了两个研究实例介绍如何系统研究药物转运体对中药药代动力学的影响及其研究意义。

第一节 药物转运体的概述

一、溶质转运体

溶质转运体是一类介导底物进入细胞的摄取型转运体家族。目前,SLC 转运体由 52 个亚家族组成,共有 300 多个成员。SLC 转运体的主要功能是通过细胞膜上的转运体,将药物从细胞外输送到细胞内或从细胞内排出,不同家族的 SLC 转运体对不同类型的药物具有不同的亲和性和选择性,这种转运过程对于药物的 ADME 起着重要调节作用。从组织分布和功能特点上考虑,对药代动力学有重要影响作用的 SLC 家族主要包括有机阴离子转运体多肽(OATP/SLCO)、有机阴离子转运体(OAT/SLC22A)、有机阳离子转运体(OCT/SLC22A)、肉碱/有机阳离子转运体(OCTN/SLC22A)、寡肽转运体(PEPT/SLC15A)及多药和毒素外排蛋白(MATE/SLC47A)。一般来说,OCT 转运有机阳离子,OATP 转运分子量较大且疏水的有机阴离子，OAT 转运分子量较小且亲水的有机阴离子，寡肽转运体（oligopeptide transporter，PEPT）负责二/三肽及类肽药物的摄取，多药和毒素外排蛋白（multidrug and toxic compound extrusion，MATE）负责有机阳离子的外流。这些转运体也转运一些内源性物质，因此 SLC 转运体的功能障碍不仅会破坏体内平衡，而且在很大程度上会影响其底物药物的体内过程。本节将讨论这些 SLC 家族转运体，通过深入研究这些转运体体内分布特征、底物结构特点等，可以更好地理解药物的作用机制，预测潜在的 DDI，从而提高药物的安全性和有效性。

（一）有机阴离子转运多肽

有机阴离子转运多肽（organic anion-transporting polypeptide，OATP）是可转运内源性和外源性物质的质膜转运体，这类转运体的底物具有广泛特异性，且不依赖于钠进行转运而著称。OATP 超家族的几个成员，包括 OATP1A2、OATP2A1、OATP2B1、OATP3A1 和 OATP4A1 均在体内广泛表达，而 OATP1B1 和 OATP1B3 在肝脏中显著表达，OATP4C1 在肾脏中显著表达，OATP6A1 在睾丸中显著表达（表 3-1）。OATP 转运体包含两个氢键受体、一个氢键供体和两个疏水区，这种结构特点使得这些转运体底物具有广谱性。OATP 的底物多数是具有较高分子质量（>350 Da）且与血浆白蛋白高度结合（99%）的两性化合物，而这些 OATP 底物可被肝脏有效清除。这个现象与传统药理学认为"只有游离的药物可被转运体介导摄取或外排"的假说不一致。因此提出肝细胞"白蛋白-受体"假说，该假说认为底物-白蛋白复合物与肝细胞膜相互作用，促进底物解离，增加 OATP 对底物的摄取。OATP 参与多种药物的转运，包括中药成分黄酮苷类和皂苷类成分及他汀类药物等。OATP 底物往往是一些 ABC 转运体的底物，如 MRP、BCRP 或 P-gp，因此底物的肝胆排泄是通过 OATP 转运体介导的摄取和 ABC 转运体介导的外排协同作用来实现的。例如，甘草酸的肝胆分泌主要是由 OATP1B1/1B3 介导的从血液到肝细胞的摄取和 MRP2/ABCP/BSEP/MDR1 介导的从肝细胞到胆汁的外排。除甘草酸外，OATP1B1/1B3 的底物具有高度重叠性，如中药成分人参皂苷 Ro、人参皂苷 Rg_6、紫草酸、丹参酚酸 B 及治疗药物他汀类药物等；OATP1B1/1B3 互相补偿性转运药物底物有助于减小 DDI 风险。需要注意的是，OATP1B1 和 OATP1B3 各自也有特异性底物：硫酸雌酮可以优先被 OATP1B1 转运，而中药成分人参皂苷 Rg_1、人参皂苷 Re、人参皂苷 Rf、三七皂苷 R_1 等是由 OATP1B3 特异性转运的，可作为其探针底物；在临床中联合用药时，对于单个转运体介导的药物排泄和暴露容易受到该转运体的药物抑制剂的影响。

OATP 可介导内源性化合物的转运，其生理作用主要参与维持胆红素、胆汁酸、甲状腺激素、前列腺素和甾类激素等的体内稳态。肝脏进而将与血浆白蛋白结合的间接胆红素从循环中清除，主要通过葡萄糖醛酸化代谢转化为水溶性的直接胆红素（结合型胆红素），并最终通过胆汁排出体外。间接胆红素和直接胆红素均是 OATP1B1 和 OATP1B3 的底物；OATP 抑制剂（如利福平、阿扎那韦和环孢素 A）可引起间接高胆红素血症。间接胆红素和直接胆红素被认为是 DDI 下 OATP1B 功能的生物标志物。罗托综合征（Rotor syndrome）是一种罕见的、可遗传的良性高胆红素血症，表现为血清中间接胆红素和直接胆红素均增高，以直接胆红素升高为主，这类人群的 OATP1B1 和 OATP1B3 双等位基因发生突变，导致 OATP1B 功能缺陷，从而引起肝细胞对胆红素摄取、储存和排泄功能障碍。同样，在罗托综合征患者中，系统循环中葡萄糖醛酸酸化胆汁酸（OATP1B1/OATP1B3 底物）显著升高。因此，在正常临床剂量下，OATP1B 底物药物在罗托综合征人群的系统暴露水平显著高于正常人，而肝内暴露水平却低于正常人。

（二）有机阴离子转运体

有机阴离子转运体（organic anion transporter，OAT）和尿酸转运体 1（urate transporter 1，URAT1）是由 SLC22 基因超家族编码的多特异性转运蛋白家族，大多数 OAT 为有机阴离子的摄取转运体。迄今，在人类和啮齿动物中已明确鉴定出 10 多个 OAT 家族成员。这些转运体在组织脏器中有广泛表达，包括肠道、肝脏、肾脏、大脑等。其中，OAT1、OAT3 在肾脏中的表达最高，OAT2 在肝脏中的表达水平最高，

OAT4 主要在肾脏和胎盘中表达(表 3-1)。大多数 OAT 作为阴离子交换剂,它们将一个有机阴离子的吸收与另一个有机阴离子的释放耦合在一起,并利用细胞内-细胞外的阴离子梯度驱动有机阴离子的转运。例如,OAT1 和 OAT3 与细胞外的有机阴离子和药物交换细胞内的 α-酮戊二酸,OAT2 与细胞外底物交换胞内琥珀酸或富马酸。OAT1、OAT2 和 OAT3 有广泛的共同底物,药物底物包括原儿茶酸、丹参素、迷迭香酸、丹参酚酸 D 及一些治疗药物,包括利尿药、抗病毒药等。虽然 OAT 的底物重叠性较大,但是不同的 OAT 对底物的选择性会受到分子质量、净电荷数和疏水性的影响。URAT1 是一种在肾皮质近曲小管上皮细胞的管腔侧膜发现的尿酸-阴离子交换体,是肾脏主要的尿酸盐重吸收转运体。

OAT 可转运内源性物质包括短链脂肪酸、尿酸、叶酸等,以及神经递质酸性代谢产物、喹啉酸、黄嘌呤和次黄嘌呤。OAT 主要的生理作用是通过调节关键内源性物质的转运和浓度来维持基础生理状态。OAT1 和 OAT3 似乎在尿毒素的处置中起主要作用。导致慢性肾病会使肾脏处理和消除尿毒素的能力逐渐降低,导致尿毒素在慢性肾脏病患者的血液中升高。

(三) 有机阳离子转运体和/肉碱/有机阳离子转运体

有机阳离子转运体(organic cation transporter, OCT)和肉碱/有机阳离子转运体(organic cation/carnitine transporter, OCTN)是 SLC22 家族的主要成员。人 OCT1 主要表达于肝细胞的窦膜,被认为是肝脏特异性转运体,OCT2 在肾脏表达最高。与 OCT1、OCT2 相比,OCT3 分布较为广泛,在心脏、脑、小肠、肝、肺、肾等组织器官均有表达(表 3-1)。OCT 可以转运具有不同分子结构的底物,主要包括单胺类神经递质、儿茶酚胺类等。常见的 OCT 底物都是相对较低的分子质量(<500 Da)和亲水性有机阳离子。阳离子四乙铵(TEA)、1-甲基-4-苯基吡啶(MPP$^+$)和荧光物 4-(4-二甲基氨基苯乙烯基)甲基吡啶(ASP)常作为 OCT1 和 OCT2 的体外探针底物,但 OCT3 对 TEA 的转运能力较差。OCT 可介导内源性物质如生物胺神经递质,如多巴胺、肾上腺素、去甲肾上腺素等,主要负责调节脑内神经递质浓度,从而调节神经元活动和行为。

OCTN 在肾脏中高表达。OCTN1 在红细胞中表达最高,OCTN2 在组织中广泛表达,在骨骼肌、脑、肾、肠、心脏组织和生殖器官中表达最高。OCTN 主要介导两性离子的跨膜转运,也可转运部分有机阳离子化合物。OCTN 具有多种转运机制,包括阳离子/质子交换、阳离子单向转运及钠依赖和钠非依赖的两性离子转运。OCTN1 和 OCTN2 底物重叠性很高,包括两性离子(乙酰胆碱、肉碱)和治疗药物(奎尼丁、舒必利等)。TEA 也常作为 OCTN1 和 OCTN2 的探针底物。OCTN1 可转运内源性乙酰胆碱,其转运可能参与非神经元胆碱能功能。OCTN2 通过肠道吸收、组织分布和肾脏排泄/重吸收来维持肉碱的稳态。OCTN1 和 OCTN2 与多种病理相关,如原发性肉碱缺乏症、糖尿病、神经系统疾病和癌症,有希望成为治疗靶点。

(四) 寡肽转运体

在哺乳动物中,已知的质子偶联寡肽转运体(proton-coupled oligopeptide transporter, POT, SLC15)家族包括 PEPT1(SLC15A1)、PEPT2(SLC15A2)、肽/组氨酸转运体 1(peptide/histidine transporter 1, PHT1, SLC15A4)和肽/组氨酸转运体 2(PHT2, SLC15A3)。PEPT1 主要表达于小肠上皮细胞的基底侧膜(尤其在十二指肠表达量最高),在肾脏近曲小管也有表达;而 PEPT2 分布广泛,主要表达在肾近曲小管上皮细胞、脑星形胶质细胞、脉络丛上皮细胞和支气管上皮细胞(表 3-1)。PHT1 和 PHT2 表达在胞内溶酶体。PEPT1 是目前研究最广泛的 POT 家族成员,对二肽和三肽是低亲和力(K_m 为 200~10 000 μmol/L)、高容量转运体,对氨基酸几乎没有亲和力,而 PEPT2 是高亲和力(K_m 为 5~500 μmol/L)、低容量的转运体,这两个转运体能够协同促进二肽和三肽的吸收。PEPT 转运物质依靠质子梯度和膜电位作为主要驱动力。PEPT 具有广泛的底物,它们可以运输几乎所有物理化学特性、分子质量、电荷和极性不同的二肽、三肽和类肽药物,比如 β-内酰胺抗生素(如头孢羟苄)和抗病毒药物(伐昔洛韦和更昔洛韦)等。PEPT 的底物具有以下特点:① 含有肽键或类似肽键的结构片段(亚甲基酮、硫代羰基)等;

② 含有 α-氨基的化合物能够与 PEPT 中保守的组氨酸残基形成氢键相互作用,是该类转运体的常见底物;③ PEPT 可以转运二肽及三肽,胺基和羧基之间的距离在 500~635 pm,但 PEPT 无法转运游离氨基酸和四肽。利用 PEPT 的底物特异性和高转运容量,前体药物设计以 PEPT 转运体为靶点,以增加药物生物利用度或肾脏重吸收。一些沙坦类药物如缬沙坦和氯沙坦是 PEPT 的强抑制剂而不是 PEPT 的底物。除了转运二肽、三肽外,PHT1 和 PHT2 还可介导组氨酸的转运。

(五) 多药和毒素外排蛋白

多药和毒素外排蛋白(multidrug and toxin extrusion,MATE)是由 *SLC47A* 家族编码的直接将有机阳离子转运出细胞的质子/有机阳离子反向转运体。大部分 SLC 家族均属于摄取转运体,而只有 SLC47A 家族是外排转运体。MATE1 在肾近曲小管和胆小管的管腔膜上高度表达,在其他组织中也有少量表达,如肾上腺、骨骼肌等,MATE2-K 特异性表达在肾近曲小管(表 3-1)。MATE 的驱动力为质子梯度($[H^+]_{in} > [H^+]_{out}$)。通常,管腔内 pH 比细胞内 pH 更具酸性,H^+ 梯度是通过 Na^+/H^+ 交换或 ATP 驱动的 H^+ 泵来维持的。

表 3-1 常见的人 SLC 转运体的体内分布

转运体	基因名	基因库登录号	组织分布	细胞定位	别 名
OATP1A2	*SLCO1A2*	NM_021094	肝、肾、小肠、脑	顶端侧	OATP,OATP-A
OATP1B1	*SLCO1B1*	NM_006446	肝	基底侧	OATP2,LST-1,OATP-C
OATP1B3	*SLCO1B3*	NM_019844	肝	基底侧	OATP8,LST-2
OATP1C1	*SLCO1C1*	NM_017435	脑	基底侧	OATP-F
OATP2A1	*SLCO2A1*	NM_005630	广泛分布	—	hPGT
OATP2B1	*SLCO2B1*	NM_007256	肝	基底侧	OATP-B
OATP3A1	*SLCO3A1*	NM_013272	广泛分布	基底侧	OATP-D
OATP4A1	*SLCO4A1*	NM_016354	广泛分布		OATP-E
OATP4C1	*SLCO4C1*	NM_180991	肾	—	OATP-H
OATP5A1	*SLCO5A1*	NM_030958	—		OATP-J
OATP6A1	*SLCO6A1*	NM_173488	睾丸		OATP-I,GST
OAT1	*SLC22A6*	NM_153276	肾	基底侧	PAHT,ROAT1
OAT2	*SLC22A7*	NM_153320	肝、肾	基底侧	NLT,hOAT11
OAT3	*SLC22A8*	NM_004254	肾、脑	基底侧	
OAT4	*SLC22A11*	NM_018484	肾、脑	顶端侧	
OAT7	*SLC22A9*	NM_080866	肝	基底侧	UST3H,ust3
URAT1	*SLC22A12*	NM_144585	肾	顶端侧	OAT4L,RST,UAT
OCT1	*SLC22A1*	NM_003057	肝	基底侧	
OCT2	*SLC22A2*	NM_003058	肾	基底侧	
OCT3	*SLC22A3*	NM_021977	广泛分布	基底侧(肝肾)	EMT,EMTH

续表

转运体	基因名	基因库登录号	组织分布	细胞定位	别名
OCTN1	*SLC22A4*	NM_003059	广泛分布	顶端侧	DFNB60,ETTh
OCTN2	*SLC22A5*	NM_003060	广泛分布	顶端侧	CDSP
PEPT1	*SLC15A1*	NM_005073	小肠、肝、肾、胰腺	顶端侧	HPECT1
PEPT2	*SLC15A2*	NM_021082	肾、肺、脑屏障	基底侧	
PHT1	*SLC15A4*	NM_145648	小肠、脑、视网膜、胎盘	—	FP12591,PTR4
PHT2	*SLC15A3*	NM_016582	肺、脾、胸腺		OCTP,PTR3
MATE1	*SLC47A1*	NM_018242	肾、肾上腺、肝、脉络丛、骨骼肌	顶端侧	—
MATE2-K	*SLC47A2*	NM_152908	肾	—	MATE2-B

MATE1 和 MATE2-K 的底物通常是阳离子型化合物,包括体外探针底物 TEA 和 MPP⁺和一些治疗药物西咪替丁、地尔硫䓬等。在肝脏及肾脏中,OCT 与 MATE 协同介导结构不同的阳离子型药物的吸收及排泄过程。虽然 MATE1 和 MATE2-K 在底物上有显著的重叠,但其底物特异性不完全相同。例如,两性离子药物头孢氨苄和头孢拉定主要通过 MATE1 转运,而不是 MATE2-K。非索非那定和顺铂是 MATE1 的特异性底物,而奥沙利铂是 MATE2-K 的特异性底物。MATE 抑制剂大部分也是 OCT 的抑制剂。MATE 是质子/有机阳离子的电中性反向转运体,体外基于细胞研究 MATE 活性时,可考虑加入 NH_4Cl 预处理削弱酸性溶酶体对阳离子型化合物的蓄积作用。与 OCT 相比,一些药物如西咪替丁、西替利嗪、头孢氨苄、头孢拉定、伊马替尼和拓扑替康等对 MATE 表现出更强的抑制作用。

(六)钠-牛磺胆酸共转运体

胆汁酸是一类由胆固醇合成的两性分子,具有亲水性和疏水性的特性,主要存在于胆汁中。当人体进食后,胆汁酸从胆囊分泌到胆汁中,胆汁通过胆管流向小肠的十二指肠。分泌前,胆汁酸会与牛磺酸或甘氨酸结合而形成胆酸盐;胆酸盐的溶解度增加,但同时膜通透性降低。胆酸的肠肝循环需专门的转运体,这些转运体统称为胆汁酸转运体。这里主要介绍介导胆酸盐转运的钠-牛磺胆酸共转运体(sodium taurocholate cotransporting polypeptide, NTCP, SLC10A1)和顶端膜的胆盐输出泵(bile salt export pump, BSEP, ABCB11)。NTCP 是肝细胞基底膜转运体,是肝脏摄取胆汁酸的主要转运体。虽然通过 NTCP 功能的主动转运依赖于钠离子,但它具有广泛的底物专一性。除了转运胆酸盐外,NTCP 还转运其他内源性底物包括类固醇激素、磺基结合胆汁酸。近年来,NTCP 被发现是乙肝和丁型肝炎病毒前-S1 区的特异性受体,因此与人类感染乙肝和丁型肝炎相关的肝病有关。虽然 NCTP 抑制剂的开发有利于治疗乙肝和胆汁淤积,但 NCTP 被抑制会引起血浆胆汁酸水平升高,因此需要密切监测这些抑制剂的治疗窗口。

二、ATP 结合盒转运体

ATP 结合盒转运体由两个跨膜结构域及两个胞质侧 ATP 结合域组成。迄今,已在人类基因组中发现 7 个亚家族(A~G)共 49 个成员。ABC 转运体在生物体内具有广泛的分布和多样的功能。它们不仅在维持细胞内稳态方面起到重要的作用,还参与了药物代谢和毒物排泄等重要生理过程。与药物体内转运最为相关的为 P-糖蛋白(P-gp/ABCB1)、多药耐药相关蛋白(MRP/ABCC)、乳腺癌耐药蛋白

(BCRP/ABCG2)和胆酸盐转运体(NTCP/SLC10A1 和 BSEP/ABCB11)等。本节将重点介绍这些 ABC 转运体的体内分布特征、底物结构特点及作用机制等,了解这类转运体的功能和调控机制,对于开展中药药代动力学和临床用药具有重要意义。

(一) P 糖蛋白

P 糖蛋白(P-glycoprotein, P-gp)是一种高度保守的蛋白,在人体内广泛表达。P-gp 存在于大多数人体细胞中,但在肝脏、结肠、空肠、肾脏、胰腺小管和肾上腺的上皮细胞中表达较高;在血脑屏障、血生精小管屏障和血乳组织屏障的内皮细胞及在妊娠子宫内膜和胎盘的分泌上皮细胞中高水平表达(表3-2)。P-gp 的底物非常广泛,大部分底物包含平面芳香环和带正电的叔氮原子。P-gp 的底物具有以下特点:分子质量较大(>400 Da),亲脂性较强,分子中含有氢键供体越多,拓扑极性表面积(topological polar surface area, TPSA)越大,则越易成为 P-gp 的底物。P-gp 的主要生理作用是通过主动转运机制将多种物质从细胞内排出到细胞外,从而保护细胞免受外源性毒物和药物的侵害。如果治疗药物是 P-gp 底物反而引起不利影响,如在肠道上皮细胞的 P-gp 会限制药物吸收,影响药物在体内的浓度和生物利用度;治疗窗较窄的地高辛是 P-gp 的底物,当其与其他 P-gp 底物或抑制剂合用时,则会引起地高辛暴露量增加,引起地高辛的不良反应。此外,药物外排转运体的过度表达与多药耐药的发生密切相关,P-gp、MRP1 和 BCRP 是肿瘤细胞中表达的主要药物外排转运体,已被提出作为肿瘤治疗靶点。

(二) 多药耐药蛋白

人类 ABCC 亚家族由 12 个成员组成,即 9 个多药耐药蛋白(multidrug resistance protein, MRP)、囊性纤维化跨膜传导调节因子(cystic fibrosis transmembrane conductance regulator, CFTR)和磺酰脲受体(sulfonylurea receptor, SUR)。ABCC 蛋白有两个胞质核苷酸结合结构域,并根据其异构体的不同,有 2 或 3 个跨膜结构域。MRP 一类 ATP 依赖的单向外排转运体,利用水解 ATP 释放的能量进行物质转运。MRP 转运体在人体组织中广泛表达,其中分布在小肠、肝脏和肾脏的 MRP 转运体是科学家研究的焦点(表3-2)。MRP 还存在于血与组织的屏障中,如血脑屏障、血脑脊液屏障、血生精小管屏障和胎盘屏障,除了能够保护这些组织外,MRP 也是造成药物耐药的关键因素之一。

表 3-2 常见的人外排转运体的分布

转运体	基因名	组织分布	细胞定位
P-gp(MDR1)	ABCB1	广泛分布	顶端侧
MRP1	ABCC1	脑、肾、乳房、睾丸、皮肤、胚胎	基底侧
MRP2	ABCC2	肾、肝、肺、小肠、结肠	顶端侧
MRP3	ABCC3	肾、肝、肾上腺、结肠、胰腺	基底侧
MRP4	ABCC4	肾、肝、肾上腺、脑、红细胞、胰腺	基底侧(肝)、顶端侧(肾)
MRP5	ABCC5	肾、心、胃	—
MRP6	ABCC6	心、肾、肝	基底侧
MRP7	ABCC7	癌细胞	
MRP8	ABCC8	乳房	顶端侧
MRP9	ABCC9	乳房、睾丸	—
BCRP	ABCG2	肾、肝、小肠	顶端侧

MRP 是用于跨膜转运分子质量在 300~1 000 Da 之间的共轭和非共轭有机阴离子。谷胱甘肽、葡萄糖醛酸酯或硫酸盐的共价修饰可以使一些内源性或外源性物质成为 MRP 的底物。在某些情况下，没有共价修饰的物质也可以与谷胱甘肽共同转运。MRP 不仅起到药物的外排作用，还产生肿瘤的多药耐药性。正常情况下，MRP 参与氧化应激反应、炎症反应、细胞内解毒、内源性物质的运输等生理功能。一些 ABCC 转运体与遗传疾病有关。比如 ABCC2（MRP2）与杜-约综合征（Dubin-Johnson syndrome）有关。MRP2 在肝细胞的胆小管膜上表达，并参与胆红素葡萄糖醛酸苷和其他阴离子结合物的排泄。然而，当肝细胞管膜上的 MRP2 缺失或功能异常时，胆红素葡萄糖醛酸苷无法有效排出，导致胆红素在肝细胞内积累，进而造成结合性高胆红素血症，表现为慢性特发性黄疸。此外，ABCC6（MRP6）基因突变与弹性假黄色瘤有关，ABCC7（MRP7）基因突变与囊性纤维化有关。

（三）乳腺癌耐药蛋白

乳腺癌耐药蛋白（breast cancer resistance protein，BCRP）是一种依赖 ATP 酶的半结合转运体。BCRP 分布广泛，在胎盘组织、胎盘滋养层细胞和早期红细胞前体细胞中表达量较高。BCRP 的表达位置和表达水平表明了该蛋白在正常宿主中的潜在作用，如表达在胎盘、睾丸、脑部的 BCRP 可有效防止外源性和内源性毒素的侵害（表 3-2）。同其他外排转运体一样，BCRP 能够利用 ATP 水解提供的能量将治疗药物排出细胞外，从而导致细胞耐药。分布在小肠和胆管膜中的 BCRP 意味着该蛋白对于药物的小肠吸收和肝排泄具有重要意义。表达在肾脏的 BCRP 主要促进尿酸的排泄，其基因突变与高血尿酸水平和痛风相关。

BCRP 作为一种高效的外排转运体可以识别多种内源性和外源性物质并将其转运。BCRP 还运输内源性叶酸，主要是叶酸的单谷氨酸、二谷氨酸和三谷氨酸。此外，BCRP 可阻止 β-淀粉样蛋白肽进入大脑。由于 BCRP 最初是从耐药的癌细胞中克隆出来的，化疗药物是最早被鉴定为 BCRP 底物的一批化合物。BCRP 还可转运共轭有机阴离子，包括内源性物质（如硫酸雌酮、硫酸脱氢表雄酮等）。一般来说，硫酸结合物似乎是比谷胱甘肽和葡萄糖醛酸结合物更好的 BCRP 底物。大部分抗肿瘤药物由于 BCRP 的外排作用会出现耐药现象，通过一些调节剂来抑制 BCRP 的作用。二酮哌嗪烟曲霉素 C 是第一个被描述为 BCRP 特异性的抑制剂，但是由于其较大的神经毒性，临床使用受到限制。Ko132/Ko143 等化合物与母体化合物二酮哌嗪烟曲霉素 C 相比，在小鼠中未表现出神经毒性作用。依客立达是（GF120918）一种高效的 P-gp 抑制剂，也是一种有效的 BCRP 抑制剂。

（四）胆盐输出泵

胆盐输出泵（bile salt export pump，BSEP）位于肝细胞胆小管面的细胞膜上，主要负责将胆盐从肝细胞输送到胆小管。BSEP 主要以 ATP 依赖性转运甘氨酸化胆汁酸和牛磺酸化胆汁酸，其与结构不同的胆汁酸之间具有不同的亲和力，且不能转运非结合型胆汁酸。进行性家族性肝内胆汁淤积 2 型是一种由 BSEP 缺陷导致胆汁分泌受损所致的遗传性疾病，通常发生在新生儿时期。BSEP 功能受损的其他临床表现包括良性反复性肝内胆汁淤积症 2 型和妊娠期肝内胆汁淤积。药物也可通过不同机制引起 BSEP 的药物性胆汁淤积，抑制 BSEP 是药物开发中应考虑的关键因素。波生坦通过抑制 BSEP 表达导致药物性胆汁淤积。药物性肝损伤是一些药物退出市场的原因，研究候选药物对 BSEP 的抑制作用在药物发现中具有重要意义。

三、基因多态性和病理状态等因素对转运体的影响

（一）基因多态性对转运体活性和表达的影响

在生理条件下，基因多态性是影响药物转运体表达、药代动力学和药物反应个体差异的部分机制。

单核苷酸多态性频繁出现在人类基因组中,约占人类基因突变的90%。OATP是SLC家族转运蛋白基因多态性研究较多,因为其对多种药物处置的重要影响而受到关注。在欧洲裔和非洲裔美国人中发现了OATP1B1的14个非同义遗传变异,在人类身上总共发现了400多个突变。在日本人群中分析了人类 OATP1B1(SLC21A6)基因多态性,在受试者中,OATP1B1 * 1a、OATP1B1 * 1b(A388G)和OATP1B1 * 5(T251C)等位基因频率分别为35.2%、53.7%和0.7%。在 OATP1B1 基因中,发现了一种新的等位基因OATP1B1 * 15,同时具有 N130D 和 V174A 两个单核苷酸多态性。OATP1B1 * 15 的等位基因频率为3.0%。在欧洲裔和非洲裔美国人中发现了OATP1B1的14个单核苷酸多态基因,基因频率与种族相关;欧洲裔美国人的 T521C 等位基因频率约为15%,非洲裔美国人约为1%。体外研究表明,不同的等位基因摄取底物硫酸雌酮和雌二醇 17β - D - 葡萄糖醛酸($E_2$17βG)的差异较大。OATP1B1 的T521C 和 A388G 基因多态性在多项临床研究中均有报道。在一项纳入 69 名欧洲裔美国人和 38 名非洲裔美国人的研究中,欧洲裔美国人的血中普伐他汀(OATP1B1 的底物)的暴露水平(C_{max} 与AUC_{0-5h})显著高于非洲裔美国人($P<0.05$),突变的 T521C 可能降低 OATP1B1 的活性和摄取功能,而 T521C 等位基因在欧洲裔美国人中的基因频率较非洲裔美国人高,突变的 T521C 有限的摄取能力可能限制了普伐他汀在肝脏中的分布和消除,进而增加了血中的浓度,影响了普伐他汀的药代动力学特征和降血脂效果。

存在于肠道转运体中的多态性对药物的吸收具有广泛的影响,影响药物的口服生物利用度、耐药性及疾病的易感性。P - gp 的基因多态性报道最多的是编码 ABCB1 基因,分别是第 12 外显子上的C1236T、第 21 外显子上的 G2677 T/A 和第 26 外显子上的 C3435T。ABCB1 基因突变可以影响 P - gp 的药物底物的药代动力学。与具有野生型 ABCB1 等位基因的人相比,ABCB1 2677TT 和 3435TT 两个基因突变的受试者中,口服后左舒必利的人体暴露水平显著更高($P<0.05$)。同样,BCRP 基因的遗传多态性影响 BCRP 底物罗伐他汀的药代动力学。

(二)病理状态对转运体活性和表达的影响

OATP1B1 和 OATP1B3 是肝脏特异的有机阴离子转运多肽,OATP1B1 是 mRNA 和蛋白质表达水平最丰富的肝脏转运体。与正常肝细胞相比,肝癌细胞中 OATP1B1 和 OATP1B3 的表达量减少,因此它们具备作为癌症生物标志物的特性。肝脏通过葡萄糖醛酸化代谢作用和胆汁排泄结合胆红素来清除体循环中的胆红素,未结合胆红素和结合胆红素被 OATP1B1 和 OATP1B3 转运,这两个转运体抑制剂药物(如利福平等)的使用可能引起胆红素排泄异常,引起高胆红素血症。OCT1 和 OCT3 已被确定定位于人肝的基底膜,OCT1 的底物主要是一价和二价有机阳离子,以及一些弱碱和非带电化合物,如 TEA 和1 -甲基- 4 -苯基吡啶是两种经典的底物,OCT3 的底物主要为内源性化合物和神经递质。先前的研究表明 OCT1/3 的表达水平可能受到胆汁淤积和肝癌的影响,且 OCT1 和 OCT3 在肝癌患者中的表达水平明显降低,可作为监测肝癌发生发展的生物标志物。

PEPT1 是最容易受到糖尿病或炎症性肠病等疾病影响的肠道转运体之一。未加药物干预的糖尿病可以上调 PEPT1 的 mRNA 和蛋白质在肠和肾脏的表达,这种影响是全身性的,其机制与 PEPT1 的mRNA 稳定性增加有关。炎症性肠病患者,如溃疡性结肠炎和克罗恩病患者,其结肠中炎症相关的信号可能诱导 PEPT1 的表达,但结肠中 PEPT1 被诱导的原因尚不清楚,一种假设认为,这些变化可能归因于炎症介质在发病期间的释放,如肿瘤坏死因子- α(tumor necrosis factor - α,TNF - α)和 γ 干扰素(interferon - γ,IFN - γ)被证明在 Caco - 2 细胞和小鼠近端和远端结肠中增加了 PEPT1 的表达和活性。除了 PEPT1,许多药物转运体在感染和炎症期间都可以改变,肠道转运体表达或活性的变化可能会显著影响底物的药代动力学,3 种主要的 ABC 外排转运体 P - gp、BCRP 和 MRP2 均受肠道炎症的影响而下调,抑制这3种转运体的mRNA、蛋白质或活性可能会增加相关底物的血液浓度。在一项针对溃疡性结肠炎患者的研究表明,在结肠炎症期间,患者的BCRP和P-gp表达显著降低($P<0.05$),并且与IL-6水平呈负相关。另一项针对梗阻性胆汁淤积症(存在肠道炎症)患者的研究表明,十二指肠中MRP2表达的下调被认为是由IL-1β调节的,在胆汁淤积的患者中,肠道中的MRP2蛋白表达降低至对照患者的20.3%~27.3%。这种减少与胆汁淤积的持续时间相关,并且在通过胆总管支架置入重建胆汁流后是可逆的,这种下调可能涉及物种特异性的转录和转录后机制,同时还会影响特定药物的生物利用度。肾脏转运体也存在基因多态性。808G>T(Rs316019)是OCT2的一个非同义单核苷酸多态,导致其活性部位的一个氨基酸由丙氨酸替换为丝氨酸,与OCT2的转运活性有关,与参考OCT2-808G相比,突变体OCT2对MPP$^+$、多巴胺、去甲肾上腺素和普萘洛尔的最大转运速率(V_{max})较小,而对多巴胺的亲和力较小(K_m)。该单核苷酸多态的等位基因频率没有明显的种族差异:高加索人为16%,非裔美国人为11%,亚裔美国人为8.6%,墨西哥裔美国人为15%。OCT2的单核苷酸多态与西咪替丁对二甲双胍肾清除率的抑制作用减弱有关,与MATE1(Rs2289669)相结合,该单核苷酸多态与甲氧苄啶对二甲双胍肾清除率的抑制作用减弱相关。

(三)药物对转运体活性和表达的影响

除了基因多态性和病理状态对转运体的影响,药物也会调控转运体的表达。一些转运体的表达水平与代谢酶协同调节,它们共享共同的核因子,如孕烷X受体(pregnane X receptor,PXR)和组成型雄甾烷受体(constitutive androstane receptor,CAR)。如果观察到一种药物可通过PXR和CAR等核受体诱导酶,则可能同样会诱导通过这些受体调节的转运体。与转运体抑制导致的DDI相比,由于转运体诱导的临床相关DDI数量相对较少,大多数临床研究报告了PXR激动剂(如利福平、卡马西平和圣约翰草)对肠道P-gp底物处置的影响,而诱导肝脏药物转运体引起的DDI报道极少。

除上述因素外,年龄、性别、妊娠和联合用药也会对转运体的活性和表达产生影响。

第二节 药物转运体的研究技术

目前常用的评估肠、肝和肾的转运体活性研究技术包括细胞/膜囊水平的体外研究技术、离体组织水平的研究技术和整体动物水平的体内研究技术。与体内研究技术相比,转运体活性的体外技术体系是相对简单易行、成本低、通量高的评估药物与转运体相互作用的方法。但是细胞或膜囊水平的研究忽略了组织细胞的异质性及其在体内所处的复杂三维环境,可能会导致实验结果与体内药代动力学数据的不匹配,可作为体内信息的辅助证据。基于细胞的技术体系(野生型细胞系、过表达特定转运体的转染细胞系、爪蟾卵母细胞)和基于亚细胞(囊泡)可用于评估特异性转运体,而原代肝细胞可用于对药物转运和药物代谢的交互作用进行更为精确的研究。另外,随着计算机技术的进步,人工智能(artificial intelligence,AI)也应用到了转运体的活性研究。每种技术都具有其独特的优点和局限性,在开展转运体底物或抑制剂鉴定和DDI研究时,根据研究目的选择和整合的不同技术与方法,以评估药物转运体对药物的体内过程的影响。本节对这些技术的原理、常用研究方法和优缺点进行介绍。

一、细胞或膜囊水平的转运体活性研究技术

细胞或膜囊水平的转运体活性研究技术是评估待测化合物(底物或抑制剂)与特定转运体的相互

作用的常用方法。研究者可通过(亚)细胞系及其应用特点(表3-3),采用一个或多个的(亚)细胞系和研究技术以满足研究需求。

表3-3 常用于转运体活性研究的(亚)细胞系及其应用特点

类型	细胞名称	生长方式	应用特点
原代细胞系	原代肝细胞	贴壁/悬浮	培养条件要求高,全面表达肝脏转运体和酶,是评价药物经肝转运的最常用模型之一;在培养中,这些细胞极化并形成有功能的胆管,可使用三明治法培养,使其更好模拟体内环境。长期培养会造成转运体、代谢酶表达的下调
条件永生化细胞系	Caco-2细胞	贴壁	与人同源性好,易于培养。在顶端和底侧膜表达多个转运体(P-gp、MRP、BCRP等),细胞内含有代谢酶,可在代谢条件下测定药物摄取和跨膜转运。目前较理想的体外吸收模型,可作为快速评估药物肠道吸收和转运特性的细胞。由于外排转运体的底物重叠性较高,且缺乏转运体特异性抑制剂,因此合适的策略是使用野生型细胞系进行待测化合物的初始筛选;具有显著的外排时,须进一步确定与过表达/重组系统相关的特异性转运体
	MDCK细胞	贴壁	细胞易培养,内源性药物转运体表达水平低,转运体cDNA的转染效率高,转运体表达特异性较好。可用于构建转运体的瞬转/稳转体系,通常用于表征特定的摄取转运体
	LLC-PK1细胞	贴壁	主要表达有机阳离子转运体,适合用于评估有机阳离子转运体对药物肾小管分泌的贡献
	TR-BBB细胞	贴壁	可用于血脑屏障的转运体研究
转染细胞系	HEK293细胞	贴壁	细胞易培养,内源性药物转运体表达水平低,转运体cDNA的转染效率高,转运体表达特异性较好。可用于构建转运体的瞬转/稳转体系,通常用于表征特定的摄取转运体
	非洲爪蟾卵母细胞	悬浮	仅可用于转运体瞬转体系的构建,实验操作复杂(mRNA注射),通常用于表征特定的摄取转运体
转染膜囊	亚细胞	—	从转运体转染的细胞或组织中分离出来的。可高通量筛选,长时间冷冻保存,需要时解冻即可。主要用于外排转运体的活性研究

(一) 基于细胞的摄取实验

基于细胞的底物摄取研究技术原理是通过表达在细胞的转运体对待测化合物摄取,评估待测物在细胞里的蓄积情况,以评估待测化合物和转运体相互作用关系。为了分析转运体底物进入细胞的摄取,分离缓冲液和细胞是该实验技术的一个关键点。在该类型的实验研究中,需要注意的是,由于不同的化合物会非特异性吸附到细胞表面或/和实验材料上,导致待测化合物的检测本底增加,干扰对待测物摄取的准确评估。因此,需要通过加入适量有机试剂、牛血清白蛋白、血浆或表面活性剂或更换玻璃材质的实验材料等手段改善化合物的非特异性吸附,避免造成假阴性结果。

(1) 贴壁细胞的转运体活性研究。该方法常用于摄取转运体研究,需要注意的是,应根据转运体功能特点选择不同的缓冲液(表3-4)。细胞接种后,细胞与含有测试化合物的缓冲液孵育设定时间(如10 min)后,用过量的冰冷缓冲液洗涤,分离缓冲液和细胞(图3-1)。最后对细胞蛋白和胞内待测物进行定量。如果测试化合物是放射性的,可以用NaOH和HCl溶液分别处理细胞,用于后续的放射性测定;如果测试化合物是非放射性的,则需要用冻融循环、超声等方法裂解细胞,提取细胞中的待测化合物后用LC-MS/MS进行定量。当使用转染特定转运体的细胞时,转运体介导的摄取应通过从转染细胞中减去空载体(未转染)细胞的摄取来确定。当转运率比值(转染细胞摄取量除以未转染细胞摄取量) > 3则认为待测化合物是转运体底物。

表 3-4 常见转运体与其对缓冲液的要求

转运体	转运机制	缓冲液特点
OCT、OCTN、OAT	易转运离子形式的化合物	与生理环境相似的离子构成
OATP	钠离子非依赖转运	与生理环境相似的离子构成
GLUT、SGLT	药物转运活性可被葡萄糖抑制	不含葡萄糖
MATE	转运驱动力为反向的质子梯度	预孵育时加氯化铵,降低溶酶体影响;孵育除去氯化铵
URAT	转运驱动力为反向的有机阴离子梯度	用葡萄酸盐代替氯盐
MCT1、PEPT	转运驱动力为正向的质子梯度	缓冲液 pH=6

该方法的优点是在用含测试化合物的缓冲液孵育细胞后,可以对细胞进行多次洗涤,从而最大限度地减少化合物在板上和/或细胞表面上的非特异性吸附。但同时此方法对细胞的贴壁性要求较高,实验时可以通过调整细胞密度、培养基血清/贴壁因子浓度及使用多聚赖氨酸对板提前进行包被等方法来提高细胞贴壁性。

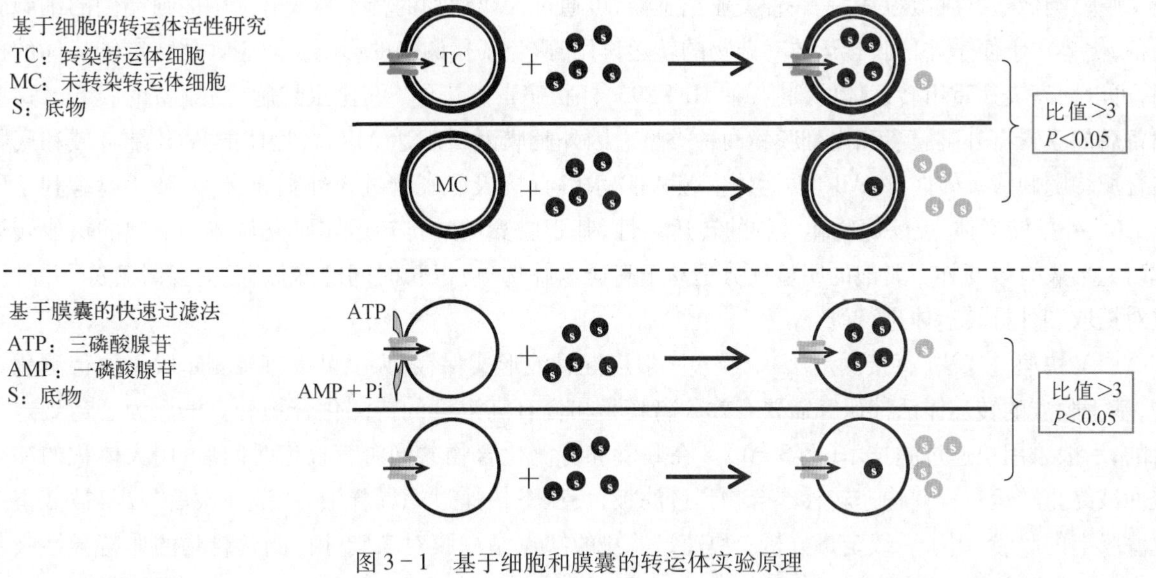

图 3-1 基于细胞和膜囊的转运体实验原理

（2）悬浮细胞的转运体活性研究。对于悬浮细胞的转运体摄取研究,通常使用离心法从缓冲液中快速分离细胞。在细胞预孵育后,加入含有待测化合物缓冲液以开始摄取。在设定时间(如 10 min)后,将这些反应混合物转移到含有 3 mmol/L KOH(同位素标记的化合物)或 3 mmol/L 乙酸铵(同位素未标记的化合物)的离心管中,覆盖一层混合的硅油和液状石蜡。将样品快速离心以终止细胞颗粒的摄取,并对细胞蛋白和胞内待测物进行定量。需要注意的是,这种方法可能会由于未多次清洗细胞而有残留的高浓度待测物,从而高估转运体的摄取。为此,在摄取时设置标志化合物(如同位素标记的菊粉或甘露醇),将其同待测化合物一起添加到摄取缓冲液中,数据处理时将其从待测化合物的摄取中进行扣除。悬浮细胞的转运体活性研究理论上还可以用过滤法从培养基中快速分离细胞,操作与下文膜囊的转运体快速过滤法(直接测定法)的实验操作相似。该方法的好处是可以多次清洗细胞,以减少待测化合物的非特异性吸附和残留。

（二）基于细胞的双向转运实验

细胞培养小室可用于研究待测化合物在极性细胞（Caco-2，MDCKII，LLC-PK1等）中的双向转运研究，即从顶端侧到基底侧（apical-basolateral）和从基底侧到顶端侧（basolateral-apical）的药物转运。将细胞培养于小室底部，小室被放置在培养板中，小室内称上室，培养板称下室，两室中间通过一层具有通透性的聚碳酸酯膜联通。在实验时，通过将含有待测化合物的缓冲液添加到顶端侧或基底侧（给药侧），不含待测化合物的缓冲液添加另一侧（接受侧）来控制要观察的转运方向。用跨上皮细胞电阻（trans-epithelial electrical resistance，TEER）来评估单层的完整性。该方法与前述两种方法的最大不同在于除了分析细胞内的化合物浓度外，主要还用于测定给药侧与接受侧的化合物浓度。最终的评价指标为表观渗透系数（P_{app}）和外排率（E_{fR}），可分别用式（3-1）和式（3-2）计算。

$$P_{app} = (\Delta C / \Delta t) \times V_a / (C_0 \times A) \qquad (3-1)$$

$$E_{fR} = P_{app(basolateral \to apical)} / P_{app(apical \to basolateral)} \qquad (3-2)$$

式中，ΔC 是在接受室待测化合物在单位时间内（Δt）浓度的变化，V_a 是接受室体积，A 是细胞的单层膜面积，C_0 是给药侧待测化合物初始浓度。如果 $E_{fR} > 3$，说明待测化合物的跨膜过程可能存在外排转运体的贡献。

（三）基于膜囊的转运实验

膜囊类似于肝脏微粒体，是一种类亚细胞器，可通过人或动物的肾小管或肝细胞的顶端侧的细胞膜制备，优势在于便于评估膜转运体对药物的转运作用，避免了代谢酶的影响。对于评估特定转运体的作用，可以用高表达重组转运体的细胞（如HEK293、杆状病毒感染的Sf9昆虫细胞等）制备的膜囊。这些制备后的膜囊有外翻膜囊和内翻膜囊两种类型。因外翻膜囊所表达ABC转运体的ATP结合域和底物结合域均随膜囊反转向外，ABC转运体依赖ATP水解直接摄取底物进入外翻膜囊，外翻膜囊有利于研究ABC外排转运体，反映底物化合物的转运活性；基于膜囊的外排转运体研究与基于细胞的摄取转运体研究形成有效互补。囊泡的明显优势是易于高通量筛选，可以长时间冷冻保存，需要时解冻，并且可以对摄取和外排转运体进行研究。

（1）快速过滤法（直接测定法）。膜囊一般以混悬液形式保存，为了可以直接测定膜囊内待测化合物，基于膜囊的转运体活性研究需要有效分离膜囊和含有高浓度的待测化合物孵育液。为了达到这个目的，一般采用快速过滤技术（图3-1）。在膜囊和待测化合物共同孵育设定时间后，用大体积的冰冷缓冲液终止转运过程并快速转移混合物到过滤板，负压下快速过滤稀释液，清洗几次后，收集被截留在过滤膜上的膜囊，用于后续定量分析。快速过滤法的缺点是滤膜对亲脂性待测化合物的非特异性吸附较高，这可能导致检测本底增加。

（2）ATP酶测定法（间接测定法）。ABC转运体进行化合物转运时水解ATP并释放无机磷。通过比色法测定无机磷，间接评估ABC外排转运体转运功能。此种分析方法简便易行，可应用于高通量筛选，批量分析与ABC转运体相互作用的化合物。ABC转运体的ATP酶活性与转运底物浓度呈依赖性，而一些以非竞争性方式发挥作用的抑制剂或一些缓慢转运的底物会抑制转运体的ATP酶活性。故该法一般不单独应用于ABC转运体底物或抑制剂的筛选。

（四）转运动力学

基于细胞或膜囊的转运体活性研究技术可获取转运动力学参数，以评估转运体与底物或抑制剂相互作用。细胞或膜囊摄取过程包括主动转运过程、饱和过程和被动运输过程。主动转运过程可以用米氏方程（Michaelis-Menten equation）参数（V_{max} 和 K_m）表征（式3-3），而被动输运过程可以用被动扩散参数 P_{dif} 表征。在这个模型中，假设初始摄取率（V）是底物浓度（[S]）的函数，通常测试6~8个底物浓

度可用于拟合计算 V_{max} 和 K_m 值,且测试浓度约为 K_m 值的 1/5~5 倍。转运体动力学与酶动力学的不同点在于药物转运不涉及药物的生物转化。此外,需要注意的是,被动扩散会参与药物的跨膜过程,这会干扰对转运体动力学的考察,在实验设计时应当考虑如何扣除或降低药物被动扩散的影响。

$$V = \frac{V_{max} \times [S]}{V_{max} + [S]} + P_{dif} \times [S] \tag{3-3}$$

式中,V_{max} 为最大转运速率[pmol/(min·mg)蛋白],[S]为底物浓度(μmol/L),P_{dif} 为被动扩散常数 [μL/(min·mg)蛋白]。

二、离体组织水平的转运体研究技术

为了更好地了解转运体在药物吸收和分布过程中的作用,可以使用离体组织进行了转运研究。由于分离的组织具有保留了组织器官的结构特征,可用于测试不同浓度的化合物/抑制剂,进行转运或抑制研究。常见研究思路为在实验体系中添加特异性的转运体抑制剂,观察体系中药物浓度的变化,评估转运体对分布过程的影响。研究转运体在药物的肠道吸收中的作用,可采用肠灌流法、外翻肠囊法和尤斯室法。研究转运体在肝脏和肾脏等脏器对药物的摄取作用,可使用器官切片法。与体内研究相比,离体组织研究也具有操作简单、实验条件便于控制的优势。同时,离体组织可维持组织结构,较细胞/膜囊而言更接近真实的体内状态,可以作为体内药代动力学数据的辅助证据。但其实验结果也易受到 pH、渗透压、离子强度等环境因素和药物浓度的影响。

(一) 肠灌流法

肠灌流法是一种可用于研究药物肠道吸收的在体(*in situ*)方法。麻醉动物后,通过腹部正中切口并暴露肠道,在回肠上用硅胶管插管成肠环,用温的等渗微酸性缓冲液冲洗肠道,然后排出剩余溶液,结扎两端制备闭合肠环,将待测化合物给药到肠环中。给药后,残留在环路内的待测化合物可通过等渗缓冲液洗涤回收并定量分析。该方法通过测定药物经肠段灌流后损失的量来评估药物吸收的量。肠灌流法可以保证肠道神经的完整性和肠道体液的供应,使得到的数据更接近实际吸收水平。该方法的缺点:① 由于肠灌流法的灌流时间较长,速度较大,对肠符节黏膜损伤较大,具有易导致药物肠吸收值偏大的缺点;② 仅限于溶液给药。

(二) 外翻肠囊法

外翻肠囊法是一种在体外模拟肠道环境,检测药物吸收程度的技术。其操作思路为将离体肠段的黏膜侧外翻,两端结扎后形成肠囊,内充以适量液体后放入含有一定浓度药物的缓冲液中孵育一段时间,比较孵育前后肠囊两侧药物浓度的变化。外翻肠囊法经济实用,重复性好,是一种较好的快速评价药物吸收的方法。但该法不能模拟体内肠蠕动状态、血液供应和消化道细胞代谢,可能造成实验结果的偏差。

(三) 尤斯室法

尤斯室(Ussing chamber)由两个装有缓冲液的小室组成,小室之间通过分离的肠上皮组织联通,用于研究药物在肠上皮细胞中的定向转运,即包括从顶端侧到基底外侧和从基底外侧到顶端侧的药物转运。此外,通过更换小室之间的离体组织种类,尤斯室技术也可以用于评估药物在皮肤组织中的转运。尤斯室技术便于针对特定肠段展开转运体研究。但它与外翻肠囊法一样,无法模拟真实的体液环境,具有较大的局限性。

(四) 器官切片法

用切片的器官或组织进行转运研究有助于研究转运体对药物摄取和分布的贡献。与分离的肝细胞相比,分离的肾细胞尚未被用于肾转运体研究。肾脏切片可用于评估动物和人类的肾脏摄取。

三、整体动物水平的转运体研究技术

整体动物水平的转运体研究技术可较好地再现体内的转运体功能。药代动力学分析技术、影像技术等多种实验技术可用于体内转运体研究，以了解转运体对药物的吸收、分布、消除及有效性、安全性的影响。药代动力学是常见的转运体体内研究技术，通过敲除转运体基因、抑制转运体等技术手段降低转运体活性以构建转运体敲除/敲减模型，比较待测化合物在野生型动物和模型动物的药代动力学特征，评价转运体在待测化合物体内过程中的作用。考虑获取便利性、技术成熟度等因素，大鼠和小鼠是最常用的实验动物。需要注意的是，药物与转运体相互作用在实验动物与人之间存在药代动力学的相似性和差异性。药代动力学的种属差异对药物的疗效和安全性产生显著影响，这导致药物反应在动物和人之间存在差异。对于种属差异，可以通过引入人源化小鼠模型进行补充。总之，准确理解药代动力学的种属相似性和差异性，这对将药代动力学实验结果外推到人类至关重要。

（一）瞬时敲减技术

通过使用外源性物质[如小干扰RNA（small interfering RNA，siRNA）或化学抑制剂]临时性降低转运体表达量或活性的技术称为瞬时敲减技术，目前常见的方法包括RNA干扰法和转运体抑制剂法。基于RNA干扰（RNA interference，RNAi）的基因敲减技术是利用递送RNA干扰技术在野生型动物上降低特定靶基因表达的有效手段，可应用于体内转运体研究。这一过程所需的时间少于基因敲除技术。

RNA干扰的局限性在于潜在的脱靶效应，从而导致非靶基因的敲除。因此，建议使用多种类型的靶序列来减少脱靶效应。另一个缺点是递送到靶器官的效率低，尤其是siRNA。以腺病毒为载体的短发夹RNA（short hairpin RNA，shRNA）是另一种RNA干扰工具，由于腺病毒对肝脏的高度趋向性，可以选择性地递送到肝脏。腺相关病毒是另一种常用的体内基因传递平台，因为它可以在不插入基因组的情况下提供长期表达。

除了从基因水平削弱体内转运体活性外，也常用化学抑制剂来抑制转运体活性。经转运体抑制剂处理的小鼠或大鼠可提供有关转运体在药物吸收、消除和组织分布中的作用信息。当使用化学敲减动物模型来评估特定转运体在药物药代动力学和毒性中的作用时，抑制剂的特异性和剂量是至关重要的。虽然此方法方便快捷，但需注意两点：① 应选择特异性高的抑制剂；② 抑制剂的体内暴露水平要能够达到抑制活性要求。目前已有针对P-gp和BCRP的选择性抑制剂，但尚无针对MRP转运蛋白家族的选择性抑制剂。LY335979（P-gp特异性抑制剂）、KO143（BCRP特异性抑制剂）、丙磺舒（OAT抑制剂）、利福平（OATP抑制剂）可用于大鼠或小鼠以敲减相应的转运体活性。

（二）基因敲除技术

基因敲除小鼠或自然突变动物模型可用于了解特定的药物转运体生理功能及评估转运体对药物的药动学和药效学的影响。基因敲除小鼠是通过破坏内源性转运体基因来研究特定的靶向转运体。基因敲除小鼠模型的构建方法已经较为成熟，针对多种ABC转运体和SLC转运体的基因敲除小鼠模型已经可以做到商业化生产。然而，某些转运体基因的同源序列在人类和啮齿动物之间并不具有对应关系。自然突变动物是转运体基因发生自发突变的亚群。在小鼠、大鼠或犬中已发现自然发生的P-gp（*Mdr1*或*Mrp2*）突变，如*Mrp2*缺陷型高胆红素血症大鼠（Eisai-hyperbilirubinuria rat，EHBR）。某个转运体的缺失往往会改变其他转运体或代谢酶的表达量及敲除动物的生理状态，因此在使用转运体基因敲除/缺陷的动物模型来阐明转运机制时需要谨慎评估。与野生型SD大鼠相比，*Mrp3*在EHBR肝、肾组织中的蛋白质和mRNA表达量均明显升高；相反，肝组织中*Oatp1a1*（*Oatp1*）和*Oatp1a4*（*Oatp2*）的蛋白质和mRNA表达量均显著降低，而肾组织中*Oatp1a1*（*Oatp1*）的蛋白质和mRNA的表达量无显著变化。

EHBR 肝中 CYP2B1 和 CYP3A2 蛋白表达量显著降低。另外,EHBR 的红细胞比容、血红蛋白浓度显著降低。当使用基因敲除或基因缺陷模型来评估转运体对药物的药代动力学和毒理学作用时,应考虑并全面评估其他转运体/代谢酶表达量的改变及基因敲除或基因缺陷动物生理状态的改变对药物药代动力学和毒理学的潜在影响。

(三)人源化小鼠技术

利用转基因技术构建人源化小鼠是研究人类转运体的体内功能。人和小鼠同源转运体的共底物特异性可以部分克服种属差异。将 *OATP1B1* 和 *OATP1B3* 转基因小鼠与 *Slco1a/1b* 基因敲除小鼠杂交,构建人源化 *OATP1B1* 和 *OATP1B3* 小鼠模型。将 *SLCO1A2* cDNA 插入到 *Slco1a4* 启动子的下游区域和 *Slco1a4* 第一个外显子的上游区域,可构建人源化 OATP1A2 小鼠。

(四)定点转基因技术

传统转基因技术,如显微注射、转座子、慢病毒转染等将目的基因随机整合插入基因组,这给后期转基因动物品系构建带来诸多不利,因此提出了定点转基因技术。该技术用于体内和体外敲除以表征个体药物代谢相关基因及其等位基因功能。大鼠和小鼠都是有力的研究模型动物,大鼠在药代动力学研究中更为重要。通过对目标基因的单个或多个等位基因进行特异性敲除,能够研究这些基因在外源物代谢、DDI 和药代动力学中的作用。在药代动力学中,对目标基因的特异性编辑的应用主要在体外水平,体内研究较少。

本节介绍了目前常用的转运体研究技术的原理、常用实验方法和应用特点。研究者在对某一转运体进行研究时需综合考虑各方面因素,选取适合的实验方法和技术。由于体内转运机制复杂,影响因素较多,采用单一方法了解某一或某些转运体的作用是不够的。研究者往往需要联合应用体内与体外研究技术,并综合分析所得到的结果,使其能够相互佐证。

四、人工智能引导下的转运体研究技术

人工智能是研究用计算机模拟人类智力活动的理论和技术。它被设计用来学习经验,使其能够具有感知、理解、学习、推理、决策和交互等一系列人类智能的能力,适应新情况,执行需要人类智力的任务。人工智能包含了广泛的算法、技术和方法。机器学习(machine learning)是人工智能的一个重要子集,专注于让计算机在没有明确编程的情况下学习并做出预测或决定。机器学习过程包括用大量数据训练模型,调整参数以优化模型在特定任务中的表现,使其能够从数据中自动发现模式、规律和知识,并能做出预测和决策。

人工智能/机器学习技术广泛参与了药物研发的各个阶段,包括药物靶点发现、化合物合成和筛选、晶型预测、疾病分型、疾病驱动基因鉴定、药代动力学等环节。目前,人工智能/机器学习技术引导下的转运体研究技术已应用于药物转运底物和抑制剂的研究,涉及的转运体包括 SLC 转运体(OAT、OATP、OCT 等)和 ABC 转运体(P-gp、BCRP、MRP 等)。通过人工智能/机器学习技术识别新的药物转运体底物和抑制剂的一般程序概述如下。

(1) 以已知的化合物作为底物或抑制剂作为数据集,建立数据库。化合物数据库是建立模型的基础,数据质量更决定了模型的准确性。化合物和转运体的相互作用信息数据一般从文献挖掘或实验获取,用表征化合物和转运体亲和性的参数(K_i、IC_{50}、K_m、抑制百分比)来测量化合物与转运体的相互作用。由于高同源性转运体(如 OATP1B1 与 OATP1B3、OAT1 与 OAT3、OCT1 与 OCT2 等)的底物重叠性较高,可根据建模目的,通过设定相互作用亲和性"标准",以表征化合物和转运体相互作用的强弱并对化合物进行筛选、分类。

(2) 分析、提取化合物的化学信息,并将其转化为算法可识别的形式。可通过分子描述符和分子指

纹量化化合物及其转运体的物理化学特征。分子描述符是对化合物的物理、化学、拓扑特征进行实验量化或理论表征的性质,而分子指纹则是编码为二进制位字符串的更复杂的描述符。

(3) 将构建的数据集分为训练集和验证集。机器学习方法用于从训练集学习并开发模型,而验证集用于测试和增强新创建的模型。机器学习用于预测转运体底物或抑制剂时,一般通过监督学习完成,其中使用标记训练数据建立模型。人工智能/机器学习相关的学习算法包括决策树、随机森林、神经网络、支持向量机等。每种算法都有各自特点和适用环境,此处不再赘述。基于结构的虚拟筛选和基于配体的虚拟筛选这两种途径常用于识别与转运体相互作用的化合物。基于结构的虚拟筛选需要靶蛋白的三维结构来预测化合物是否可能与靶蛋白结合。基于配体的虚拟筛选方法的原理是与底物或抑制剂结构相似的配体往往具有相似的活性,因此需要已知活性化合物的信息(分子描述符),不需要目标蛋白结构。

(4) 通过创建好的人工智能模型对未知化合物进行预测,并以实验手段对该化合物进行验证。

虽然人工智能预测模型在药物发现和应用方面发挥了重要作用,但仍然面临着很多挑战。以下几点需要关注。

1) 数据收集:人工智能的预测和决策需要基于大量的数据。模型性能表现非常依赖建模数据的质量,最终会影响预测结果的可靠性。因此,在应用人工智能技术时,需要确保数据的来源和质量可靠。另外,分子描述符的选择和模型的验证也是保证预测结果准确性的重要因素。

2) 算法选择:人工智能技术包括多种算法,如机器学习、深度学习等。在应用时,需要根据具体问题和数据特点选择合适的算法。此外,需要评估算法的准确性和可解释性。

3) 技术局限性:人工智能技术虽然具有强大的预测和决策能力,但仍然存在一定的局限性。如人工智能无法完全替代人类的判断和决策能力,也无法适应所有情况。

第三节 肠、肝脏、肾脏等组织脏器转运体对中药药代动力学的影响

一、肠转运体对中药体内过程的影响

肠道是口服药物和营养物质吸收的主要器官,肠段由排列在绒毛结构上的一层内皮细胞(肠细胞)组成,具有不同的紧密程度,并在肠腔和血液之间起到屏障的作用。当这些肠道细胞完全成熟和分化时,会在肠道中表达各种各样的转运体,这些转运体的功能是促进药物和营养物质的吸收。根据转运体的功能不同,肠道转运体可分为摄取转运体(PEPT1、MCT1、ASBT、TAUT、OATP2B1、OCT1等)和外排转运体(MDR1/P-gp、BCRP、MRP1、MRP2、MRP3、MRP4、MRP5等)。摄取转运体主要分布在肠细胞顶侧,负责将药物或营养物质从肠腔侧转运到肠细胞中,外排转运体 MDR1、MRP2 和 BCRP 分布在肠细胞顶侧,负责将物质从肠细胞排至肠腔,而 MRP1、MRP3、MRP4 和 MRP5 则分布在肠细胞底侧,负责将药物从胞质排入血中(图 3-2)。

蒽醌类成分是何首乌、大黄和决明子等中药的主要药理活性成分。这些蒽醌类成分包括大黄酚、大黄酸、大黄素、芦荟大黄素和大黄素甲醚及各自的葡萄糖苷,这些化合物溶解度或膜通透性较差,影响其肠道被动吸收。人体口服含大黄制剂后,只有大黄酸在体内有显著暴露水平。大鼠口服该含大黄制剂后,发现除了大黄酸,其他蒽醌苷元也有显著暴露。其可能原因是大鼠肠道的其他摄取转运体(如SGLT1)介导了这些葡萄糖苷的吸收后,在体内被水解成对应的蒽醌苷元。与野生型小鼠相比,口服给药后,黄豆苷元和金雀异黄素在 *Bcrp* 敲除小鼠中出现了提高小鼠体内血浆浓度的现象。

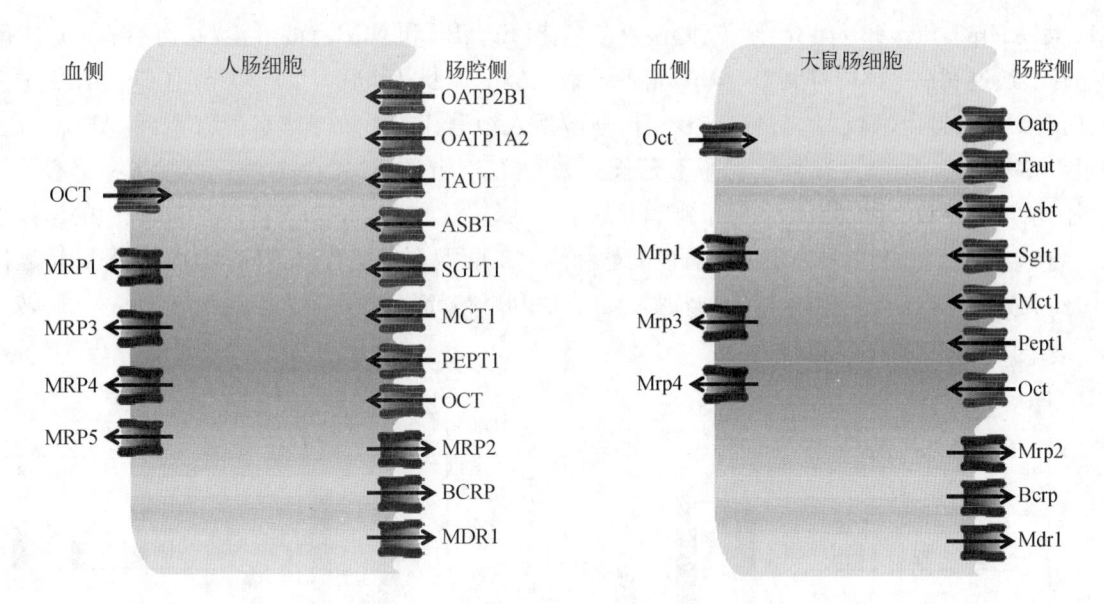

图 3-2 人和大鼠的主要肠道转运体分布

二、肝脏转运体对中药体内过程的影响

肝脏是参与药物代谢和排泄的主要器官。肝细胞是肝脏中主要的细胞类型,负责选择性摄取、代谢和排泄许多内源性物质和包括药物在内的外源性物质。许多药物不能通过简单的扩散穿过胞质膜,需要肝脏转运体将原形化合物和/或代谢物从血液中摄入肝细胞并排泄到胆汁,完成对药物的系统清除(图 3-3)。当在胆汁检测到大量原形化合物和/或代谢物,且这些物质并不具有较好的膜通透性时,可考虑肝脏转运体参与了这些物质的肝胆排泄。本部分将介绍人和大鼠的肝脏转运体对中药成分的系统和组织暴露及体内过程的影响。

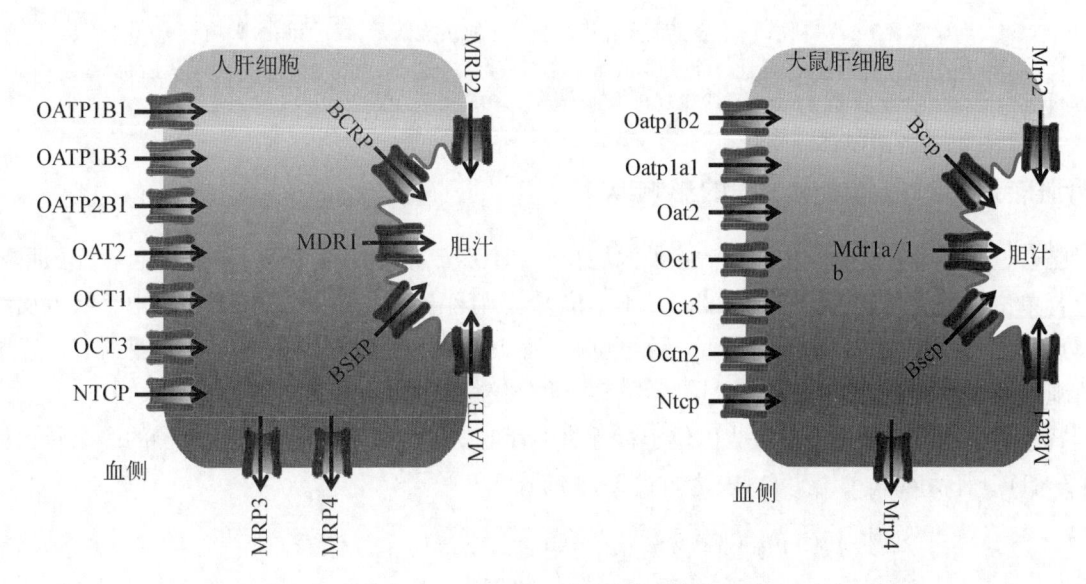

图 3-3 人和大鼠的主要肝脏转运体分布

二醇型人参皂苷和三醇型人参皂苷是中药三七和人参的主要生物活性成分。虽然二者均具有四环三萜达玛烷型的母核结构,但是二者静脉给药后的全身暴露和消除动力学存在显著差异。引起这个差异的主要分子机制是人摄取转运体 OATP1B3(大鼠摄取转运体 Oatp1b2)和人 MRP2/BCRP/BSEP/

MDR1(大鼠 Mrp2/Bcrp/Bsep)介导了三醇型人参皂苷(Rg$_1$、Re 和 NGR$_1$)的肝消除,而不能转运二醇型人参皂苷。通过利福平体内抑制 Oatp1b2,静脉注射三醇型人参皂苷后大鼠肝胆排泄(CL$_B$)几乎被完全抑制,而对大鼠肾排泄(CL$_R$)影响可忽略不计;三醇型人参皂苷的系统暴露水平(C_{max} 和 AUC$_{0-\infty}$)显著增加了 1.6~2.9 倍,消除半衰期($t_{1/2}$)显著延长了 1.7~2.3 倍(图 3-4)。这些三醇型人参皂苷系统暴露水平的增加也导致心脏、肺、脑和肾组织暴露水平的显著增加 1.2~2.6 倍;而在肝脏中的暴露水平降低了约 60%。然而,利福平并不能显著改变静脉注射二醇型人参皂苷的消除动力学。肝脏转运体对另一中药成分甘草酸药代动力学的影响及其研究方法和思路,请见本章第四节(研究实例一:肝转运体对甘草酸体内变化过程的作用)。

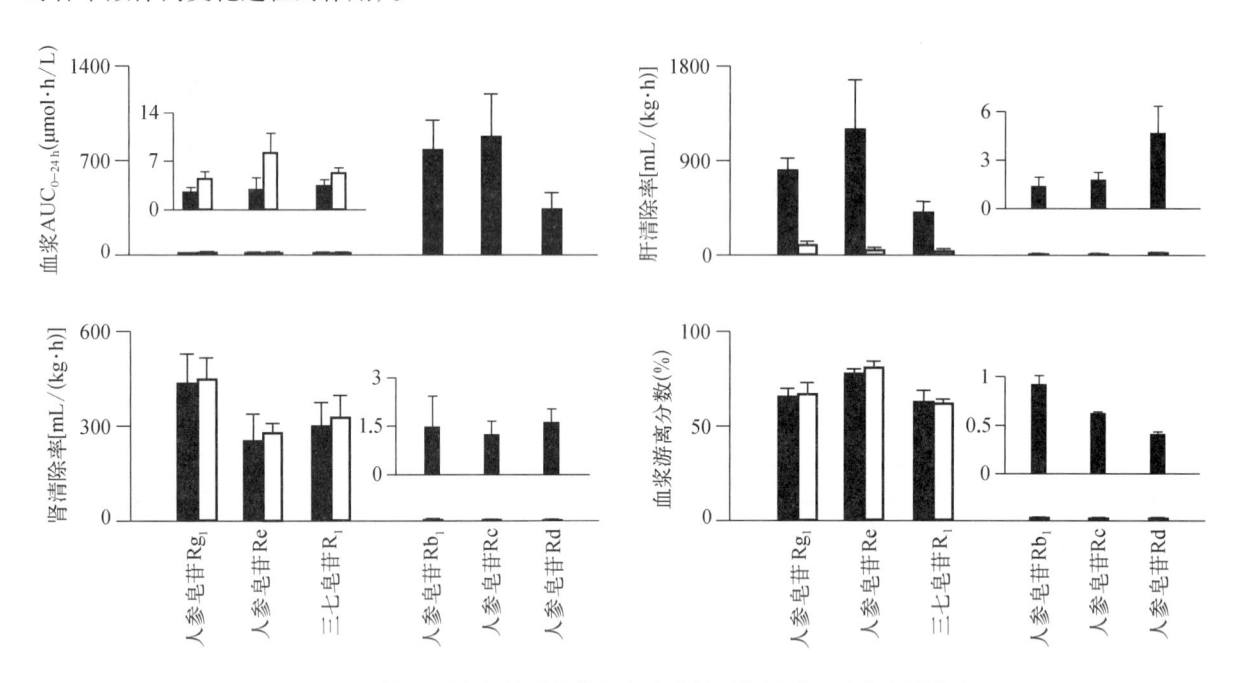

图 3-4 利福平对大鼠静脉给药人参皂苷的系统暴露和肝消除的影响

(该图引自:Jiang R R, Dong J J, Li X X, et al. Molecular mechanisms governing different pharmacokinetics of ginsenosides and potential for ginsenoside-perpetrated herb-drug interactions on OATP1B3. Br J Pharmacol, 2015, 172: 1059-1073.)

三、肾脏转运体对中药体内过程的影响

肾脏通过留存必需的营养物质与清除外源性物质和代谢产物,在维持全身稳态中起着至关重要的作用。肾单位是组成肾脏的结构和功能的基本单位,包括肾小球和肾小管,其中肾小管由单层上皮细胞组成,分为近曲小管、髓袢段和远曲小管。除肝脏外,肾脏是参与药物排泄的另一个主要器官。肾脏对药物排泄涉及 3 种机制,即肾小球滤过、肾小管主动分泌(CL$_{R-secretion}$)和肾小管重吸收(CL$_{R-reabsorption}$)。药物的肾小管主动分泌和主动重吸收由位于肾近曲小管上皮细胞的基底膜侧和顶膜侧的多个转运体实现(图 3-5)。肾清除率(CL$_R$)可以表达如式 3-4 或式 3-5:

$$CL_R = GFR \times f_{u-plasma} + CL_{R-secretion} - CL_{R-reabsorption} \quad (3-4)$$

$$CL_R = Cum. A_e / AUC_{0-\infty} \quad (3-5)$$

式中,肾小球滤过率(glomerular filtration rate, GFR)可通过测算内源性肌酸酐的清除率或从文献报道获取;Cum. A_e 为药物尿累积排泄量。考虑到临床中的个体差异等因素,当 CL$_R$ > 1.5 × GFR × $f_{u-plasma}$,认为有肾小管主动分泌参与药物的排泄;当 CL$_R$ < 0.5 × GFR × $f_{u-plasma}$,认为有肾小管重吸收参与药物再利用。

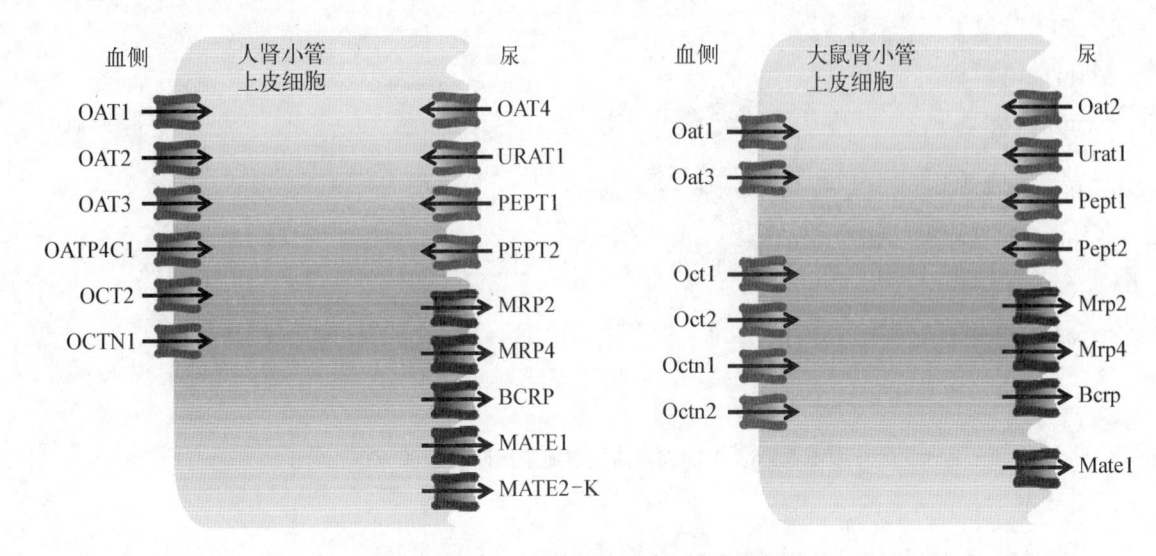

图 3-5 人和大鼠的主要肾脏转运体分布

丹参(Salvia miltiorrhiza roots)被广泛用于治疗心绞痛。丹参素是其主要成分，具有良好的抗心绞痛和药代动力学特性。血中丹参素主要通过肾脏排泄而广泛清除。研究发现，人体 OAT1（K_m,121 μmol/L）、OAT2（859 μmol/L）、OAT3（1 888 μmol/L）、OAT4（1 880 μmol/L）及大鼠 Oat1（117 μmol/L）、Oat2（1 207 μmol/L）、Oat3（1 498 μmol/L）介导了丹参素的肾小管分泌。其他肾脏转运体 OATP4C1、OCT2、OCTN1、MATE1、MATE2-K、MRP2、MRP4、BCRP 及大鼠 Oct1、Oct2、Octn1、Octn2、Mate1、Mrp2、Mrp4、Bcrp 的丹参素转运能力较弱或无转运活性。通过 OAT 抑制剂丙磺舒（probenecid）可削弱的肾小管分泌功能，总清除率（$CL_{tot,p}$）降低了约 70% 和肾清除率（CL_R）降低了约 70%；而肌酸酐清除率（CL_{R-Cr}）、丹参素血浆蛋白结合率及表观分布容积未显著改变（$P>0.05$）。同时，丹参素的系统暴露水平显著升高（C_{max} 增加了 2 倍，$AUC_{0-\infty}$ 增加了 4 倍），消除半衰期（$t_{1/2}$）增加了约 2 倍，平均滞留时间（MRT）增加了 2.5 倍。因此，丙磺舒诱导的丹参素肾清除率和系统暴露水平的改变主要原因是抑制了由 Oat 介导的肾小管主动分泌。与系统暴露的情况一样，丙磺舒处理后大鼠的心脏、肺、脑和肝脏中丹参酚的暴露水平显著升高。然而，丙磺舒处理的大鼠的肾脏暴露水平（AUC）并未显著变化，且肾脏最大血药浓度（C_{max}）明显低于未处理组。肾脏转运体对丹参素药代动力学的影响及其研究方法和思路，请见本章第四节（研究实例二：转运体介导丹参酚酸类成分的肝肾转运与暴露调控）。

四、脑等组织脏器对中药体内过程的影响

除了肠、肝、肾，细胞膜药物转运体也是决定药物在血脑屏障（blood-brain barrier, BBB）（图 3-6）、胎盘屏障的关键因素。摄取转运体能促进营养物质（氨基酸、葡萄糖等）和外源物质的摄取。相反，外排转运体却限制药物和代谢物进入中枢神经系统或穿过胎盘，并主动将各种内源性化合物（即神经毒素等）排出，保护脑或胎儿免受外源性物质的侵袭。通过调控吗啡的主要脑摄取转运体，限制吗啡的耐受性产生，以改变其镇痛效果。人 OATP2B1 可介导吗啡和其代谢物吗啡-6-葡萄糖醛酸的转运。通过 siRNA 靶向敲减小鼠脑 Oatp2b1，显著减少了吗啡或吗啡-6-葡萄糖醛酸在急性吗啡耐受小鼠的大脑或小脑中的含量。当在 Bcrp 基因敲除的小鼠妊娠期间的饮食中加入金雀异黄素时，金雀异黄素会在该类型小鼠胎盘中蓄积，说明 Bcrp 参与了小鼠胎盘中的金雀异黄素外排。

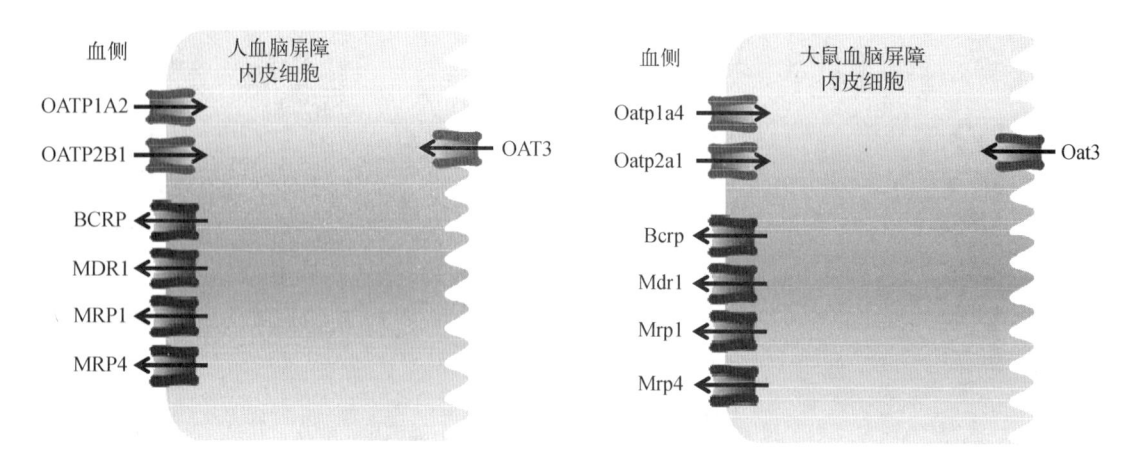

图 3-6 人和大鼠的主要血脑屏障转运体分布

第四节 药物转运体在中药药代动力学中应用实例

对于随意使用天然产品可能干扰患者正在接受的化药治疗的问题,已经在国际上引起了广泛关注。应用中西医结合治疗疾病在中国非常普遍,因此研究中药与化药合用时的药代动力学性质的 DDI 风险对于保证临床用药的有效性和安全性至关重要。与西方国家将天然产品(包括中药)视作膳食补充剂不同,中国将中药作为药物进行监管和使用,因此研究中药与化药合用的风险既涉及"中药影响化药",也涉及"化药影响中药"。然而,国际上对化药影响天然产品的研究还很少,缺乏相应的药代动力学研究和技术。为此,开展"化药影响中药"的风险研究首先需要明确成分在体内暴露的改变是否会影响中药的有效性或安全性,重点阐明与其他药物合用时是否会通过某种机制改变这些成分的体内暴露。

研究实例一:肝转运体对甘草酸体内变化过程的作用

甘草酸(glycyrrhizic acid 或 glycyrrhizin)是豆科 *Glycyrrhiza* 属中药甘草的主要活性成分,属于齐墩烷型三萜皂苷,其分子式为 $C_{42}H_{62}O_{16}$,分子量为 822.92,以 18α 和 18β 两种立体异构体形式存在,均具有保肝和抗炎等多种药理作用。在中国、日本等国家,使用甘草酸注射剂联合抗病毒药物用于治疗慢性病毒性肝炎,以降低慢性病毒性肝炎向肝硬化和肝癌转化的概率。但是,长期高剂量使用甘草酸注射液可能引发假醛固酮增多症,表现为高血压、低血钾症和外周水肿等毒副作用。该不良反应的发生与甘草酸的血浆 AUC 增大密切相关。在一项临床研究中发现直接抗病毒药物(帕利瑞韦、利托那韦、奥比他韦)与甘草酸联合使用时,甘草酸的人体血浆 $AUC_{0-24\,h}$ 增加了 49%。

静脉给药甘草酸后,甘草酸原形是体内主要暴露物质形式,其主要通过肝胆排出体外,肾脏排泄和代谢作用较弱。在此项研究实例中,研究方法如下:① 采用转染细胞和膜囊技术,筛选并鉴定了参与甘草酸的肝胆排泄的人及大鼠肝脏药物转运体,表征了相关转运动力学数据和比较了种属差异。② 采用化学敲减技术,利用利福平抑制大鼠肝脏摄取转运体 Oatp1b2,考察了大鼠静脉注射甘草酸后该转运体对甘草酸系统暴露水平及其他药代动力学的影响。研究技术路线见图 3-7。

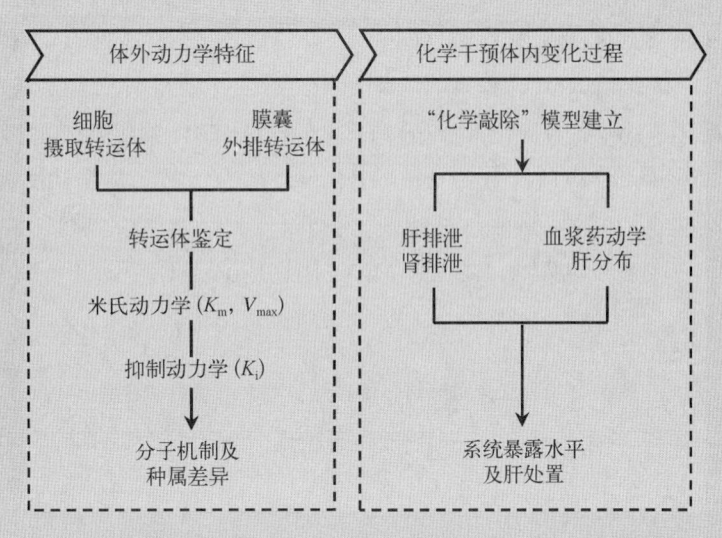

图3-7 肝转运体对甘草酸体内变化过程的作用的研究技术路线图

研究结果表明：系统循环中甘草酸的肝胆排泄主要由肝脏摄取和外排转运体的共同协作完成，其作用机制是：通过肝细胞基底侧（窦状隙膜侧）摄取转运体 OATP1B1/OATP1B3（人）或 Oatp1b2（大鼠）把甘草酸从血液摄入肝细胞，随后通过肝细胞顶端侧（胆管侧）外排转运体 MRP2/BCRP/BSEP/MDR1（人）或 Mrp2/Bcrp/Bsep（大鼠）将其外排至胆汁（图3-8）。此外，肝细胞基底侧（窦状隙膜侧）外排转运体 MRP3/MRP4（人）或 Mrp4（大鼠）可将部分甘草酸从肝细胞外排回血并在下游肝细胞再摄取，共同完成"肝细胞跳跃（hepatocyte hopping）"，有效增加甘草酸的肝胆排泄。

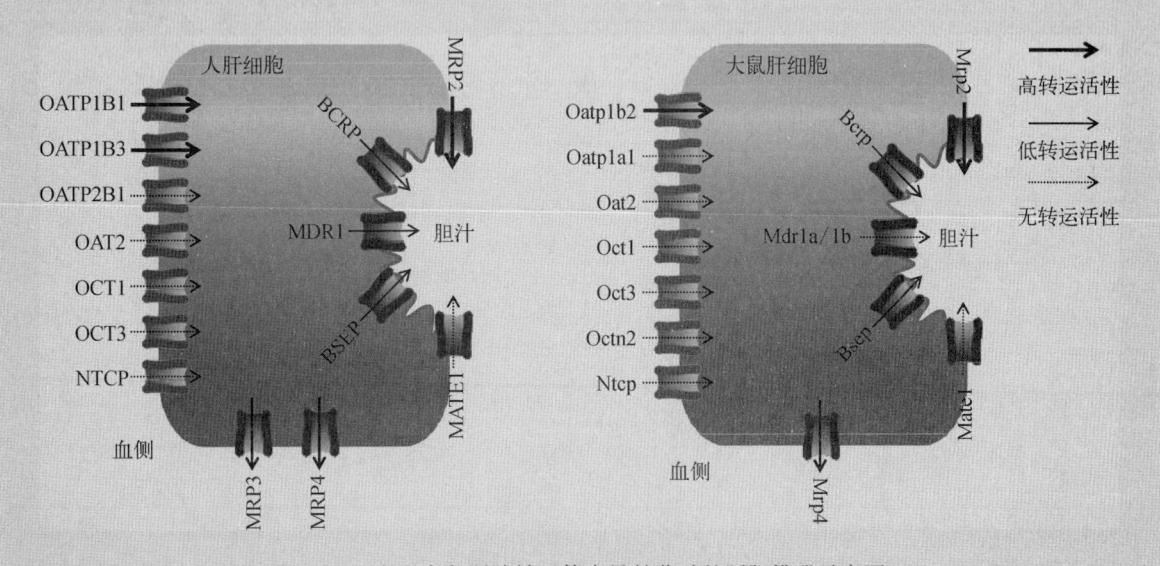

图3-8 人和大鼠肝脏转运体介导甘草酸的肝胆排泄示意图

（引自：Dong J J, Olaleye O E, Jiang R R, et al. Glycyrrhizin has a high likelihood to be a victim of drug-drug interactions mediated by hepatic organic anion-transporting polypeptide 1B1/1B3. Br J Pharmacol, 2018, 175：3486-3503.）

转运动力学结果表明：大鼠摄取转运体和外排转运体对甘草酸转运活性（K_m 值）分别与人的同源转运体转运活性相近（2倍左右）（表3-5），具有较好的种属相似性，因此大鼠是研究肝脏转运体影响甘草酸在体内变化的理想动物，可用于整体体内验证摄取转运体对甘草酸体内变化的作用。抑制动力学结果表明：甘草酸作为抑制剂时，对 OATP1B1 和 OATP1B3 转运阳性底物的抑制常数（K_i）较大（7.7~14.8 μmol/L），抑制活性较弱；结合临床静脉注射甘草酸后，与血浆蛋白广泛结合（99%），因此甘草酸不可能通过抑制 OATP1B1 和 OATP1B3 成为促变药。当利福平作为抑制剂时，可竞争性抑制对人 OATP1B1/OATP1B3 和大鼠 Oatp1b2 介导甘草酸转运的 K_i 较小（0.22~0.72 μmol/L）（表3-5），抑制活性较强；而利福平对大鼠 Mrp2\Bcrp\Bsep 和人 MRP2\BCRP\BSEP\MDR1 的半数抑制浓度（IC_{50}）为12.3~102.1 μmol/L，抑制活性较弱。因此，利福平抑制甘草酸转运的种属差异较小，可用于体内敲减 OATP 转运活性。

表3-5 人和大鼠肝转运体转运甘草酸的动力学参数

转运体	K_m (μmol/L)	V_{max} [pmol/(min·mg蛋白)]	CL_{int} [μL/(min·mg蛋白)]	利福平的 K_i 或 IC_{50} (μmol/L)
人转运体				
OATP1B1	21.7±3.0	16.6±0.8	0.76	0.22±0.09 (K_i)
OATP1B3	18.4±3.0	12.4±0.6	0.68	0.34±0.03 (K_i)
MRP2	12.3±1.7	96.3±3.1	7.82	144±6 (IC_{50})
BCRP	45.4±23.5	9.7±1.9	0.21	461±35 (IC_{50})
BSEP	102.1±42.4	34.1±14.1	0.33	176±17 (IC_{50})
MDR1	23.9±12.1	26.0±4.1	1.09	279±17 (IC_{50})
MRP3	17.9±3.1	121±6.2	6.76	108±12 (IC_{50})
MRP4	21.9±7.3	80.2±8.4	3.66	119±25 (IC_{50})
大鼠转运体				
Oatp1b2	18.2±2.3	35.6±1.2	1.95	0.72±0.05 (K_i)
Mrp2	17.2±8.0	25.6±3.2	1.49	94±7 (IC_{50})
Bcrp	86.4±25.1	46.6±6.2	0.54	335±16 (IC_{50})
Bsep	47.6±18.2	38.6±9.3	0.81	180±12 (IC_{50})
Mrp4	7.0±1.6	63.2±3.4	9.02	171±22 (IC_{50})

(引自: Dong J, Olaleye O E, Jiang R, et al. Glycyrrhizin has a high likelihood to be a victim of drug-drug interactions mediated by hepatic organic anion-transporting polypeptide 1B1/1B3. Br J Pharmacol, 2018, 175: 3486-3503.)

通过利福平敲减大鼠肝脏 Oatp1b2，考察静注甘草酸后肝脏摄取转运体对甘草酸的体内变化过程的影响。大鼠尾静脉注射利福平（20 mg/kg）后，在给药后8 h内大鼠体内利福平的游离血浆浓度均高于利福平抑制 Oatp1b2 介导甘草酸转运的 K_i 值，表明利福平可以作为敲减 Oatp1b2 的工具药（图3-9）。

大鼠静脉给药甘草酸的药代动力学实验结果表明(图3-10),利福平显著降低甘草酸血浆总清除率($CL_{tot,p}$)($P<0.05$),但分布容积(V_{SS})和血浆蛋白结合率($f_{u-plasma}$)无显著变化($P>0.05$)。甘草酸的肝胆清除率(CL_B)显著降低($P<0.05$);肝胆排泄被阻断后,甘草酸的肾排泄(CL_R)发生代偿性增加,甘草酸的尿排泄分数(f_{e-U})仍然只有16%。结合体外研究结果,提示利福平通过抑制肝Oatp1b2介导的甘草酸转运,能够显著抑制其胆汁排泄,进而使甘草酸的AUC_{0-12h}增加了3.7倍,$t_{1/2}$延长了3.0倍;但是达峰浓度(C_{5min})只略有升高(1.1倍)。

临床上有多个药物是OATP1B1/OATP1B3的双重抑制剂,如水飞蓟素、帕利瑞韦、利托那韦、特拉匹韦、琥乙红霉素等。这些药物与静注给药的甘草酸一起使用可引发DDI,进而增加了患者发生假醛固酮增多症的风险。当与抗病毒药物帕利瑞韦、利托那韦及

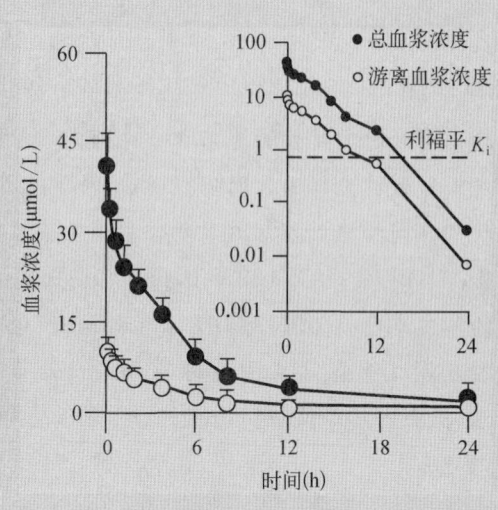

图3-9 大鼠静脉注射利福平(20 mg/kg)后,总血浆浓度和游离血浆浓度-时间曲线

(引自:Dong J J, Olaleye O E, Jiang R R, et al. Glycyrrhizin has a high likelihood to be a victim of drug-drug interactions mediated by hepatic organic anion-transporting polypeptide 1B1/1B3. Br J Pharmacol, 2018, 175: 3486-3503.)

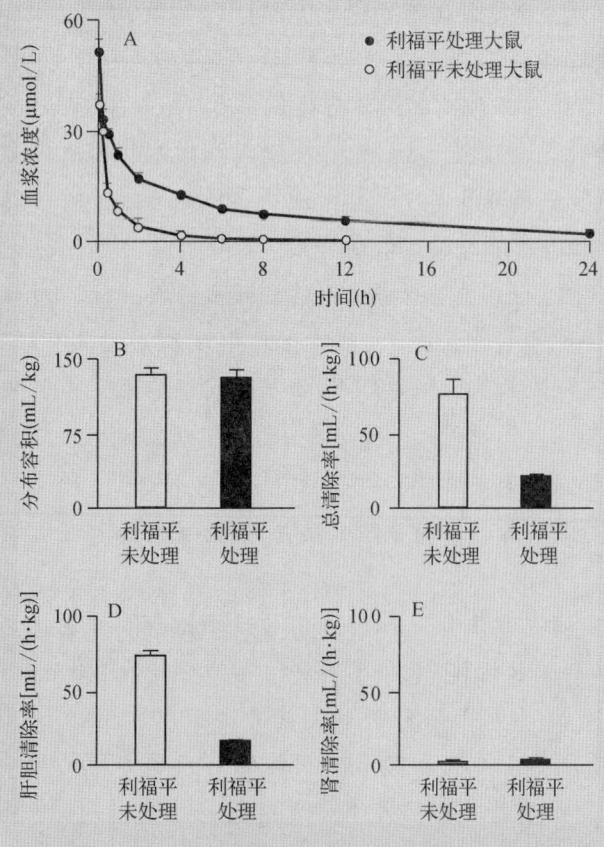

图3-10 利福平对大鼠静脉给药甘草酸的系统暴露和肝肾消除的影响

(引自:Dong J J, Olaleye O E, Jiang R R, et al. Glycyrrhizin has a high likelihood to be a victim of drug-drug interactions mediated by hepatic organic anion-transporting polypeptide 1B1/1B3. Br J Pharmacol, 2018, 175: 3486-3503.)

奥比他韦一起使用时，人体中甘草酸的血浆 AUC$_{0-24h}$ 可增大 49%。结合本研究实例，OATP1B1/OATP1B3 的"双抑制剂"药物联合使用甘草酸时，不仅增加了甘草酸系统暴露水平(AUC)，而且肝内消除时间延长和暴露水平也随着 OATP1B1/OATP1B3 的抑制增加而增加，这有利于甘草酸发挥保肝抗炎作用。因此，当临床联合使用甘草酸和 OATP1B1/OATP1B3 的双重抑制剂药物(如抗病毒药物)时，指导这种联合用药的获益/风险评估(benefit-risk assessment)，研究建议：① 选择 OATP1B1 或 OATP1B3 的选择性抑制剂药物；② 监控甘草酸和 OATP1B1/OATP1B3 的双抑制剂的体内浓度，有效预防 DDI 发生的同时，也可以保证药物治疗疗效最大化；③ 开展临床中药-化药相互作用研究，要考虑疾病、基因多态性等因素对转运体 OATP1B 的影响；④ 对于同时存在高血压、低血钾症等风险因素的患者，应该密切监测血压和血钾水平，并在必要时采取相应的治疗措施。

研究实例二：转运体介导丹参酚酸类成分的肝肾转运与暴露调控

丹参(*Salvia miltiorrhiza* roots)是一种常用的中草药，临床中有口服或静脉两种给药形式；常单独使用或与其他药物联合使用治疗心血管疾病。其中，亲水性酚酸类成分和亲脂性二萜醌类成分被认为是丹参发挥心血管相关药理作用的药效物质基础。对于静脉给药的含丹参制剂，由于采用水提法制备，丹参成分主要以咖啡酸衍生物为主，主要以单体(丹参素)、二聚体(迷迭香酸和丹酚酸 D)、三聚体(丹酚酸 A 和紫草酸)和四聚体(丹酚酸 B)的形式存在(图 3-11)。这些化合物含有一个或多个儿茶酚分子和一个或多个羧酸基团。人体静脉给予丹红注射液(含丹参)后，丹参酚酸的代谢主要发生在肝脏，包括甲基化、葡萄糖醛酸化和硫酸化。由于这些酚酸的膜通透性不是很好，肝肾的主动排泄参与了这些酚酸化合物的系统清除。虽然原儿茶醛是一种没有羧基的儿茶酚化合物，但是其在肝醛脱氢酶作用下广泛转化为原儿茶酸，最终经肾脏排泄(图 3-11)。含丹参注射制剂中，丹参素是含量最高的酚酸成分之一；且给药后，丹参素是所有丹参酚酸类成分中最显著的系统暴露的成分。药理学研究表明，丹参素具有舒张血管的特性，可提高血清一氧化氮水平和内皮一氧化氮合酶的作用，保护内皮细胞免受同型半胱氨酸诱导的损伤和 H_2O_2 诱导的凋亡，并发挥抗氧化等药理作用。这些药理学研究是所需丹参素有效浓度或剂量均显著高于丹参素在人体的最高血浆浓度(3~100 倍)或给药剂量(5~10 倍)。因此，这项研究实例旨在揭示丹参酚酸类成分的肝肾排泄的分子作用机制，并寻找一个有效调控主要暴露成分丹参素系统暴露水平的方法。

在此项研究实例中，研究方法如下：① 采用转染细胞和膜囊泡技术，筛选并鉴定了参与丹参酚酸成分转运的人肝肾转运体，表征了其转运动力学特征，并与大鼠相关转运体进行比较。② 采用化学敲减技术，利用丙磺舒抑制大鼠肾脏摄取转运体 OAT，考察了大鼠静注给药丹参素后该转运体对丹参素系统暴露水平及其他药代动力学的影响。③ 通过对比剂量调整与化学敲减，明确剂量调整是调控丹参素系统暴露水平最有效的手段。研究技术路线见图 3-12。

图 3-11 丹参酚酸类成分的化学结构

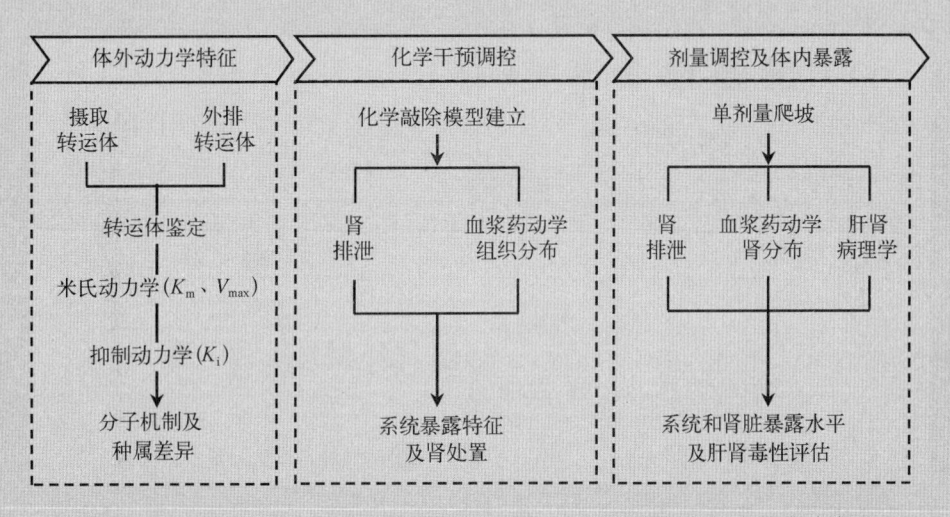

图 3-12 转运体介导丹参酚酸类成分的肝肾转运与暴露调控研究技术路线图

研究结果表明：① 多个人体转运体以化合物分子量依赖性方式介导肝和/或肾对丹参酚酸成分的摄取(图 3-13)。紫草酸和丹酚酸 B(均>500 Da)通过 OATP1B1/OATP1B3 介导的肝脏摄取而被系统清除。迷迭香酸和丹酚酸 D(350~450 Da)通过 OATP1B1/OATP1B3/OAT2 介导的肝摄取和 OAT1/OAT2 介导的肾摄取进行系统清除。原儿茶酸和丹参素(均<200 Da)主要以通过 OAT1/OAT2 介导的肾脏摄取为主和部分 OAT2 介导的肝脏摄取进行系统清除。少数外排转运体参与了部分丹参酚酸成分的外排。在大鼠同源转运体中观察到类似的情况，具有较好的种属相似性，因此大鼠是研究肝肾转运体影响丹参酚酸类成分体内变化的理想动物。② 丙磺舒常用于削弱体内转运体 OAT/Oat 活性的有效抑制剂。在本研究实例中，利用静注丙磺舒(100 mg/kg)建立化学敲减大鼠模型。在静脉给药丹参素(2 mg/kg)后，丙磺舒显著削弱丹参素肾清除率(CL_R)和总清除率($CL_{tot, p}$)，而未显著改变肌酸酐清除率(CL_{R-Cr})、丹参素血浆蛋白结合率及表观分布容积($P>0.05$)。忽略丹参素的肾小管重吸收，扣除肾小球过滤后，肾小管主动分泌清除率(CL_{R-se})

图 3-13 丹参酚酸类成分的肝肾排泄机制概述

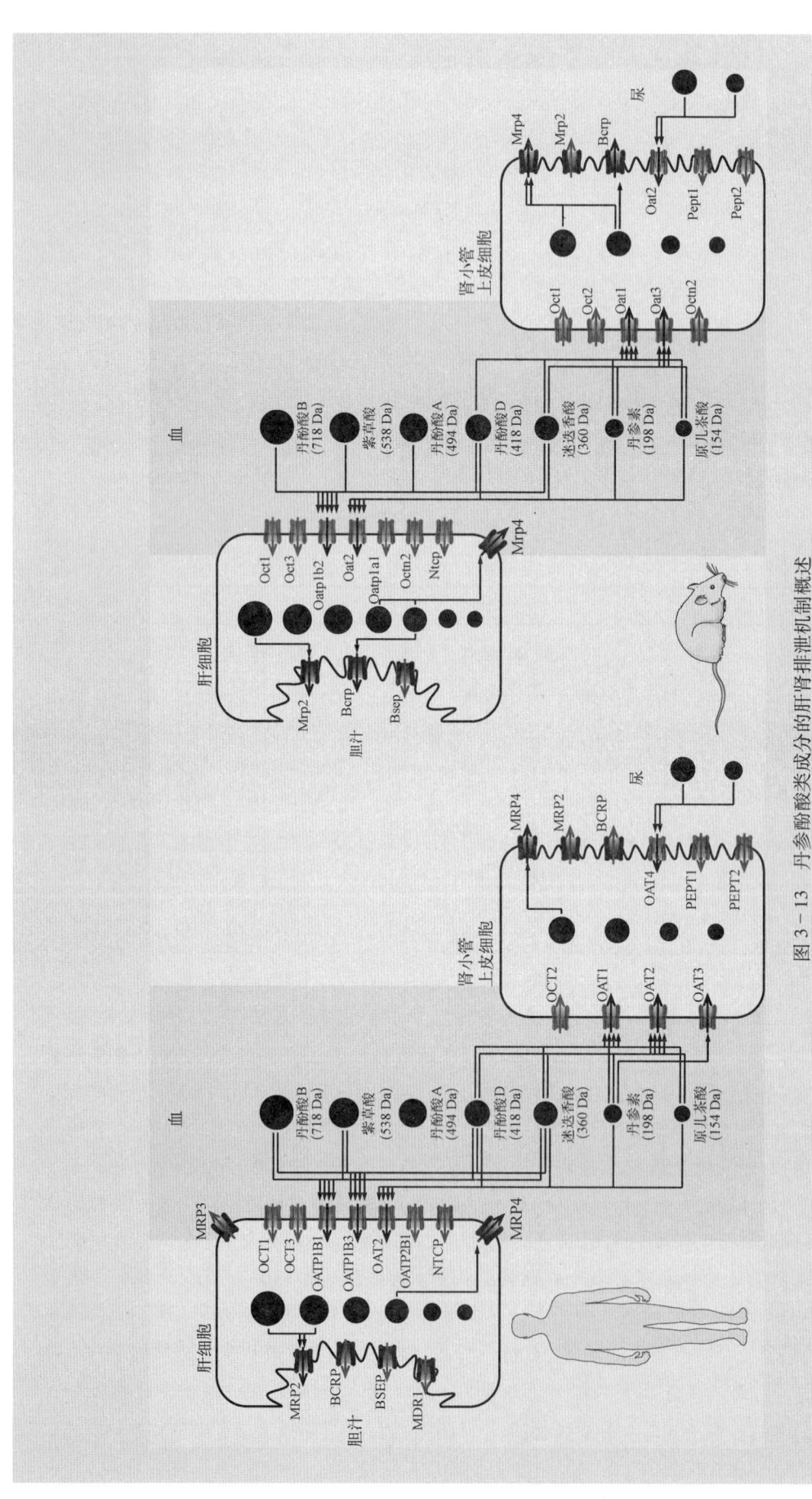

[引自：Lu J L, Zeng X S, Zhou X, et al. Molecular basis underlying hepatobiliary and renal excretion of phenolic acids of *Salvia miltiorrhiza* roots (Danshen). Front Pharmacol, 2022, 13: 911982.]

降低了约 90%。同时,丹参素的系统暴露水平(C_{max} 和 $AUC_{0-\infty}$)显著高于正常大鼠(未经丙磺舒处理),消除半衰期($t_{1/2}$)延长了 2 倍(图 3-14)。因此,丙磺舒诱导的丹参素肾清除率的改变主要来自对 OAT 介导的肾小管主动分泌的抑制。

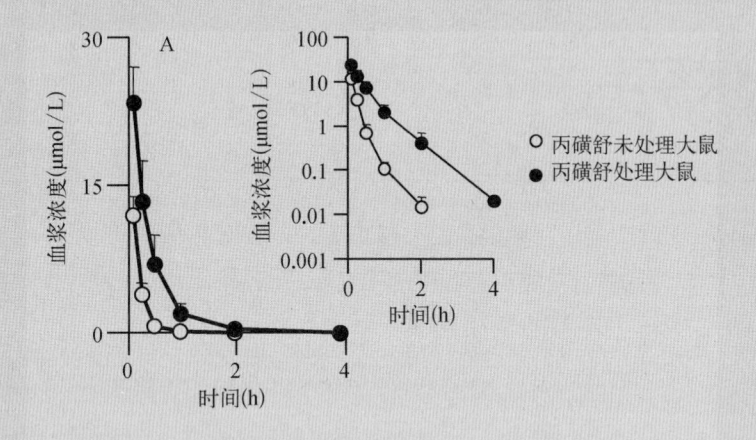

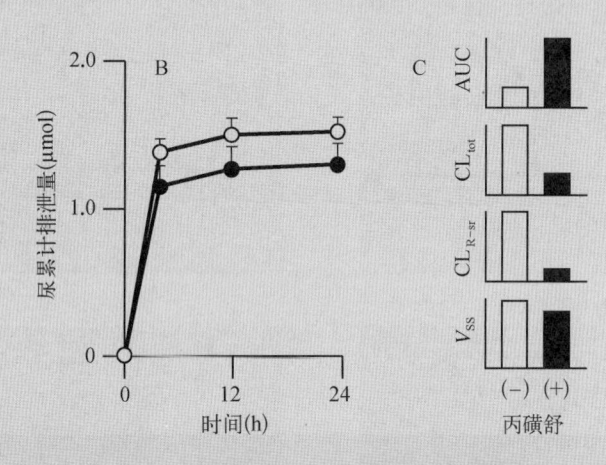

图 3-14 大鼠在丙磺舒敲减下,静脉给药丹参素后丹参素的系统暴露特征

(引自: Jia W W, Du F F, Liu X W, et al. Renal tubular secretion of tanshinol: molecular mechanisms, impact on its systemic exposure, and propensity for dose-related nephrotoxicity and for renal herb-drug interactions. Drug Metab Dispos, 2015, 43: 669–678.)

丹参素在 2~200 mg/kg 剂量范围内呈现线性药代动力学特征(图 3-15)。丹参素系统暴露水平(血浆 $C_{5\,min}$)和肾脏暴露水平($C_{5\,min}$ 和 $AUC_{0-\infty}$)随剂量增加而增加了约 100 倍,而血浆 $t_{1/2}$、$CL_{tot,p}$、V_{SS} 和肾脏 $t_{1/2}$、对肾清除率(即肾小管刷状边缘侧对肾脏的清除)均不依赖于丹参素的给药剂量。大鼠肾脏 Oat1 和 Oat3 介导的肾小管摄取导致肾脏中丹参素浓度远高于血浆中浓度(>10 倍)。但病理学观察中,大鼠在连续静脉给药丹参素 14 天[200 mg/(kg·d)]后,肝、肾均无明显病变(图 3-16 和图 3-17)。因此,与通过化学敲减方法相比,剂量调控是有效、安全地提高丹参素系统暴露的手段,这对于优化含丹参注射液的临床疗效提供了数据基础和科学依据。

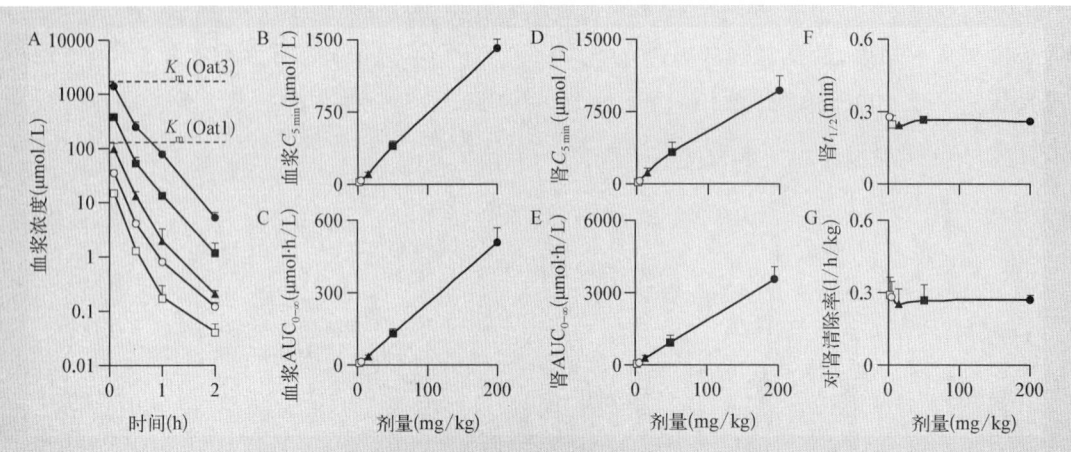

图 3-15 大鼠静脉注射不同剂量的丹参素后,丹参素的血浆和肾脏药动学特征

2 mg/kg(□)、5 mg/kg(○)、15 mg/kg(▲)、50 mg/kg(■)或 200 mg/kg(●)

(引自: Jia W W, Du F F, Liu X W, et al. Renal tubular secretion of tanshinol: molecular mechanisms, impact on its systemic exposure, and propensity for dose-related nephrotoxicity and for renal herb-drug interactions. Drug Metab Dispos, 2015, 43: 669-678.)

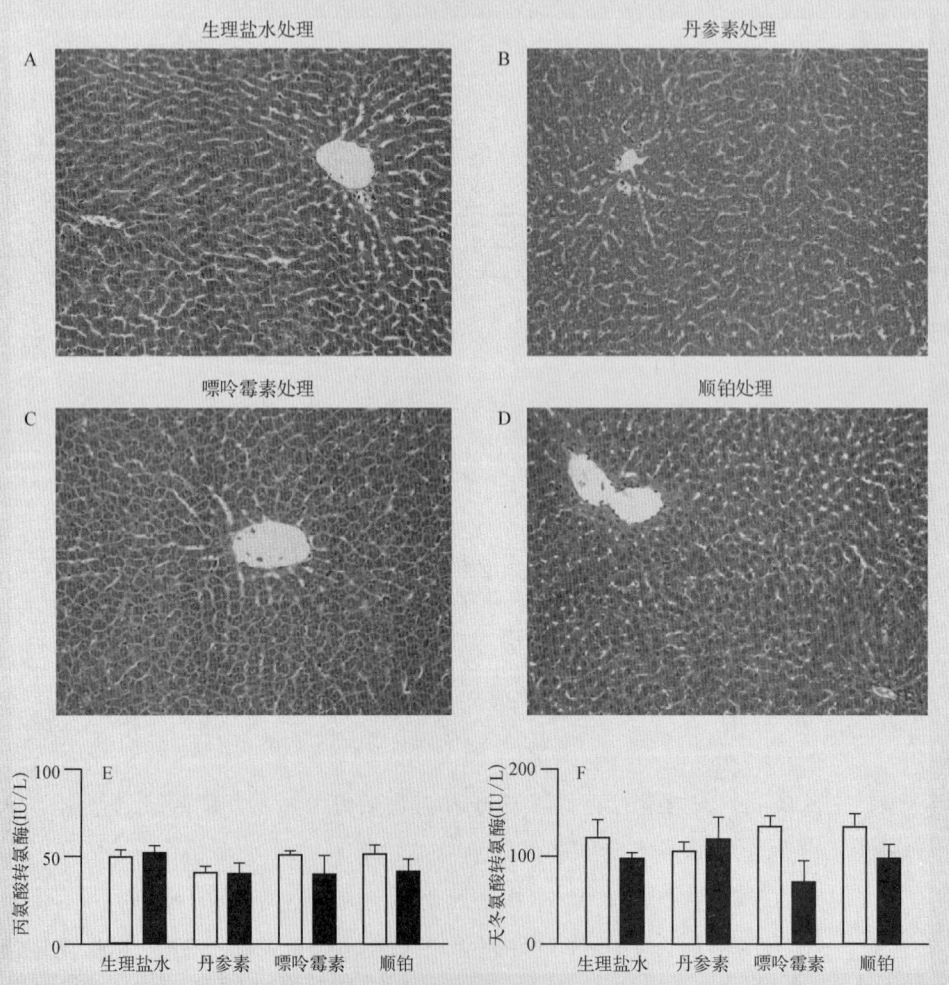

图 3-16 大鼠经生理盐水[i.v.,5 mL/(kg·d)]、丹参素[i.v.,200 mg/(kg·d)]、嘌呤霉素[i.p.,40 mg/(kg·d)]和顺铂[i.p.,1 mg/(kg·d)]连续处理 14 天后,比较肝脏组织学(A~D)和血清生化指标(E 和 F)

血液标本于给药前(空心)和给药 15 天后(实心)采集用于评价丙氨酸转氨酶和天冬氨酸转氨酸。肝组织取样并进行处理,H&E 染色以评估肝脏损伤。H&E,×200

(引自: Jia W W, Du F F, Liu X W, et al. Renal tubular secretion of tanshinol: molecular mechanisms, impact on its systemic exposure, and propensity for dose-related nephrotoxicity and for renal herb-drug interactions. Drug Metab Dispos, 2015, 43: 669-678.)

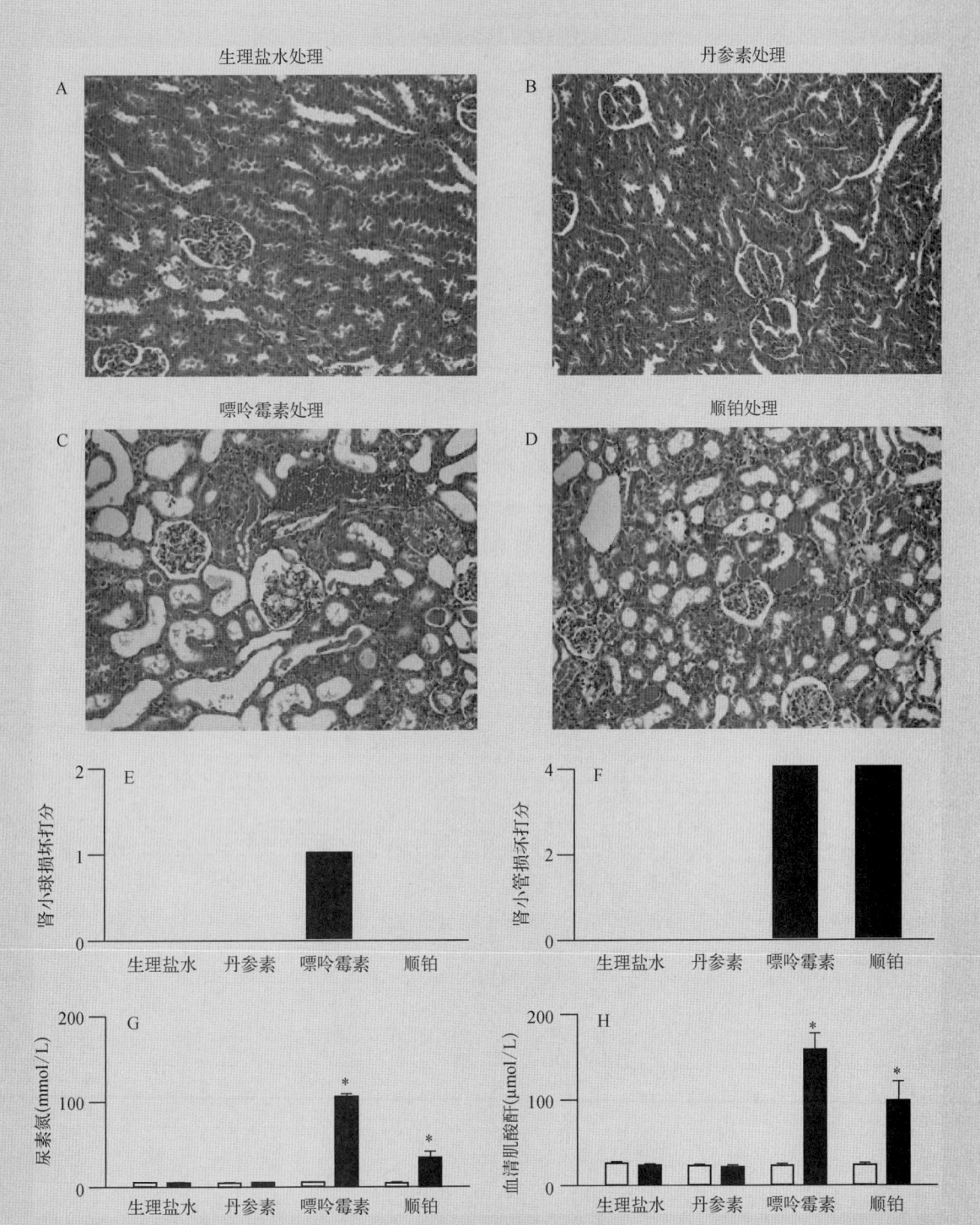

图 3-17 大鼠经生理盐水[i.v.,5 mL/(kg·d)]、丹参素[i.v.,200 mg/(kg·d)]、嘌呤霉素[i.p.,40 mg/(kg·d)]和顺铂[i.p.,1 mg/(kg·d)]连续处理14天后,比较肾脏组织学(A~F)和血清生化指标(G 和 H)

血液标本于给药前(空心)和给药15天后(实心)采集用于评价尿素氮和血清肌酸酐。肾组织取样并进行处理,H&E 染色以评估肾小管和肾小球损伤。*,$P<0.01$,与生理盐水组比较。H&E,×200

(引自:Jia W W, Du F F, Liu X W, et al. Renal tubular secretion of tanshinol: molecular mechanisms, impact on its systemic exposure, and propensity for dose-related nephrotoxicity and for renal herb-drug interactions. Drug Metab Dispos, 2015, 43: 669-678.)

思 考 题

1. 总结、归纳转运体对药物体内过程的影响表现在哪些方面?
2. 阐述转运体对药物药效的影响。

(贾伟伟)

第四章
药物代谢酶和转运体的结构生物学基础

代谢酶和转运体的结构对于认识代谢功能,理解药物与代谢酶和转运体之间的相互作用及发现药物新靶点等方面具有重要意义。十八反、十九畏是中药药性理论的一个重要组成成分,现代研究发现这种现象与中药之间的配伍影响肝药酶而相互影响有关,某些中药单体成分对药物代谢酶及转运体具有抑制或促进作用,从而导致药物代谢减慢或加速,如黄酮及黄酮衍生物、呋喃香豆素、多糖、生物碱等。蛋白质的功能与其蛋白质的结构息息相关,小分子药物与蛋白质的结合会改变蛋白质的结构从而引起蛋白质的功能变化。因此,从分子水平上探究药物代谢酶和转运体与中药有效成分之间的相互作用关系,有利于进一步用现代医学理论去阐释中药药性理论,促进中药现代化的发展。

药物代谢酶的结构非常复杂,通常被分为两个区域:底物结合区和催化活性区。底物结合区往往由多个位点和多个基序组成,可确定反应的位置和方向,能与多种类型的分子结合。催化活性区通常位于底物结合区的附近,包含氨基酸残基和金属离子,对药物的代谢反应至关重要。转运体的突变会引起蛋白质空间折叠状态变化,进而影响药物与转运体的结合模式,这种结构的可变性对于理解药物的转运机制,预测 DDI 等方面具有重要意义。本章将系统地介绍药物代谢酶和转运体的结构及常见药物被代谢和转运的相关分子机制。

第一节 药物 I 相代谢酶结构与功能

I 相代谢酶分为细胞色素 P450(cytochrome P450,CYP450,简称 CYP)、黄素单加氧酶(flavin-containing monooxygenase,FMO)、单胺氧化酶(monoamine oxidase,MAO)、双胺氧化酶(diamineoxidase,DAO)、还原酶和水解酶等。其中最常见的 I 相药物代谢酶,以 CYP 超家族为代表。

一、CYP 亚型结构与功能

CYP 是一类可自身氧化的亚铁血红素蛋白,属于单氧酶家族,是 I 相代谢过程中最重要的酶之一,主要分布在各组织细胞的内质网和线粒体内膜,其横跨膜双分子层的 N 端跨膜螺旋结构与酶的活性口袋相连接。CYP 整体结构相对比较保守,一般包含 12 段 α-螺旋结构,两段反向平行的 β-折叠结构和蛋白质结构中心的亚铁血红素(HEME)。α-螺旋位于细胞膜中,将蛋白整体锚定在细胞膜上以使其发挥不同的生物功能;HEME 中的铁原子则与 CYP 结构内的半胱氨酸硫原子形成配位键,帮助 HEME 稳定在 CYP 的活性口袋中。

CYP 超家族有 3 个保守的短区域。第一个保守区域是位于 I 螺旋的(A/G)XXXT,包含高度保守的苏氨酸,在 CYP 催化循环中发挥重要作用;第二个保守的区域是 EXXR 基序,包含了保守的谷氨酸和精氨酸,形成了酶的最终三级结构;第三个保守的区域是 FXXGXXXCXG 区域,包含苯丙氨酸、甘氨酸和半胱氨酸的血红素结合域,这是 CYP 超家族中最保守的 3 个残基,其中保守的半胱氨酸起着血红素的靶向配体作用。

一般来说,CYP 的底物结合部位位于 B-C 环和 F-G 区,B-C 环(在一些 CYP 中,包含 1~3 个小螺旋)和 F-G 区形成活性位点入口,负责底物识别,B-C 环和 F-G 区域的构象变化促进了 CYP 活性位点的开放和闭合状态,当底物结合时,B-C 环和 F-G 区经历了从开放状态到关闭状态的构象变化(图 4-1)。

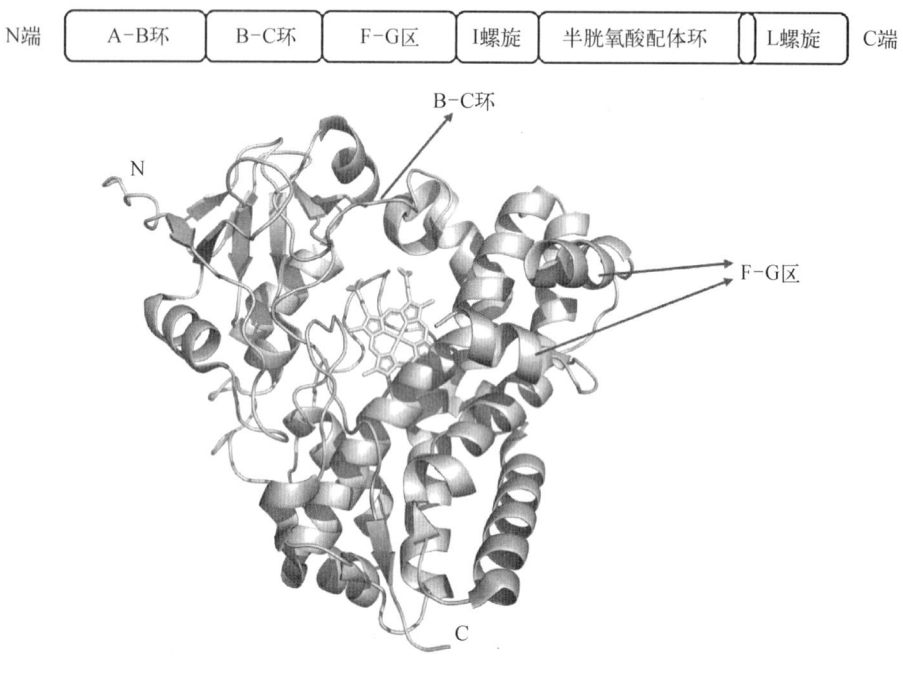

图 4-1 CYP 结构(PDB:1SE6)

CYP 参与内源性类固醇激素的合成和降解,在维生素代谢、不饱和脂肪酸氧化和胆固醇生物合成中发挥重要作用。CYP 的诱导可增加某些药物的清除率,导致药物暴露和应答减少,如诱导剂利福平和苯巴比妥可降低药物的肝毒性。此外,内源性或外源性化合物对 CYP 的抑制还可降低酶清除药物的能力,使血液中各种酶底物水平急剧升高而产生毒性。

如表 4-1 所示,部分 CYP 的结构已经被解析,涉及药物代谢的 CYP 家族中有 CYP1A2、CYP2C9、CYP2C19、CYP2D6 和 CYP3A4 5 种重要的亚型,介导 70%~80%所有依赖 I 相代谢的临床药物代谢及65%~70%临床使用药物的清除,并参与大量外源性化学物质和某些内源性物质的代谢,因此本节列举CYP1A2、CYP2D6 和 CYP3A4 作具体介绍。

表 4-1 CYP 主要亚型

CYP 亚型	PDB ID	氨基酸(个)	分子量(Da)	检测方法	位 置
CYP1A1	4I8V	512	58 165	X 射线	35-512
CYP1A2	2HI4	516	58 407	X 射线	27-515
CYP1B1	3PM0	543	60 846	X 射线	51-543
CYP2A6	1Z10	494	56 517	X 射线	29-494
CYP2A13	2P85	494	56 688	X 射线	26-494
CYP2B6	3IBD	491	56 278	X 射线	30-491

续　表

CYP 亚型	PDB ID	氨基酸(个)	分子量（Da）	检测方法	位　置
CYP2C8	1PQ2	490	55 825	X 射线	19-490
CYP2C9	1OG2	490	55 628	X 射线	30-490
CYP2C19	4GQS	490	55 945	X 射线	23-489
CYP2D6	2F9Q	497	55 769	X 射线	34-497
CYP2E1	3E4E	493	56 849	X 射线	32-493
CYP3A4	1TQN	503	57 343	X 射线	24-503
CYP3A5	5VEU	502	57 109	X 射线	24-497
CYP3A7	7MK8	503	57 470	X 射线	23-499
CYP19A1	3EQM	503	57 883	X 射线	1-503
CYP17A1	3RUK	508	57 371	X 射线	24-508
CYP2A7		494	56 425		未解析
CYP2J2		502	57 611		未解析
CYP4F2		520	59 853		未解析
CYP26A1		497	56 199		未解析
CYP26B1		512	57 513		未解析
CYP26C1		522	57 111		未解析

1. CYP1A2　是肝脏中最重要的 CYP 之一，基因位于 15 号染色体上，总长接近 7.8 kB，由 516 个氨基酸残基组成，占肝脏 CYP 的 13%，在肠、脑和肺中少量存在。已知 CYP 结构之间差异最大的区域是底物结合腔的远端部分，包括 B-C 环和 F-G 区域及 L 螺旋之后的 C 端区域。CYP1A2 主要结构为 12 个 α-螺旋和 4 个 β-折叠，分别命名为 A~L 和 1~4，有一个相对狭窄的平面底物结合腔，体积为 375~390 Å^3，结合部位相比于其他 CYP 成员较小，因此底物往往是小的平面分子。CYP1A2 活性位点主要是 F 螺旋和 I 螺旋上的残基，它们在空腔的两侧产生两个平行的底物结合区域，而在 CYP2 和 CYP3 家族酶中未观察到这种独特的底物结合特性（图 4-2A）。

CYP1A2 参与 20 多种药物的代谢，包括咖啡因、华法林、茶碱、普萘洛尔、美西汀、维拉帕米、硝苯地平、他克林等，还负责一些内源性激素的代谢，同时在体内一些致癌物质和有毒物质的激活中也起着至关重要的作用。多种高亲和力 CYP1A2 抑制剂的仲胺和芳香族部分与血红素-900（HEM900）产生配位结合并形成 π-π 堆叠，其中 CYP1A2 的 Thr124、Thr223 和 Thr321 等氨基酸残基可作为抑制剂的氢供体，而 Ile386 和 Leu497 与疏水部分形成范德瓦耳斯键（图 4-2B）。

2. CYP2D6　基因位于 22 号染色体，由 479 个氨基酸组成，约 4.3 kB，在肝、脑、肠组织和淋巴样细胞中高表达，其体积为 540 Å^3，因活性位点较小而具有高度底物特异性，在血红素基团上方有一个明确的活性位点腔，包含与底物识别和结合的重要残基 Asp301、Glu216、Phe483 和 Phe120，结合腔的上部有两个带负电荷的氨基酸（Glu216 和 Asp301），与底物的正电荷区域进行 π-π 堆叠，提示其对碱性底物有明显偏好（图 4-3A）。X 射线晶体衍射技术揭示了 CYP2D6 三维结构在配体结合型和配体游离型之

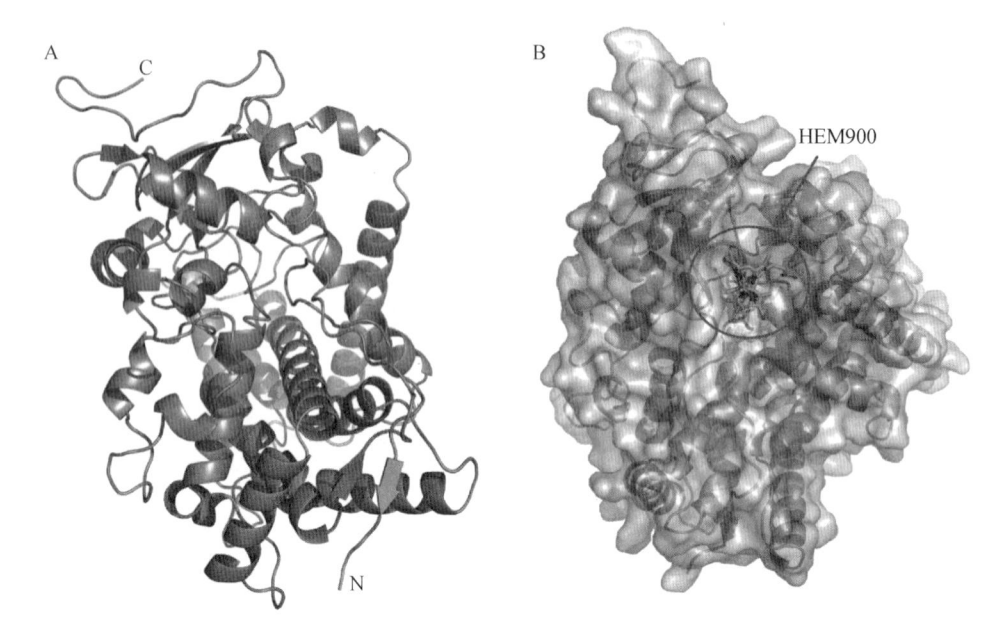

图 4-2 CYP1A2(PDB：2HI4)结构示意图(A)和 CYP1A2CTD 与 HEM900 的晶体结构(B)

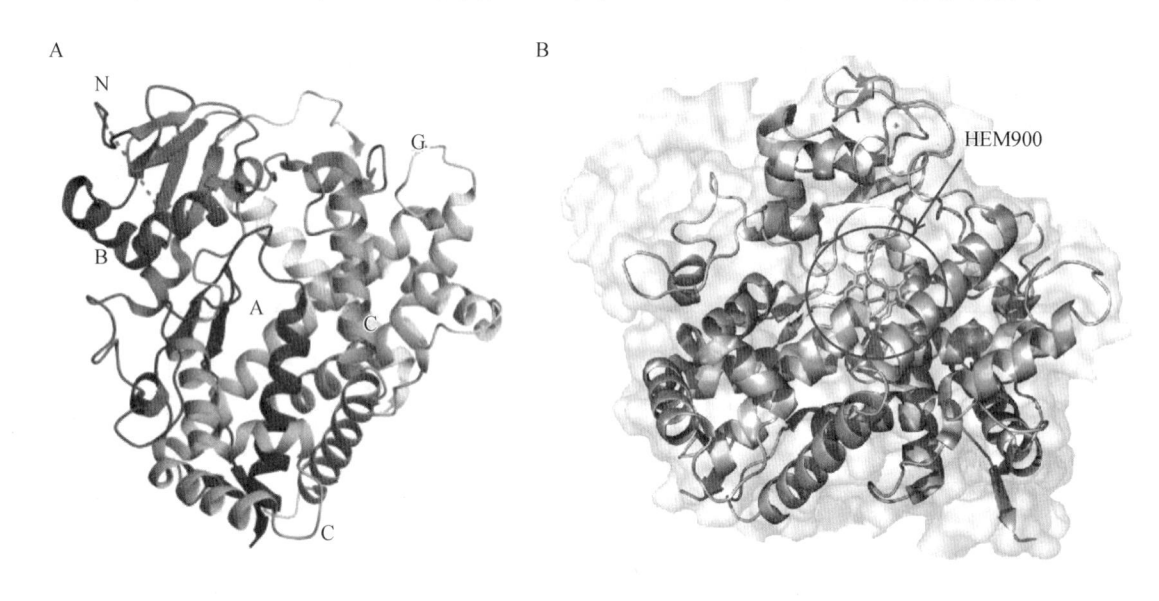

图 4-3 CYP2D6(PDB：2F9Q)结构示意图(A)和 CYP2D6 与 HEM900 的晶体结构(B)

间存在差异,最明显的构象变化包括 F 螺旋与 Gly218 作用导致活性位点的关闭,闭合时 A 螺旋的 Gly42 残基与 F′螺旋残基 Glu222 距离为 14.3 Å,但在开放构象时 F′螺旋 Glu222 残基与 A 螺旋残基 Gly42 之间的距离增加到 14.9 Å,从而打开了底物通道,便于接近活性位点,随后 F 螺旋和 G 螺旋以 B-C 环发生变化,形成 CYP2D6 开放结构。通过基于分子动力学模拟的对接等方法,在 CYP2D6 中确定了两个结合位点(A 和 B)的位置,发现位点 A 倾向于结合分子量小、极性较高的分子,而位点 B 倾向于结合更大分子量、相对疏水的分子,这种活性位点的选择性是导致其催化选择性产生的原因(图 4-3B)。尽管 CYP2D6 仅占肝脏 CYP 总量的 2%~4%,但它仍是一种主要的药物代谢酶,参与临床上大约 20%的药物代谢,包括镇痛药(如可卡因、曲马多)、抗抑郁药(如帕罗西汀、三环类抗抑郁药)、抗高血压药(如美托洛尔、比索洛尔)和抗癌药(他莫昔芬)等。

3. CYP3A4　基因位于第 7 号染色体,全长约为 27.6 kB,主要分布在肝脏和小肠,是肝内最常见最丰富的 CYP 亚家族。CYP3A4 的整体结构与其他 CYP 最显著的差异是在 D-H 环和 B-C 环区域,在螺旋 F 和 G 之间两个额外的螺旋 F'和 G',形成了一个膜相互作用区域。CYP3A4 的特征是在活性位点腔中存在 Arg212,侧链向 Phe304 的主链羧基提供一个氢键(图 4-4A)。Arg212 与 Glu308 的酰胺形成氢键,可能会破坏 I 螺旋上假定的质子转移通路,保守的酸性残基 Glu308 和保守的苏氨酸 Thr309 之间的肽键重新定位,可以将水分子定位为质子转移到与含铁血红素的还原性氧中间体,从而导致二氧键断裂,形成水分子和氧化底物的高反应性血红素(HEM900)中间体。CYP3A4 结构中 Arg106 跨越通道的一侧,参与由 Arg106、Glu374、Asp76、Arg372、Asp61 和 Tyr53 组成的氢键网络,该氢键网络通过电荷相互作用而稳定,残基 106~108 的另一侧有一个较小的溶剂通道,可暴露出 CYP3A4 的活性部位腔。

CYP3A4 的活性位点腔能够容纳 1 173~2 862 Å^3 的体积,底物结合后形成的"CYP3A4-配体复合物"具有很强的灵活性,这解释了结合底物的多样性和高亲和力,能够氧化具有许多不同结构特征的大量底物(如环孢素、他汀类、紫杉烷类和大环内酯类抗生素)。常用的高亲和力 CYP3A4 抑制剂具有很高的分子量和较大的表面积,同时有高亲脂性及许多可旋转键和氢键受体。这些氢键受体可与 CYP3A4 活性位点内的关键氨基酸相互作用,包括 Arg106、Ser119、Thr309 和 Arg372,提示 CYP3A4 的强效抑制剂是具有显著灵活性的亲脂性大分子。虽然 CYP3A4 抑制剂能够产生不同的结合构象,但所有高亲和力结合剂之间都存在一些高能量结合作用,常包含 Asp76 和 Glu374 两个氢键受体;芳香环能与活性苯丙氨酸残基形成大量 π-π 堆积相互作用,包括 Phe108、Phe213、Phe215、Phe304,而其他大多数高亲和力抑制剂与 Asp76、Arg106、Ser119 和 Arg372 发生极性相互作用(图 4-4B)。可见,CYP3A4 结合口袋的高度灵活性导致了其和配体结合的多样性。

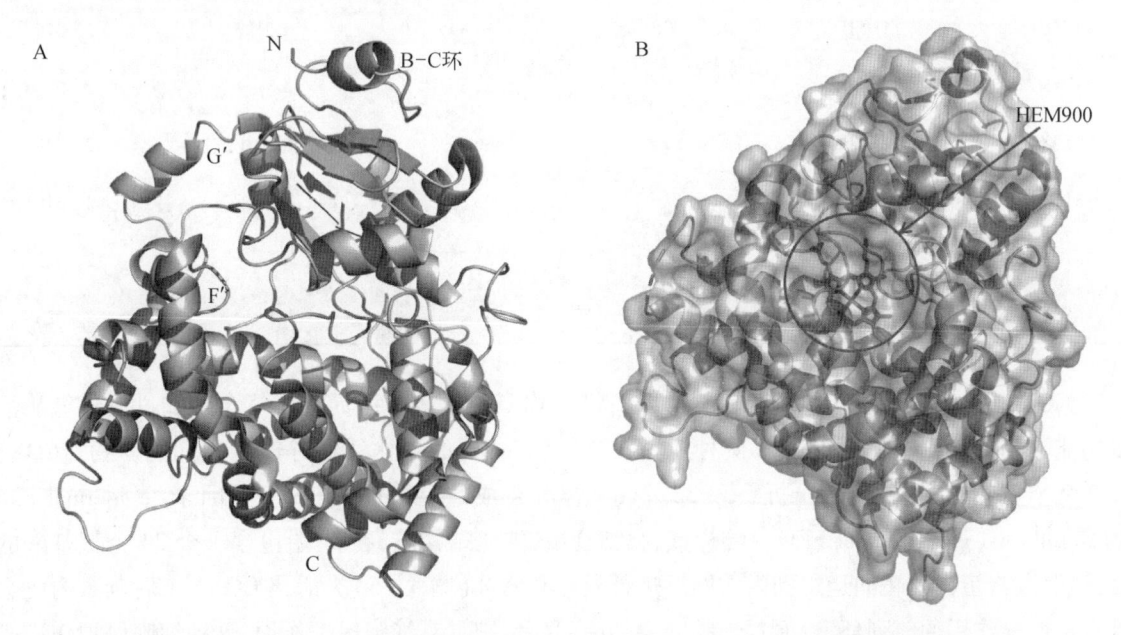

图 4-4 CYP3A4(PDB:1TQN)结构示意图(A)和 CYP3A4CTD 与 HEM900 的晶体结构(B)

二、PTGS、FMO 和 MAO 等结构与功能

除 CYP 外,其他 I 相代谢酶如前列腺素内过氧化物合酶(prostaglandin-endoperoxide synthase, PTGS)、FMO、MAO、AHD、醛酮还原酶(aldo-keto reductases, AKR)、酯酶(esterase, ES)和酰胺酶(amidase)等均可代谢内源性分子和外源性物质参与药物的清除,如表 4-2 所示,列举了目前数据库中结构解析情况。

表 4-2 其他 I 相代谢酶

其他酶	PDB ID	氨基酸(个)	分子量(Da)	检测方法	位　置
PTGS1	6Y3C	599	68 686	X射线	24-599
PTGS2	5F19	604	68 996	X射线	2-552
NAAA	6DXW	359	40 066	X射线	11-341
ESD	3FCX	282	31 463	X射线	1-282
MAOA	2BXR	527	59 682	X射线	1-527
MAOB	1GOS	520	58 763	X射线	2-520
FMO1		532	60 311		未解析
FMO2		535	60 907		未解析
FMO3		532	60 033		未解析
FMO4		558	63 343		未解析
FMO5		533	60 221		未解析
ADH1A	1HSO	375	39 859	X射线	2-375
ADH1B	1DEH	375	39 835	X射线	2-375
ADH1C	1HT0	375	39 868	X射线	2-375
AKR1A1	2ALR	325	36 573	X射线	2-325
AKR1B1	1ABN	316	35 853	X射线	2-316
AKR1C1	1MRQ	323	36 788	X射线	2-323
AKR1D1	3BUR	326	37 377	X射线	2-326

1. COX-1　环氧合酶(cyclooxygenase, COX)又称PTGS,是一种具有环氧合酶和过氧化氢酶活性的双功能酶,有COX-1和COX-2两种亚型,二者具有相同的催化活性并产生相同的产物。COX-1全长599个氨基酸,由12个β-折叠和22个α-螺旋组成,主要分为表皮生长因子(epidermal growth factor; epithelial growth factor, EGF)结构域、膜结合域、催化结构域,在N端包含一个24个氨基酸的信号肽,该肽段将蛋白质靶向运送到内质网后进行翻译和修饰(图4-5)。活化COX-1后刺激内皮会释放具有抗血栓作用的前列环素,而胃黏膜释放的前列环素则具有细胞保护作用,这种细胞保护作用既包括对胃黏膜的外源性损伤物质,也包括对胃液的内源性损伤物质。

2. MAO　主要分布在线粒体外膜上,是神经递质代谢中最重要的功能型蛋白酶,催化血清素、多巴胺和去甲肾上腺素的氧化。人单胺氧化酶A(MAO-A)的三维结构由黄素腺嘌呤二核苷酸(flavin adenine dinucleotide, FAD)结合域(氨基酸序列13-88、220-294和400-462)、底物结合结构域(氨基酸序列89-219和295-399)、C端膜区(氨基酸序列463-506)三部分组成(图4-6A)。抑制剂结合位点从黄素环延伸到MAO-A的活性位点关键残基210—216,形成一个由11个脂肪残基和5个芳香残基组成体积约为550 Å^{3}的疏水性空腔,Cys321和Cys323位于催化位点入口附近(图4-6B)。MAO

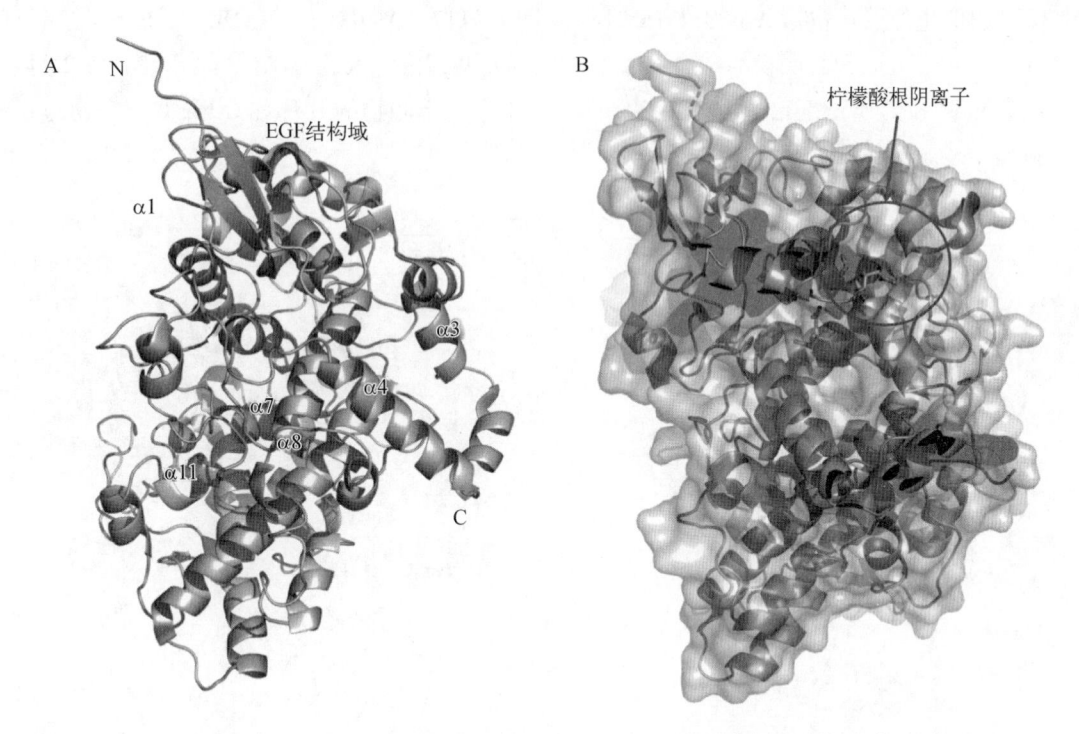

图 4-5 COX-1(PDB：6Y3C)结构示意图(A)和 COX-1 与柠檬酸铵的晶体结构(B)

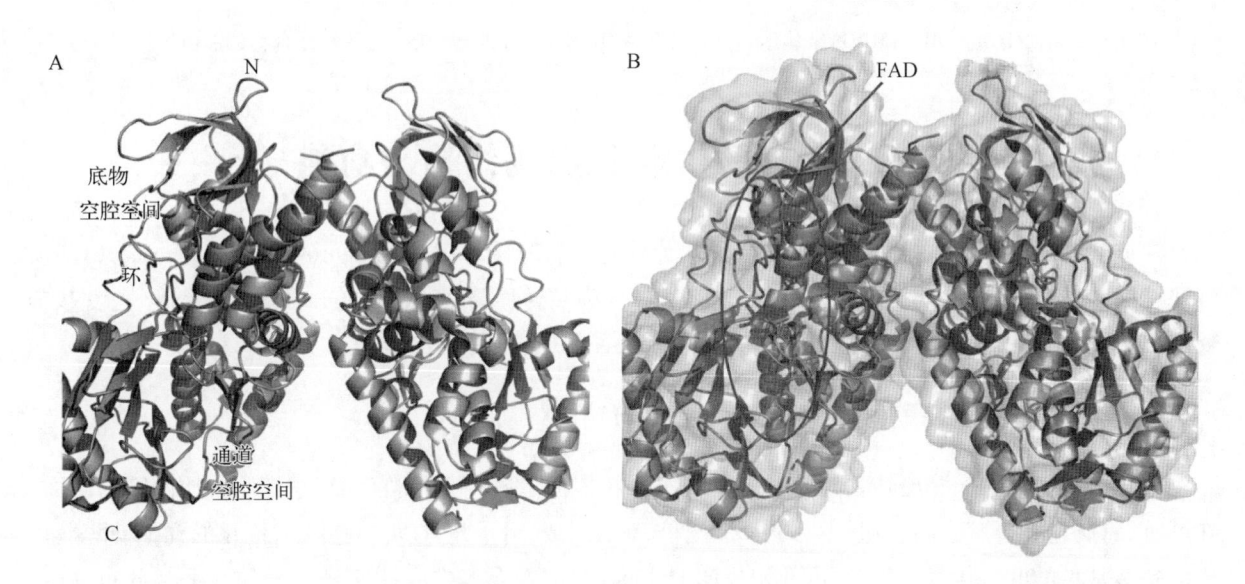

图 4-6 MAO-A(PDB：2BXR)结构示意图(A)和 MAO-ACTD 与 FAD 的晶体结构(B)

是一种通过氧化脱氨作用催化生物胺转化为相应醛和酮的氧化酶,同工酶 MAO-A 在保持神经递质功能水平方面具有重要作用,其异常活动的影响与几种神经系统疾病有关;MAO-B 则主要参与突触间隙中生物胺的储存、调节和释放。此外,MAO-A 和 MAO-B 在人类多种癌症中高度表达,MAO-A 在前列腺癌和肺癌中高表达,MAO-B 在胶质瘤和癌症中高表达,MAO-A 氧化脱氨基活性介导的 ROS 产生增加可能会加重肿瘤的发生和转移。因此,推测抑制 MAO-A 可能为癌症的治疗提供一种有价值的参考。

3. AKR　AKR 超家族具有相似的整体结构,不同亚型底物和活性的具体差异是由参与底物催化剂的 A、B 和 C 环决定的(图 4-7A)。此外,AKR 超家族成员还具有共同的辅因子结合结构域和由 Tyr、Lys、His 和 Asp 4 个氨基酸残基组成的高度保守的催化位点。现有的 AKR1C1 结构及其在 PDB 中的配合物,其保守的催化位点还包括 Asp50、Tyr55、Lys84 和 His117。AKR1C1-NADP$^+$-20α-羟孕酮复合物的晶体结构(图 4-7B)表明,底物的结合腔主要由三环残基组成。底物在 β1-α1 和 β1-α2 两个小环中与 Tyr24、Leu54 和 Tyr55 相互作用。残基 Trp227 几乎平行于底物的 B 环和 C 环,并与底物的 β-平面相互作用。

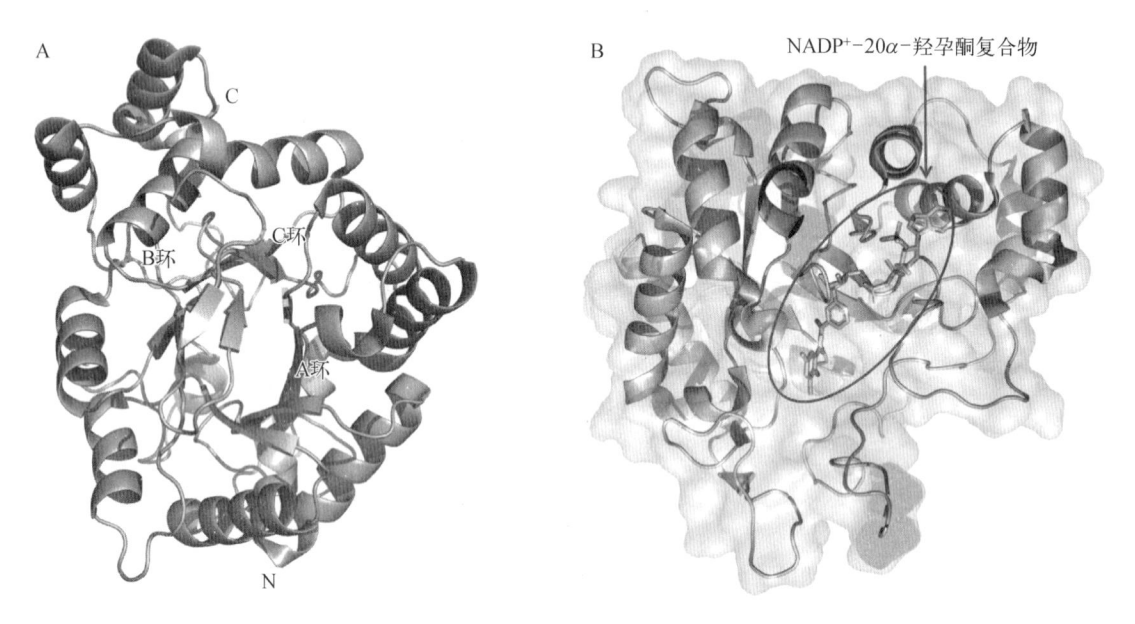

图 4-7 AKR1C1(PDB:1MRQ)结构示意图(A)和 AKR1C1-NADP$^+$-20α-羟孕酮复合物的晶体结构(B)

第二节 药物Ⅱ相代谢酶结构与功能

常见的Ⅱ相代谢酶主要包括尿苷二磷酸葡萄糖醛酸转移酶(UDP-glucuro-nosyltransferase,UGT)、谷胱甘肽 S-转移酶(glutathione S-transferase,GST)、磺基转移酶(sulfotransferase,SULT)、N-乙酰基转移酶(N-acetyltransferase,NAT)和甲基转移酶(methyltransferase,MT)等。

一、尿苷二磷酸葡萄糖醛酸转移酶亚型结构与功能

尿苷二磷酸葡萄糖醛酸转移酶(UGT)是一类微粒体糖蛋白,位于器官和组织细胞内质网腔的侧面,在肝脏、胃肠道和肾脏中高表达,由 529~534 个氨基酸组成,分子量在 50~60 kDa,催化的葡萄糖醛酸化反应是最常见的Ⅱ相代谢过程,约占Ⅱ相代谢的 35%,控制着众多内源性信号分子的水平和分布,以及多种内源性和外源性化学物质的代谢。

由于 UGT 定位于内质网,其催化位点位于双层膜的管腔侧,底物和共底物不能立即被酶获得,因此需要转运蛋白通过被动扩散或主动运输的方式将尿苷二磷酸(uridine diphosphate,UDP)糖从细质中的合成位点转移到内质网管腔。UGT 通过亲核攻击将尿苷二磷酸葡萄糖醛酸(uridine diphosphate glucuronic acid,UDPGA)共价连接到合适的受体官能团底物上,将葡萄糖醛酸从 UDP 糖(共底物)转移到底物(糖苷元)形成带有 β-D-糖苷的葡萄糖醛酸化化合物。这一反应过程根据二级亲核取代机制发生,除了形成葡萄糖醛酸苷结合物,将结构不同的内源性和外源性化合物如胆红素、胆汁酸、脂肪酸、类固醇激素、甲状腺激素和脂溶性维生素等的毒性降低并使其易排出体外,同时产生 UDP。亲核试剂同样可作为葡萄糖醛酸酸化的受体基团,包括脂肪族醇类、酚类、羧酸类、芳香族和脂肪族胺类、硫醇类

和酸性碳原子等,以及羟基(—OH)、羧基(—COOH)或氨基(—NH$_2$)等其他亲核基团。

UGT 家族酶具有基因结构特异性,*UGT1A* 基因家族由染色体 2q37 编码 9 个基因(*UGT1A1*、*UGT1A3~UGT1A10*)。*UGT1A* 亚型是通过将独特的外显子 1 剪接到常见的外显子 2~5 上产生的。UGT2A 和 UGT2B 家族的 10 个基因由染色体 4q13 编码。两个 UGT2A 家族成员的编码与 UGT1A 相似,为特异性外显子 1 与共享外显子(编号 2~6)剪接而来。UGT2A 亚家族的第 3 个成员由 6 个独特的外显子编码。*UGT2B* 基因家族包含 7 个功能性蛋白质编码基因(*UGT2B4*、*UGT2B7*、*UGT2B10*、*UGT2B11*、*UGT2B15*、*UGT2B17* 和 *UGT2B28*),每个基因由 6 个特异的外显子编码。

UGT 是由大约 530 个氨基酸组成的跨膜糖蛋白,主要分布在内质网和核膜上,由信号肽、N 端和 C 端两个功能域和跨膜结构域组成,N 端和 C 端功能域分别包含受体底物和 UDPGA 结合位点。人类 UGT 会形成同源和异源二聚体,影响受体配体的特异性和功能(图 4-8)。

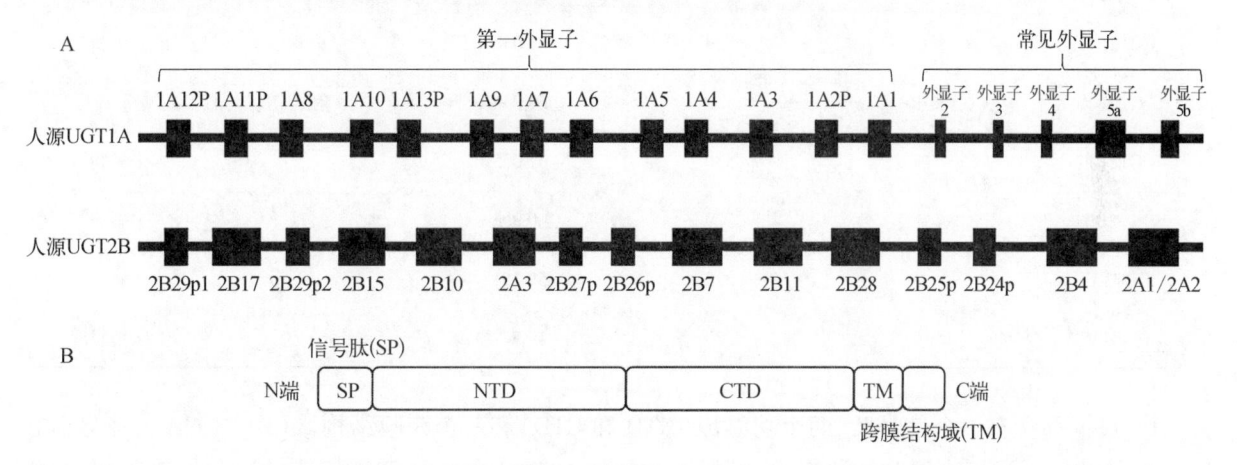

图 4-8 人源 *UGT1A* 和 *UGT2B* 基因定位及分类(A)和 UGT 的信号肽、功能结构域和跨膜结构域示意图(B)

NTD:N 端结构域(N-terminal domain);CTD:C 端结构域(C-terminal domain)

目前 UGT 家族未见全长结构被解析,只有 UGT2B7 和 UGT2B15 的 C 端结构域(CTD)的晶体结构被解析(表 4-3)。

表 4-3 UGT 主要亚型

UGT 亚型	PDB ID	氨基酸(个)	分子量(Da)	检测方法	位 置
UGT1A1		533	59 591		未解析
UGT1A3		534	60 338		未解析
UGT1A4		534	60 025		未解析
UGT1A5		534	60 071		未解析
UGT1A6		532	60 751		未解析
UGT1A7		530	59 819		未解析
UGT1A8		530	59 742		未解析
UGT1A9		530	59 941		未解析
UGT1A10		530	59 810		未解析

续 表

UGT 亚型	PDB ID	氨基酸(个)	分子量(Da)	检测方法	位置
UGT2A1		527	59 963		未解析
UGT2A2		536	60 772		未解析
UGT2A3		527	60 254		未解析
UGT2B4		528	60 513		未解析
UGT2B7	2O6L	529	60 721	X射线	285-451
UGT2B10		528	60 774		未解析
UGT2B11		529	61 038		未解析
UGT2B15	6IPB	530	61 036	X射线	24-191
UGT2B17		530	61 095		未解析
UGT2B28		529	60 906		未解析
UGT3A1		523	59 151		未解析
UGT3A2		523	59 547		未解析

UGT1A 都含有一个信号肽、两个功能域(NTD 和 CTD)和一个跨膜结构域(图4-9A),信号肽在 UGT 中的功能是识别内源和外源底物,以促进底物与 NTD 结合。UGT1A 家族的序列比对表明,它们在 289~533 残基之间具有相同的 CTD,而 UGT1A 家族的 NTD 是高度保守的,UGT1A 家族的同源性超过 65%,高度保守的序列意味着多种酶可以代谢相同的底物。UGT2B7 蛋白质的核心是一条平行的 β-折叠,由 6 条独立的链和 7 条 α-螺旋组成,有罗斯曼折叠(Rossman fold)型褶皱的球状结构域,包含两个分子不对称单元,聚集在一起形成不对称二聚体(如图4-9B 所示)。

UGT2B15 由 530 个氨基酸组成,具有典型的 UGT 结构域,包括信号肽、底物结合域(NTD)、UDPGA 结合域(CTD)和跨膜域。UGT2B15 的蛋白结构是一个存在 4 个蛋白质分子的不对称单位,单个分子呈现出罗斯曼折叠型球状结构,结构中间核心部分为独立的 6 个 β-折叠,而在外周则由 7 个长 α-螺旋和 1 个短的 α-螺旋所包围(图4-9C)。对人体 UGT2B 亚家族蛋白 C 端氨基酸序列的比对,发现 UGT2B 亚家族各个成员之间 CTD 存在一定区别,UGT2B15 与 UGT2B7 在 CTD 的同源性为 87%,两者在结构上主要存在 3 点区别:第一,2B15CTD 蛋白结构中除了存在 7 个 α-螺旋和 6 个 β-折叠之外,还包括由两者氨基酸序列中保守存在的 Ile314-Asn316 三个氨基酸组成的 1 个很小的 α-螺旋;第二,在 UGT 酶 CTD 中存在一段氨基酸序列,被称为特征序列,每个成员都有所不同,2B15CTD 蛋白结构中的 α3、α4 螺旋和 β4 链较 2B7CTD 短;第三,2B15CTD 蛋白结构中的 β6-折叠较长,α6 和 α7 螺旋之间的环更灵活,摆动更大。此外对两个蛋白结构的表面积进行比较,发现 2B15CTD 蛋白结构的表面积为 8 026.6 Å^2,而 2B17CTD 蛋白结构的表面积为 8 161.8 Å^2[12]。2B15CTD 与酒石酸盐在 1∶1 晶体结构中的相互作用如图4-12E 所示。酒石酸盐的羧基主要与残基 Leu310(3.20 Å)、Gly311(3.07 Å)、Ser312(2.80 Å 和 3.00 Å)、His375(3.04 Å)、Gly377(3.19 Å)和 Gly380(2.94 Å)及酒石酸根的羟基与残基 Leu310(3.06 Å)和 Thr374(2.72 Å)相互作用。总体而言,蛋白质的主链通过与酒石酸形成 9 个氢键(<3.50 Å)。此外,Ser312 和 Thr374 的侧链也与酒石酸盐形成氢键(图4-9D,E)。

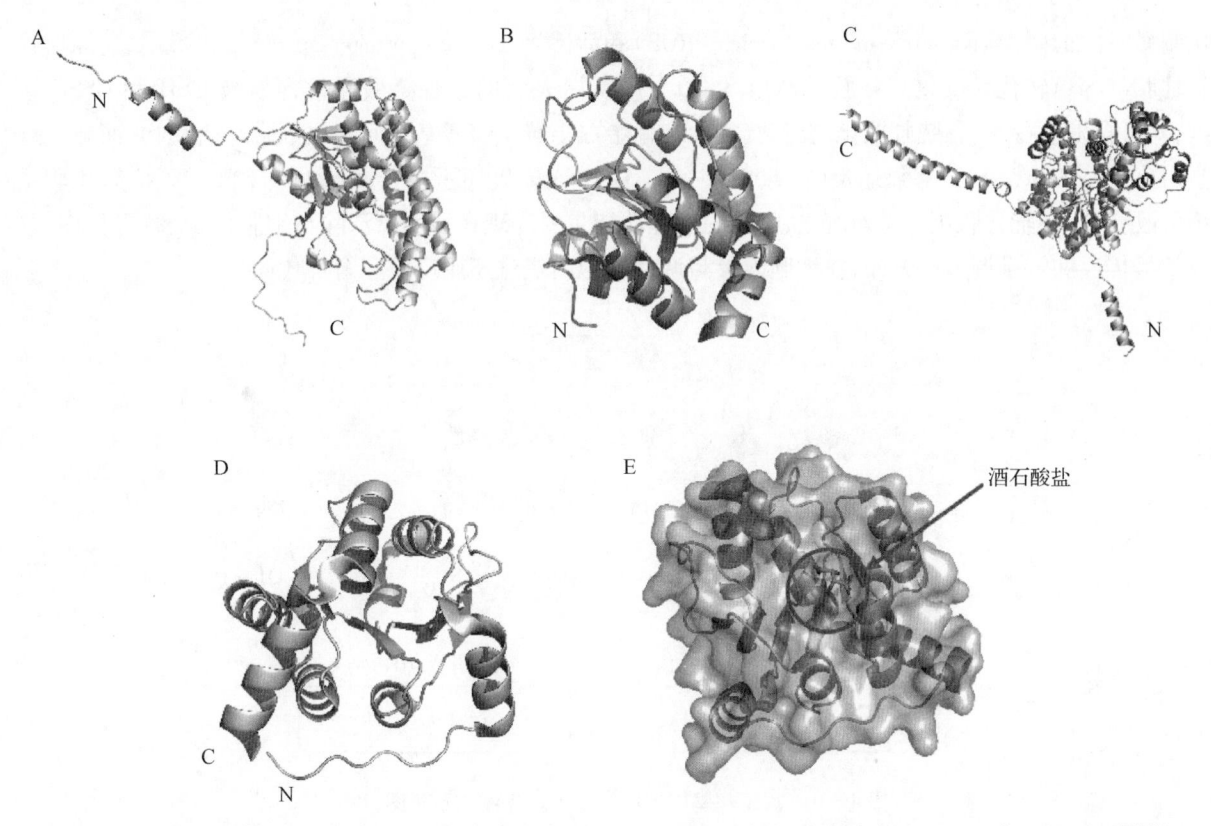

图 4-9 人源全长 UGT1A1(AlphaFold 预测)(A)、UGT2B7(2O6L)(B)、人源全长 UGT2B15(AlphaFold 预测)(C)、UGT2B15(6IPB)(D)和 UGT2B15CTD 与酒石酸盐的晶体结构示意图(6IPB)(E)

二、谷胱甘肽 S-转移酶亚型结构与功能

谷胱甘肽 S-转移酶(GST)是一种广泛存在的同工酶,富含螺旋结构和半胱氨酸残基,通常为单体或二聚体形式,位于内质网和核膜上。作为一种重要的Ⅱ相药物代谢酶,GST 参与外源性和内源性化合物的代谢,存在于几乎所有的细胞生命形式中,根据其亚细胞分布,可分为胞质型、线粒体型和微粒体型 3 个主要蛋白家族。每个家族包含多个亚型,具有不同的组织特异表达和底物选择性,分别起着不同的生理功能。胞质型 GST 主要存在于胞质中,是可溶性的 GST,通常为 200~250 个氨基酸,由两个亚单位(每个约 25 kda)组成,形成同型或异源二聚体蛋白质,并根据其氨基酸序列和其他结构相似性分为 α/GST A、μ/GST M、ω/GST O、π/GST P、σ/GST S、θ/GST T、ζ/GST Z 和 κ/GST K 8 个家族。在人类中,α/GST A 位于 6 号染色体上,μ/GST M 位于 1 号染色体上,ω/GST O 位于 10 号染色体上,π/GST P 位于 11 号染色体上,σ/GST S 位于 4 号染色体上,θ/GST T 位于 22q 号染色体上,ζ/GST Z 位于 14q 号染色体上,κ/GST K 染色体位置未知(图 4-10)。

GST 的每个亚基包含两个空间结构不同的基本结构域:较保守的 NTD 由 β-折叠和 α-螺旋构成;CTD 由 4~7 个 α-螺旋组成,通过约 10 个氨基酸的短序列与 NTD 连接。不同 GST 的主要结构和序列差异体现在 CTD,这决定了底物特异性。每种 GST 同源型含有带正电的底物结合口袋,分为谷胱甘肽结合位点(G 位点)和相邻的疏水共底物结合位点(H 位点)。G 位点位于 N 端,是谷胱甘肽特异结合位点,该位点的 Tyr 残基羟基与 GSH 巯基形成氢键,使谷胱甘肽离子化,生成稳定的高活性硫醇盐阴离子,驱动 GST 结合、过氧化酶和异构化酶反应。H 位点位于 C 端,是疏水底物结合位点,其结构差异赋予底物选择性(图 4-10)。与还原形谷胱甘肽结合,在解毒中发挥重要作用。这些酶分布在人体的各个部位,表达最多的器官是肝、肾、脑、心、肺和肠。在生物组织中,谷胱甘肽以还原形的形式存在,当受到氧化刺激时[如活性氧(reactive oxygen species,ROS)和活性氮(reactive nitrogen species,RNS)],还原形谷胱甘肽(GSH)转化为氧化型谷胱甘肽(GSSG)。球蛋白表面的半胱氨酸通常容易被 GSH 和 GSSG 接近,并可自发进行 S-谷胱甘肽化,在谷胱甘肽和靶蛋白半胱氨酸残基之间形成混合二硫化物,而硫氧还蛋白(thioredoxin,Trx)、谷氧还蛋白(glutaredoxin,Grx)或硫氧还蛋白(sulfiredoxin,Srx)等抗氧化酶系统可改变 S-谷胱甘肽化。总而言之,GST 的生理功能主要表现在活性氧清除与细胞保护、解毒代谢、参与信号传递和转录调节等方面,在细胞内参与调节细胞内氧化还原反应和解毒代谢。

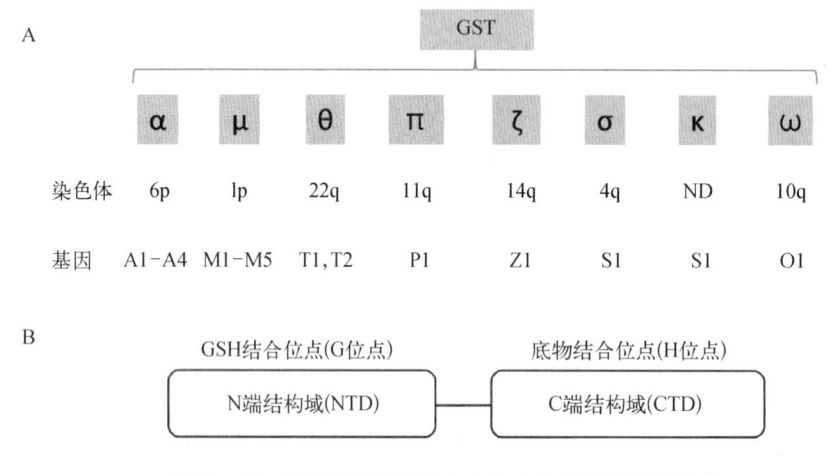

图 4-10 GST 超基因家族(A)和 GST 结构示意图(B)

由于 GST 是一种酶类,体外蛋白质表达可溶性较高,目前蛋白质结构数据库中已经有多套结构被解析,总结如表 4-4 所示。

表 4-4 GST 主要亚型

GST 亚型	PDB ID	氨基酸(个)	分子量(Da)	检测方法	位　置
GSTO1	1EEM	241	27 566	X 射线	1-241
GSTO2	3Q18	243	28 254	X 射线	1-239
GSTA1	1GSD	222	25 631	X 射线	2-222
GSTA2	1AGS	222	25 664	X 射线	2-222
GSTA3	1TDI	222	25 302	X 射线	1-222
GSTA4	1GUL	222	25 704	X 射线	1-222
GSTA5		222	25 722		未解析
GSTK1	1YZX	226	25 497	X 射线	1-226
GSTA4	1GUL	222	25 704	X 射线	1-222
GSTM1	1GTU	218	25 712	X 射线	1-218
GSTM2	1HNA	218	25 745	X 射线	1-218
GSTM3	3GTU	225	26 560	X 射线	2-225

续表

GST 亚型	PDB ID	氨基酸(个)	分子量(Da)	检测方法	位置
GSTM4	4GTU	218	25 561	X 射线	2-218
GSTM5		218	25 675		未解析
GSTP1	10GS	210	23 356	X 射线	2-210
GSTT2	4MPF	244	27 506	X 射线	1-244

1. GSTA1　GST 家族在体内催化三肽谷胱甘肽与含亲电官能团的疏水化合物的偶联作用,除了解毒作用外还可参与多种其他疏水、非底物化合物(包括激素、代谢物和药物)的细胞内储存和运输。GST 的底物多样化不仅是因为单个酶可以容纳多种底物分子,而且还因为存在许多同工酶。GSTA1 属于 GST 同工酶中 α 家族成员之一,主要包含两个结构域,N 端 α/β 结构域具有 βαβαββα 拓扑结构,另外一个是 C 端 α-螺旋结构域(图 4-11A)。GST 酶活性位点位于 α、π 和 μ 的空间等效位置,其中有两个不同的亚位点,谷胱甘肽结合位点(G 位点)和疏水底物结合的口袋(H 位点)。尽管 G 位点在所有结构中都是相似的,但 H 位点表现了多样的变化。μ 类酶结构域 I 环的延伸和各自酶的 C 端之间的差异都有助于这种多样性。μ 和 π 类酶的多肽链比 α 类酶的多肽链短 4~8 个残基,α 类酶含有一个额外的 C 端 α-螺旋,这个螺旋包在疏水性基板上,将它与周围的溶剂密封起来。此外,3 种结构之间的主要差异包括 C 端 α-螺旋,这是 α 类酶的特征,当疏水底物结合位点(H 位点)被占据但无序时,该螺旋会在活性位点上形成一个盖子。

1-谷胱甘肽(GSH)与 1-氯-2,4-二硝基苯(CDNB)在晶体中反应生成 1-谷胱甘肽酰基-2,4-二硝基苯(GS-DNB),并与 hGSTM1A-1A 配合测定了第二底物结合位点(H 位)的结构。在该结构中,GSH 结合位点(G 位点)被与酶-GSH 复合物相同配置的产物的 GSH 部分所占据,并且二硝基苯环锚定在 Tyr6、Leu12、His107、Met108 和 Tyr115 的侧链之间。这种方向表明了一个独特的过渡态,该过渡态由与过渡态类似物 1-S-(谷胱甘肽)-2,4,6-三硝基环己二酸酯(GS TNB)复合的 hGSTM1A-1A 的结构证实(图 4-11B)。

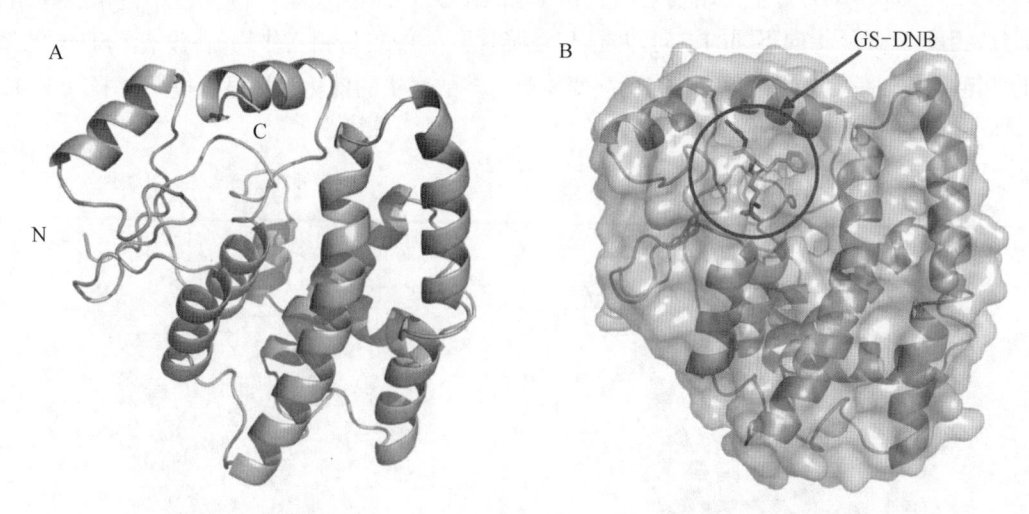

图 4-11　GSTA1 结构示意图(1GSD)(A)和 1-(谷胱甘肽)-2,4-二硝基环己二酸酯(GS-DNB)与 hGSTM1A-1A 共晶示意图(2F3M)(B)

2. GSTP1-1　GSTP1-1 是最丰富的红细胞内同工酶,占整个 GST 超家族的 95%,存在于许多哺乳动物组织中,包括大脑、心脏、肺、睾丸、皮肤、肾脏和胰腺,由 2 个约 23 kDa 的亚基组成,每个亚单位可分为两个区域,氨基末端结构域I包含 GSH 的结合位点(G 位点),羧基末端结构域II能够在疏水腔中结合许多不同的有毒化合物(H 位点)。人类 hGSTP1-1 结构中,Tyr7 的羟基(参与催化的残基)与底物谷胱甘肽的巯基之间的直接氢键相互作用被破坏,并被一个介导相互作用的水分子所取代(图 4-12A)。

TER-117[g-glutamyl-(S-benzyl)cysteinyl-D-phenylglycine]是报道的较有选择性的 hGSTP1-1 抑制剂,与 GSH 具有竞争性。在结合 TER-117 上 hGSTP1-1 没有发生显著的构象变化。该抑制剂的 GSH 部分以与 GSH 和 S-己基 GSH 络合物相同的方式结合。GSH 的硫原子位于与 GSH 络合物中相同的位置,苯基取代基从 GSH 的甘氨酰基部分分离出来,嵌在由 Phe8、Val35、Trp38 和缓蚀剂的苄基组成的疏水缝隙中。苯环垂直于 Phe8 的环堆积,并与 Trp38 形成范德瓦耳斯力相互作用。苯环位于 H 位,堆积在 Phe8 和 Tyr108 的芳香环之间。它还与修饰的 GSH 的苯环成斜角堆积(图 4-12B)。

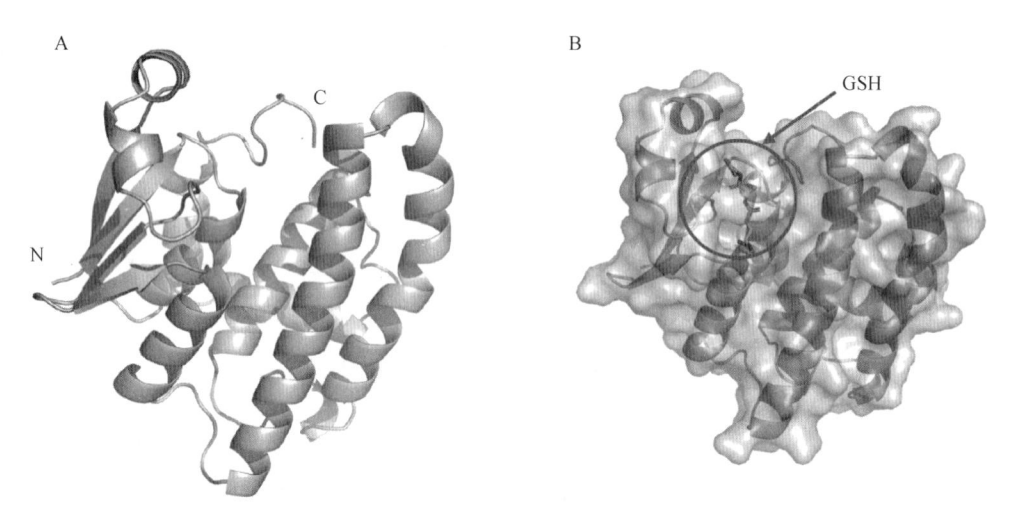

图 4-12　GSTP1-1 结构示意图(17GS)(A)和 GSTP1-1 与 TER-117 共晶示意图(10GS)(B)

3. GSTT1-1　是 GST 超家族中 θ 类成员之一,催化解毒反应,具有占据活性位点很大部分的 Trp234 侧链,这种庞大的残留物通过空间位阻阻止谷胱甘肽和疏水性底物的有效结合(图 4-13A)。GSTT1-1 突变体 W234R 与野生型结构中的 Trp234 相比,突变体中 Arg234 的侧链不占据底物结合位点的任何部分,相反 Arg234 指向不同的方向,并且与谷胱甘肽的羧酸基相互作用,在没有 GSHex 的情况下,Arg234 的侧链基本上是无序的,这使 W234R 突变体对大多数底物的催化活性显著提高(图 4-13B)。

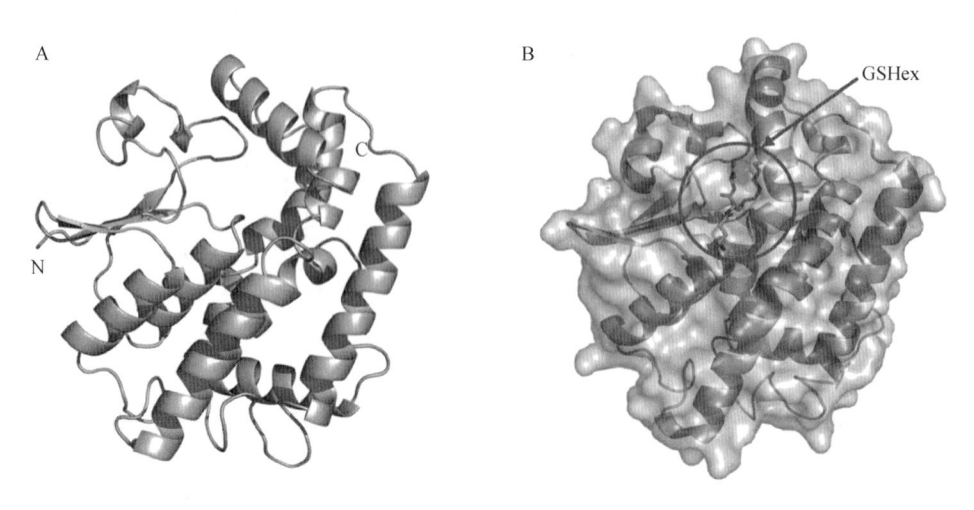

图 4-13　GSTT1-1 结构示意图(2C3N)(A)和 GSTT1-1 与 GSHex 共晶示意图(2C3Q)(B)
GSHex:还原形 S-己基-L-谷胱甘肽(S-hexylglutathione)

三、磺基转移酶亚型结构与功能

磺基转移酶(SULT)是机体内催化多种内源性和外源性复合物硫酸化代谢的Ⅱ相药物代谢酶,催化多种内源性化合物、天然产物和药物的硫酸化。目前已鉴定出两大类硫酸转移酶,一类是位于高尔基体上的膜结合SULT,主要对肽类、蛋白质、脂类和多糖进行硫酸化;另一类是胞质SULT,主要对类固醇、胆汁酸和神经递质进行硫酸化。SULT1A1是目前研究最广泛的硫酸化酶主要代谢酚类、醇类和胺类物质;SULT1A2和SULT1A3也代谢胺类,其中芳香胺是这两种亚型的主要底物;SULT1B1的代谢则仅限于甲状腺激素和一些小酚类化合物;SULT1C1代谢碘甲状腺原氨酸;SULT1C2代谢4-硝基酚。许多化合物是SULT的抑制剂,如姜黄素和非甾体抗炎药是SULT1A1的有效抑制剂。SULT是一个多基因酶家族,在体内催化多种外源性化合物及内源性物质与磺酸基的结合,主要通过催化磺酸基从活性硫酸盐供体3′-磷酸腺苷-5′-磷酸硫酸(3′-phosphoadenosine-5′-phosphosulfate, PAPS)盐转移到含有羟基、巯基、氨基等官能团的亲核底物,从而产生更易于从体内清除的极性代谢物。在SULT的催化作用下,含有羟基和氨基的物质在体内结合PAPS提供的磺酸基($-SO_3H$)进行磺酸化代谢,与硫酸根的结合使化合物极性增大,更易从机体中代谢消除。其中,PAPS的生物合成是以内源性硫酸根和三磷酸腺苷为原料,先经ATP硫酸化酶(ATP-sulfurylase)催化形成腺苷-5′-磷酸硫酸酐[或称腺苷酰硫酸(adenosine phosphosulfate, APS)],再经腺苷-5′-磷酸硫酸酐激酶(或称APS-激酶)催化,而与ATP反应生成PAPS。

胞质SULT是一种通过与硫酸官能团结合作用于目标化合物并促进其排泄的酶,并催化多种外源性和内源性化合物的硫酸化,包括激素、神经递质、药物和外源性物质,有助于药物溶解并从体内排泄。SULT主要分为4类:SULT1(如SULT1A1、SULT1A2、SULT1A3、SULT1A4、SULT1B1、SULT1C1、SULT1C2、SULT1C3、SULT1D1、SULT1E1)、SULT2(如SULT2A1、SULT2B1)、SULT4(如SULT4A1)和SULT6(如SULT6B1),多数结构已经被解析。总结如表4-5所示。

表4-5 SULT主要亚型

SULT亚型	PDB ID	氨基酸(个)	分子量(Da)	检测方法	位置
SULT1A1	1LS6	295	34 165	X射线	1-295
SULT1A2	1Z29	295	34 310	X射线	1-295
SULT1A3	1CJM	295	34 196	X射线	1-295
SULT1A4		301	34 780		未解析
SULT1B1	2Z5F	296	34 899	X射线	1-296
SULT1C2	3BFX	296	34 880	X射线	3-296
SULT1C3	2H8K	304	35 889	X射线	1-304
SULT1C4	2AD1	302	35 520	X射线	7-302
SULT1E1	1G3M	294	35 126	X射线	1-294
SULT2A1	1EFH	285	33 780	X射线	1-281

续 表

SULT亚型	PDB ID	氨基酸(个)	分子量(Da)	检测方法	位　置
SULT2B1	1Q1Q	365	41 308	X射线	24-365
SULT4A1	1ZD1	284	33 085	X射线	1-284
SULT6B1		303	34 919		未解析

SULT1A1结构包含所有SULT中发现的核心α/β结构域,即中心存在平行β-折叠,两侧被螺旋所包围。SULT1A1的底物结合位点中存在两个对硝基苯酚分子(pNP),Phe142和Phe81形成仅允许在催化位点结合的平面底物。pNP1的酚羟基与催化残基His108和Lys106的侧链及有序的水分子形成氢键,硝基与水相互作用并与Val148、Phe247和Met248形成范德瓦耳斯力相互作用。丙氧基化丙炔醇(propoxylated propargyl alcohol, PAP)的腺嘌呤环与保守残基Trp53和Phe229形成堆积和T形相互作用,并通过氢键相互作用(N-6和Thr227之间,以及N-3和Tyr193之间)稳定(图4-14)。

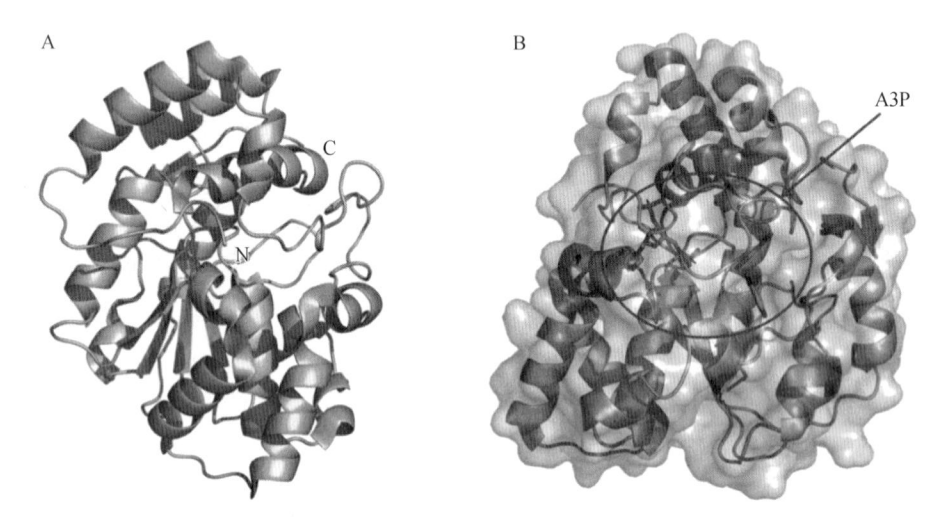

图4-14　SULT1A1(1LS6)结构示意图(A)和SULT1A1+A3P的晶体结构(B)
A3P:3′-5′-二磷酸腺苷(adenosine-3′-5′-diphosphate)

四、NAT、CAT、SOD和GPX的结构与功能

Ⅱ相药物代谢酶主要是转移酶,包括UGT、SULT、NAT、GST和各种MT,其他Ⅱ相代谢酶主要有过氧化氢酶(catalase, CAT)、超氧化物歧化酶(superoxide dismu-tase, SOD)、谷胱甘肽过氧化物酶(glutathione peroxidase, GPX)、醌氧化还原酶1(quinone oxidoreductase 1, NQO1)、血红素加氧酶-1(heme oxygenase-1,HO-1)、葡萄糖-6-磷酸酯酶(glucose-6-phosphatase, G-6-pase)、ATP酶(ATPase)等,这些酶参与物质的代谢和分解,能够调节细胞内活性氧的含量,保护细胞膜和细胞器的完整性,并为细胞的代谢提供能量。

1. NAT　人类NAT分为NAT1和NAT2两个亚家族,所有NAT均为胞质酶并使用乙酰辅酶A作为代谢反应的辅助因子。迄今,已在人类中鉴定出25个NAT1和27个NAT2等位基因成员。NAT1是一种普遍存在的酶,几乎在所有组织中都有表达,人体中对氨基苯甲酸、对氨基水杨酸和对氨基谷氨酸是NAT1的主要底物,磺胺嘧啶、异烟肼、肼屈嗪和磺胺类药物是NAT2的共同底物。多酚类化合物则被认为是NAT的主要抑制剂,其中咖啡酸、秦皮甲素、槲皮素等化合物可抑制NAT1,而东莨菪素和香豆素是

NAT2 的抑制剂。大蒜的主要成分二烯丙基硫化物和二烯丙基二硫化物是这两种酶的常见抑制剂。与其他酶不同，NAT 的产物亲脂性更强，而不是亲水性更强（磺胺的代谢物），因此在某些情况下代谢物本身的毒性可能比母体化合物更大。NAT 是体内重要的 II 相代谢酶，催化乙酰基团从乙酰辅酶 A 转移到其作用底物芳香胺及杂环胺类物质上，在人体对芳香胺类致癌物的代谢中发挥重要作用。NAT 诱导的表观遗传修饰主要体现在控制线粒体功能，NAT 通过减少自噬受体的磷酸化和转录来影响线粒体自噬，敲低 NAT 会导致线粒体膜蛋白明显减少且功能受损，可能导致炎症性疾病的发生。

目前其他代表性 II 相代谢酶的结构解析结果如表 4-6 所示。

表 4-6 其他 II 相代谢酶

代谢酶	PDB ID	氨基酸(个)	分子量(Da)	检测方法	位置
CAT	1DGB	527	59 756	X 射线	1-498
SOD1	1AZV	154	15 936	X 射线	1-152
SOD2	1AP5	222	24 750	X 射线	1-198
SOD3	2JLP	240	25 851	X 射线	19-240
GPX1	2F8A	203	22 088	X 射线	14-198
GPX2	2HE3	190	21 954	X 射线	4-188
GPX3	2R37	226	25 552	X 射线	25-223
GPX4	2GS3	197	22 175	X 射线	36-197
GPX5	2I3Y	221	25 202	X 射线	28-220
GPX6		221	24 971	X 射线	未解析
GPX7	2P31	187	20 996	X 射线	20-177
GPX8	3CYN	209	23 881	X 射线	44-209
NQO1	1D4A	274	30 868	X 射线	2-274
NQO2	1QR2	231	25 919	X 射线	2-231
HMOX1	1N3U	288	32 819	X 射线	1-233
HMOX2	2Q32	316	36 033	X 射线	1-264
NAT1	2IJA	290	33 899	X 射线	2-290
NAT2	2PFR	290	33 571	X 射线	2-290
ATP5F1A		553	59 751		未解析

2. CAT 又称触酶，是一类含有血红素辅因子的末端氧化还原酶，广泛分布于动物、植物和微生物体内。CAT 蛋白的氨基酸残基按一定顺序排列所构成的一级结构高度保守，高等动物中不同物种之间 CAT 多肽链的氨基酸序列相似程度在 80% 以上，一般具有典型 CAT 亚铁血红素保守位点和家族活性中心保守序列，高度保守的氨基酸序列通过排列折叠形成了具有特定功能的空间结构。人 CAT 由 4 个亚基组成的四聚体形成，其中每个亚基包含一个血红素辅基，该辅基也是 CAT 的活性位点，为铁卟啉环结

构。过氧化氢酶通过其 N 端接触臂(残基 5-70)钩住另一个亚基周围的长缠绕环(残基 380-438)来形成二聚体,四聚体则是由一个二聚体的 N 端接触臂覆盖另一个二聚体的血红素活性位点来形成(图 4-15)。

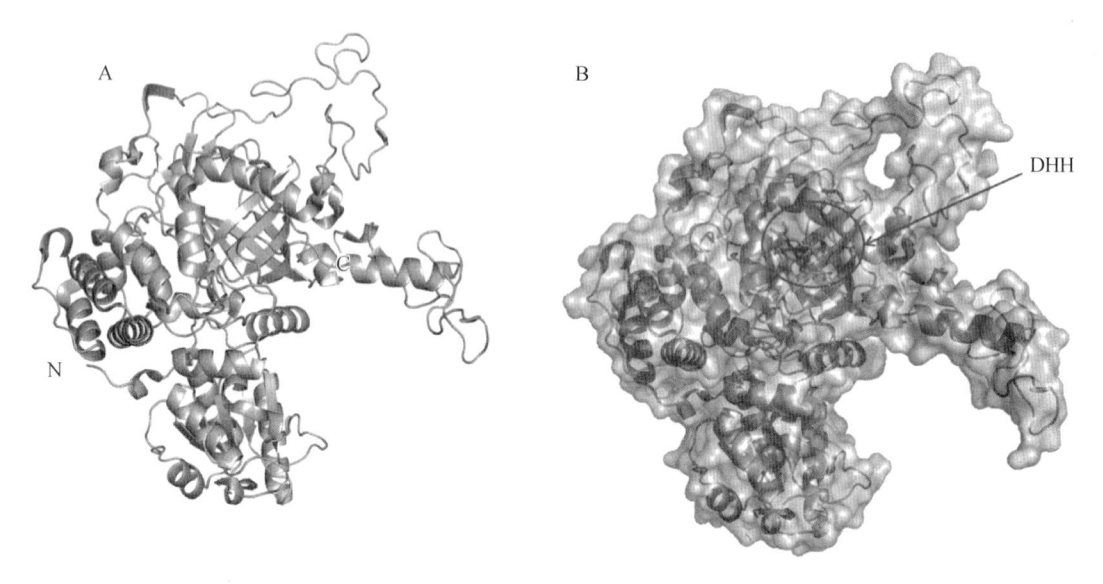

图 4-15　CAT(5XZM)结构示意图(A)和 CAT+DHH 的晶体结构(B)
DHH:血红素 D-羟基 γ-巯基内酯(heme D - hydroxychlorin γ - spirolactone)

2. SOD　是生物体内存在的一种抗氧化金属酶,广泛分布在微生物、植物和动物体内,主要功能是清除细胞内 O_2^-,生成无毒的 O_2 和毒性较低的 H_2O_2。若细胞内 SOD 含量降低,则 O_2^- 含量会相应增加,脂类过氧化产物丙二醛(malondialdehyde,MDA)迅速积累。MDA 积累速率可代表组织中总的清除自由基能力,在机体氧化与抗氧化平衡中起到至关重要的作用。从结构上看,SOD 可分为 Cu/ZnSOD、Fe/MnSOD 和 NiSOD 3 个超家族。

SOD 整体结构呈 L 形。N 端有一个与第一个长螺旋平行的长环。两个长 N 端螺旋由一个短环连接。SOD 单体结构的 C 端部分由短螺旋和链组成。SOD 四聚体是一种生物活性单元,其结构呈现 222 点对称。Cu/ZnSOD 的三维结构由两个亚基通过非共价键的疏水相互作用缔合成二聚体。两个亚基组成的 SOD 活性部位正好是以 Cu 为中心的一个"疏水口袋"(图 4-16)。

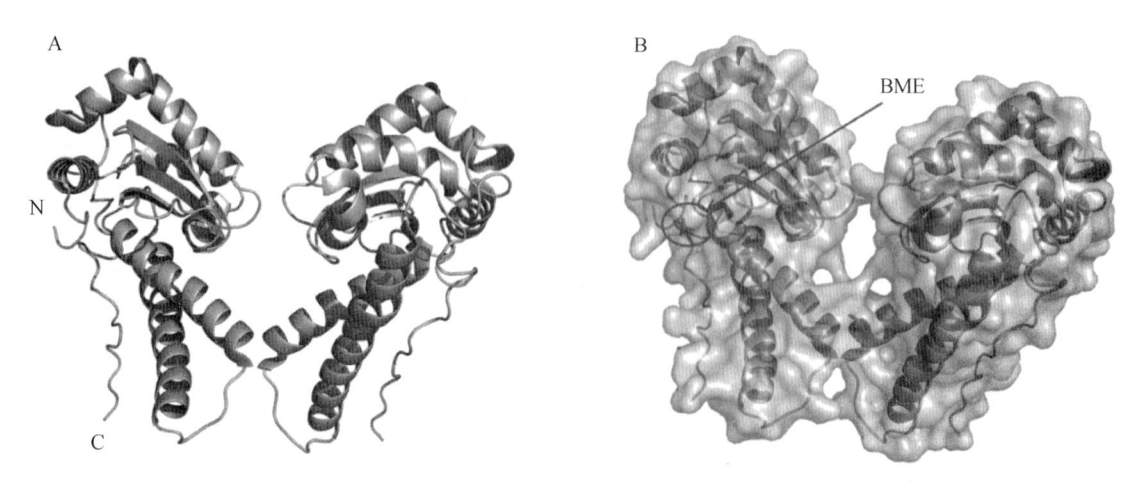

图 4-16　SOD(1P7G)结构示意图(A)和 SOD 与 BME 的晶体结构(B)
DME:β-巯基乙醇(β - mercaptoethanol)

第三节 转运体蛋白结构与功能

药物的转运分为被动转运、主动转运和膜动转运三大类。转运体是细胞所必需的,通过脂质双层形成一个紧密的屏障,影响细胞与环境之间的物质交换,通过允许特定分子(如代谢物和离子)通过脂质双层进入或离开细胞,调控营养水平、清除细胞废物和调节细胞体积。根据底物的转运方向,可以将转运体分为摄入转运体和外排转运体。摄入转运体包括有机阴离子转运体、有机阳离子转运体、有机阴离子转运多肽等,通过 ATP 间接供能,把药物递送到靶点,使其药效充分发挥,也叫溶质载体;外排转运体包括 P-糖蛋白、乳腺癌耐药蛋白等,通过 ATP 直接供能,把药物泵出细胞,使药物在细胞内的浓度有所降低,也叫 ATP 结合盒转运体。这些转运体蛋白存在于许多部位,如肝、肾、肠和脑等。药物转运蛋白通常是促进大分子和电离分子进出细胞的跨膜蛋白。

一、ATP 结合盒转运蛋白家族亚型结构与功能

ABC 转运体超家族是最大的膜转运蛋白家族之一,广泛存在于生物体中。通过耦合 ATP 和磷酸盐释放使不同底物跨膜转运,依赖于能量(ATP)消耗来主动外排,这些底物包括维生素、类固醇、脂质、离子、肽、蛋白质、多糖、外源物质等。

ABC 转运体核心结构由 2 个跨膜结合区和 2 个核苷酸结合区组成,通过形成同质或异质二聚体复合物来结合和水解 ATP 的一类转运蛋白(图 4-17B)。位于脂质双分子层的跨膜结构域(transmembrance domain, TMD)通过在细胞膜内介导底物穿过细胞膜机械性通道,每一个 TMD 一般由 6 个 α-螺旋构成,也存在由 10 个、17 个、19 个 α-螺旋组成的 TMD,它们形成一个跨膜通道以实现底物

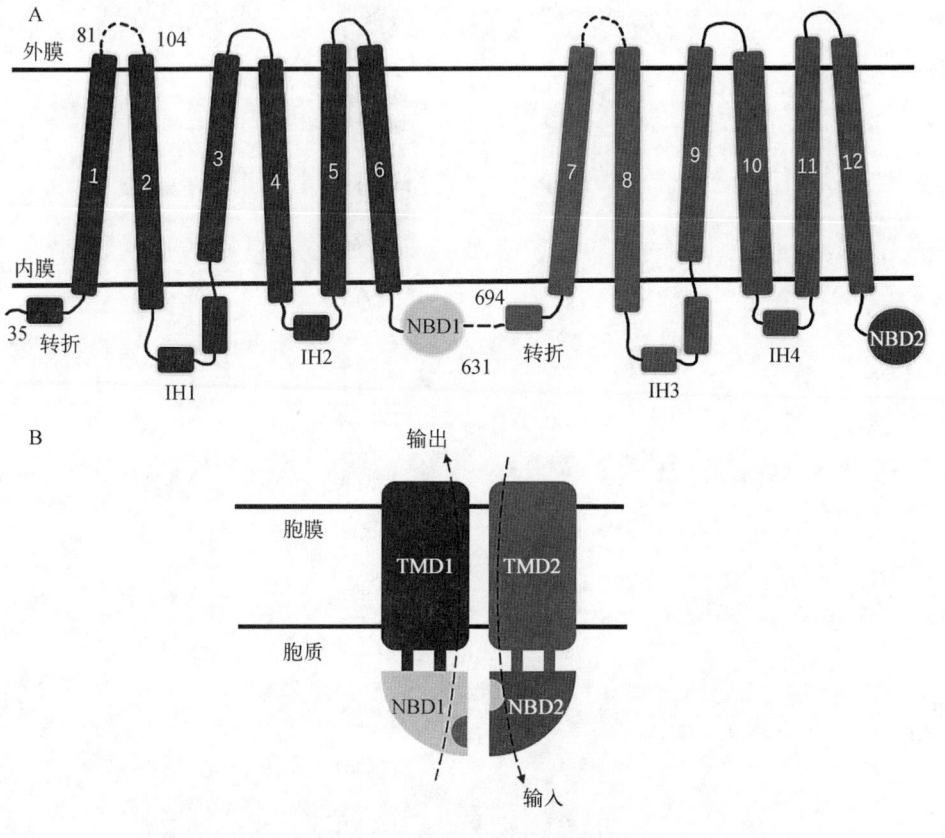

图 4-17 ABC 转运体核心结构示意图

分子的跨膜运输(图4-17A)。核苷酸结合域(nucleotide binding domain，NBD)则位于胞质内，具有ATP结合位点，通过结合ATP水解产生的能量引发TMD重排，随后整个蛋白的构象发生改变，从而允许底物穿过膜的脂质双层进入胞质(输入)或流出(输出)，二者相互协调以此完成对底物分子跨膜转运。由此可见，ABC转运体由ATP水解驱动，既可以充当出口，也可以充当入口。

目前转运体多数还未被解析，现将重要的ABC转运体结构解析情况总结如表4-7。

表4-7 ABC转运体主要亚型

ABC亚型	PDB ID	氨基酸(个)	分子量(Da)	检测方法	位置
ABCA1	5XJY	2 261	254 302	电子显微镜	22-2282
ABCA2		2 435	269 833		未解析
ABCA3	7W01	1 704	191 362	电子显微镜	22-1725
ABCA4	7E7I	2 273	255 944	电子显微镜	22-2294
ABCA5		1 642	186 508		未解析
ABCA6		1 617	184 286		未解析
ABCA7	8EDW	2 146	234 350	电子显微镜	1-2146
ABCA8		1 621	183 677		未解析
ABCA9		1 624	184 362		未解析
ABCA10		1 543	175 790		未解析
ABCA12		2 595	293 237		未解析
ABCA13		5 058	576 159		未解析
ABCB1	6C0V	1 280	141 479	电子显微镜	1-1280
ABCB2	1JJ7	748	80 965	X射线	489-748
ABCB3	5U1D	686	75 664	电子显微镜	1-686
ABCB4	6S7P	1286	141 523	电子显微镜	1-1286
ABCB5		1257	138 641		未解析
ABCB6	3NH6	842	93 886	X射线	558-842
ABCB7	7VGF	752	82 641	电子显微镜	72-751
ABCB8	5OCH	735	79 989	X射线	110-714
ABCB9		766	84 475	X射线	未解析
ABCB10	3ZDQ	738	79 148	X射线	152-738
ABCB11	6LR0	1321	146 407	电子显微镜	1-1321
ABCC1	2CBZ	1 531	171 591	X射线	642-871

续　表

ABC 亚型	PDB ID	氨基酸(个)	分子量(Da)	检测方法	位　置
ABCC2		1 545	174 207		未解析
ABCC3		1 527	169 343		未解析
ABCC4		1 325	149 527		未解析
ABCC5		1 437	160 660		未解析
ABCC6	6BZR	1 503	164 906	X射线	1254-1503
ABCC7	1XMI	1 480	168 142	X射线	389-678
ABCC8	6C3O	1 581	176 992	电子显微镜	1-1581
ABCC9		1 549	174 223		未解析
ABCC10		1 492	161 629		未解析
ABCC11		1 382	154 301		未解析
ABCC12		1 359	152 297		未解析
ABCD1	7RR9	745	82 937	电子显微镜	1-745
ABCD2		740	83 233		未解析
ABCD3		659	75 476		未解析
ABCD4	6JBJ	606	68 597	电子显微镜	2-606
ABCE1	6ZME	599	67 314	电子显微镜	1-599
ABCF1	5ZXD	845	95 926	X射线	300-841
ABCF2		623	71 290		未解析
ABCF3		709	79 745		未解析
ABCG1	7FDV	678	75 592	电子显微镜	1-678
ABCG2	5NJ3	655	72 314	电子显微镜	2-655
ABCG4		646	71 896		未解析
ABCG5	5DO7	651	72 504	X射线	1-651
ABCG8	7JR7	673	75 679	X射线	1-673

1. ABCA1　从结构上看，ABC 转运体的每个 TMD 一般含有 5~11 个跨膜螺旋，形成底物结合和转运的口袋，而 NBD 则负责提供 ATP 分子的结合和催化位点，实现 ATP 的水解为底物的跨膜转运提供能量。当然，某些 ABC 转运蛋白还有除 TMD 和 NBD 以外的功能结构域，比如某些原核 ABC 转运体还包含了一个甚至多个底物结合结构域(substrate binding domain, SBD)，而部分原核和真核 ABC 转运体具有调控结构域(regulate domain, RD)，甚至一些 ABC 转运体还有额外的 TMD。ABCA1 是一种 ABC 转运体亚家族 A 输出蛋白，介导磷脂和胆固醇向细胞外受体载脂蛋白 A-I 流出，从而生成新生高密度脂蛋白。成熟 ABCA1 转运体的氨基酸序列包含 2 261 个残基，其结构包含两个独立折叠的 TMD，这

是Ⅱ型输出蛋白的标志,每个TMD包含1个NBD和1个小的RD的胞质区域。NBD和RD是ABCA亚家族中最保守的元件。除了TMD和NBD外,ABCA1的两个胞外结构域包围了一个细长的疏水隧道。

2. ABCB1　是一个单肽,包含2个NBD和2个TMD,每个结构域都有6个跨膜螺旋。TMD1和NBD1共同构成N端半部分,与TMD2和NBD2组成的C端半部分同源(图4-18)。

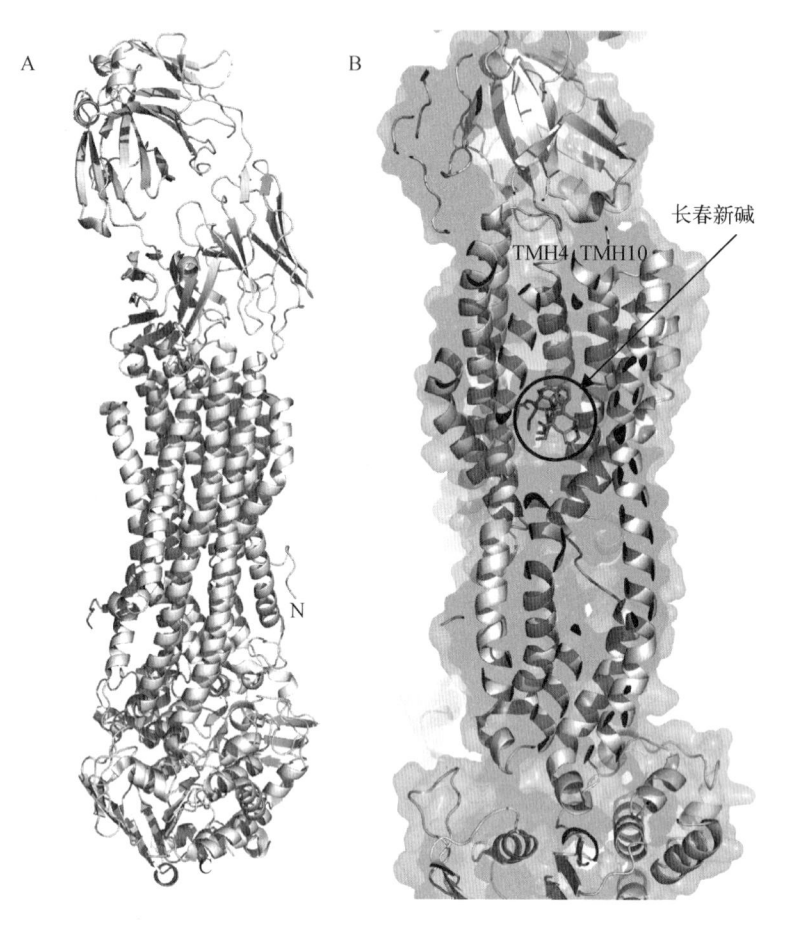

图4-18　ABCB1(7A65)结构示意图(A)和ABCB1与长春新碱的晶体结构(7A69)(B)

3. ABCG2　半转运体ABCG2的功能形式是一个同型二聚体(图4-19A),每个单体由1个N端NBD和1个在C端包含6个跨膜螺旋(transmembrane helix,TMH)的TMD组成。ABCG2中的这种反向结构域组织将其与ABCB1区分开来。ABCG2的药物结合口袋也是由TMD组成,但与ABCB1不同的是,ABCG2的药物结合口袋呈深缝状,由于该结合口袋具有狭缝状的形状、接近胞质和疏水性的特点,因此该空腔适合结合扁平、多环和疏水性的化合物,如蒽醌类抗肿瘤药物米托蒽醌(mitoxantrone)(图4-19B)。

NBD负责ATP的结合和水解,提供了与药物外排相关TMD构象变化所需的能量。在癌症治疗中,ABCB1将长春新碱、蒽环类和拓扑异构酶抑制剂等药物排出,减少其在细胞内的滞留而导致肿瘤细胞的耐药。通过分析ABCB1与长春新碱结合的结构发现(图4-18B),ABCB1与长春新碱结合后形成闭塞构象,其特征是TMH4和TMH10向转运体的假对称轴弯曲,在药物结合袋的入口处形成一个门,这表明药物的结合可能使脂质化ABCB1的构象平衡从内向开放转变为封闭。这与观察到的ABCB1对ATP酶活性的刺激是一致的,因为闭塞构象的形成和TMH4和TMH10的结合减少了NBD之间的距离,有助于NBD结合ATP。

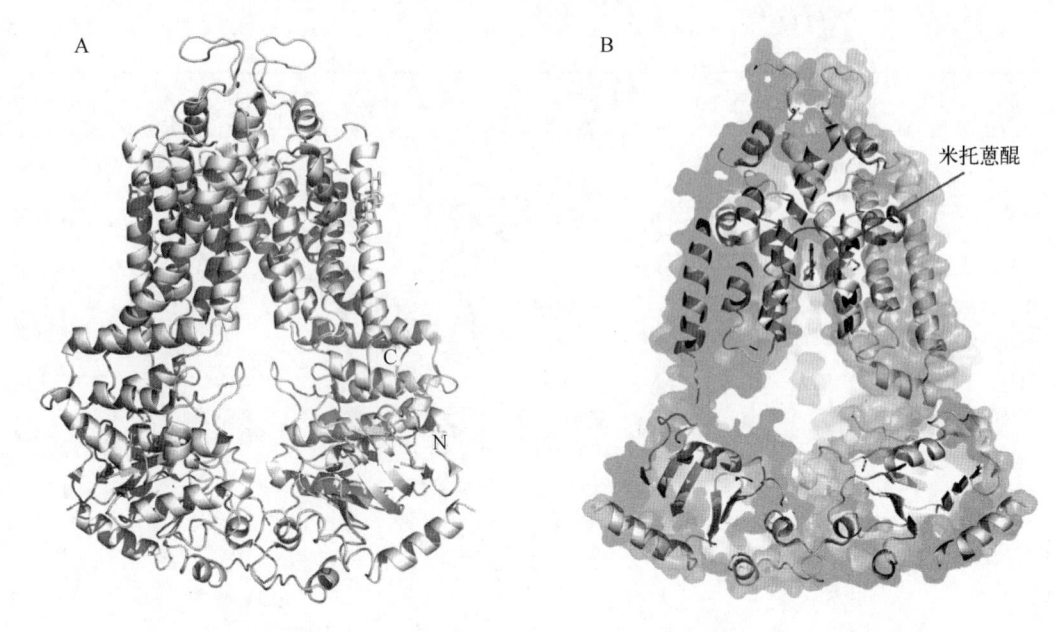

图 4-19 ABCG2(6VXI)结构示意图(A)和 ABCB1 与米托蒽醌的晶体结构(B)

二、溶质载体家族亚型结构与功能

溶质载体(solute carrier, SLC)是一组膜转运蛋白,其中大部分定位于细胞膜上。根据转运体的功能,将溶质载体分为:葡萄糖转运体、氨基酸转运体、寡肽转运体、一元羧酸转运体、有机离子转运体等,它们的主要功能是促进跨生物膜的各种底物的运输,包括细胞的小分子吸收等。从概念上讲,摄取转运蛋白将分子转移到细胞内,而外排转运蛋白则将分子泵出细胞外。SLC 通过促进某些溶质(如糖和氨基酸)穿过细胞膜,并通过与其他溶质或离子耦合的过程来主动转运其他溶质。在肝脏中,主要的摄取转运蛋白是钠离子-牛磺胆酸共转运多肽、有机阳离子转运蛋白1、有机阴离子转运蛋白2和有机阴离子转运多肽。

SLC 家族由超过 400 个成员组成,横跨 65 个亚家族,仅次于 G 蛋白偶联受体(G protein-coupled receptor, GPCR)的第一大类转运蛋白和第二大膜蛋白,能够转运多种物质(包括糖、氨基酸、维生素、核苷酸、金属、无机离子、有机阴离子、寡肽和药物)。SLC 被广泛定义为以 ATP 非依赖性转运溶质的完整膜蛋白,SLC 亚家族平均包含 7 个亚型,其中 8 个亚型仅包含 1 个成员(SLC32、SLC40、SLC48、SLC50、SLC53、SLC61、SLC62 和 SLC64),最大的亚家族 SLC25 包含 53 个成员,SLC 是人类基因组中最大的蛋白家族之一。大多数 SLC 成员由一个连续结构域和 7~14 个跨膜区域组成,这些区域具有可弯曲的胞质结构域,允许跨膜结构域捆绑并形成穿过周围膜的底物通道。许多 SLC 转运体通过次级主动转运或易化转运机制转运其底物。目前 SLC 主要亚型的结构解析情况如表 4-8 所示。

表 4-8 SLC 主要亚型

SLC 亚型	PDB ID	氨基酸(个)	分子量(Da)	检测方法	位置
SLC1A1	6S3Q	524	57 100	电子显微镜	1-480
SLC2A1	4PYP	492	54 084	X 射线	1-492
SLC3A1	6LI9	685	78 852	电子显微镜	16-699
SLC4A1	1BH7	911	101 792	NMR	1-33

续 表

SLC 亚型	PDB ID	氨基酸（个）	分子量（Da）	检测方法	位置
SLC5A1	7SL8	664	73 498	电子显微镜	1-664
SLC6A1		623	69 678		未解析
SLC7A1		629	67 638		未解析
SLC8A1		973	108 547		未解析
SLC9A1	1Y4E	815	90 763	NMR	155-180
SLC10A1	7FCI	349	38 119	电子显微镜	1-349
SLC11A1		550	59 872		未解析
SLC12A1		1 099	121 450		未解析
SLC12A2	6PZT	1 212	131 447	电子显微镜	1-1212
SLC13A1		595	66 134		未解析
SLC14A1		389	42 528		未解析
SLC15A1	7PMW	708	78 806	电子显微镜	1-708
SLC16A1	6LYY	500	53 944	电子显微镜	1-500
SLC17A1		467	51 132		未解析
SLC18A1		525	56 257		未解析

SLC1A1 转运蛋白结构为三聚体（图 4-20A），三聚体中的每个原聚体都能够进行底物和阴离子转运，这些过程是通过不同的构象状态发生的。此外，三聚体的每个原聚体都能够独立发挥作用。每个原聚体由 8 个 TMD（TMD1~TMD8）和两个发夹环（hairpin loop，HP）（HP1 和 HP2）组成，在存在非转运抑制剂型 β-苄氧基天冬氨酸（thero-β-benzyloxy aspartate，TBOA）的情况下，SLC1A1 转化为与转运体的 APO 状态非常相似的构象，此时 HP2 是开放的，允许底物进入并将离子从细胞外侧转运到各自的结合位点（图 4-20B）。相反，当底物、天冬氨酸（ASP）和 Na$^+$ 结合时，HP2 向下移动，关闭底物结合位点（图 4-20B）。抑制剂结合和底物结合构象分别被称为"向外开放"和"向外闭塞"，其中 HP2 充当转运体的细胞外大门。

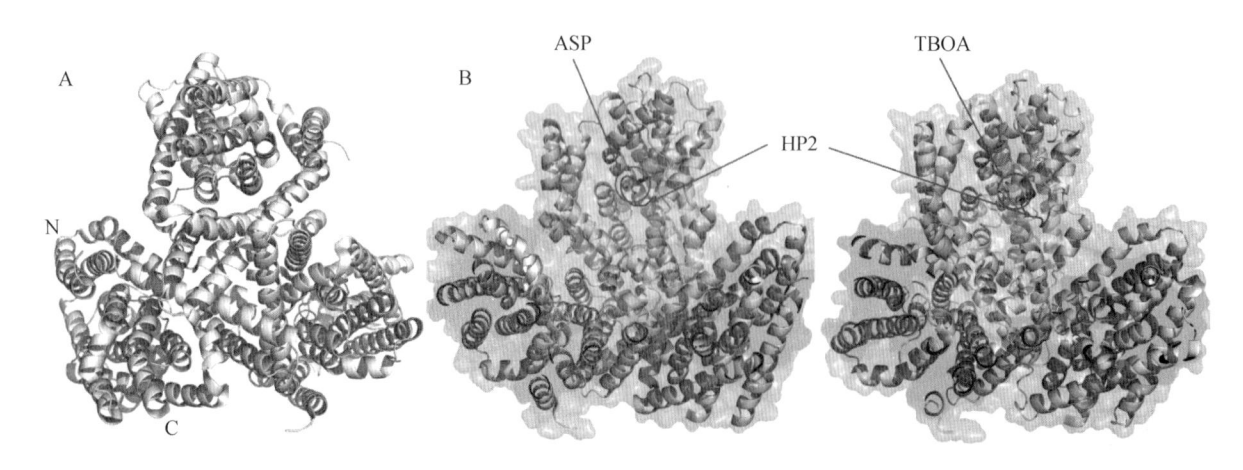

图 4-20　SLC1A1（6BAT）结构示意图（A）及 SCLC1A1 与天冬氨酸（ASP）和 TBOA 的晶体结构（2NWW）（B）

三、其他转运体结构与功能

其他药物转运体按不同方式分类,分为:外排转运体和内流转运体;分泌转运体和吸收转运体;ATP驱动的转运体和溶质载体转运体。它们在药代动力学研究中具有重要意义。转运体蛋白为功能性膜蛋白,主导着药物的跨膜转运过程,影响着药物在体内的ADME。转运体蛋白通常分布于各种组织的特定细胞膜上,对内源性底物和包括药物在内的外源性物质具有特异性识别功能,直接影响着药物的吸收、分布和代谢等过程,从而改变体内药物的药代动力学。

第四节 药物代谢酶和转运体结构解析方法与案例

一、结构解析方法

目前针对生物大分子中的蛋白质的研究,主要的研究手段有:X射线晶体衍射(X-ray crystallography)和冷冻电子显微镜(cryo-electron microscope,cryo-EM)、核磁共振(nuclear magnetic resonance,NMR)。

1. X射线晶体衍射 目前很多药物分子的作用靶点大多为蛋白质,而蛋白质所具有的功能在很大程度上取决于其三维结构,因此对蛋白质的空间结构研究成为揭示其功能的重要基础。X射线晶体衍射是目前研究生物大分子结构的常用方法。

早在1895年,W. C. 伦琴(W. C. Roentgen)就发现了X射线。在1912年,M. V. 劳厄(M. V. Laue)与W. 弗里德里希(W. Friedrich)及伦琴的博士研究生P. 克里平(P. Knipping)利用X射线对硫酸铜晶体进行衍射实验,并在底片上得到了一些粗大的、椭圆形的斑点,发现了X射线晶体衍射。而后,他们又对ZnS、PbS、NaCl等晶体进行X射线衍射实验,得到了清晰的四重对称衍射图。劳厄还提出了劳厄方程(Laue equation)来描述晶体的X射线衍射。ZnS晶体的X射线衍射照片发表不久,W. L. 布拉格(W. L. Bragg)重复此实验,并在1913年推导出了X射线衍射方程,即著名的布拉格方程(Bragg diffraction)。X射线衍射的发现和劳厄方程及布拉格方程的建立标志着X射线晶体衍射的诞生。到1957年,通过X射线晶体衍射解析得到了第一个生物大分子——抹香鲸肌红蛋白的结构。迄今,约有15万的生物大分子结构是利用X射线晶体衍射解析得到的。

当X射线射入晶体中会与晶体中的原子发生作用,使晶体中的原子对外发射次声波,这个过程称为X射线的散射。X射线对单个分子的衍射能力非常弱,无法被探测,不能对单个的分子成像,而晶体中含有数量巨大的方位相同的分子,当X射线射入后,晶体就相当于X射线的信号放大器,晶体中的大量原子散射的次声波相互干涉,互相重叠,在某一个方向得到加强的现象称为X射线衍射。利用X射线在晶体中的衍射现象来获得衍射后X射线信号特征,经过处理得到衍射图谱,通过分析衍射图谱可以确定晶体中原子的位置和排列方式进而解析蛋白质结构。

2. 冷冻电子显微镜 X射线作为传统有效的结构解析方法,可以达到很高的分辨率,接近原子水平,但是此方法必须有高质量的大尺寸晶体作为前提,不同的生物大分子结晶与其自身特点相关,目前还没有现成规律可循。同时对于膜蛋白或跨膜蛋白,由于其两亲性特征及蛋白质量非常少,导致想要在水溶液中培养出能用于X射线衍射的高质量晶体非常困难。而随着冷冻电镜的发展使得针对难以结晶的膜蛋白或大分子复合物的研究成为可能。电子晶体散射是另一种测定生物大分子结构的重要手段,它与X射线晶体衍射类似,只是它是利用电子与晶体之间的相互作用来研究晶体结构的。电子波的散射能力远强于X射线,因此只需要由一层单胞构成的晶体就可以满足结构测定的需要,很适合膜蛋白的研究。

电子显微镜观察到的是生物大分子的 2D 图像,不是 3D 结构,为了解决这个问题,20 世纪 60 年代,阿尤·克卢格(Aaron Klug)和戴维·德罗西耶(David DeRosier)建立了电子显微镜三维重构的基本原理和方法,通过不同方向的同一物体的 2D 图像重建生物大分子的 3D 结构。

由于强散射的原因,电子束必须被限制在真空中,为了防止高真空及强烈的电子轰击对样品的破坏,过去人们尝试用重金属染色或糖包埋的方法处理样品。但由于都对样品进行了破坏性处理且都是在常温条件下进行观察,所以分辨率都受到了限制。1984 年,欧洲分子生物学实验室的雅克·迪波什(Jacques Dubochet)及其同事开发了一种快速冷冻技术,首先除去纯化后的蛋白质样品中的大部分溶液,接着通过将其放入液氮冷却的液态乙烷中冷冻成薄层无定形冰,最后在接近液氮的温度下,在电子显微镜下成像。对冰层中均匀分布的生物大分子颗粒进行拍照,得到上千张照片,最后通过算法对拍到的二维照片进行三维重构,最终得到生物大分子结构(图 4-21)。

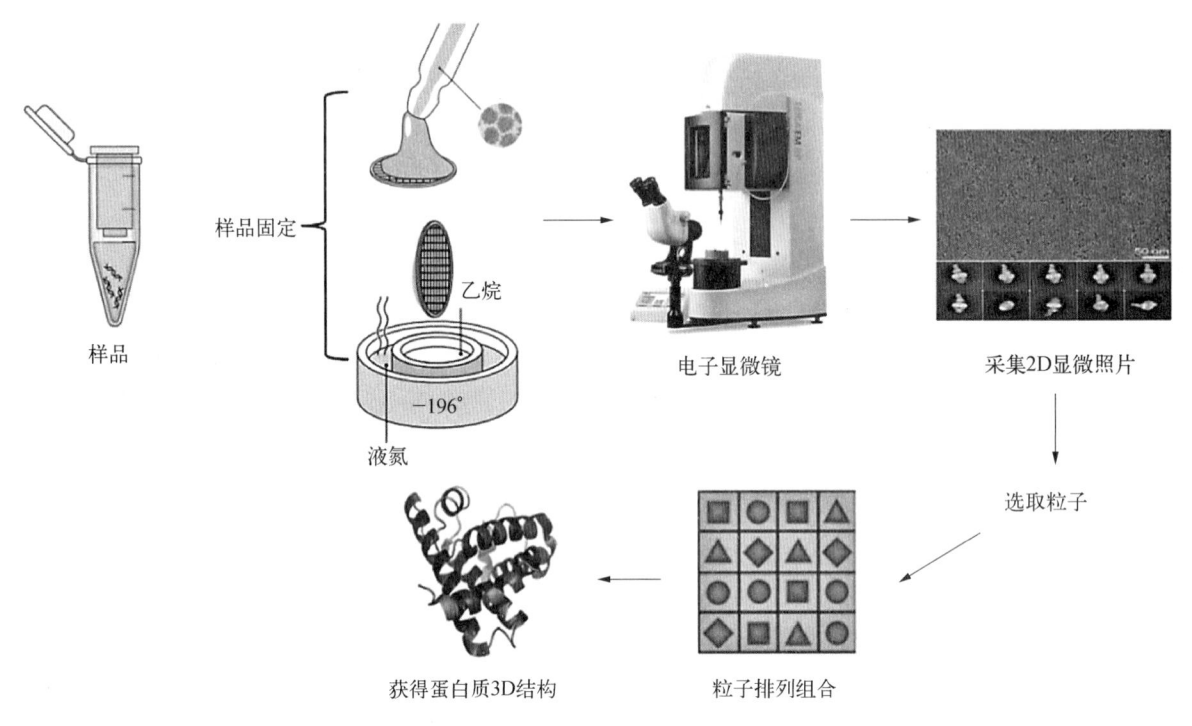

图 4-21 冷冻电子显微镜拍摄流程

3. **核磁共振** 作为一种研究蛋白质结构的有效方法,核磁共振利用蛋白质中氢、碳、氮等原子的核磁共振(nuclear magnetic resonance,NMR)信号来确定蛋白质的结构。核磁共振现象最早是在 1945 年由爱德华·米尔斯·珀塞尔(Edward Mills Purcell)和费利克斯·布洛赫(Felix Bloch)观察到,他们发现当具有奇数个核子的原子核置于磁场中,通过施加特定频率的射频场就会导致原子核吸收射频场能量。在过去的半个世纪里,核磁共振技术飞速发展,出现了液体核磁、固体核磁和核磁共振成像等新技术,这就使得核磁共振技术迅速扩展到了生物医学领域,成为该领域开展研究不可或缺的分析手段。

利用核磁共振确定蛋白质结构的一般步骤:纯化蛋白质,放置到强磁场中,然后用射频信号进行探测。观测到的共振信号可以反映相邻原子核之间的相互作用和成键原子之间的局部构象。汇总后得到的约束列表可以用来构建蛋白质原子模型。

利用核磁共振可以研究溶液中的蛋白质结构信息,因此核磁共振可以更好地反映蛋白质在生理状态下的结构信息,有利于柔性蛋白质的结构研究,但是该技术目前只能用于研究小于 40 kDa 的蛋白质分子结构。

二、药物代谢酶和转运体重组蛋白的获取

重组蛋白的获取流程一般是先应用基因克隆或化学合成技术获得目的基因,接着将目的基因连接到合适的表达载体,然后导入特定的宿主细胞,利用宿主细胞的遗传系统,表达出功能的蛋白质分子,最后通过不同的纯化方式来获取高纯度的重组蛋白。

在基因库中确定所需目的基因的 DNA 序列,接着借助分子克隆技术获取大量目的基因片段,通过限制性内切酶在特定 DNA 序列位置进行切割,剪切后的 DNA 片段与载体连接后生成重组 DNA 分子,重组 DNA 分子使用热激冷冻法引入宿主细胞后通过转化实验以菌落的形式表达。目前常见的重组蛋白表达系统主要是:原核蛋白表达(最常用大肠杆菌蛋白表达)、哺乳动物细胞蛋白表达(常用的细胞 CHO,HEK293)、真核表达系统(酵母)及昆虫细胞蛋白表达,不同表达系统的选择取决于重组蛋白自身的特性及预期应用。筛选出包含目的重组 DNA 的单克隆菌落后扩大培养,使用引发剂激活启动子,诱导细胞产生和表达重组蛋白。

体外表达蛋白质时,为了方便后期对蛋白质的纯化及鉴定,一般会在目的蛋白的 N 端或 C 端添加标签,原核表达系统中常用的蛋白标签有组氨酸标签(His 标签)、麦芽糖结合蛋白标签(maltose-binding protein tag, MBP tag)、谷胱甘肽转移酶标签(glutathione S-transferase tag, GST 标签)、小分子泛素样修饰蛋白标签(small ubiquitin-like modifier, SUMO 标签)等。His 标签比较简单,只起到方便蛋白质纯化的作用,但是 MBP 标签、GST 标签、SUMO 标签等功能比较强大,不仅可以用于蛋白质的纯化,而且对蛋白质有一定助溶作用,被称为融合标签,这些标签的分子量一般比较大,有可能对蛋白质的构象产生一定的影响,纯化后的蛋白质需要将标签切除。此外,SUMO 标签还可以起到分子伴侣的作用,有助于保持蛋白的稳定性。

重组蛋白获取后需要对其进行纯化,与其他蛋白质相比,膜蛋白的纯化通常涉及细胞膜的提取,其中一个常用方法是用洗涤剂溶解细胞膜,通过离心等手段分离膜蛋白。可以使用亲和层析、离子交换层析等方法对重组蛋白进行进一步的纯化。这一过程需要使用一系列生物化学和分离技术来确保获得高纯度重组蛋白。亲和层析是把待纯化的蛋白质的特异配体通过适当的化学方法共价连接到载体分子上,当蛋白质混合物加到填有亲和介质的层析柱时,待纯化的蛋白质与配体特异性结合,而其他蛋白质则不被结合,通过洗涤除去,被特异结合的蛋白质可以用含游离的相应配体溶液洗脱。离子交换层析是依据蛋白质表面所带电荷量不同进行蛋白质分离纯化,蛋白质表面通常均匀带有一定电荷,在一定条件下可以与阳离子或阴离子交换柱结合,在改变 pH 或用逐渐增加离子强度的缓冲液洗脱时,结合的物质与洗脱液中的离子发生交换而被洗脱到溶液中(图 4-22)。

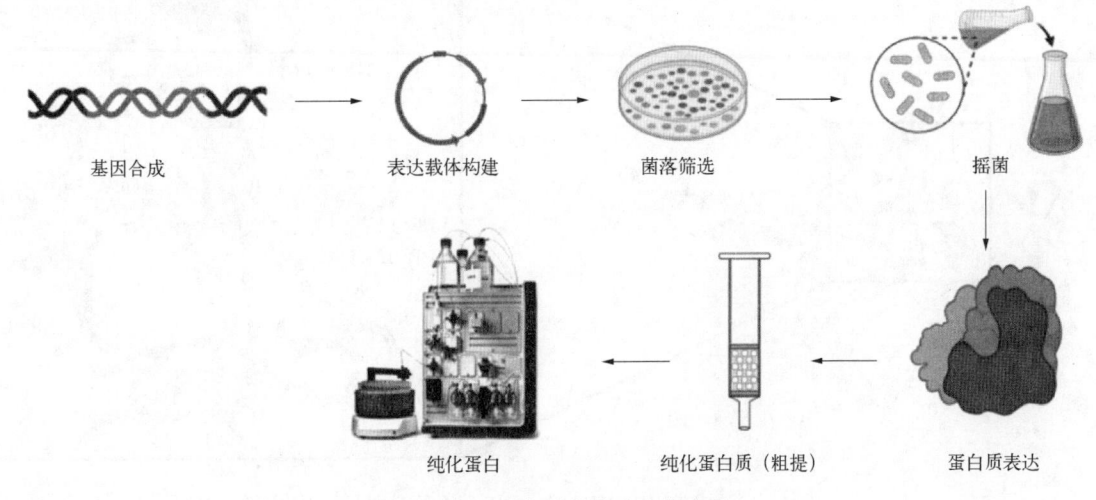

图 4-22 蛋白质的表达纯化流程

三、CYP 结构特征

CYP 是一种广泛存在的酶,参与大量药物和其他外源性化合物的生物转化及代谢,因此本部分以 CYP 为主要代表作如下简要介绍。CYP 具有保守而独特的三级结构,通常可以观察到 12 个 α-螺旋和 3 个 β-折叠,单个 CYP 通常表现出额外的折叠和螺旋,这些折叠和螺旋的保守性较低。CYP 的结构解析对于研究其功能及理解和预测药物代谢至关重要。CYP1A2 是在人类肝脏表达的主要 CYP 家族 1 酶,广泛参与药物的代谢。人类 CYP1A2 与 α-萘黄酮(alpha-naphthoflavone,ANF)复合物的 1.95 Å 晶体结构显示,ANF 结合在血红素辅基远端表面以上的活性位点,该结构显示出一个紧凑的、封闭的活性场地腔,高度适应于相对较大的平面衬底的定位和氧化。这种独特的拓扑结构明显不同于已知的 CYP 2 和 CYP 3 的活性位点结构,并证明了 CYP 1 是如何高效催化多环芳烃氧化的。

首先,通过分子克隆技术构建 CYP1A2,重组 DNA 分子,并以大肠杆菌为宿主细胞扩大培养,使用引发剂诱导蛋白质表达。随后通过金属离子亲和色谱法和 CM-琼脂糖色谱法对蛋白质进行纯化,使蛋白质的纯度达到 95% 以上。采用悬滴蒸汽扩散法结晶,获得 CYP1A2 及其与 ANF 复合物的晶体,再通过 X 射线衍射对晶体进行结构解析。结果显示,CYP1A2 晶体结构表现出 12 个 α-螺旋和 4 个 β-折叠,分别命名为 A-L 和 1-4,通常见于典型的 CYP 结构。已知 CYP 结构之间差异最大的区域是形成底物结合腔远端表面的部分 B-C 环和 F-G 区域及螺旋 L 之后的 C 端环。哺乳动物微粒体 CYP 通常

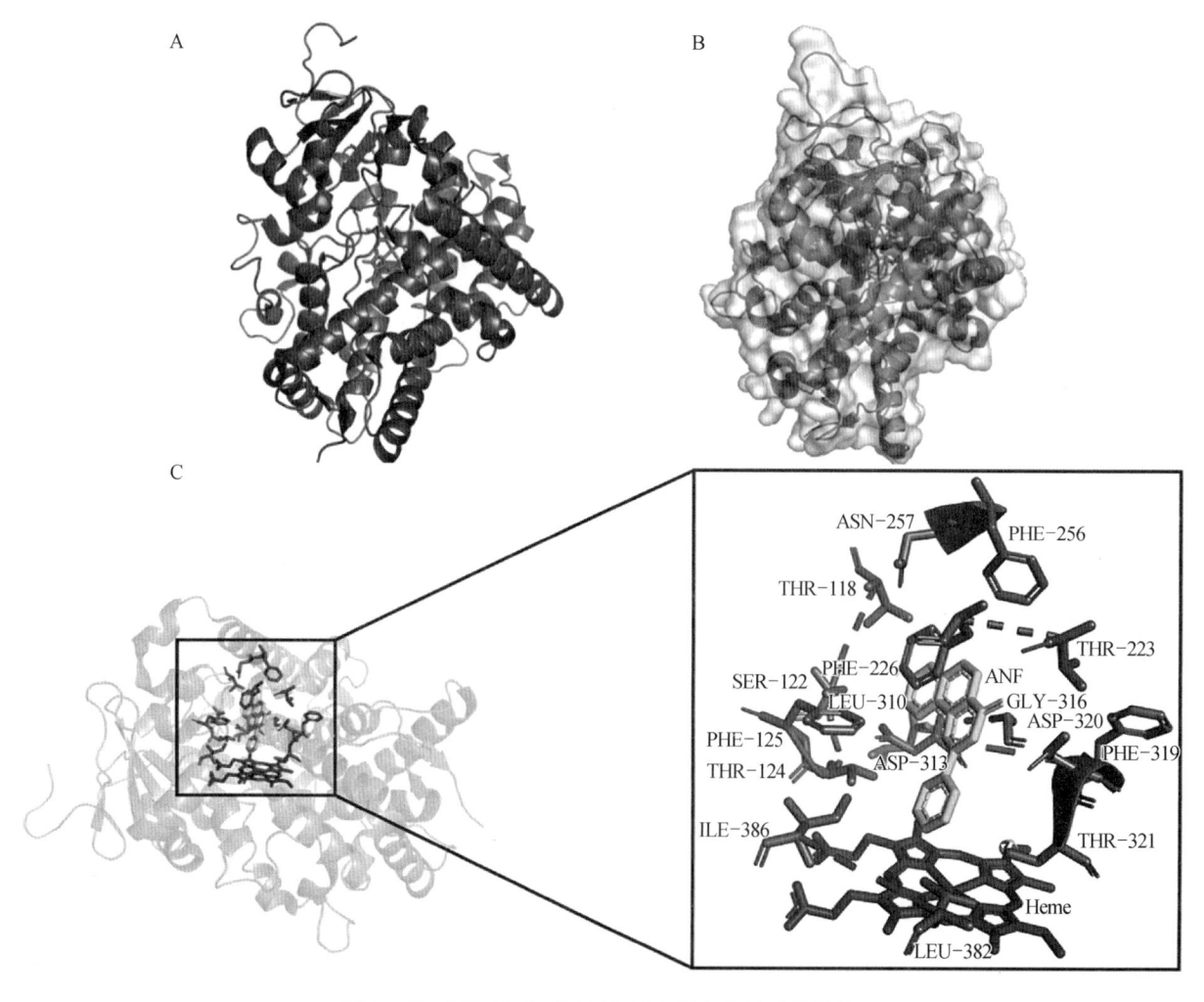

图 4-23 CYP1A2(2HI4) 与 ANF 复合物的晶体结构

在螺旋 F 和螺旋 G 之间具有较大的插入，其表现出反向两亲性，构成靠近 TMD 的蛋白质尖端疏水表面的一部分。该疏水表面是真核生物 CYP 催化结构域近膜表面的一部分，对于其他哺乳动物 CYP 结构，通常在该区域观察到 2 个短 α-螺旋（F′和 G′）。在 CYP1A2 结构中，螺旋 F′和螺旋 G′均为 310 螺旋碎片而不是 α-螺旋，但其仍然保持反向两亲性，这种插入和疏水表面通常在可溶性原核 CYP 结构中不可见。此外，CYP1A2 与 ANF 复合物晶体结构观察到 ANF 与底物结合腔的大小和形状紧密拟合（图 4-23），出现由非极性侧链引起的密集而广泛的范德瓦耳斯力相互作用。另外，疏水作用可能有助于为 ANF 结合提供有利的自由能差。ANF 和苯丙氨酸侧链 125 和 226 之间的正交和芳香族相互作用都有助于紧密结合亲和力。另外，ANF 羰基附近有序水分子的存在提供了额外的结合相互作用，水分子似乎与 ANF 的羰基及螺旋 I 上的 Gly316 的羰基氢键结合。这种水分子是唯一存在于活性位点中的水分子，并且没有明显地将活性位点腔与蛋白质表面连接起来的溶剂通道。总之，人类 CYP1A2 结构表现出相对狭窄的平面底物结合腔与其氧化的底物的大小和形状高度适应。此外，CYP1A2 活性位点的拓扑结构主要以 F 螺旋和 I 螺旋上的残基为特征，这些残基在空腔的两侧产生两个平行的底物结合平台。

四、UGT2B15 结构特征

人类 UGT 主要参与肝脏中物质的葡糖醛酸化反应，对食物、药物、环境污染物等外源性物质和类固醇激素等内源性物质都有一定的代谢能力，可以起到维持机体稳态，保护机体免受有毒物质侵害的作用。UGT2B15 作为该超家族中重要的一员，它不仅可以代谢很多天然产物，如秦皮乙素和补骨脂酚，而且还可以代谢一些临床用于治疗的药物，如罗非考昔和劳拉西泮。有研究表明，UGT2B15 与雄激素依赖的前列腺癌的发生、发展具有一定的相关性，因此，通过对 UGT2B15 结构的研究，对于探索与药物代谢酶功能失调相关疾病的发病机制，寻找疾病诊断的新靶标和新方法，有针对性地进行药物设计，避免药物的毒性，以及开展个体化药物治疗具有重要的意义。

在结构方面，UGT2B15 蛋白由 530 个氨基酸组成，UGT2B15 主要划分为两个结构域，即底物结合域 N 端结构域（N-terminal domain，NTD）和辅因子结构域 C 端结构域（C-terminal domain，CTD）。除去 NTD 和 CTD 两个主要的结构域之外，UGT2B15 还包括一段 N 端的信号肽区域，由 24 个氨基酸组成，在体内，当酶成熟以后，信号肽会被降解，因此信号肽对于酶的活性基本没有影响。UGT 超家族中，CTD 具有较高的同源性，提示该区域与酶活性和结构稳定性关系密切。通过原核表达体系进行体外重组蛋白的表达，为了更容易获得晶体，通过凝胶色谱柱进行进一步纯化，获得构象均一的蛋白质进行结晶，采用坐滴法获取 UGT2B15 CTD 与酒石酸复合体晶体，最后 X 射线衍射对该复合体晶体进行结构解析（PDB：6IPB），通过对该复合体进行结构分析发现，其总体呈现出罗斯曼折叠的球状结构，与肽聚糖和万古霉素合成过程中用到的糖基转移酶（如 Murg 和 phage T4 DNA 等糖基转移酶）的蛋白质结构类似，主要包括 7 个 α-螺旋，以及被其包裹在中心的 6 个 β-折叠，另外，还包括 1 个由 3 个氨基酸组成的类似 α-螺旋的结构 η1（图 4-24）。对该复合体结构进一步分析发现酒石酸通过与蛋白质活性中心附近的 S312 和 T374 发生相互作用，从而抑制 UGT2B15 代谢奥沙西泮。这提示酒石酸是 UGT2B15 一

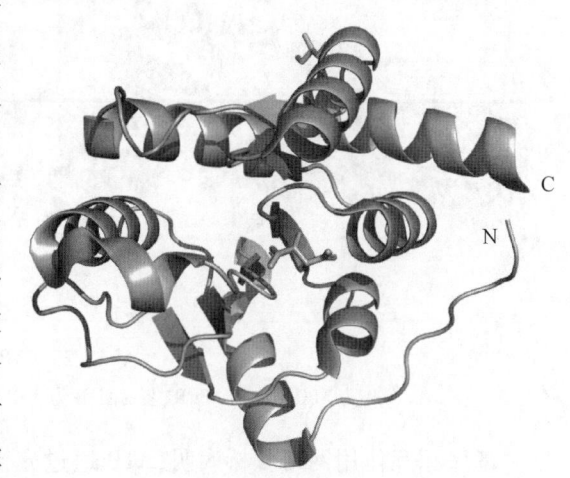

图 4-24 UGT2B15 CTD 与酒石酸复合物的结构

种潜在的抑制剂,过量摄入可能会影响肝脏的代谢,这为进一步靶向 UGT2B15 的药物或抑制剂的设计提供了理论研究基础。UGT 属于跨膜蛋白,跨膜区域的存在,使其全长蛋白质在原核系统中表达比较困难,而且原核表达不能进行蛋白质翻译后修饰工作,对酶的活性产生一定的影响,因此对于 UGT2B15 全长蛋白质的表达一般使用真核表达系统。为了进一步阐明 UGT2B15 参与奥沙西泮代谢的关键氨基酸,通过昆虫细胞表达系统获得 UGT2B15 含跨膜区域的蛋白质,通过点突变技术获得 UGT2B15 的突变体,通过活性实验分析,发现 NTD 的氨基酸 H35、D85、P191,CTD 的 T374、H401、L446 是参与奥沙西泮代谢的关键氨基酸。

五、ABCB1 结构特征

目前在治疗恶性肿瘤的过程中,肿瘤的耐药性是目前阻碍癌症治疗的主要困难,而 ATP 结合盒 (ATP-binding cassette, ABC)转运体在肿瘤中的过度表达,促进了肿瘤的耐药性,ABCB1 是 ABC 转运蛋白家族的成员,可显著增加肿瘤细胞中各种抗癌药物的流出,因此针对 ABCB1 结构进行有效的药物设计,是治疗肿瘤耐药性的有效方法。

ABCB1 的整体结构呈现双重伪对称,具有 tmd1-nbd1-link1-tmd2-nbd2 结构域序列。胞质 NBD 以头尾排列形成二聚体,同时在其界面上产生两个复合核苷酸结合位点(nucleotide binding site, NBS)。底物易位遵循交替进入机制,这意味着一个底物结合位点只能从细胞内或细胞外空间进入。ABCB1 由两个跨膜结构域组成,形成底物结合和易位结构域,以及 2 个胞质 NBD,通过 ATP 结合和水解激活底物运输。ATP 结合触发 NBD 的二聚化,从而将转运体从面向内转变为面向外的 TMD 构象。在 APO 构象中,NBD 总体上是相互吸引的。相比之下,在 ATP 存在的情况下,有能量最小值(42 kJ/mol),对应一个明确的构象(图 4-25)。

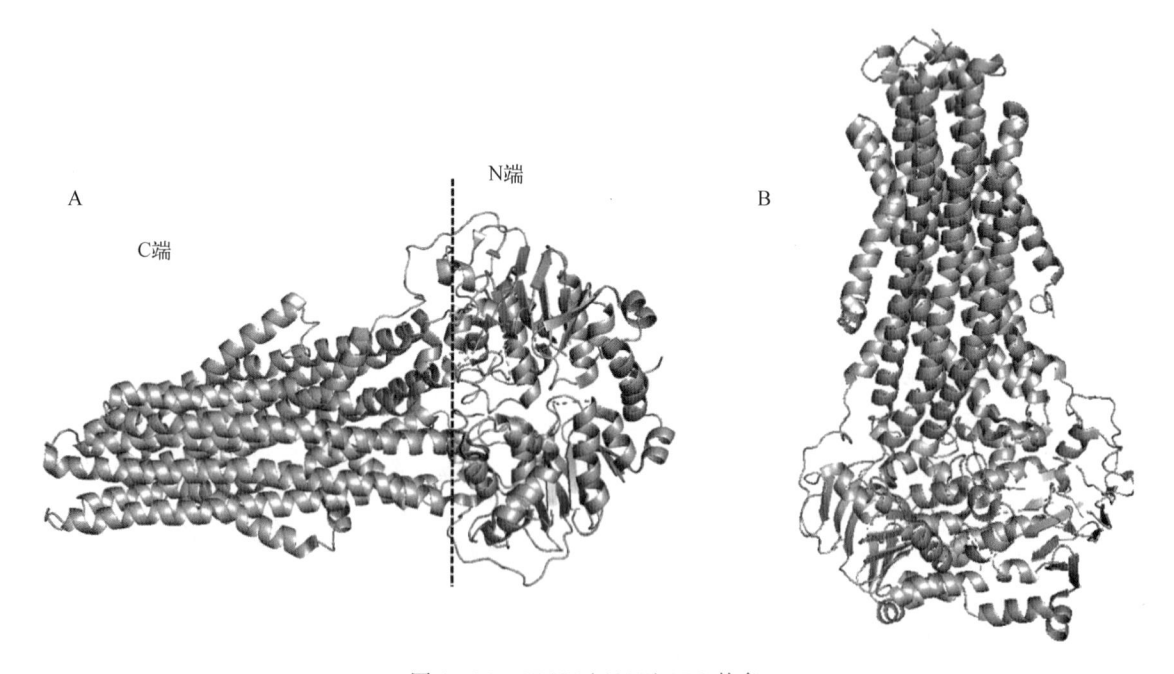

图 4-25 ABCB1(6C0V)APO 构象

A 为 APO 状态的 ABCB1 蛋白图;B 为 ATP 结合后 ABCB1 蛋白发生构象变化后的蛋白质状态图

基序相互作用网络分析表明,ATP 通过充当区域间连接的中心枢纽来稳定 NBD 二聚体。模拟表明,促进二聚化的力是多层的,主要是核苷酸和特征序列的保守氨基酸与高度保守区 Walker a 基序之间的静电相互作用。此外,NBD 之间的直接氢键和水桥氢键提供了确定构象的相互作用。重要的是,核苷酸的腺嘌呤部分和 X 环的疏水表面之间的疏水相互作用导致能量急剧下降,从而限制了核苷酸结合状态(图 4-26)。

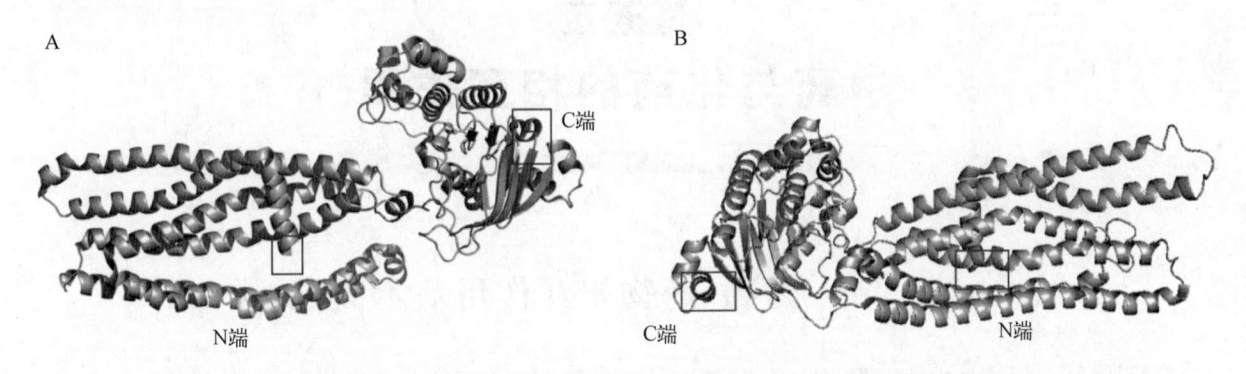

图 4-26　ABCB1(6C0V)内向开放 APO 构象(A)和 ABCB1(6A6M)外向开放 APO 构象(B)

ABCB1 通过 ATP 驱动的构象变化从细胞中挤出有毒分子和药物,通过 3.4 Å 分辨率的冷冻电子显微镜观察到药物结合腔被重新定向到细胞外空间并压缩以排除底物结合。这一结果表明,ATP 通过结合而不是水解从而促进底物释放。ABCB1 在机体的许多膜"屏障"中表达,包括血脑屏障、胃肠道、肾脏、肝脏、卵巢和胎盘,其介导的耐药性取决于 ATP 水解,转运的药物会刺激 ABCB1 的三磷酸腺苷酶(ATPase)活性。在运输循环中,ABCB1 存在 NBD 分离的内向构象和 NBD 二聚化的外向构象,在内向构象下 ABCB1 能够募集不同大小的底物;ATP 结合后,转运蛋白异构化为外向构象,药物结合位点重新排列,使其对底物的亲和力低于转运蛋白处于内向构象。

思 考 题

1. 如何通过对蛋白质已知结构和功能的了解,借助计算机辅助设计,利用基因定点诱变等技术,特异性地对蛋白质基因进行改造,产生具有新特性的蛋白质,并由此深入研究蛋白质的结构与功能的关系?
2. 酶的空间结构与催化功能的关系是怎样的?
3. 蛋白质、多肽药物的表达系统有哪些?优缺点分别是什么?

(王彩艳)

第五章
中药与化药的相互作用

第一节 药物-药物相互作用基本概念

中西医结合用药是中西医强强联合、优势互补形成的具有中国特色的用药方案,在许多重大疾病治疗中彰显优势,在维护人民健康中发挥重要作用。全反式维 A 酸联合砷剂治疗急性早幼粒细胞性白血病,5 年无复发生存率达到 90% 以上,使其成为第一个可基本治愈的急性髓系白血病。在感染性疾病、心血管疾病和慢性肾病的治疗方面,中西医结合用药的治病优势也被越来越多的大规模临床试验所验证。血必净注射液联合抗生素治疗脓毒症、芪苈强心胶囊联合化药治疗慢性心力衰竭、黄葵胶囊联合常规化药治疗原发性慢性肾炎和糖尿病肾病,这几个联合用药均展示出较常规治疗更优的临床疗效。在新型冠状病毒感染防治方面,中医药介入新型冠状病毒感染预防、治疗、康复的全过程,形成了中西医结合、中西药并用的中国治疗方案。

尽管中西医结合用药治疗多因素疾病能从提高疗效、降低毒副反应等方面获益,但联合用药中可能的药物-药物相互作用(drug-drug interaction, DDI)也不容忽视。应通过科学研究来确定是否存在联合用药的 DDI,如果没有 DDI,要提供科学证据;如果有 DDI,则要进一步了解相互作用的机制、潜在影响及如何规避风险,以此来保障中西医结合用药的安全、有效,为多因素疾病的治疗提供更多的治疗选择。

一、天然产物-化药相互作用的经典案例

在天然产物或食物与化学合成药之间发生 DDI 的典型案例有两个:一个是圣约翰草(St. John's wort)与抗排异药物环孢素的 DDI,一个是葡萄柚汁与 CYP3A 底物药物的 DDI。圣约翰草在我国叫贯叶连翘、贯叶金丝桃(*Hypericum perforatum*),可用于抑郁症的治疗,需长期用药。在德国圣约翰草提取物销量大于常规抑郁症治疗药物氟西汀。当贯叶连翘与地高辛、茚地那韦、阿米替林、去甲替林、辛伐他汀、伊立替康等药物合用时,能显著降低合用药物的体内暴露水平。当器官移植患者多次服用贯叶连翘后出现了严重不良反应——器官移植排斥反应,进一步研究发现是服用贯叶连翘后导致抗排异药物环孢素的体内暴露水平显著降低所致。机制研究发现,圣约翰草的质控成分(也是主要的抗抑郁成分)为贯叶金丝桃素,在提取物中的含量>0.3%,是孕烷 X 受体(pregnane X receptor,PXR)的强激动剂(EC_{50} 为 23 nmol/L)。圣约翰草提取物临床剂量(300 mg)给药后体内的峰浓度可达到约 280 nmol/L,可通过激活核受体 PXR 诱导 CYP3A4 和 P-gp 的表达,进而加速环孢素的消除、降低 CYP3A4、CYP2B6 和 P-gp 共底物环孢素 A 的体内浓度(图 5-1)。

葡萄柚汁与 CYP3A4 底物药物的 DDI 主要归因于所含的呋喃香豆素佛手柑素(bergamottin)、6′,7′-二羟基佛手柑素(6′,7′-dihydroxybergamottin)及其二聚体 paradisin A(2 个 6′,7′-二羟基佛手柑素聚合)和 paradisin B(佛手柑素和 6′,7′-二羟基佛手柑素聚合)等(图 5-2),这些呋喃香豆素能够不可逆地抑制肠道 CYP3A4,上述 4 个化合物的 K_I 值分别为 40.0 μmol/L、5.56 μmol/L、0.31 μmol/L、0.13 μmol/L。人体连续口服葡萄柚汁后,能显著下降肠道的 CYP3A4 蛋白水平,而对 CYP3A4 的 mRNA 表达水平无显

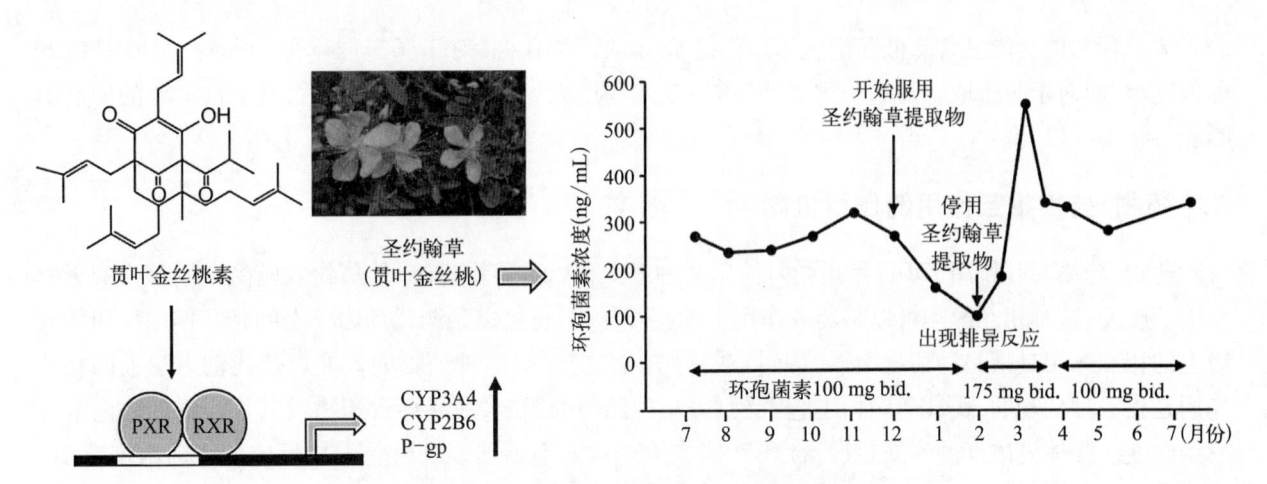

图 5-1 圣约翰草-环孢素的中药-药物相互作用

PXR,孕烷 X 受体;RXR,类视黄醇 X 受体(retinoid X receptor);bid.,一天两次

(引自：Barone G W, Gurley B J, Ketel B L, et al. Drug interaction between St. John's wort and cyclosporine. Ann Pharmacother, 2000, 34(9): 1013-1016.)

佛手柑素 (bergamottin)

6′,7′-二羟基佛手素 (6′,7′-dihydroxybergamottin)

paradisine A

paradisine B

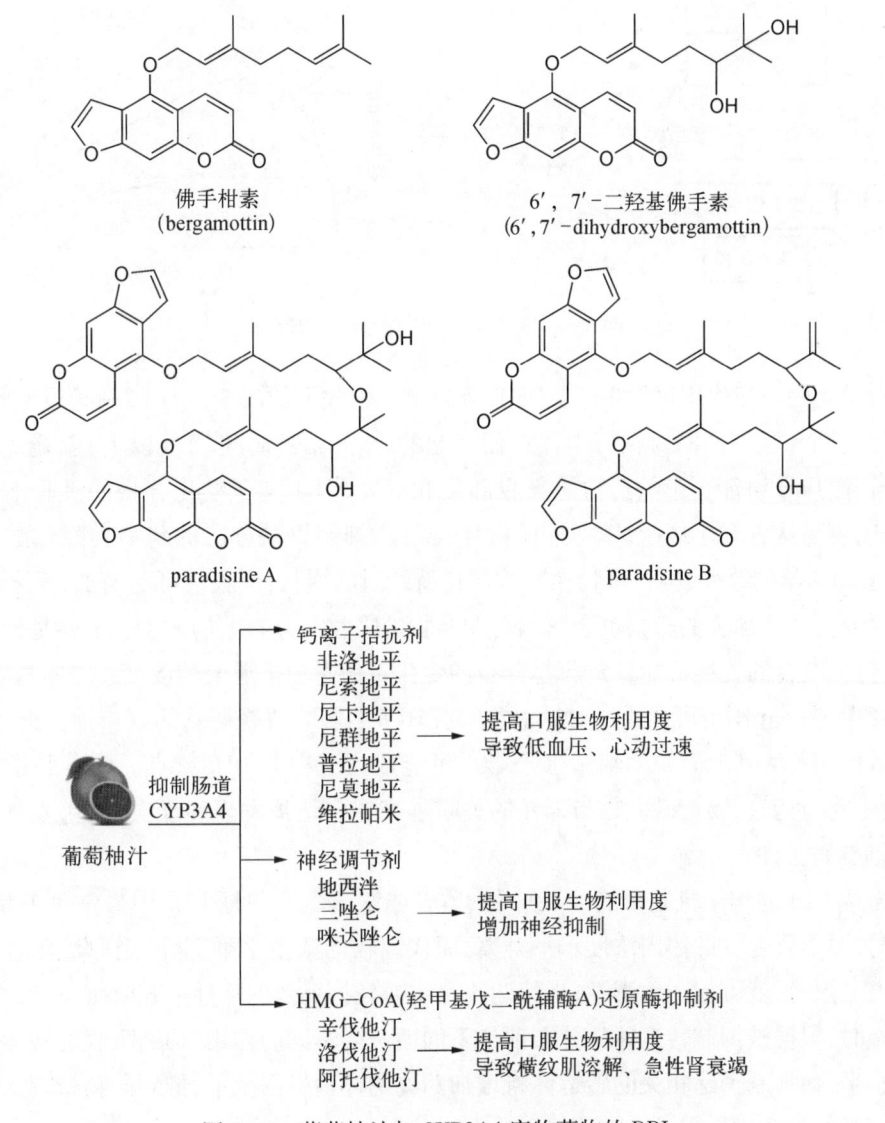

图 5-2 葡萄柚汁与 CYP3A4 底物药物的 DDI

著影响。葡萄柚汁能显著降低肠细胞 CYP3A4 介导的药物代谢,对于肠摄取率低的药物,AUC 被改变的程度小,而对于肠摄取率高的药物,AUC 被改变的程度大。在摄入葡萄柚汁后,对 CYP3A4 的抑制影响能持续 1 天以上。

二、药物-药物相互作用的作用机制

药物-药物相互作用(DDI)是指同时使用 2 种或 2 种以上药物时,一种药物效应受合用药物的影响发生了改变,这种相互影响可以是药效作用上的相互作用,也可以是药代动力学上的相互作用。药物效应上的相互作用是指一种药物增强(协同)或减弱(拮抗)了另一种药物的效应。药代动力学上的相互作用是指一种药物的 ADME 等体内过程受到另一种药物的影响,最终导致药物或其代谢物的体内浓度发生改变。当体内浓度的改变超过治疗窗(能产生药效而不出现不可耐受不良反应的血药浓度范围)时,就可能因活性物质浓度水平不足而导致治疗失败,或因活性物质体内浓度过高而产生毒副作用,因此对于治疗窗较窄的化合物,尤其要注意是否会与合用药物发生 DDI。发生 DDI 的双方中,会对其他药物造成影响的一方叫作促变药(perpetrator),被影响的一方叫作受变药(victim)(图 5-3)。

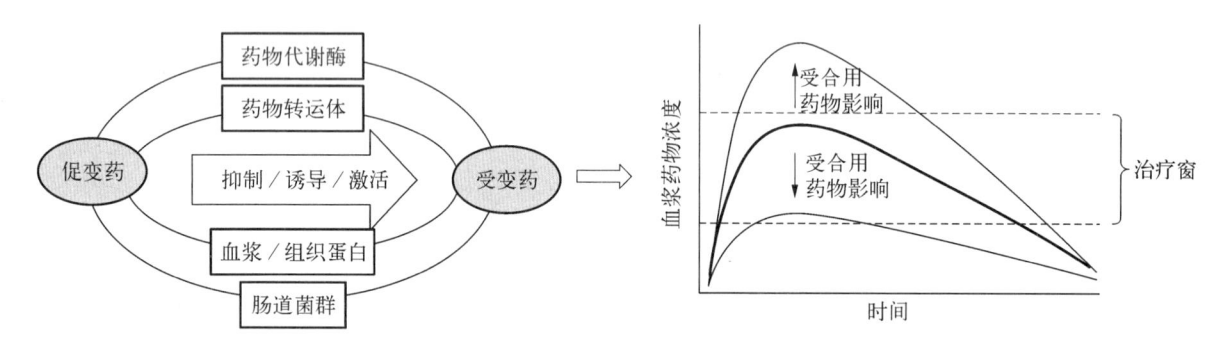

图 5-3 药代动力学 DDI 的作用机制

药代动力学上的相互作用可发生于 ADME 等环节。吸收上的改变:① 影响肠胃道吸收,一般这种相互作用是促变药和受变药同时在胃中存在而引起的,错开给药时间(2 h 以上)就避免肠胃道吸收上的 DDI。胃肠道的 pH 可能会影响药物的吸收部位和程度,由于离子型化合物的吸收不及分子型化合物,酸性化合物容易从胃和小肠上段(低 pH 区域)吸收,抑制胃酸分泌的药物会降低酸性化合物的吸收。② 胃肠道动力学的改变,当化合物在吸收部位持续时间变长,吸收量可能增加,反之亦然。③ 降低肠道营养吸收或损坏肠黏膜的药物也会影响合用药物的吸收。分布上的改变:主要是针对高血浆蛋白结合的药物,蛋白结合的置换可能导致药物分布的变化。代谢和排泄上的改变:主要基于药物代谢酶、药物转运体发生,尿液 pH 也可能通过对尿液重吸收环节的影响改变药物的尿排泄。此外,与上述代谢酶或转运体活性相关的其他因素如辅酶水平等也可能成为潜在的 DDI 靶点。随着肠道微生物与药物代谢、肠道微生物与药效、肠道微生物与毒性的关联越来越多地被发现和证实,近年来肠道微生物相关的 DDI 也逐渐获得关注。

药代动力学 DDI 的作用机制可能涉及抑制、诱导或激活。抑制是 DDI 中最常见的情形,当药物代谢酶被抑制时,原形化合物的体内浓度水平升高,而代谢物的浓度水平下降,当原形化合物浓度水平超过安全治疗窗上限时,就可能产生毒性;当代谢物是主要发挥药效的活性形式时则可导致治疗不足。当转运体被抑制时,根据被抑制转运体的分布部位不同而产生不同的作用,抑制吸收的转运体将降低药物的体内暴露水平,而抑制消除相关的转运体将增加药物的体内暴露水平,抑制药物摄取入特定组织的转运体将降低该组织的药物暴露量。

1. **抑制作用** 抑制可以分为可逆性抑制（reversible inhibition）和不可逆性抑制（irreversible inhibition）。可逆性抑制是指通过非共价键与酶和/或酶-底物复合物可逆结合，使酶活性降低或消失，采用透析或超滤将抑制剂去除后酶活性可恢复。可逆性抑制可进一步分成以下几种类型（图5-4）：① 当抑制剂和底物与酶的同一个位点结合时，抑制剂的占据会减少底物与酶的结合，为竞争性抑制，增加底物的浓度可以减弱这种抑制作用，在酶动力学上表现为米氏常数（K_m）变大，而最大反应速率（V_{max}）不变，这也是最常见的可逆性抑制类型；② 当抑制剂和底物与酶的结合位点不同时，抑制剂与酶结合的能力与抑制剂与酶和底物复合物结合的能力相同，抑制剂的存在不会减少底物与酶的结合，但会使产物的生成减少，为非竞争性抑制，在酶动力学上表现为K_m值不变，而V_{max}变小；③ 当抑制剂只与酶和底物复合物结合时，抑制剂的结合会减少酶和底物复合物向代谢产物的转化，但会促进酶和底物的结合，为反竞争性抑制，在酶动力学上表现为K_m值变小，V_{max}也变小；④ 当抑制剂既可与酶结合也可与酶和底物复合物结合，且与两者的结合能力不同时，为混合型抑制，V_{max}变小，抑制剂与酶和底物复合物结合的能力大于抑制剂与酶结合的能力时K_m值变小，抑制剂与酶和底物复合物结合的能力小于抑制剂与酶结合的能力时K_m值变大，抑制剂与酶和底物复合物结合的能力等于抑制剂与酶结合的能力时，则类似于上述非竞争性抑制的类型。百分抑制率、IC_{50}（达到50%抑制效果时的抑制剂浓度）和抑制常数（K_i）是衡量测试化合物抑制能力的参数。百分抑制率越高，抑制作用越强；IC_{50}和K_i数值越小，抑制作用越强。

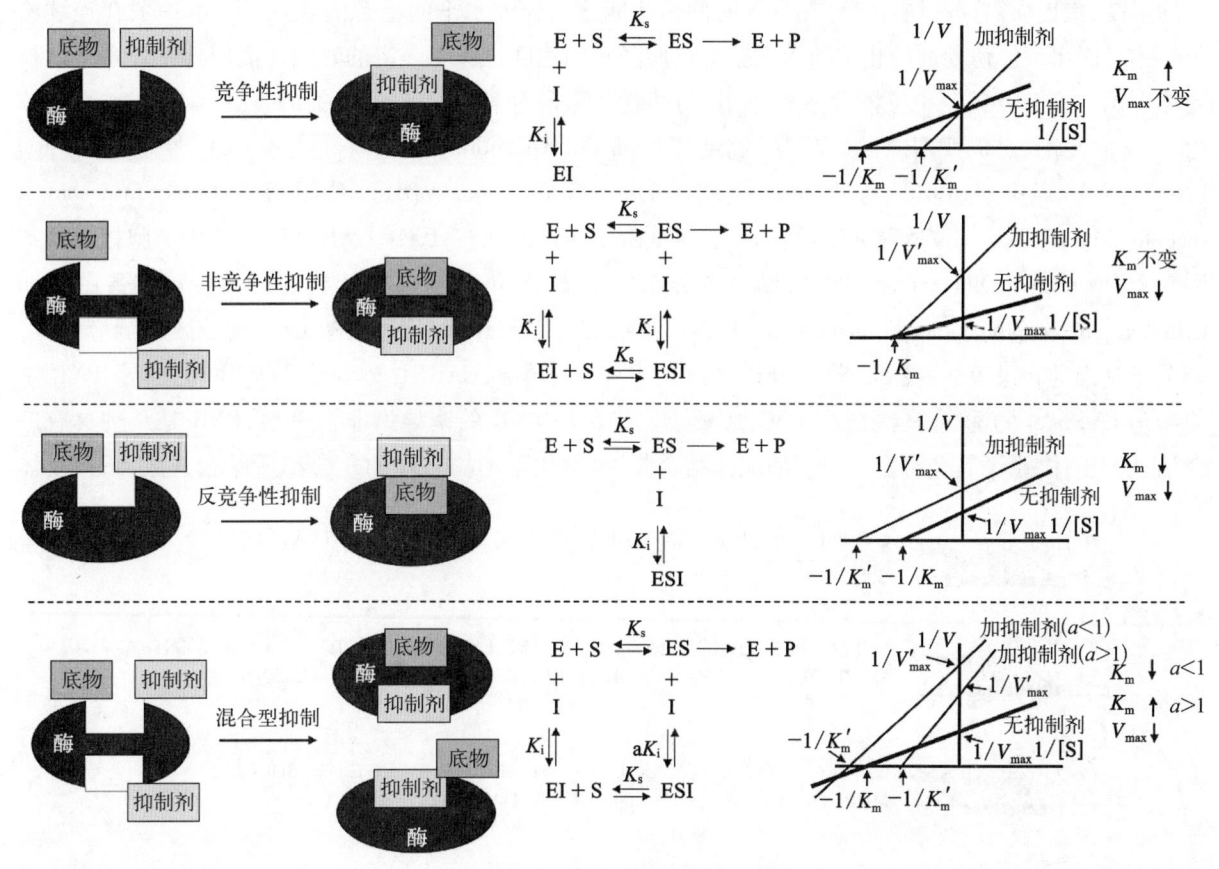

图5-4 可逆性抑制的几种类型

通过将底物浓度（[S]）和反应速率（V）进行双倒数转化后可将动力学曲线转化成直线。对于较常见的可逆性抑制，当加与不加抑制剂的两条直线相交于纵坐标时，为竞争性抑制，抑制剂与底物竞争酶的相同结合位点，此时V_{max}不变，K_m变大；当加与不加抑制剂的两条直线相交于横坐标时，为非竞争性抑制，抑制剂与底物与酶的结合位点不同，抑制剂可与酶结合，也可以与酶与底物复合物结合，且与两者的结合能力相同，此时V_{max}变小，K_m值不变；当加与不加抑制剂的两条直线平行时，为反竞争性抑制，抑制剂与酶-底物复合物结合，此时V_{max}变小，K_m值也变小；混合型抑制则是抑制剂既能与酶直接结合，也能与酶-底物复合物结合，此时V_{max}变小，K_m可能变大（$a>1$）、变小（$a<1$）或不变（$a=1$，此时即为非竞争性抑制）

不可逆性抑制是指抑制剂与酶以共价键结合而引起酶活力丧失,不能用透析、超滤等物理方法去除抑制剂而使酶活力恢复,也可称为自杀性抑制,需要等酶的重新合成来恢复活性,因此酶活性恢复的时间与酶合成的速度有关。这种类型的抑制主要发生在药物代谢酶上,常常也被称为机制抑制(mechanism-based inhibition, MBI)和时间依赖性抑制(time-dependent inhibition, TDI),虽然大部分不可逆性是机制抑制,这两者并不完全相同。不可逆性抑制是指抑制剂本身或其代谢产物与酶以共价键结合而产生抑制。机制抑制是指抑制剂先与酶发生反应,形成活性中间体,然后这个中间体以共价方式修改酶,可与酶中与活性位点的亲核氨基酸残基发生共价结合,或与酶的辅基血红素基团共价结合,也可与酶的结构组分如 CYP 的卟啉环氮原子结合形成卟啉加合物,导致不可逆抑制。时间依赖性抑制指的是抑制剂的效力随着与酶的孵育时间的增加而增加的现象,除了机制抑制会呈现出时间依赖性抑制增加的现象,生成一个抑制活性比原形更强的代谢物也会呈现时间依赖性抑制现象。与前述可逆性抑制相比,停用产生不可逆性抑制的药物,其抑制作用仍会持续一段时间,不能通过日常用药时错开几个小时而避开 DDI,连续给药时代谢酶的活性也将长期被抑制,因此不可逆性抑制会带来更严重的用药安全问题。最大失活速率(K_{inact})、K_i(达到 50% K_{inact} 时的抑制剂浓度)被用来衡量测试化合物不可逆抑制的能力,K_{inact}/K_i 是估算体内共价占有率的关键参数。

2. 诱导作用　与抑制可立即产生作用不同,诱导是一种较慢的调控过程,根据蛋白质的合成和降解的速度,蛋白质需要在诱导剂作用一段时间后才能达到较高水平的稳态酶表达,因此,一般在连续给药时才可能出现。诱导剂停止给药后根据蛋白质降解的速度也需要一定的时间才能回到基线水平。核受体在诱导型 DDI 机制中发挥着重要作用,与药物代谢酶和转运体调控相关的核受体有孕烷 X 受体(pregnane X receptor, PXR)、组成型雄烷受体(constitutive androstane receptor, CAR)、芳烃受体(aryl hydrocarbon receptor, AhR)、维生素 D 受体(vitamin D receptor, VDR)、法尼醇 X 受体(farnesoid X receptor, FXR)等。当被诱导剂激活后,核受体从胞质转运入胞核,PXR、CAR、VDR、FXR 与胞核类视黄醇 X 受体(retinoid X receptor, RXR)结合成异源二聚体,AhR 与细胞核芳香烃受体核转位蛋白(aryl hydrocarbon receptor nuclear translocator, ARNT)形成异源二聚体,结合到靶基因启动子区的响应元件,调节靶基因的转录表达(图 5-5)。AhR 参与 CYP1A2 的诱导,CAR 主要参与 CYP2B6 的诱导,PXR 主要参与 CYP3A4 的诱导,其次是 CYP2C 亚家族。CAR 与 PXR 的诱导谱非常重叠,PXR 是一种具有广泛活性的受体,由于其拥有宽大灵活的配体结合腔,可被化学结构多样的化合物所结合并激活;核受体

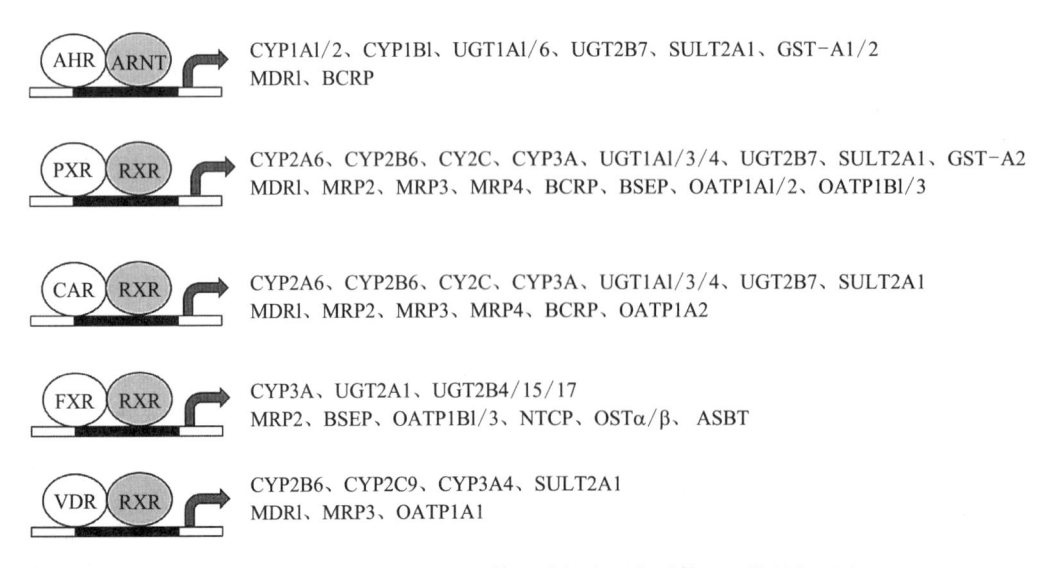

(AHR)(ARNT)　CYP1A1/2、CYP1B1、UGT1A1/6、UGT2B7、SULT2A1、GST-A1/2
　　　　　　　MDR1、BCRP

(PXR)(RXR)　CYP2A6、CYP2B6、CY2C、CYP3A、UGT1A1/3/4、UGT2B7、SULT2A1、GST-A2
　　　　　　　MDR1、MRP2、MRP3、MRP4、BCRP、BSEP、OATP1A1/2、OATP1B1/3

(CAR)(RXR)　CYP2A6、CYP2B6、CY2C、CYP3A、UGT1A1/3/4、UGT2B7、SULT2A1
　　　　　　　MDR1、MRP2、MRP3、MRP4、BCRP、OATP1A2

(FXR)(RXR)　CYP3A、UGT2A1、UGT2B4/15/17
　　　　　　　MRP2、BSEP、OATP1B1/3、NTCP、OSTα/β、ASBT

(VDR)(RXR)　CYP2B6、CYP2C9、CYP3A4、SULT2A1
　　　　　　　MDR1、MRP3、OATP1A1

图 5-5　与药物代谢酶和转运体相关的主要核受体及调控的靶蛋白

CAR 被较少化合物激活,但负责调节的靶基因与 PXR 类似。除了能被激活发挥对下游靶基因的表达调控作用,这些核受体本身的表达也可能被其他核受体调节。

3. 激活作用　与抑制类似,激活也是立即产生的作用,激活所带来的活性增强不依赖于蛋白质表达的增加。激活的报道大部分集中于 CYP3A4。此外,CYP2C8、CYP2C9、CYP2D6、CYP3A7 的激活作用也有一些报道。激活的机制是激活剂与酶结合后导致酶发生变构,代谢活性增强。与抑制和诱导相比,此类研究相对较少。

三、中药-药物相互作用研究考虑点

在 DDI 研究中,中药可能成为促变药,改变合用药物的药代动力学行为,进而改变合用药物的有效性和安全性,这类中药-化药相互作用也是目前国际上关注较多的研究类型。在我国,中药作为药物体系的重要组成部分,还需要关注中药本身的有效性和安全性是否会被其他药物所影响。中药可能成为受变药,被合用药物改变了药代动力学行为(即化药-中药相互作用),从而使得中药自身的有效性和安全性发生了变化。如果存在任何上述情况,则需评估被影响药物药代动力学参数的变化程度、临床意义及临床规避策略。

相比于传统化药的 DDI,中药涉及的 DDI 研究具有以下特点:① 中药物质组成复杂,给药后体内暴露的物质与给药所含的成分可能存在差异,基于制剂开展的体外研究、采用个别成分开展的研究,没有结合中药给药后的实际物质暴露,因此这类研究结果难以向临床应用转化;② 中药成分的体外抑制和诱导活性(药代活性)虽然从数值大小上可以判断强弱,但药代活性应与药代浓度关联着看,须结合体内靶点浓度来考量抑制和诱导的体内作用强度;③ 中药通常是物以类聚地多个成分成群存在,结构上的相似性使它们的药代动力学活性(对代谢酶/转运体的抑制、诱导或激活能力)也可能相似,因此须考虑在 DDI 方面的多物质共同作用,研究它们在共同作用中是协同(synergistic)、叠加(additive)还是拮抗(antagonistic);④ 中药本身也是以方剂配伍的形式来使用,除了考虑与其他药物合用可能的 DDI,也要注意方剂内部是否可能存在 DDI。此外,除了考虑宿主的药物代谢酶、药物转运体和血浆蛋白外,还要关注肠腔肠道菌群作用靶点的 DDI。

第二节　药物代谢酶介导的中药-化药相互作用

一、细胞色素 P450 酶介导的中药-化药相互作用

中药所含化合物的结构特点跟化学合成药物有所不同,中药含有较多的水溶性较好的糖苷类、酚酸类化合物,相对来说,CYP 介导的氧化代谢不像化学合成药物那么普遍。黄酮苷元、萜类(单萜类、倍半萜类、二萜类)、生物碱类、木脂素类、香豆素类、蒽醌类等易于发生 I 相代谢,主要发生的代谢反应有加氧、脱烷基、脱氢、环化、水解、还原等,这些反应的作用是暴露或引入极性官能团(羟基、羧基、氨基等),为后续在这些极性官能团继续发生 II 相代谢反应提供条件。

有些中药成分能被代谢激活生成反应性代谢物(reactive metabolite),进而造成毒性风险,呋喃基、亚甲二氧基苯基团、氮杂环、芳香硝基、吲哚基、末端烯烃等结构是一些可能被代谢激活的警示结构。例如,吡咯里西啶生物碱本身没有毒性,但 1,2 位不饱和的倒千里光裂碱型和奥索千里光裂碱型可被 CYP 代谢激活生成产生具有亲电性的活性中间体吡咯酯(pyrrolic ester),可与蛋白质、DNA 结合形成吡咯-蛋白质结合物或吡咯-DNA 结合物,具有肝脏毒性和致突变性(图 5-6)。一些药代动力学性质相互作用

也被用于减轻因代谢激活引发的毒性。例如,合用 CYP3A4 抑制剂酮康唑(ketoconazole)能显著降低吡咯里西啶生物碱的肝毒性。

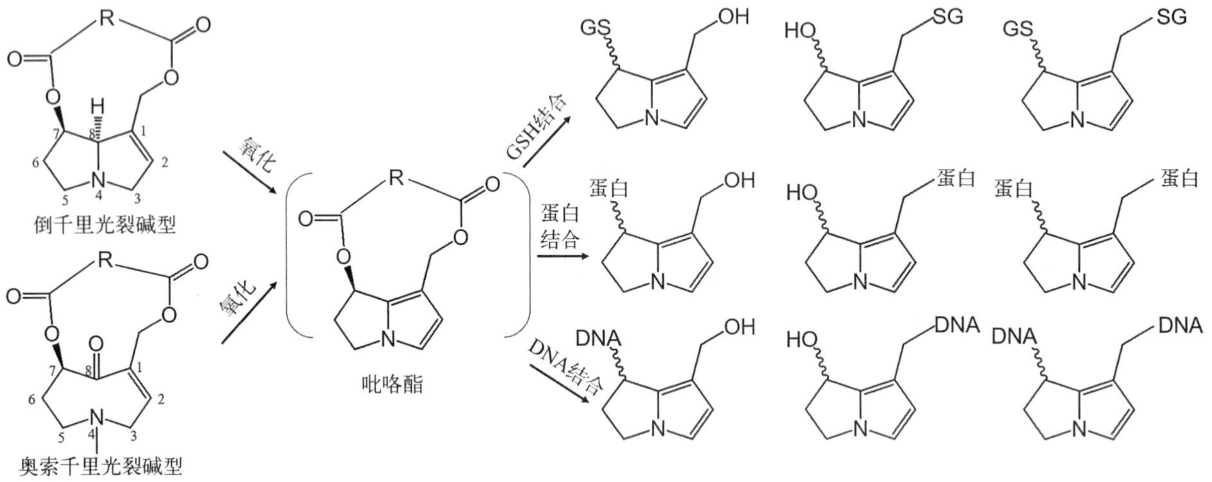

图 5-6 吡咯里西啶生物碱的代谢激活

另外,中药也能通过调节代谢酶的表达或活性,来降低合用药物的毒性。以超剂量使用具有肝毒性的经典研究案例对乙酰氨基酚为例,其致毒物质反应性代谢产物 N-乙酰基-对-苯醌亚胺(NAPQI)主要由 CYP2E1 介导生成,也有 CYP3A4 的贡献。五味子(*Schisandra sphenanthera*)、丹参(*Salvia miltiorrhiza*)、叶下珠(*Phyllanthus urinaria*)、晚红瓦松(*Orostachys japonicus*)等中药可通过抑制代谢激活来降低对乙酰氨基酚的肝毒性。

CYP 介导了大部分化学合成药物的体内代谢,当具有强抑制活性的中药成分与底物药物合用后将提高原形药物的体内暴露水平,降低代谢产物的体内暴露,因原形和代谢产物的活性差异,对有效性和安全性产生影响。许多生物碱类、黄酮类、香豆素类、萜类(倍半萜、二萜、三萜)中药成分是 CYP 的抑制剂(表 5-1),尤其是黄酮苷元成分对许多 CYP 有较强抑制活性,但苷元成分在吸收过程中存在首过消除,吸收后的系统代谢消除也较快,因此较低体内暴露使在植物药中广泛存在的黄酮类成分在临床用药中的实际相互作用报道较少。

此外,值得注意的是,一些中药成分能机制抑制(mechanism-based inhibition)CYP,如香豆素类化合物佛手柑素(bergamottin)、6′,7′-二羟基佛手柑素(6′,7′-dihydroxybergamottin)及它们的二聚体 paradisin A、paradisin B 是 CYP3A4 的机制抑制剂(第一节经典例子中的葡萄柚汁与 CYP3A4 的相互作用);香豆素类化合物补骨脂素(psoralen)是 CYP2B6 的机制抑制剂,8-甲氧补骨脂素(8-methoxypsoralen)是 CYP2A6 的机制抑制剂。由于机制抑制需要酶的重新合成才能恢复活性,所以抑制作用持续时间长,难以通过间隔几个小时的给药时间来避开 DDI,在联合用药时要引起注意。

虽然从已有报道来看中药成分的诱导报道较少(表 5-1),可能因为酶诱导研究相比于酶抑制开展得少一些。但由于中药临床用药时大多需要连续用药 1~2 周,甚至更长时间,所以诱导相关的 DDI 也值得关注。第一节 DDI 经典例子中圣约翰草-环孢素的中药-药物相互作用就是由贯叶金丝桃素(hyperforin)激活 PXR 诱导代谢酶和转运体所导致。

表 5-1 源自中药的 CYP 抑制剂、诱导剂和底物

	抑 制 剂	诱 导 剂	底 物
CYP1A2	**生物碱类**：羽扇豆碱、吴茱萸次碱 **黄酮类**：白杨素、异鼠李素、橘皮素、甘草查尔酮A、甲基麦冬黄烷酮A、柘树口山酮A、selamariscina A、穗花杉双黄酮、罗波斯塔双黄酮、柏木双黄酮、taiwaniaflavone **有机酸类**：银杏酸Ⅰ、银杏酸Ⅱ、马兜铃酸 **香豆素类**：佛手柑素、补骨脂素、异补骨脂素、别补骨脂素、补骨脂定、欧前胡素 **酚类**：山竹子素 **酮类**：β-倒捻子素、3-异倒捻子素、藤黄苷、8-脱氧藤黄苷、9-羟基卡巴茶酮、隐丹参酮、丹参酮Ⅰ、丹参酮ⅡA、二氢丹参酮	**生物碱类**：吴茱萸次碱 **黄酮类**：槲皮素、山柰酚 **木脂素类**：五味子醇甲、五味子醇乙 **酮类**：隐丹参酮、丹参酮Ⅰ、丹参酮ⅡA、二氢丹参酮Ⅰ **二萜内酯类**：银杏内酯A、银杏内酯B	**生物碱类**：吴茱萸次碱 **黄酮类**：豆蔻明、黄豆苷元、香叶木素、高良姜素、山柰素、鹰嘴豆芽素A、染料木素、山柰酚、芹菜素、柚皮素、橙皮素、柽柳黄素、甘草素 **酚类**：白藜芦醇、6-姜酚、8-姜酚、10-姜酚 **三萜皂苷类**：原人参二醇
CYP2A6	**醛类**：肉桂醛、邻甲氧基肉桂醛 **黄酮类**：芹菜素、木樨草素、金圣草黄素、槲皮素、山柰酚、杨梅素、高良姜素、橘皮素 **香豆素类**：8-甲氧补骨脂素		**单萜类**：樟脑 **三萜皂苷类**：原人参二醇 **香豆素类**：香豆素
CYP2B6	**黄酮类**：光甘草定、selamariscina A、穗花杉双黄酮、罗波斯塔双黄酮、柏木双黄酮、taiwaniaflavone **酮类**：α-倒捻子素、β-倒捻子素、3-异倒捻子素、藤黄苷 **香豆素类**：佛手柑素、补骨脂素 **酚类**：山竹子素	**二萜类**：青蒿素	**三萜皂苷类**：原人参二醇 **酚类**：10-姜酚
CYP2C8	**黄酮类**：槲皮素、香叶木素、杨梅素、高良姜素、甘草查尔酮A、银椴苷、甲基麦冬黄烷酮A、漆黄素、geraldol、柘树口山酮A、selamariscina A、穗花杉双黄酮、罗波斯塔双黄酮、柏木双黄酮、taiwaniaflavone、异水飞蓟宾、异水飞蓟宾B **酮类**：α-倒捻子素、β-倒捻子素、3-异倒捻子素、藤黄苷、8-脱氧藤黄苷、丹参酮Ⅰ、二氢丹参酮Ⅰ、丹参酮ⅡA、rhinacanthin C **酚类**：丹酚酸A、丹酚酸C **香豆素类**：王草酚		**生物碱类**：吗啡
CYP2C9	**生物碱类**：紫堇醇灵碱、小檗碱、表小檗碱、那可汀 **黄酮类**：甘草查尔酮A、水飞蓟素、柚皮素、藤黄酸、表藤黄酸、3,8″-双芹菜素、贯叶金丝桃素、金丝桃素、槲皮素、银椴苷、穗花杉双黄酮、高良姜素、黄芩素、木樨草素、异鼠李素、山柰酚、杨梅素、白杨素、金合欢素、野黄芩素、汉黄芩素、漆黄素、8-异戊烯基柚皮素、异黄腐醇、6-异戊烯基柚皮素、桑黄素、桑辛素、异泽兰黄素、棕矢车菊素、水飞蓟素、儿茶素没食子酸酯、银椴苷、甲基麦冬黄烷酮A、柘树口山酮A、selamariscina A、穗花杉双黄酮、罗波斯塔双黄酮、柏木双黄酮、taiwaniaflavone **酮类**：α-倒捻子素、β-倒捻子素、3-异倒捻子素、藤黄苷、8-脱氧藤黄苷 **香豆素类**：佛手柑素、香柑醇、6′,7′-二羟基佛手柑素、paradisin A、paradisin B、状芸香素、鬼臼毒素 **有机酸类**：银杏酸Ⅰ、银杏酸Ⅱ、马兜铃酸、羟基积雪草酸	**酮类**：knipholone、bulbine-knipholone、6′-methylknipholone	**生物碱类**：青藤碱、苯甲酰新乌头原碱、苯甲酰次乌头原碱 **黄酮类**：高良姜素、山柰素 **三萜皂苷类**：原人参二醇 **酚类**：去甲氧基姜黄素

续表

	抑制剂	诱导剂	底物
	酚类：和厚朴新酚、和厚朴酚、山竹子素 **萜类**：乌药醚内酯、鼠尾草酸 **醌类**：α-倒捻子素、β-倒捻子素、山竹子素、3-异倒捻子素、9-hydroxycalaboxanthon、大黄酸、二氢丹参酮、紫草素、白花丹素、rhinacanthin C		
CYP2C19	**生物碱类**：臭豆碱、caulophyllumine B、咖诺定、四氢小檗碱、原阿片碱、隐品碱、紫堇球碱、紫堇胺、二氢隐品碱、那可汀、南丁宁碱、刺罂粟碱 **黄酮类**：甘草查尔酮A、甲基麦冬黄烷酮A、穗花杉双黄酮、罗波斯塔双黄酮、柏木双黄酮、taiwaniaflavone **醌类**：α-倒捻子素、β-倒捻子素、3-异倒捻子素、藤黄苷、8-脱氧藤黄苷、9-羟基卡巴茶酮 **内酯类**：去甲氧基醉椒素 **有机酸类**：银杏酸Ⅰ、银杏酸Ⅱ		**生物碱类**：苯甲酰新乌头原碱、苯甲酰次乌头原碱 **三萜皂苷类**：原人参二醇 **酚类**：6-姜酚、8-姜酚、10-姜酚
CYP2D6	**生物碱类**：caulophyllumine B、咖诺定、四氢帕马丁、小檗碱 **有机酸类**：羟基积雪草酸 **香豆素类**：补骨脂素、异补骨脂素 **黄酮类**：穗花杉双黄酮、罗波斯塔双黄酮、柏木双黄酮、taiwaniaflavone **醌类**：α-倒捻子素、3-异倒捻子素、8-脱氧藤黄苷 **三萜皂苷类**：绞股蓝皂苷 **酚类**：山竹子素		**生物碱类**：青藤碱 **三萜皂苷类**：原人参二醇 **酚类**：8-姜酚
CYP2E1	**黄酮类**：穗花杉双黄酮、罗波斯塔双黄酮、柏木双黄酮、taiwaniaflavone **醌类**：丹参酮Ⅰ		**酚类**：10-姜酚
CYP3A	**生物碱类**：紫堇醇灵碱、紫堇定、咖诺定、倒千里光碱、胡椒碱、吴茱萸碱、吴茱萸次碱、1-甲基-2-十一烷基喹啉-4(1H)-酮 **黄酮类**：水飞蓟素、3,8″-双芹菜素、贯叶金丝桃素、金丝桃素、槲皮素、异鼠李素、山奈酚、银椴苷、穗花杉双黄酮、芹菜素、高良姜素、木樨草素、杨梅素、白杨素、金合欢素、光甘草定、甘草查尔酮A、银椴苷、甲基麦冬黄烷酮A、selamariscina A、穗花杉双黄酮、罗波斯塔双黄酮、柏木双黄酮、taiwaniaflavone **醌类**：α-倒捻子素、β-倒捻子素、3-异倒捻子素、藤黄苷、8-脱氧藤黄苷、二氢丹参酮 **香豆素类**：佛手柑素、6′,7′-二羟基佛手柑素、paradisin A、paradisin B **木脂素类**：五味子醇甲素、五味子醇甲、五味子醇乙、五味子酯甲、戈米辛G **倍半萜**：莪术烯醇 **二萜内酯类**：1 石蚕苷A **三萜皂苷类**：原人参二醇、原人参三醇、人参皂苷化合物K、葫芦素E **酚类**：山竹子素	**生物碱类**：小檗碱 **木脂素类**：五味子醇甲、五味子醇乙、五味子酯甲 **黄酮类**：黄芩素、贯叶金丝桃素 **香豆素类**：白当归素 **酚/酸类**：丹参素、丹酚酸B、原儿茶醛、白藜芦醇、boropinic acid **二萜内酯类**：银杏内酯A **二萜类**：青蒿素、紫杉醇 **强心苷类**：蟾毒灵 **酮类**：knipholone、bulbineknipholone、6′-methylknipholone	**生物碱类**：乌头碱、次乌头碱、新乌头碱、苯甲酰乌头原碱、苯甲酰新乌头原碱、苯甲酰次乌头原碱、小檗碱、紫堇醇灵碱、吴茱萸次碱、野百合碱、青藤碱、帽柱木碱、吗啡 **黄酮类**：芹菜素、柚皮素、桂柳黄素、甘草素 **木脂素类**：五味子醇甲、去氧五味子素 **三萜皂苷类**：原人参二醇、原人参三醇、人参皂苷Rh_1、人参皂苷Rg_2、人参皂苷Rf

二、UGT 介导的中药-化药相互作用

葡萄糖醛酸化反应通常将葡萄糖醛酸连接到醇、酚、羧酸等O原子上或伯胺、仲胺、叔胺等N原子

上,很少数形成 S-葡萄糖醛酸酯和 C-葡萄糖醛酸酯。黄酮苷元、生物碱、酚酸、萜醇等中药成分易发生葡萄糖醛酸化反应(表 5-2)。葡萄糖醛酸化反应使代谢产物极性较原形有显著增强,通常代谢后生物活性也减弱,但吗啡的 6-位葡萄糖醛酸结合物的药理活性比吗啡更强。此外,羧酸上发生的葡萄糖醛酸化反应生成的酰基葡萄糖醛酸结合物(acyl glucuronide)也是一种可能的反应性代谢物,易产生不良反应或毒性风险。

表 5-2　源自中药的 UGT 抑制剂和底物

抑 制 剂	底 物
黄酮类：异甘草素、花青素、杜果苷、杜果苷元、甘草查尔酮 A、甘草西定、汉黄芩素、黄芩素、白杨素、山柰酚、槲皮素、橙皮素、柚皮素、水飞蓟素、桑辛素、补骨脂甲素、补骨脂乙素、新补骨脂异黄酮、补骨脂二氢黄酮甲醚、补骨脂异黄酮 A、补骨脂查尔酮、橘皮素 **木脂素类**：去氧五味子素、五味子酯甲、三白草酮 **醌类**：隐丹参酮、二氢丹参酮 I、去甲泽拉木醛 **酚类**：白藜芦醇、氧化白藜芦醇、紫檀芪、姜黄素、双去氧基姜黄素 **倍半萜类**：球姜酮 **二萜类**：穿心莲内酯 **三萜类**：原人参三醇、甘草次酸、雷公藤红素 **生物碱类**：帽柱木碱	**黄酮类**：樱花素、千层纸素 A、芹菜素、香叶木素、圣草素、木樨草素、异新狼毒素 A、淫羊藿次苷、甘草查尔酮 A、甘草西定、汉黄芩素、黄芩素、白杨素、山柰酚、槲皮素、橙皮素、柚皮素、水飞蓟素、桑辛素 **香豆素类**：异嗪皮啶、秦皮素、秦皮乙素 **醌类**：丹参酮 IIa、大黄素 **木脂素类**：厚朴酚 **生物碱类**：尼古丁、吴茱萸次碱、吴茱萸碱、青藤碱 **酚类**：白藜芦醇、氧化白藜芦醇、紫檀芪

葡萄糖醛酸化反应一般亲和力较低(K_m 较大),但反应容量很大,不易被饱和,很多中药成分葡萄糖醛酸化反应酶动力学测得的 K_m 为 mmol/L 级别。抑制剂与 UGT 的亲和力通常也没有像与 CYP 那样强。此外,UGT 对底物的选择性较 CYP 低,大部分化合物的代谢是有多个 UGT 亚型参与的,因此基于 UGT 发生 DDI 的可能性通常较低,AUC_i/AUC 比值较少超过 2,对于治疗窗较宽的药物,这个程度的体内暴露改变通常不会造成严重影响。从体外抑制活性来看,黄酮类成分、木脂素类成分和萜类成分有较多抑制 UGT 活性的报道。

三、其他代谢酶介导的中药-化药相互作用

儿茶酚-O-甲基转移酶(catechol-O-methyltransferase, COMT)、磺基转移酶(SULT)、谷胱甘肽 S-转移酶(GST)、酯酶(esterases, ES)、黄素单加氧酶(FMO)、单胺氧化酶(MAO)、醛脱氢酶(ALDH)、醌氧化还原酶(quinine oxidoreductase, NQO)等在一些类别中药成分的代谢上也发挥着重要作用(表 5-3)。目前,这类代谢酶的诱导研究较少。具有儿茶酚结构的多酚类化合物能够发生 COMT 介导的甲基化反应,其中一些也能竞争性抑制 COMT。硫酸酯化反应通常将磺酸基连接到酚羟基上,代谢后极性增加,利于中药物质从机体消除,带有酚羟基的黄酮苷元、酚酸易发生硫酸酯化反应。

表 5-3　源自中药的其他代谢酶的抑制剂和底物

代 谢 酶	抑 制 剂	底 物
儿茶酚-O-甲基转移酶(COMT)	**黄酮类**：杨梅素、二氢杨梅素、杨梅苷、野黄芩素、黄芩苷、千层纸素 A-7-O-葡萄糖醛酸苷、黄芩素、千层纸素 A **酚酸类**：丹酚酸 B **香豆素类**：瑞香素	**黄酮类**：儿茶素、表没食子儿茶素没食子酸酯、表没食子儿茶素 **酚酸类**：丹参素、原儿茶酸、丹酚酸 B、绿原酸

续表

代谢酶	抑制剂	底物
磺基转移酶(SULT)	黄酮类：槲皮素、染料木素、异鼠李素、山奈酚、高良姜素、木樨草素、香叶木素、芹菜素、白杨素 酚类：姜黄素、去甲氧基姜黄、双去氧基姜黄素	黄酮类：高良姜素、白杨素 酚酸类：丹参素、原儿茶酸、香草酸
酯酶[ES,含羧酸酯酶(CES)、对氧磷酶(PON)、芳基乙酰胺脱乙酰基酶(AADAC)等]	黄酮类：银杏双黄酮、白果素、金松双黄酮、异银杏素、新补骨脂异黄酮、补骨脂乙素、补骨脂异黄酮、补骨脂异黄酮 A、补骨脂二氢黄酮甲醚、补骨脂甲素、甘草查尔酮 A、甘草查尔酮 C、甘草查尔酮 D、异甘草黄酮醇、光甘草定、石吊兰素 酚类：补骨脂酚、大麻二酚、四氢大麻酚、厚朴酚 三萜类：原人参二醇、原人参三醇、达玛烯二醇、20S-O-β-(D-葡萄糖)-达玛烯二醇、表白桦脂酸、白桦脂酸、齐墩果酸、路路通酸、山楂酸、科罗索酸、齐墩果酮酸、羽扇豆醇、熊果酸、β-香树脂酮、alismanol F、alismanin I、3β-hydroxylup-20(29)-en-28 oic acid 二萜醌类：隐丹参酮、二氢丹参酮 I、丹参酮 I、丹参酮ⅡA 生物碱类：毒扁豆碱	内酯类：银杏内酯 A、银杏内酯 B、银杏内酯 C、银杏内酯 J、白果内酯(PON)
黄素单加氧酶(FMO)	3-吲哚甲醇	含 N、S 的化合物 生物碱：(S)-尼古丁
单胺氧化酶(MAO)	黄酮类：金合欢素、金合欢素 7-甲酯、芹菜素、白杨素、高良姜素、8-O-甲雷杜辛、漆黄素、染料木素、山奈酚、高丽槐素、美迪紫檀素、鼠李柠檬素 香豆素类：异补骨脂素、别补骨脂素、紫花前胡素、王草酚、芸香内酯 蒽酮类：龙胆山酮酚、去甲基雏菊叶龙胆酮、羟基茜草素、当药醇苷 生物碱类：去氢骆驼蓬碱、哈尔满碱	生物碱(伯、仲、叔胺)：N,N-二甲基-5-甲氧基色胺、章胺、β-苯乙胺、酪胺
醛脱氢酶(ALDH)		醛类：原儿茶醛
醌氧化还原酶(NQO)	多酚类：白藜芦醇	二萜醌类：丹参酮

为了改善药物的成药性，一些药物被设计成前药以提高水溶性或跨膜通透性，较常见的是将酚类或羧酸药物设计成羧酸酯类化合物，进入体内后通过羧酸酯酶(carboxylesterase，CES)的水解释放出活性药物形式。中药成分中的黄酮类、酚类、萜类中报道有多个 CES 的抑制剂，因此应注意它们与羧酸酯类前药合用时是否会影响活性物质的体内暴露进而降低药效。

在谷胱甘肽(glutathione，GSH)处于高浓度水平时，GSH 结合反应可自发进行，不需要 GST，当 GSH 处于低浓度水平时，GSH 结合反应需要 GST 的催化。

第三节 药物转运体介导的中药-化药相互作用

药物转运蛋白在大量药物的跨膜通道中扮演着关键角色，影响它们的吸收、分布和排泄，从而影响着药物的有效性和安全性，对药物转运蛋白的调节被认为 DDI 的主要原因之一。SLC 转运蛋白家族和 ABC 转运蛋白这两大转运体超家族具有相当重要的药理学意义，在 DDI 研究中也备受关注。要充分了解药物转运体介导的中药-化药相互作用风险，需要对转运体的分布和功能有充分的了解，此部分内容可参考本书第三章中药与药物转运体。

某些类别的中药成分根据结构特点，易于与一些转运体发生相互作用：生物碱可能基于 P-gp 和 MRP 发生 DDI。此外，由于许多生物碱在生理条件下可以以有机阳离子形式存在，它们很容易与有机阳离子转运体发生相互作用。醌类化合物是一些常用中药如大黄和丹参的主要生物活性成分,醌类化合物可能与有机阴离子转运体(organic anion transporter,OAT)和/或外排蛋白(P-gp和MRP)广泛发生相互作用。黄酮类化合物是一类在各类中药中广泛分布的多酚类化合物,由于黄酮类化合物多含有酚羟基,常是OAT和有机阴离子转运多肽(organic anion transporting polypeptide,OATP)的底物和/或抑制剂,黄酮类化合物还能调节外排转运体P-gp、MRP和BCRP。三萜皂苷类成分在许多植物中自然存在,通常来自五加科、豆科、蜜茜科和葫芦科等植物,在生理条件下多呈中性到酸性,常是外排和/或摄取转运体的抑制剂。酚酸在生理条件下主要以阴离子形式存在,它们常常是OAT的底物和/或抑制剂。

以下根据不同转运体介绍基于转运体的中药-化药相互作用。

一、溶质转运体介导的中药-化药相互作用

一些SLC转运体与中药物质的安全性密切相关,如能产生肾毒性的马兜铃酸(AA),其毒性部位主要为肾近曲小管,马兜铃酸有马兜铃酸Ⅰ和马兜铃酸Ⅱ,两者都能生成反应性代谢物与DNA结合,但只有马兜铃酸Ⅰ具有肾毒性,马兜铃酸Ⅰ和马兜铃酸Ⅱ均是OAT1、OAT2和OAT3的底物,这些转运体与马兜铃酸Ⅰ的亲和力高于马兜铃酸Ⅱ,OAT的抑制剂丙磺舒能降低马兜铃酸Ⅰ的肾脏浓度和肾毒性,可见OAT转运体在马兜铃酸Ⅰ肾毒性上发挥了重要作用。

针对SLC转运体的诱导鲜有研究,如木脂素五味子甲素(schisandrin A)、五味子乙素(schisandrin B)可诱导OATP1B1表达,目前报道较的多是基于SLC转运体抑制机制的中药-化药相互作用。黄酮类、酸性三萜皂苷、有机酸类、醌类、酚类中药成分中有多个OAT抑制剂,有机酸类多是OAT的底物。大黄蒽醌类化合物是OAT的强抑制剂,大黄酸(rhein)、大黄素(emodin)、芦荟大黄素(aloe emodin)对OAT1、OAT3的抑制活性超过阳性抑制剂probenecid,大黄酸的抑制活性最强,K_i值不到10 nmol/L。大黄酸(rhein)或大黄提取物与马兜铃酸Ⅰ在大鼠上一起给药时能显著降低马兜铃酸Ⅰ的肾脏浓度。表5-4总结了OAT的中药底物和抑制剂,黄酮类、有机酸类和醌类中药成分中有多个被报道是OAT的抑制剂,这些抑制剂的体外抑制活性为中等到强抑制,能真正产生的体内抑制作用程度还需结合给药后这些中药物质的体内暴露水平来考量。

表5-4 源自中药的OAT抑制剂和底物

转运体	抑 制 剂	底 物
OAT1	黄酮类:水飞蓟宾、槲皮素、芹菜素、汉黄芩素 酚类:白藜芦醇、姜黄素 三萜皂苷:18β-甘草次酸 有机酸类:丹参素、原儿茶酸、紫草酸、迷迭香酸、丹酚酸A、丹酚酸B、没食子酸 醌类:大黄酸、大黄素、芦荟大黄素	酚类:姜黄素 有机酸类:丹参素、原儿茶酸、紫草酸、迷迭香酸、丹酚酸D、马兜铃酸Ⅰ、马兜铃酸Ⅱ
OAT2	有机酸类:	有机酸类:丹参素、原儿茶酸、迷迭香酸、丹酚酸A、丹酚酸D
OAT3	黄酮类:水飞蓟宾、槲皮素、黄芩苷、汉黄芩素 酚类:白藜芦醇 有机酸类:丹参素、紫草酸、迷迭香酸、丹酚酸A、丹酚酸B、丹酚酸D 醌类:大黄酸、大黄素、芦荟大黄素 生物碱类:色胺酮	酚类:姜黄素 有机酸类:丹参素、丹酚酸A、马兜铃酸Ⅰ、马兜铃酸Ⅱ、3,4-二咖啡酰奎宁酸、3,5-二咖啡酰奎宁酸、4,5-二咖啡酰奎宁酸
OAT4	黄酮类:黄芩苷	有机酸类:丹参素、紫草酸、迷迭香酸、丹酚酸D

黄酮类、三萜皂苷、甾体皂苷类中药成分中有多个 OATP 抑制剂，也有一些黄酮类、三萜皂苷、甾体皂苷类中药成分是 OATP 的底物（表 5-5）。OATP 与一些化药如他汀类药物的安全性密切相关。三萜皂苷类成分是 OATP 的强抑制剂，如人参皂苷 Rb$_1$、Rb$_2$、Rc、Rd 等对 OATP1B3 的抑制 IC$_{50}$ 均小于 5 μmol/L，且临床上有多个含三萜皂苷的中药注射剂，在与 OATP1B3 底物联用时其可能的相互作用值得关注。

表 5-5 源自中药的 OATP 抑制剂和底物

转运体	抑制剂	底物
OATP1A2	**黄酮类**：槲皮素、山奈酚、淫羊藿苷、表儿茶素没食子酸酯、表没食子儿茶素没食子酸酯 **生物碱类**：白屈菜红碱	**黄酮类**：槲皮素、表儿茶素没食子酸酯、表没食子儿茶素没食子酸酯
OATP1B1	**黄酮类**：槲皮素、淫羊藿苷、表儿茶素没食子酸酯、表没食子儿茶素没食子酸酯、柚皮素、水飞蓟素、水飞蓟宾、水飞蓟宾 A、水飞蓟宾 B、水飞蓟汀、芹菜素 **酚类**：姜黄素 **三萜皂苷类**：人参皂苷 Rb$_1$、人参皂苷 Rb$_2$、人参皂苷 Rc、人参皂苷 Rd、人参皂苷 Ra$_1$、人参皂苷 Ra$_2$、人参皂苷 Ra$_3$、人参皂苷 Ro、人参皂苷 Rg$_6$、人参皂苷 Rk$_1$、人参皂苷 Rh$_4$、人参皂苷 Rg$_5$、人参皂苷 Rg$_2$、人参皂苷 Rh$_1$、甘草酸 **醌类**：rhinacanthin C	**黄酮类**：槲皮素 **酚类**：姜黄素 **三萜皂苷类**：人参皂苷 Rg$_1$、人参皂苷 Re、人参皂苷 Rg$_2$、人参皂苷 Rf、人参皂苷 Rh$_1$、人参皂苷 Ro、人参皂苷 Rg$_6$、三七皂苷 R$_1$、甘草酸 **甾体皂苷类**：麦冬皂苷 D、麦冬皂苷 D' **有机酸类**：紫草酸、迷迭香酸、丹酚酸 B、丹酚酸 D
OATP1B3	**黄酮类**：槲皮素、山奈酚、黄芩苷、表没食子儿茶素没食子酸酯、柚皮素、水飞蓟素、芹菜素、水飞蓟宾、水飞蓟宾 A、水飞蓟宾 B **酚类**：姜黄素 **三萜皂苷类**：人参皂苷 Rb$_1$、人参皂苷 Rb$_2$、人参皂苷 Rc、人参皂苷 Rd、人参皂苷 Ra$_1$、人参皂苷 Ra$_2$、人参皂苷 Ra$_3$、人参皂苷 Ro、人参皂苷 Rg$_6$、人参皂苷 Rk$_1$、人参皂苷 Rh$_4$、人参皂苷 Rg$_5$、人参皂苷 Rg$_2$、人参皂苷 Rh$_1$、甘草酸 **有机酸类**：没食子酸 **醌类**：rhinacanthin C	**黄酮类**：表儿茶素没食子酸酯、表没食子儿茶素没食子酸酯 **酚类**：姜黄素 **三萜皂苷类**：人参皂苷 Rg$_1$、人参皂苷 Re、人参皂苷 Rg$_2$、人参皂苷 Rf、人参皂苷 Rh$_1$、人参皂苷 Ro、人参皂苷 Rg$_6$、三七皂苷 R$_1$、20-葡萄糖-人参皂苷 Rf **甾体皂苷类**：麦冬皂苷 D、薯蓣皂苷 **有机酸类**：紫草酸、迷迭香酸、丹酚酸 B、丹酚酸 D
OATP2B1	**黄酮类**：槲皮素、山奈酚、黄芩苷、桑黄酮、淫羊藿苷、表没食子儿茶素没食子酸酯、水飞蓟素、水飞蓟宾、水飞蓟宾 A、水飞蓟宾 B、水飞蓟汀、芹菜素	**黄酮类**：槲皮素、野黄芩苷 **酚类**：姜黄素

有机阳离子转运体（organic cation transporter，OCT）相关的中药-药物相互作用研究较少，生物碱类成分常是 OCT 的底物和抑制剂（表 5-6）。

表 5-6 源自中药的 OCT 抑制剂和底物

	抑制剂	底物
OCT1	**生物碱类**：小檗碱、白屈菜红碱、荷叶碱、吗啡、黄连碱、药根碱、表小檗碱、小檗红碱、氯化两面针碱、野百合碱、倒千里光碱 **黄酮类**：表没食子儿茶素	**生物碱类**：小檗碱、小檗红碱、野百合碱 **黄酮类**：槲皮素
OCT2	**生物碱类**：小檗碱、药根碱、白屈菜红碱、吗啡 **黄酮类**：表没食子儿茶素	**生物碱类**：小檗碱、小檗红碱
OCT3	**生物碱类**：小檗碱 **黄酮类**：黄芩苷	**生物碱类**：小檗碱

二、ABC 转运体介导的中药-化药相互作用

外排转运体在各个组织有广泛分布，与药物有效性和安全性密切相关的外排转运体有 P-糖蛋白（P-gp/ABCB1）、乳腺癌耐药蛋白（BCRP/ABCG2）、多药耐药相关蛋白（MRP/ABCC）、胆盐外排泵（BSEP/ABCB11）等。中药成分与 ABC 转运体的作用机制主要为诱导和抑制。此外，还有一些下调蛋白表达或激活的报道。

P-gp 的底物谱和抑制剂谱均较宽，许多生物碱类、黄酮类、三萜皂苷类、醌类既是 P-gp 的底物，又是其抑制剂，木脂素、香豆素是 P-gp 的抑制剂（表 5-7）。根据在各脏器的表达部分，抑制肠道 P-gp 活性可能增强其底物药物的口服吸收，抑制肾脏和肝脏 P-gp 会降低合用药物的尿排泄和胆汁排泄，抑制血脑屏障的 P-gp 则可能增强合用药物的脑分布。

表 5-7 源自中药的 ABC 转运体抑制剂、诱导剂和底物

转运体	抑制剂	诱导剂	底物
P-gp	**生物碱类**：小檗胺、汉防己甲素、5-bromotetrandrine、异汉防己碱、川芎嗪、奎宁二聚体、白屈菜碱 **三萜皂苷类**：柴胡皂苷 A、升麻醇、人参皂苷 Rh$_2$、人参皂苷化合物 K、人参皂苷 Rg$_3$、原人参二醇、原人参三醇、黄芪皂苷Ⅳ、黄芪皂苷Ⅰ、葫芦素 E、黄柏酮 **甾体皂苷类**：纤细薯蓣皂苷、重楼皂苷 D **醌类**：隐丹参酮、丹参酮Ⅰ、丹参酮ⅡA、丹参酮ⅡB、大黄素、rhinacanthin C **黄酮类**：槲皮素、山柰酚、柚皮素、槲皮苷、脱水淫羊藿素、鹰嘴豆芽素 A、水飞蓟素、儿茶素没食子酸酯、表儿茶素没食子酸酯、表没食子儿茶素没食子酸酯、柚皮苷 **有机酸类**：银杏酸Ⅰ、银杏酸Ⅱ **木脂素类**：五味子醇甲、五味子醇乙、五味子丙素、五味子酯甲、五味子酯丙、戈米辛 A、戈米辛 G、戈米辛 J、戈米辛 N、去氧五味子素、巴豆酰戈米辛 P、五味子乙素、当归酰戈米辛 H **酚类**：白藜芦醇 **香豆素类**：环氧佛手柑素、6′,7′-二羟基佛手柑素、法尼斯泚醇 A	**生物碱类**：黄连碱 **二萜内酯类**：银杏内酯 A、银杏内酯 B、雷公藤甲素 **酚类**：姜黄素 **黄酮类**：槲皮素	**生物碱类**：小檗碱、黄连碱、巴马汀、药根碱 **木脂素类**：salvinal **醌类**：隐丹参酮、丹参酮Ⅰ、丹参酮ⅡA、丹参酮ⅡB **黄酮类**：槲皮素、山柰酚、柚皮素 **三萜皂苷类**：人参皂苷 Rg$_1$、人参皂苷 Re、三七皂苷 R$_1$、人参皂苷 Rh$_2$、人参皂苷化合物 K **单萜糖苷**：芍药苷
BCRP	**三萜皂苷类**：甘草酸、甘草次酸、人参皂苷 Rh$_2$、人参皂苷化合物 K、原人参二醇、原人参三醇 **黄酮类**：槲皮素、山柰酚、芦丁 **酚类**：rhinacanthin C	**醌类**：丹参酮ⅡA **酚类**：姜黄素	**黄酮类**：山柰酚、野黄芩苷、槲皮素 **三萜皂苷类**：人参皂苷 Rg$_1$、人参皂苷 Re、三七皂苷 R$_1$
MRP	**三萜皂苷类**：甘草酸、甘草次酸 **黄酮类**：槲皮素、槲皮苷	**醌类**：丹参酮ⅡA **二萜内酯类**：银杏内酯 A、银杏内酯 B **酚类**：姜黄素	**黄酮类**：槲皮素、柚皮素、黄芩苷、野黄芩苷 **三萜皂苷类**：人参皂苷 Rg$_1$、人参皂苷 Re、三七皂苷 R$_1$ **Ⅱ相代谢物**：葡萄糖醛酸结合物、谷胱甘肽结合物

三萜皂苷、黄酮类成分是 BCRP、MRP 的抑制剂，黄酮类成分也是 BCRP、MRP 的底物。抑制各脏器 BCRP、MRP 所产生的作用与上述 P-gp 相似。

第四节 药物-药物相互作用研究方法

药物-药物相互作用（DDI）研究通常以体外试验为研究主体，依赖于体外相对简单的体系可以将某

个代谢酶或转运体的作用进行充分研究,明确 DDI 的具体机制。但仅有体外研究是不够的,脱离了体内实际可达到的浓度只基于抑制或诱导活性谈 DDI 的风险是片面的。体外 DDI 研究结果用于评估药物药代动力学相互作用的可能机制及影响程度,获得的动力学参数也有助于后续构建模型对潜在的 DDI 进行预测,有必要时进一步支持 DDI 临床研究设计及整体研究策略的制定。当体外试验提示具有一定 DDI 风险时应进一步开展临床试验以确认 DDI 的影响程度,研究联合用药中的 DDI 规避方法。

一、计算机辅助预测药物-药物相互作用

定量结构-活性关系(quantitative structure-activity relationship,QSAR)模型可预测 DDI,QSAR 模型利用化合物结构计算得出的属性或结构片段作为化学描述符,揭示化学描述符与活性的关系,使用统计和机器学习计算算法建立表征这种关系的数学模型,以预测未知化合物的活性。基于化学描述符已经开发了大量用于预测 DDI 的 QSAR 模型,这些模型以其计算效率闻名,可以在几秒钟内处理成千上万个化合物。然而需要注意的是,这些模型可能存在重大局限性,最终用户需要接受足够的培训,才能知道如何更好地应用这些方法。如果使用的描述符数量与训练集相比过大,模型可能存在重大的偏差。

计算机辅助研究 DDI 的另一种方法是药效团建模。药效团模型已经用于 CYP 抑制、CYP 诱导、CYP 激活及转运蛋白功能和诱导等方面。与 QSAR 模型类似,药效团模型无须蛋白质的结构信息,因为该模型仅考虑配体的特定物理性质。这些性质通常包括几何构型、电荷、疏水/亲水信息。药效团建模通常比统计或机器学习建模需要更少的训练化合物。

随着更多的药物代谢酶的晶体结构(此部分内容可参考本书第四章)被发布,基于蛋白质活性位点和抑制剂之间发生的分子相互作用结构的对接方法也可用于预测 DDI。随着人工智能(artificial intelligence,AI)的发展,为 DDI 预测带来了新的技术手段,通过机器学习、深度学习等方式可进一步提升 DDI 预测的准确性和可靠性。

此外,许多数据库通过收集文献信息或将 AI 技术引入其中,CMSS(The Chi Mei Search System)、CWMIIN(The Chinese-Western Medicine Integrative Information Network)、NaPDI(Center of Excellence for Natural Product-Drug Interaction Research)、DHIQW(Drug Herb Interaction Query Website)、Probot(Probot Chinese Medicine-Drug Interaction Database)、DIDB(UW Drug Interaction Database)等数据库收集了大量的 DDI 信息,有助于 DDI 的高效开展。基于数据库的信息,姜黄、大黄、胡椒薄荷、人参、大蒜、麻黄、丹参是较多见的涉及 DDI 的中药。

二、药物-药物相互作用的体外研究方法

(一)酶抑制机制的体外 DDI 研究

酶抑制实验的体外孵育体系一般包含测试化合物、酶材料、缓冲体系、探针底物、辅助因子。体外研究可采用酶材料,包括肝细胞、肝微粒体、肝胞液、肝 S9、cDNA 重组酶等,其中肝微粒体用得最多,也可根据代谢酶的表达特征采用其他组织的微粒体、肝胞液或 S9 来开展研究。对于 I 相代谢氧化反应通常采用 50 mmol/L 的 PBS 作为缓冲体系,采用 NADPH 或 NADPH 生成系统作为辅助因子;对于 II 相代谢葡萄糖醛酸化和硫酸酯化反应通常采用 50 mmol/L 的 Tris 作为缓冲体系,分别采用 UDPGA 和 PAPS 作为辅助因子。

可先采用单一测试浓度如体内游离药物 C_{max} 的 50 倍或剂量的 0.1 倍/250 mL,或 100 μmol/L 来进行初筛。若单一测试浓度产生的抑制活性超过 50%(即代谢酶的剩余活性<50%),则采用多个浓度的

测试化合物进行 IC_{50} 测定。如果溶解度允许,从体内最高浓度的 30 倍开始逐级稀释,或从 100 μmol/L 开始逐级稀释,即测试浓度 100 μmol/L、33.3 μmol/L、11.1 μmol/L、3.7 μmol/L、1.2 μmol/L、0.4 μmol/L、0.1 μmol/L,一般 6~10 个浓度点。对于比较常见的竞争性抑制,当采用 K_m 附近的底物浓度来测定得到的 $IC_{50}=2\times K_i$。若 IC_{50} 接近体内可达到的浓度,则应去获得更准确的抑制常数 K_i。抑制常数 K_i 是在多个探针底物浓度下(通常是在 $1/5\ K_m \sim 5\ K_m$ 底物浓度范围)、多个潜在抑制剂测试浓度($1/5IC_{50} \sim 20IC_{50}$)下开展抑制活性测试得到,可判断抑制类型为竞争性抑制、非竞争性抑制、反竞争性抑制还是混合型抑制(图 5-2)。

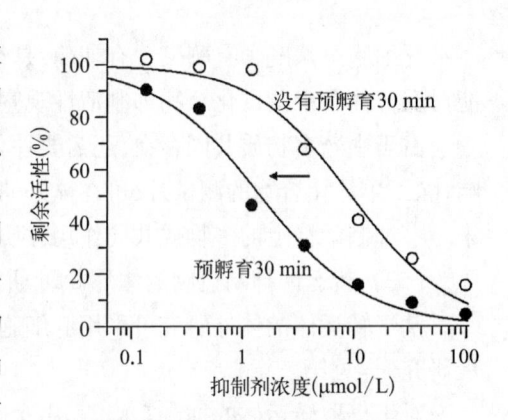

图 5-7 存在时间依赖性抑制时 IC_{50} 曲线左移

对于 CYP,一般还要评估是否会存在时间依赖性抑制。大部分代谢酶的时间依赖性抑制是由机制抑制所致,即测试化合物需被代谢成一个中间体而导致酶的失活。采用单一重组酶体系可能由于不能生成该中间体而错失时间依赖性抑制的观察,因此采用微粒体来开展时间依赖性抑制比用 cDNA 重组酶更合适。对于时间依赖性抑制的初筛,比较测试化合物与酶反应体系预孵育和没有孵育后加入探针底物的酶活性测定,通过抑制曲线是否左移(IC_{50} shift,图 5-7)来判断是否存在时间依赖性抑制。

当观察到存在时间依赖性抑制后,通过将不同浓度的潜在抑制剂与肝微粒体孵育不同时间后加入探针底物进行酶活性测定,得到每个抑制剂浓度下酶活性的下降曲线,将剩余活性做自然对数转化后可得到各浓度下酶失活的速率(K_{obs})(图 5-8A),通过各抑制剂浓度的 K_{obs} 可拟合出最大失活速率 K_{inact} 和 K_i(达到 50% K_{inact} 时的抑制剂浓度)(图 5-8B)。K_{inact}/K_i 的比值就是测试化合物的酶失活效率。

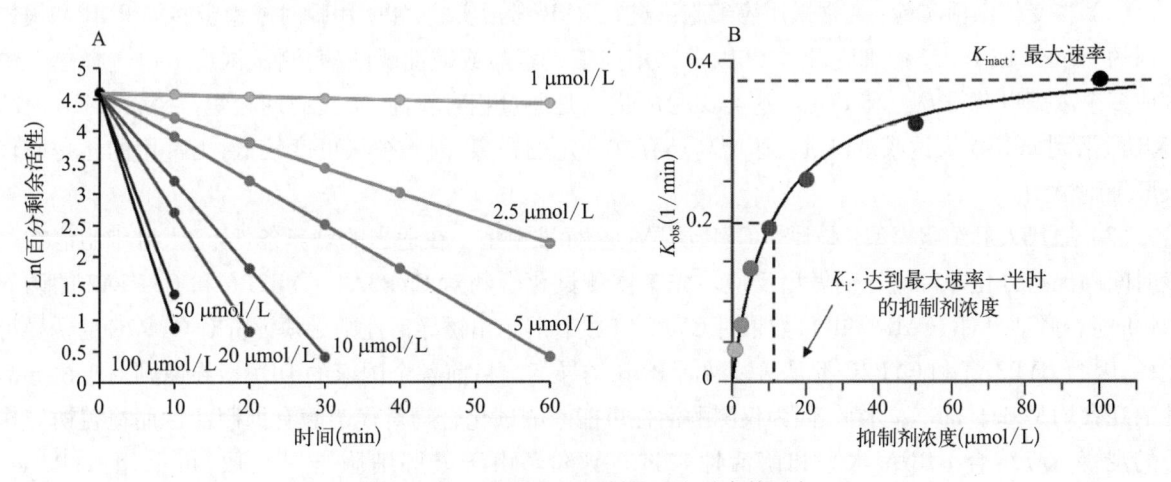

图 5-8 时间依赖性抑制的动力学参数测定

对于 UGT 的抑制,反应体系中除了测试化合物、肝微粒体、缓冲盐体系、辅助因子(UDPGA)、探针底物外,还须注意由于 UGT 的活性位点在微粒体的内侧面,需在反应体系里加入非离子表面活性剂 Triton X-100 或 Brij58 进行物理破碎、超声波处理,以及加入穿孔剂丙甲菌素(alamethicin)进行破膜,丙甲菌素是首选的激活剂(50 μg/mg 微粒蛋白)。此外,长链不饱和脂肪酸包括花生四烯酸、亚油酸和油酸在体外孵育时可能从膜中释放出来,白蛋白与它们结合的亲和力高,反应体系中可添加一定量的白蛋白,以避免长链不饱和脂肪酸抑制 UGT 活性。醇和胺的葡萄糖醛酸酯在 pH 7.4 下稳定,而酰基葡萄糖醛酸酯在 pH>7 时会水解,在 pH 6.8 下的孵育可能提供更准确的葡萄糖醛酸酯形成速率,也可以在终止反应的有机溶剂中添加少量的酸来提高分析过程的稳定性。

肝细胞虽然既含有酶又含有辅酶,是组分比较齐全的代谢体系,但还需要注意化合物的膜通透性可能对反应体系中测试化合物抑制活性观察带来影响。

由于中药多物质共同存在,还需要评价这些多物质以何种机制(协同、叠加还是拮抗)产生综合影响,除了单体化合物的测试外,可在体外研究中基于血浆或DDI靶点暴露浓度设计主要暴露物质组合来考察抑制活性上的多物质共同作用性质,可参考Chou-Talalay的方法评价多物质共同作用的机制。

(二)转运体抑制机制的体外DDI研究

基于转运体的体外研究可采用肝细胞、表达或转染了特定转运体的细胞、膜囊(vesicle)等材料来开展研究(详见第三章)。

对于摄取转运体的抑制实验,可用含底物的缓冲液来配制不同浓度的待测试化合物,通过比较加不加测试化合物的情形下底物摄取入细胞的差异来评估是否是转运体的抑制剂。与酶的抑制实验一样,可以先筛选单一测试浓度(如100 μmol/L)下是否对转运体活性有影响,如果有影响,再进一步考察不同测试浓度对转运体介导的摄取的影响来测定IC_{50}值,甚至进一步通过多探针底物浓度、多测试化合物浓度来获得K_i值。与酶的作用不同,当酶不催化探针底物的代谢时不会有代谢产物的生成,而化合物摄取入细胞除了转运体的作用,还有无时不在的被动扩散作用,因此转运体介导的摄取应通过表达有转运体的细胞摄取量减去没有表达转运体的细胞摄取量来计算得到。

对于外排转运体,一般用外翻转(inside-out)膜囊泡(vesicle)考察测试化合物对探针底物摄取入膜囊泡药量的影响来判断是否抑制外排转运体。可以先筛选单一测试浓度(如100 μmol/L)是否对ABC转运体活性有影响,如果有影响,再进一步考察不同测试浓度对转运体介导的摄取的影响来测定IC_{50}值,甚至进一步通过多探针底物浓度、多测试化合物浓度来获得K_i值。

(三)诱导机制的体外DDI研究

(1)核受体激活实验:通常采用癌细胞系进行PXR激活实验,如采用瞬时或稳定转染PXR和报告基因的HepG2或HuH7癌细胞,报告基因常采用如萤光素酶或碱性磷酸酶,测试浓度可以选择单个浓度或多个浓度以获得E_{max}和EC_{50}。这类实验的优点是通量相对较高,实验周期较短,经济节约。但从PXR激活到mRNA表达或蛋白质表达增高还存在一定的距离,因此被认可度较低,更常用的还是原代人肝细胞模型。

(2)原代人肝细胞模型:是评估CYP诱导的金标准模型。在适当的培养条件下,人肝细胞能在一段时间内保持分化并对诱导剂做出反应。先考察测试化合物对CYP3A4、CYP2B6和CYP1A2的诱导(评价能否激活PXR、CAR、AhR),如果对CYP3A4没有展示出诱导活性则无须评价对CYP2C的诱导可能性,因为CYP3A4和CYP2C都是通过激活PXR诱导的。目前各个国家的DDI指导原则对于诱导活性的观察均是基于mRNA水平,因为仅测酶活性可能因测试化合物对代谢酶有抑制活性而掩盖诱导作用的观察。应结合mRNA水平和酶活性来进行评价。由于人肝细胞难以获取,可采用CYP3A4、CYP2B6、CYP1A2的探针底物midazolam、bupropion、acetaminophen组成鸡尾酒(cocktail)底物溶液进行活性测定后,再进一步进行mRNA表达水平的检测。

在实验设计上,需要采用3个供体的人肝细胞,3个浓度测试化合物,3个重复样本。应结合化合物溶解度和肝细胞毒性结果来综合设计CYP诱导实验的测试浓度:对于低浓度,应接近体内游离浓度;对于高浓度,人用药品注册技术国际协调会议(The International Council for Harmonisation of Technical Requirements for Pharmaceuticals for Human Use, ICH)发布的"ICH harmonised guideline: drug interaction studies"推荐应覆盖稳态最大血浆游离药物浓度的15倍,美国食品药品监督管理局(U. S. Food and Drug Administration, FDA)和国家药品监督管理局(National Medical Products Administration, NMPA)指导原则推荐稳态最大血浆游离药物浓度的30倍。如化合物在肝脏浓度特别高,则应考虑覆盖测试化合物在肝组织的浓度。在同一批实验中随行溶剂对照组作为溶剂对照组，β-萘基黄酮（β-naphthoflavone）（20 μmol/L，AhR 的激动剂）、苯巴比妥（1 mmol/L，CAR 的激动剂）、利福平（20 μmol/L，PXR 的激动剂）作为阳性诱导剂。一般需孵育 48~72 h，每天更换含有药物的培养基。在诱导剂处理阶段，DMSO 的含量不超过 0.08%。

各组的酶活性和 mRNA 水平与溶剂对照组对比计算比值，再将测试组与阳性诱导剂处理组按照以下公式做对比。

$$阳性诱导剂\% = \frac{待测化合物处理后酶活变化倍数 - 1}{阳性诱导剂处理后酶活变化倍数 - 1} \times 100\% \quad (5-1)$$

$$阳性诱导剂\% = \frac{待测化合物处理后 mRNA 变化倍数 - 1}{阳性诱导剂处理后 mRNA 变化倍数 - 1} \times 100\% \quad (5-2)$$

如果 CYP1A2、CYP2B6 和 CYP3A4 阳性诱导剂的响应值（mRNA 倍数变化和酶或变化倍数）较低（<3 倍），则该批次人肝细胞的诱导灵敏度较低，不太适合用于诱导评价。若待测化合物在预期肝浓度下在至少一个供体的人肝细胞中的酶活变化倍数和 mRNA 变化倍数 ≥2 且对酶的诱导能力呈现浓度依赖性增加，则认为测试化合物具有诱导活性，应进一步利用更多浓度开展 EC_{50} 测定。当酶活变化倍数和 mRNA 变化倍数 <2 且高于阳性诱导剂的增加倍数的 20% 时，则需要结合体外试验的组内差进一步进行确认。

三、药物-药物相互作用的建模预测

最简单的预测是基于基础模型预测，即利用体外 DDI 获得的动力学参数结合体内暴露浓度可用于预测体内 DDI 的程度。假设化合物消除为单一途径时，抑制剂的体内暴露浓度 [I] 和抑制剂的抑制能力 K_i 比值的 $[I]/K_i$ 可反映底物化合物体内暴露 AUC 的改变倍数，AUC 的改变倍数 = $1+[I]/K_i$（图 5-9）。能导致 AUC 变化倍数 ≥5 倍的为强抑制剂，≥2 且 <5 倍的为中等强度的抑制剂，≥1.25 且 <2 倍的为弱抑制剂。

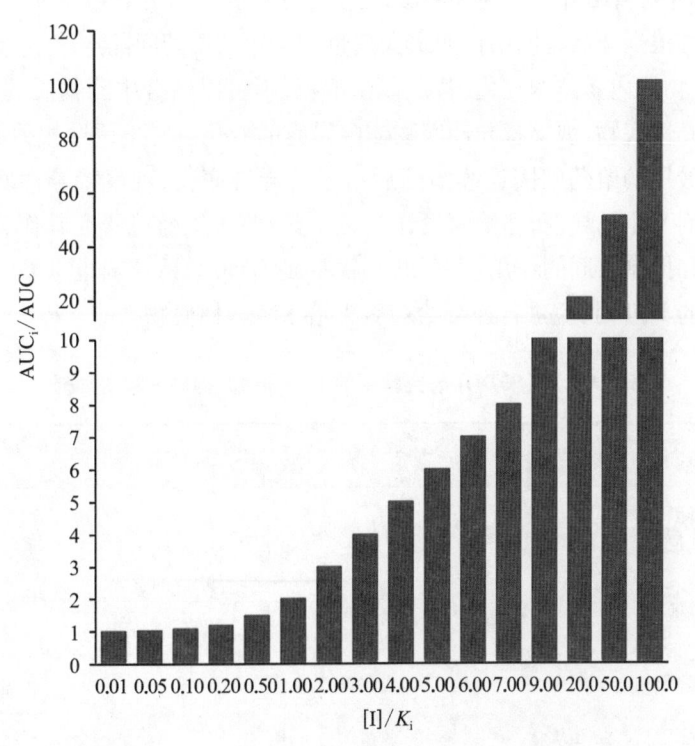

图 5-9 抑制剂 $[I]/K_i$ 比值预测 AUC 变化倍数

然而基础模型没有考虑抑制剂在体内的动态变化过程,生理药代动力学(physiologically based pharmacokinetic, PBPK)模型结合了体内药物的动态变化和组织分布,在DDI预测上比静态模型更具有优势。PBPK模型已被广泛推荐用于DDI的预测,为是否要开展临床DDI研究及其临床方案的设计提供重要理论支撑,需要用到体外获得的受变药和促变药相关代谢和转运参数,以及受变药和促变药的整体药代动力学数据建立PBPK模型进行DDI预测。

四、药物-药物相互作用体内研究方法

虽然体外实验和PBPK建模能对DDI的程度进行预测,但准确的体内评价依赖于临床DDI研究。研究设计应当符合世界医学协会《赫尔辛基宣言》(*Declaration of Helsinki*)原则及相关伦理要求,试验方案须经试验机构的伦理委员会审查批准,并在相关平台登记注册(新药研究,http://www.chinadrugtrials.org.cn;其他研究,https://www.chictr.org.cn)进行登记。受试者知情同意,受试者的入选和排除遵守研究方案的规定。

临床DDI研究设计可选择特异性底物或合用的特定药物,同时应基于相互作用特征(包括相互作用程度、达到最大相互作用的连续给药时长、相互作用的持续时间)、底物药物和促变药的药动学和药效学、安全性特征进行设计,选择最灵敏的研究方式进行临床DDI评价,还应该考虑是否有与暴露相关的底物药物安全性问题,以确保在安全的前提下尽可能观察到最大程度DDI,为临床安全用药提供科学依据。临床研究常用的CYP底物、抑制剂和诱导剂见表5-8。

DDI临床研究通常采用双周期交叉试验设计,依据底物药物和待测试药单独给药时的体内半衰期、合并用药时的体内半衰期及代谢酶或转运体活性恢复至基线水平的时间设定清洗期。DDI临床研究一般以底物药物在与测试药合用及单用时体内暴露量(如AUC)的比值为评价指标,也可以观察对消除和分布的影响(CL、$t_{1/2}$、V_{ss})。中药制剂作为促变药开展的临床DDI研究应结合临床用药剂量,给药途径应与临床治疗给药途径一致。

对于抑制相关的DDI,需结合中药制剂的临床药代动力学试验结果看连续给药后体内暴露是否存在蓄积,若存在蓄积,可根据药品说明书按照最大剂量和最短的给药间隔连续给药达到稳态后给予特异性底物,观察特异性底物体内暴露的变化,若不存在蓄积,则可以结合中药物质的达峰时间设计最高剂量单次给药后给予特异性底物,观察特异性底物体内暴露的变化。对于诱导相关的DDI,需根据药品说明书按照最大剂量和最短的给药间隔连续给药后给予特异性底物,观察特异性底物体内暴露的变化。如果促变药既是抑制剂又是诱导剂,那给药设计至关重要,单次给药可研究其作为抑制剂的作用,而连续给药则是观察诱导和抑制共同的作用。例如,利福平是CYP的诱导剂也是OATP1B的抑制剂,在考察利福平作为诱导剂的DDI时,应进行连续给药后再给予特异性底物。

表5-8 临床DDI研究常用的CYP底物、抑制剂和诱导剂

酶	特异性底物	抑制剂	诱导剂
CYP1A2	咖啡因 替扎尼定	氟伏沙明	利福平 苯妥英
CYP2B6	安非他酮	噻氯匹定	利福平 卡马西平
CYP2C8	瑞格列奈	吉非贝齐	利福平
CYP2C9	甲苯磺丁脲、S-华法林	氟康唑	利福平

续表

酶	特异性底物	抑制剂	诱导剂
CYP2C19	兰索拉唑、奥美拉唑	氟伏沙明、氟康唑	利福平
CYP2D6	地昔帕明、右美沙芬、奈必洛尔	帕罗西汀、氟西汀	无
CYP3A	咪达唑仑、三唑仑	克拉霉素、伊曲康唑、酮康唑	利福平、苯妥英、卡马西平

此外,有研究发现一些内源性化合物的体内暴露水平也可用于反映机体的代谢酶或转运体的活性,如 4β-羟基胆固醇的水平可用于反映 CYP3A4 的活性,观察内源性化合物的体内浓度将不依赖于额外给药,可以在临床药代动力学试验设计中合并观察,值得寻找和发现此类能反映代谢酶或转运体活性的内源性化合物。

第五节 中药-化药相互作用研究实例

在中国,中药常与化药联合使用,用于多因素疾病的治疗,如心血管疾病、癌症和感染性疾病的治疗。在获取联合用药的治疗收益的同时,也应注意到联合应用的中药和化药之间可能存在导致不良后果的 DDI。尤其对于中药注射剂,静脉注射给药后中药成分能绕过肠肝屏障在体内迅速达到高水平的暴露,需要密切关注其可能引发的 DDI 风险。中药 DDI 研究通常分两大类(图 5-10):一类是前瞻性研究,通过考察体内主要暴露物质对主要代谢酶和转运体的影响来预测是否存在相互作用风险;另一类是回顾性 DDI 研究,从临床联合用药中的不良反应出发,研究是否药代动力学性质 DDI 所致,开展体外 DDI 研究,揭示相互作用涉及的物质和机制,并据此提出 DDI 风险规避的策略。

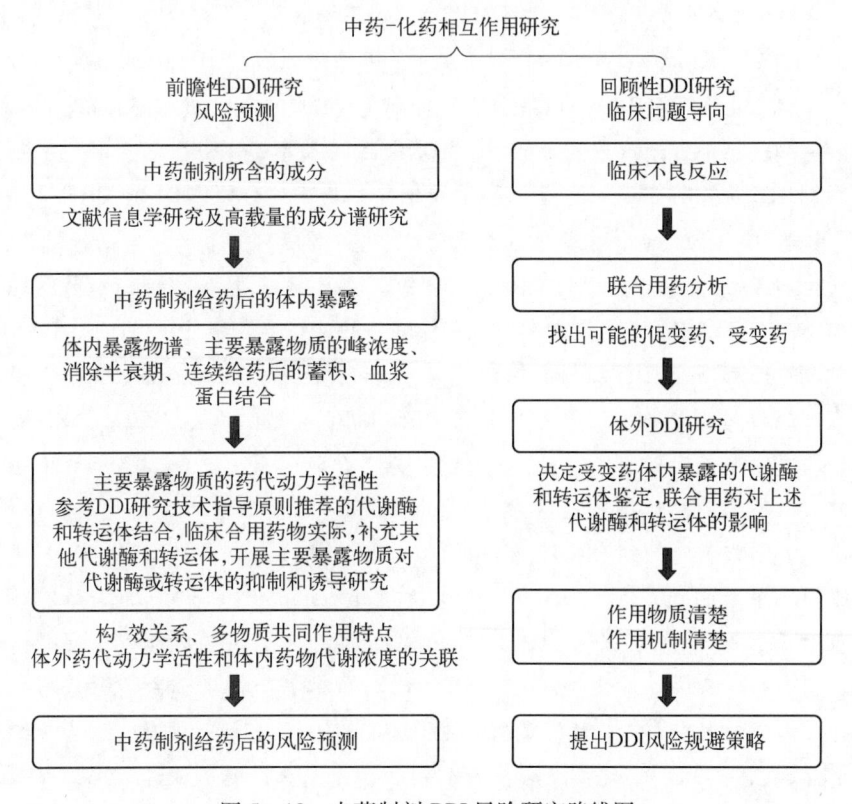

图 5-10 中药制剂 DDI 风险研究路线图

研究实例：参麦注射液基于 OATP 的 DDI 研究

参麦注射液是由红参和麦冬精制而成的静脉注射剂，被 NMPA 批准用于冠心病和癌症的附加治疗。皂苷类成分是其有效成分，源自红参的皂苷属于三萜皂苷，根据 C6 位是否含有羟基或糖苷又分为 20(S)-原人参二醇型人参皂苷和 20(S)-原人参三醇型人参皂苷，麦冬中的皂苷则属于甾体皂苷。在前期研究中发现的几个三醇型人参皂苷 Rg_1、三醇型人参皂苷 Re 和三七皂苷 R_1 是人体肝脏摄入转运蛋白 OATP1B1 和 OATP1B3 的底物，二醇型人参皂苷 Rb_1、二醇型人参皂苷 Rc 和二醇型人参皂苷 Rd 是 OATP1B1 和 OATP1B3 的抑制剂。考虑参麦注射液中含有更多数量和种类的皂苷，需要评价其在与他药合用时是否会发生基于 OATP1B 的 DDI，了解其潜在的 DDI 对于其合理的临床应用至关重要。

全面揭示参麦注射液的化学组成是开展体内暴露研究和 DDI 研究的基石，利用超高效液相串联高分辨质谱技术对参麦注射液开展皂苷成分的分析，检测到了 49 种皂苷类成分。大鼠按照临床剂量（药品说明书的最大给药剂量为静脉滴 100 mL）折算后的剂量 10 mL/kg 体重静脉注射参麦注射液后，血浆中能检测到 8 个二醇型人参皂苷，按照暴露水平（C_{max}）由高到低排列为人参皂苷 Rb_1(1)、人参皂苷 Rb_2(2)、人参皂苷 Rc(3)、人参皂苷 Rd(4)、人参皂苷 Ra_1(5)、人参皂苷 Ra_2(7)、人参皂苷 Ra_3(8) 和人参皂苷 Rg_3(6)；7 个三醇型人参皂苷 Rg_1(31)、人参皂苷 Re(32)、人参皂苷 Rg_2(33)、人参皂苷 Rf(34)、三七皂苷 R_1(35)、20-葡萄糖人参皂苷 Rf(36) 和人参皂苷 Rh_1(37)；5 种其他类型的人参皂苷，即人参皂苷 Ro(51)、人参皂苷 Rg_6(52)、人参皂苷 Rk_1(53)、人参皂苷 Rh_4(54) 和人参皂苷 Rg_5(55)（图 5-11）。在给药后，红参中的其他微量人参皂苷和麦冬中的麦冬皂苷（剂量<1 μmol/d）在血浆中未能被检测到。这些皂苷的药代动力学特点是二醇型人参皂苷具有长的 $t_{1/2}$，$t_{1/2}$>17 h，血浆蛋白结合率高，在大鼠血浆中的游离分数<1%；三醇型人参皂苷 $t_{1/2}$ 短，为 0.2~0.4 h，在大鼠血浆中的游离分数较高。

通过分别瞬时转染人 OATP1B1 和 OATP1B3 的 hek293 细胞考察了具有血浆暴露的参麦物质对这两个转运体的抑制作用（以 $E_2 17\beta G$ 为探针底物）。初始筛选浓度 100 μmol/L 的二醇型人参皂苷和其他类型人参皂苷对 OATP1B1 和 OATP1B3 的抑制均>50%，部分三醇型人参皂苷的抑制活性也>50%。针对这些 100 μmol/L 测试浓度展示出>50% 抑制的人参皂苷，进一步测定了测试化合物对 OATP1B1 和 OATP1B3 抑制的 IC_{50} 值，并考察了部分人参皂苷对 OATP1B1 和 OATP1B3 的时间依赖性抑制。研究发现，二醇型人参皂苷和其他类型人参皂苷对 OATP1B3 的抑制活性很强，测试化合物 1 h 预孵育对这些皂苷的抑制活性影响不大（表 5-9）。基于皂苷类成分结构和 OATP1B 的抑制活性分析发现，以二醇型人参皂苷为苷元或者 C20 位不接糖苷的皂苷类成分对 OATP1B 的抑制活性较大。

参麦注射液给药后多个具有抑制活性的物质在血浆中具有共同暴露，为了考察参麦注射液体内暴露物质抑制 OATP1B 转运体的多物质共同作用机制，通过 $(C_{30min} \times f_{u\text{-}plasma})/IC_{50}$ 的比值大小结合皂苷的类别选出了两种组合：**1+2+3+4**（数字为化合物编号）和 **1+2+3+4+31+51**（化合物的比例根据体内游离药物浓度比例确定），参考 Chou-Talalay 对于多物质共同作用的评价方法，计算 50%、75%、90%、95% 抑制时的组合指数（combination index）。组合指数<0.9、0.9~1.1、>1.1 被分别认为是协同（synergistic）、叠加（additive）和拮抗（antagonistic）机制。**1+2+3+4** 组合和 **1+2+3+4+31+51** 组合产生的多物质共同作用均为叠加机制。基于该叠加机制，将主要暴露皂苷的 $(C_{30min} \times f_{u\text{-}plasma})/IC_{50}$ 的比值进行叠加（图 5-12），得到的基于多物质组合抑制 OATP1B 转运体的 $(C_{30min} \times f_{u\text{-}plasma})/IC_{50}$ 的数值较大，尤其是对 OATP1B3 的 DDI 可能性更大，提示后续应开展参麦注射液的临床药代动力学研究，以获取参麦所含的皂苷在人体的暴露水平。

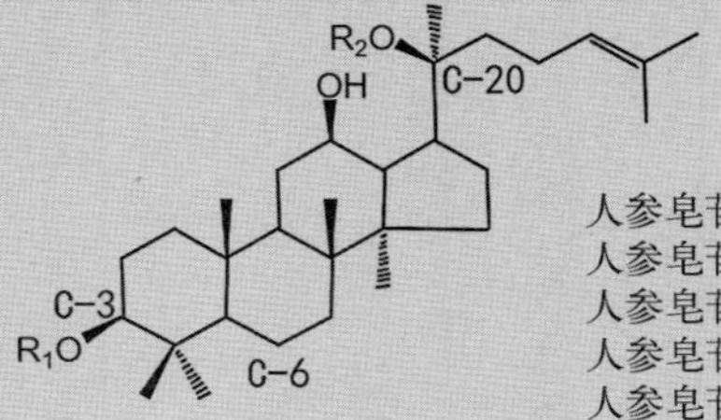

	R₁	R₂
人参皂苷Rb₁ (1)	-Glc-Glc	-Glc-Glc
人参皂苷Rb₂ (2)	-Glc-Glc	-Glc-Ara(p)
人参皂苷Rc (3)	-Glc-Glc	-Glc-Ara(f)
人参皂苷Rd (4)	-Glc-Glc	-Glc
人参皂苷Ra₁ (5)	-Glc-Glc	-Glc-Ara(p)-Xyl
人参皂苷Rg₃ (6)	-Glc-Glc	-H
人参皂苷Ra₂ (7)	-Glc-Glc	-Glc-Ara(f)-Xyl
人参皂苷Ra₃ (8)	-Glc-Glc	-Glc-Glc-Xyl

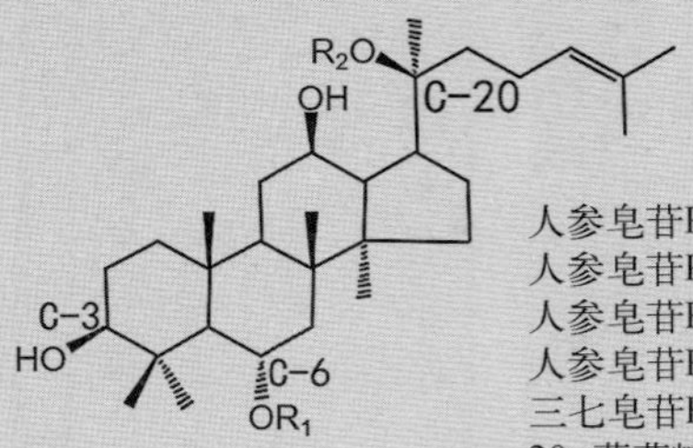

	R₁	R₂
人参皂苷Rg₁ (31)	-Glc	-Glc
人参皂苷Re (32)	-Glc-Rha	-Glc
人参皂苷Rg₂ (33)	-Glc-Rha	-H
人参皂苷Rf (34)	-Glc-Glc	-H
三七皂苷R₁ (35)	-Glc-Xyl	-Glc
20-葡萄糖-人参皂苷Rf (36)	-Glc-Glc	-Glc
人参皂苷Rh₁ (37)	-Glc	-H

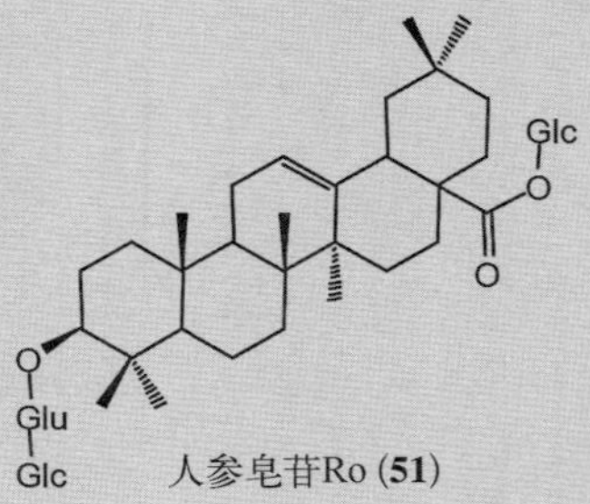

人参皂苷Ro (51)

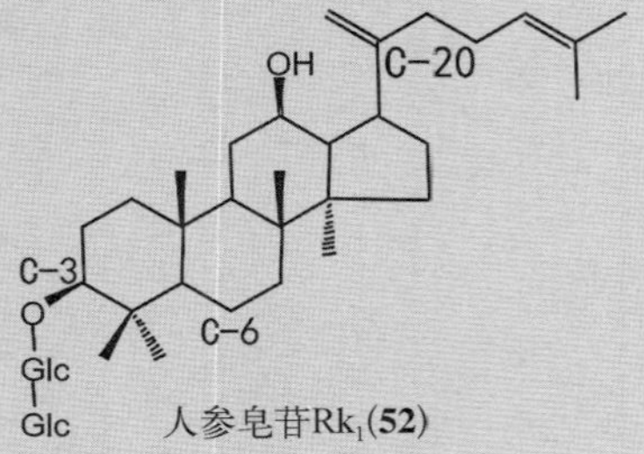

人参皂苷Rk₁ (52)

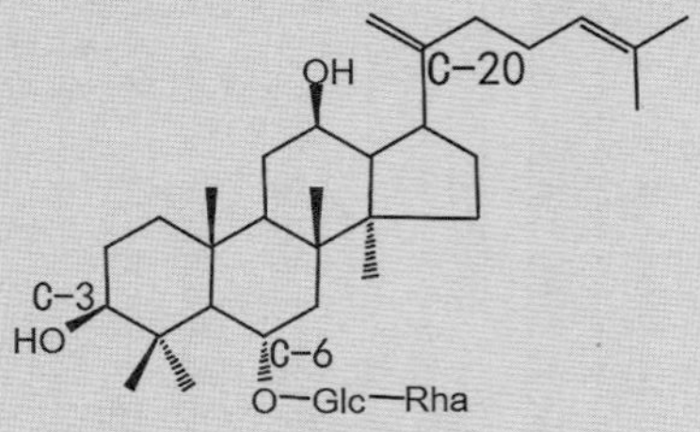

人参皂苷Rg₅ (55)

人参皂苷Rg₆ (53)

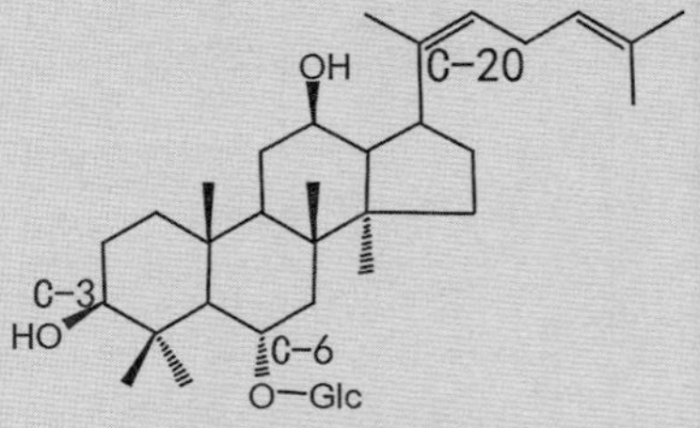

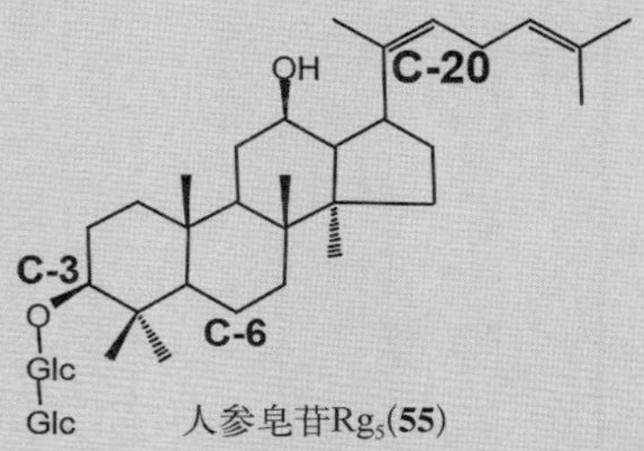

人参皂苷Rh₄ (54)

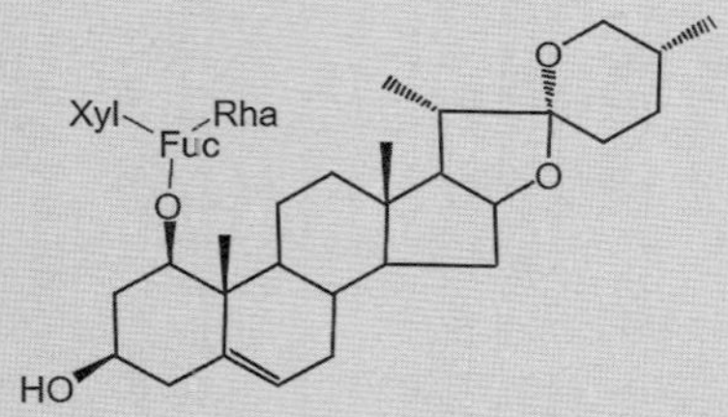

麦冬皂苷D (71)

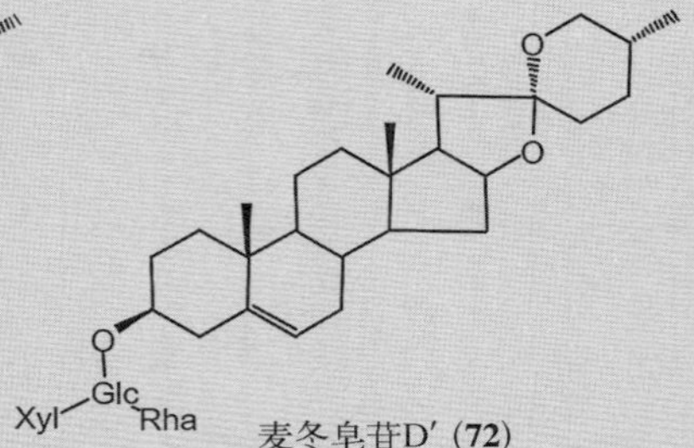

麦冬皂苷D' (72)

图 5-11 参麦注射液所含主要皂苷类成分的结构

Glc, 葡萄糖; Glu, 葡萄糖醛酸; Ara, 阿拉伯糖; Xyl, 木糖; Fuc, 果糖; Rha, 鼠李糖

(引自: Olaleye O E, Niu W, Du F F, et al. Inhibition of hepatic OATP1Bs by circulating saponins from intravenous ShenMai; potential joint precipitants of drug interactions. Acta Pharmacol. Sin, 2019, 40: 833-849.)

表 5-9　参麦注射液皂苷类成分针对人 OATP1B1 和 OATP1B3 的抑制筛查和 IC$_{50}$ 测定

化合物	100 μmol/L 时 % 抑制率 OATP1B1	100 μmol/L 时 % 抑制率 OATP1B3	IC$_{50}$(1 h 预孵育后的 IC$_{50}$)(μmol/L) OATP1B1	IC$_{50}$(1 h 预孵育后的 IC$_{50}$)(μmol/L) OATP1B3
ppd 型人参皂苷				
人参皂苷 Rb$_1$(1)	93.9±0.9	96.3±2.9	9.2±0.3(10.3±0.9)	1.6±0.1 (1.5±0.1)
人参皂苷 Rb$_2$(2)	95.2±0.9	95.9±3.6	6.1±0.2 (7.4±0.3)	1.4±0.2 (1.1±0.0)
人参皂苷 Rc (3)	95.6±0.4	96.6±1.4	3.8±0.7 (2.9±0.9)	0.5±0.0 (0.5±0.0)
人参皂苷 Rd (4)	95.0±0.2	97.1±3.7	2.0±0.1 (2.0±0.1)	0.9±0.1(0.8±0.1)
人参皂苷 Ra$_1$(5)	92.8±0.9	96.7±2.1	12.8±0.8	1.3±0.2
人参皂苷 Rg$_3$(6)	71.0±3.9	98.0±0.4	1.3±0.1 (2.6±0.2)	0.3±0.0(0.5±0.1)
人参皂苷 Ra$_2$(7)	95.0±0.3	98.5±2.0	4.8±0.2	1.8±0.2
人参皂苷 Ra$_3$(8)	91.1±1.2	86.9±8.6	4.9±1.3	2.9±0.3
ppt 型人参皂苷				
人参皂苷 Rg$_1$(31)	45.9±11.6	39.2±6.6	134.9±16.0(180.9±13.7)	81.9±9.6(43.4±8.2)
人参皂苷 Re(32)	58.5±5.1	73.1±8.8	126.8±16.5(148.4±11.3)	22.6±2.7(11.7±1.7)
人参皂苷 Rg$_2$(33)	94.8±0.6	93.5±2.5	8.5±0.4	3.0±0.2
人参皂苷 Rf(34)	87.2±1.3	93.9±1.9	16.9±0.7	12.3±1.2
三七皂苷 R$_1$(35)	16.9±1.7	63.3±0.1	—	41.8±6.6
20-葡萄糖人参皂苷 Rf(36)	34.3±6.8	66.1±2.8	—	45.3±3.5
人参皂苷 Rh$_1$(37)	93.9±1.4	87.8±2.6	13.8±3.4	3.5±0.1
其他类型人参皂苷				
人参皂苷 Ro(51)	94.4±0.5	97.2±0.6	11.1±0.5(11.7±0.2)	3.5±0.2(2.6±0.1)
人参皂苷 Rg$_6$(52)	93.5±1.2	94.1±4.7	16.3±2.6	1.1±0.0
人参皂苷 Rk$_1$(53)	95.0±0.3	89.8±3.6	2.7±0.1	1.1±0.1
人参皂苷 Rh$_4$(54)	95.9±0.2	95.7±1.2	5.8±1.6	3.5±0.1
人参皂苷 Rg$_5$(55)	97.4±0.7	98.4±0.5	4.3±0.2	1.5±0.2

(引自: Olaleye O E, Niu W, Du F F, et al. Inhibition of hepatic OATP1Bs by circulating saponins from intravenous ShenMai: potential joint precipitants of drug interactions. Acta Pharmacol. Sin, 2019, 40: 833-849.)

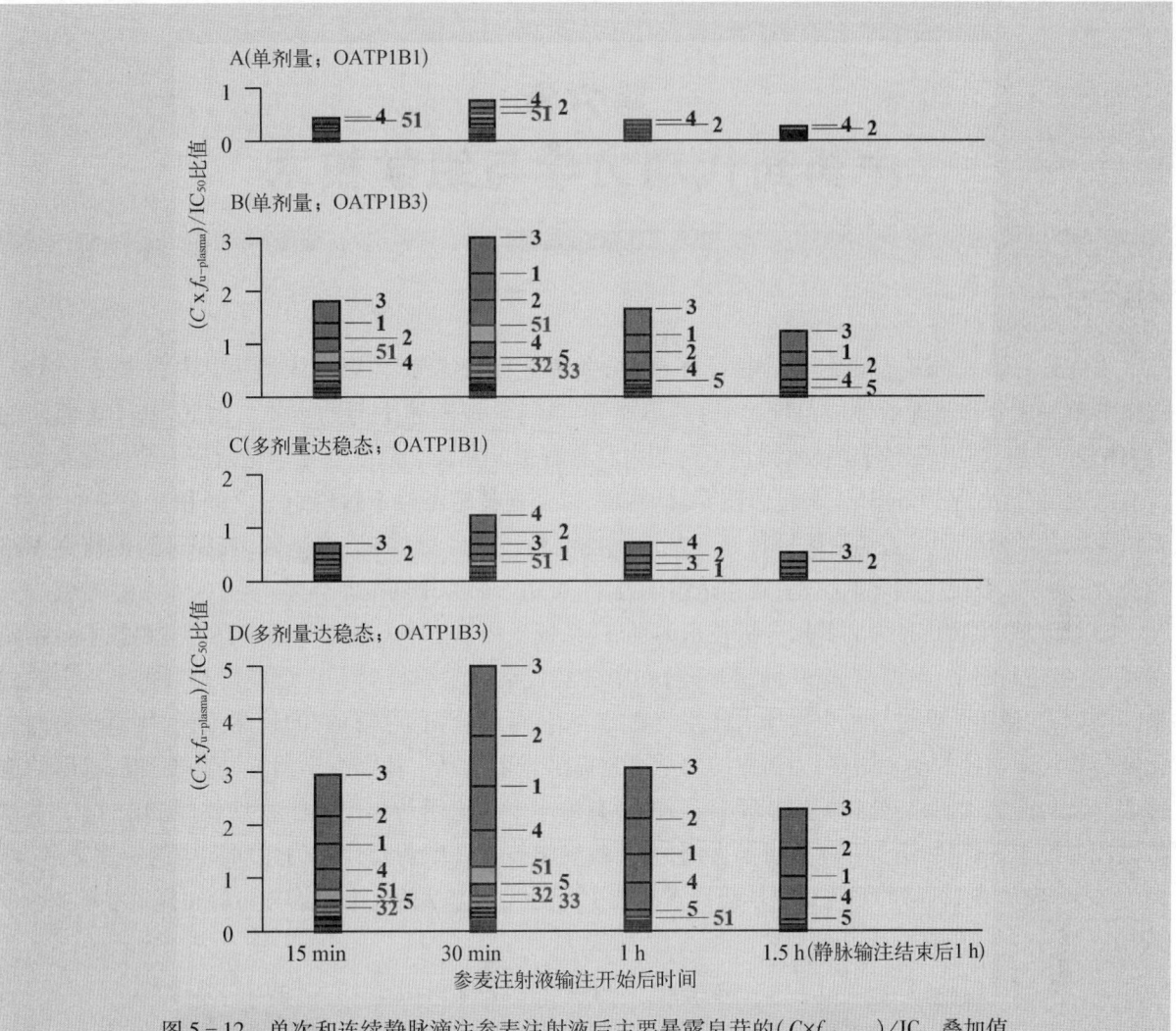

图 5-12　单次和连续静脉滴注参麦注射液后主要暴露皂苷的$(C \times f_{u-plasma})/IC_{50}$ 叠加值

A. 单次滴注参麦注射液 30 min 后开始在给药后 15 min、30 min 及 1 h、1.5 h 对 OATP1B1 抑制的$(C \times f_{u-plasma})/IC_{50}$ 叠加值；B. 单次滴注参麦注射液后在给药后 15 min、30 min 及 1 h、1.5 h 对 OATP1B3 抑制的$(C \times f_{u-plasma})/IC_{50}$ 叠加值；C. 连续每天滴注参麦注射液达到稳态后在给药后 15 min、30 min 及 1 h、1.5 h 对 OATP1B1 抑制的$(C \times f_{u-plasma})/IC_{50}$ 叠加值；D. 连续每天静脉滴注参麦注射液达到稳态后在给药后 15 min、30 min 及 1 h、1.5 h 对 OATP1B3 抑制的$(C \times f_{u-plasma})/IC_{50}$ 叠加值

(引自：Olaleye O E, Niu W, Du F F, et al. Inhibition of hepatic OATP1Bs by circulating saponins from intravenous ShenMai: potential joint precipitants of drug interactions. Acta Pharmacol. Sin, 2019, 40: 833 - 849.)

本实例仅针对 OATP1B1 和 OATP1B3 开展了参麦注射液 DDI 风险预测，还需要结合临床用药考察对其他合用药物体内暴露密切关联的药物代谢酶和转运体的作用。

思 考 题

中药的 DDI 研究方法包括体外法、实验动物法和临床试验法。三者各有何优缺点？如何优化设计使中药的 DDI 做到物质清楚、机制清楚？

(杨军令)

第六章
中药药代动力学与组学技术

中药具有悠久的历史和深远的渊源，为了充分发挥其独特优势，需要深入揭示其内在本质。然而，仅仅从单一成分和药理活性的角度出发，并不能完整、科学地阐述中药的本质。因此，基于中医药的"整体观"思想，利用现代科学技术揭示中药的内涵具有重要意义。系统生物学是研究一个生物系统中所有组成成分（如基因、mRNA和蛋白质等）的构成，以及在特定条件下这些组分之间相互关系的学科。系统生物学的研究焦点是细胞信号转导和基因调控网络，它以"整体观"为基础，与中医药的研究思路相契合。因此，系统生物学的技术，尤其是组学技术，可用于研究中药复杂体系。

随着组学、生物信息学和数据分析技术的发展，系统生物学技术方法也不断丰富。主要技术包括转录组学、蛋白质组学、代谢组学、基因组学等，在中药药代动力学中得到了广泛应用并取得了一定的成果。例如，代谢组学通过分析生物体内代谢产物的全谱，可以全面了解药物的代谢过程、代谢产物的变化及药物代谢途径的动态调整，为药代动力学研究提供重要信息。基因组学研究药物处理后基因的遗传变异及与药物代谢、药效相关的基因表达差异，有助于个体化用药和预测药物疗效（图6-1）。本章将以代谢组学、微生物组学和基因组学为例，介绍各组学技术在中药药代动力学研究中的应用进展，以期为基于"整体观"思路的系统生物学研究策略在中药药代动力学探究中的进一步应用提供参考。

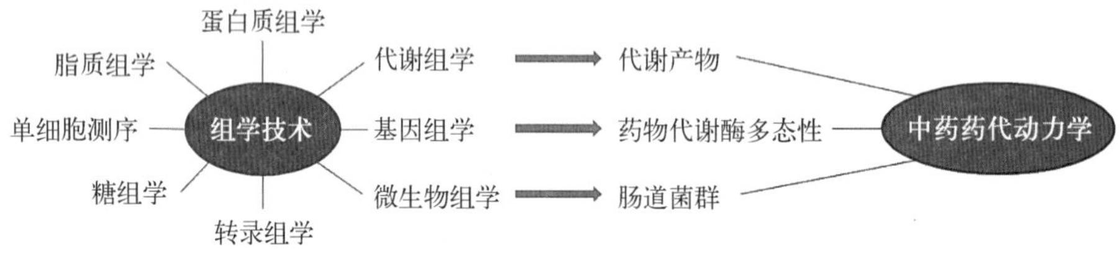

图6-1 中药药代动力学与组学技术之间的关系

第一节 组学技术

中药复方和人体之间是一个"干预-应答"相互作用的生物学过程，而这种应答可以用组学（omics）来准确表征。药代动力学研究的目的在于描述外源性物质及其代谢产物在生物体内随时间变化的过程。组学可以间接地反映中药复方的药代动力学的特征，甚至能反映药代动力学个体差异。因此，组学技术成为"多组分"中药药代动力学研究的理想工具。作为系统生物学的重要研究内容，组学包括基因组学、转录组学、蛋白质组学、糖组学、代谢组学、微生物组学、脂质组学等多个领域，是从整体角度研究人类的组织、细胞、基因、蛋白质、代谢物及其相互关系，通过整体表征和定量分析反映人体组织、器官功能的状态，是为探索人类疾病的发病机制提供新思路的学科。其中基因组学、转录组学、蛋白质组学和代谢组学是中药研究中应用最为广泛的组学方法，为探究中药作用于人体的分子机制提供了重要的线索。

一、基因组学

基因组(genome)是一种生物体或个体细胞所具有的一套完整的基因及其调控序列。基因组学(genomics)是研究生物体基因组的组成、结构与功能的学科,依据研究方向又分为3个不同的亚领域:结构基因组学、功能基因组学和比较基因组学。基因组学被称为现代生命科学研究皇冠上的明珠,已成为各生命科学分支共同的基础,主要包括全基因组DNA序列、遗传标记图谱的构建、基因之间相互作用及其生物学效应等研究内容。基因组学测序技术是基因组学研究的重要支撑,由于高通量测序技术的兴起和快速发展使测序成本大幅度降低,时间极大缩短,因此基因组学研究对象也产生明显变化,不再局限于少数模式生物,非模式生物的基因组学研究呈现爆炸式增长。

基因组学的研究方法与中医学的整体观、辨证观颇有相似之处。在微观水平的基因调控与修饰,反映着生命机体的整体功能状态,基因组的多样性强调了个体基因组特异性,从人类到"模式生物"的研究是"整体"研究体系。基因组学在对单个基因研究工作基础上,充分认识到基因之间相互联系的复杂性,即同一种疾病可能由于多个基因的改变所致,而同一基因的不同表达状态又可能造成多种疾病。特别是从结构向功能研究方式的转变,对基因间的相互联系、相互作用日趋重视,反映出基因组学与中医药两个学科在思维方法学上的趋近特征,显示出研究思路与方法相互渗透的可能性。基因组学与中医药学的学术思想趋同,有学者认为基因组学是中医药现代化的最佳切入点,人类基因组的破译将使中医药学发生革命。

基因组技术在中药现代化研究中的应用主要有以下5个方面。① 寻找药物作用的靶向基因:明确药物作用靶点及作用机制,为发现新基因提供线索;② 药用基因的获得:发现新的有效成分;③ 毒副反应基因的筛检:提示候选药物的毒副反应,在药物筛选中具有重要价值;④ 与药物代谢转化相关基因的研究:药物基因组学核心内容之一;⑤ 指纹图谱技术:中药质量控制。基因组技术在中药现代化研究中发挥着重要作用,可以加速新药发现、提高药物安全性、提高中药质量,并推动中药现代化进程。

二、转录组学

转录组(transcriptome)可用来比较不同组织或生理状况下基因表达水平差异,发现与特定生理功能相关的基因,推测未知基因的功能。转录组学(transcriptomics)是指特定细胞在某一功能状态下全部表达的基因总和,能够提供全部基因的表达特点和蛋白质潜在的功能信息。同一细胞在不同生长时期及生长环境下,基因表达情况不完全相同,具有特定的空间性和时间性等特征。转录组信息受外源因子和内源因子的共同调控。因此,转录组是物种基因组和外部物理特征的动态联系,是反映生物个体在特定器官、组织或某一特定发育、生理阶段,细胞中所有基因表达水平的数据。转录组学研究改变了单个基因的研究模式,将基因组学研究带入了后基因组学时代。

利用转录组学的研究思路与方法能实现从宏观到微观,从单一到网络的中药作用靶点与分子机制的探索。目前常用研究思路主要是首先从初期小样本筛选差异RNA表达谱,经过生物信息学,或联合网络药理学,或结合其他多组学筛选方法,分析关键RNA和调控网络,并采用反转录聚合酶链反应(reverse transcription-polymerase chain reaction,RT-PCR)技术对关键RNA进行大样本验证,确定中医药对特定RNA调控的稳定性。然后,利用RNA干扰技术,对验证后的关键RNA进行沉默和(或)过表达,从功能学上证实中医药与该RNA之间的关系及其涉及的上下游调控网络。最后,通过探索RNA与药物分子的结合位点,证实中药干预RNA的直接靶向作用。常见的转录组学研究技术包括基因芯片、高通量测序和单分子测序等。

三、蛋白质组学

蛋白质组(proteome)是一个基因组、一个细胞或一种生物体所表达的全部蛋白质。蛋白质组学(proteomics)是研究基因组所表达的全部蛋白质的科学,是从整体角度研究细胞或生物体蛋白质的组成、修饰、定位、结构、功能及其相互作用,可揭示蛋白质功能与细胞生命活动规律的关系,进而获得蛋白质水平上关于疾病发生、细胞代谢等过程的全面认识,为全景式地揭示生命活动的本质、研究疾病发生发展的机制和开发新型防治药物及其靶标提供全新的思路和策略。随着科学技术的不断进步,蛋白质组的分析通量不断提高,分析时间大为缩短,极大地促进了蛋白质组学在生命科学、药物研发及临床诊治等方面的应用。

蛋白质组学技术应用于中药研究领域,由此发展起来的学科称为中药蛋白质组学,主要是通过研究中药本身及用中药(单体化合物、中药组分或复方)处理后的生物体(细胞或组织),从而发现中药的有效成分及作用机制。中药蛋白质组学主要用于通过比较动物细胞或组织在给予中药前后的蛋白质表达谱差异,寻找中药靶点相关蛋白质;也用于通过比较不同中药或同一中药不同组织器官之间的蛋白质组差异,评价中药活性成分与蛋白质组变化的相关性,揭示中药的药效机制。因此,蛋白质组学在中药作用靶点的发现和确认,中药药效和毒理的作用机制及中药复方配伍规律等研究中有着重要作用,可为中药配伍提供科学依据。

蛋白质组学在中医药科学研究中具有显著优势,还体现在以下几个方面。① 分子水平解释生物机制:通过分析给药后生物细胞内蛋白质组成、表达和修饰状态,可以从分子水平解释生物自身遗传或对环境响应的分子机制。这有利于深入了解药物作用的机制,并为有针对性地调控生物合成提供重要依据。② 中医证候的蛋白质组学分析:通过对中医证候的蛋白质组学分析,可以建立某种证型特定的蛋白质数据库,从而补充中医诊断的标准,为其提供客观准确的依据。这有助于提高中医诊断的科学性和精准性。③ 揭示中药方剂作用机制:蛋白质组学从整体出发进行中药作用和方剂作用机制研究,有助于揭示中药方剂治疗疾病的分子作用机制。通过对蛋白质组的综合分析,可以建立客观评价体系,为中药新药研发提供新思路和新方法,推动中药现代化进程。因此,蛋白质组学在中医药科学研究中发挥着重要作用,不仅有助于解释生物机制,提高中医诊断的科学性,还能揭示中药方剂的作用机制,为中药现代化研究提供新的思路和方法。

四、糖组学

糖组(glycome)是一个生物体或细胞中全部糖类的总和,包括简单的糖类和缀合的糖类。在糖缀合物(糖蛋白和糖脂等)中的糖链部分有庞大的信息量。糖组学(glycomics)是从分析和破解一个生物体或细胞全部糖链所含信息入手,研究糖链的分子结构、表达调控、功能多样性及与疾病关系的学科。糖类分子是生物体内重要的生物分子,不仅作为能量来源,还参与细胞信号传导、细胞识别和黏附等生物学过程。糖链是葡萄糖、半乳糖等单糖分子按照特定序列连接而成的链状聚糖,其主要存在于生物细胞的表面,被称为继 DNA 和蛋白质之后的"第三生命链"。聚糖是与蛋白质和脂质结合的碳水化合物序列,可以说是自然界中数量最多、结构最多样化的一类分子。糖组学揭示了其功能作用的范围和规模及其对人类疾病的影响。

多糖作为中药常见活性成分之一,糖组学提供了多糖的结构和功能信息,为中药多糖的生物活性研究和合成提供了依据。通过分析多糖的序列和结构,可以揭示多糖与生物体内相互作用的机制,有助于揭示中药多糖在机体内的吸收、分布、代谢途径等动态变化及作用机制。糖组学还可以加强对于中药多糖质量控制的研究,规范中药多糖的分析制备、纯化结构、活性鉴定、质量标准、给药途径等环节。这些研究对于推动中药多糖的进一步应用具有重要意义,也为中药多糖类新药的开发提供了新的思路和方法。

五、代谢组学

代谢组(metabolome)是指细胞内在某一特定生理和发育阶段的所有小分子量的代谢物质,是生物体内源性代谢物质的动态整体。代谢组学(metabolomics)是通过组群指标分析,进行高通量检测和数据处理,研究生物体整体或组织细胞系统的动态代谢变化,特别是对内源代谢、遗传变异、环境变化乃至各种物质进入代谢系统的特征和影响的学科,是继基因组学和蛋白质组学之后新近发展起来的一门学科。代谢组学从整体角度研究生物体功能水平,是对一个生物系统进行全面认识过程中不可缺少的一部分,也是对基因组学和蛋白质组学研究的补充。

代谢组学是系统生物学的重要组成部分,是从整体层面上研究代谢变化,是有机化学、分析化学、化学计量学、分子生物学等多学科相结合的交叉学科,已经渗透到生命科学、中医药学研究中的各个方面。代谢组学与突出整体效应的中医药学思想具有相似性,比较适合在复杂系统中发现靶标代谢物或揭示药物作用的代谢机制。中药代谢组学是以中药为研究对象,采用各种分析化学手段,全局性分析中药小分子代谢产物从整体上定性、定量测定基因或环境对代谢物的影响,从而解析代谢物的生物合成途径、代谢网络及调控机制。

中药在经过生物系统代谢后,形成的体内代谢物组包括药物中的原形成分、药物代谢产物及药物与系统内物质形成的新成分。体内微环境影响代谢通路中内源性物质的表达形式和程度,从而决定机体的健康或疾病状态。同时,代谢通路之间因代谢中间体的交互作用而构成了复杂的代谢网络。体内中药复方成分的代谢物组通过多靶点、多系统综合干预人体内源性代谢物组,从而发挥中药的疗效。代谢组学方法能够比较机体代谢图谱的变化情况,多角度、多层次地研究中药及其复方,揭示产生药效的物质基础,并提供有关细胞、组织和相关机制的信息,为追溯机制本源、中药现代化研究提供关键技术。

六、微生物组学

微生物组(microbiome)是指一个特定环境或生态系统中的全部微生物及其遗传信息,包括其细胞群体和数量及全部遗传物质(基因组)。目前,宏基因组和宏转录组是在高通量测序背景下研究微生物组的主要技术手段。微生物组学(microbiomics)是以微生物组为对象,研究其结构与功能、内部群体间的相互关系和作用机制,其与环境或宿主的相互关系,并最终能够调控微生物群体生长、代谢等的一门学科。微生物组学的目标是对微生物群落的不同类型和成分进行鉴定、分类和比较,以便揭示微生物生态系统及其对宿主和环境的影响,探究微生物特别是肠道菌群在人类健康及疾病史的作用,肠道菌群主要通过小分子的代谢物(如短链脂肪酸、胆汁酸、色氨酸、氨基酸等)与宿主进行密切的相互作用,影响疾病的发生发展。因此被称为"人类第二基因组"。

近年来,肠道菌群是微生物组学研究的热点,肠道中正常菌群与宿主之间的相互作用构成了肠道微生态。肠道微生态在辅助营养吸收、参与机体代谢、调节机体免疫等方面都起着重要作用,同时也会对中枢神经系统造成影响,肠道微生态失衡甚至可以导致人体发生某种疾病。肠道微生态失衡与类风湿关节炎的发病密切相关,可以通过调节益生菌去控制病情的发展。肠道菌群作为人体微生物组的重要组成部分,在中医药研究方面具有重大意义,目前的研究主要聚焦在中药和菌群结构之间关系。一方面,中药可以通过选择性地抑制或促进不同种类肠道微生物生长来实现对菌群结构和代谢功能的调节,从而促进人体的健康。另一方面,肠道微生物对中药有效成分进行生物转化,调节生物利用度和活性,在一些情况下也存在减弱药效或增强毒副作用的可能。

七、脂质组学

脂质是一类化学性质相似的生物分子,包括脂肪酸、甘油三酯、磷脂、胆固醇等。它们在细胞膜的组成和稳定性、能量储存和释放、信号传导、细胞分化和增殖等生物学过程中起着重要作用。脂质组(lipidome)是指生物样品(如细胞、组织、器官或生物体)中完整的脂质谱。脂质组学(lipidomics)是对整体脂质进行系统分析的一门新兴学科,通过比较不同生理状态下脂质代谢网络的变化,进而识别代谢调控中关键的脂质生物标志物,最终揭示脂质在各种生命活动中的作用机制。脂质组学研究在脂质及其代谢物的系统研究、脂质功能与代谢调控研究和脂质代谢途径及网络研究取得快速进展的同时,在代谢疾病的检测、脂质生物标志物、药物靶点的鉴定等方面取得了重要进展。

中药在脂质组学应用方面具有重要意义。脂质组学技术可以帮助快速找到差异脂质代谢物,但目前在中药机制研究中,主要局限于鉴定脂质种类和结构,对潜在作用机制缺乏深入挖掘和解读。然而,新兴的脂质组学技术如质谱成像技术可以从多个维度探索中药的药效作用靶点,丰富对疾病的病理学认识,并深入探讨中药作用机制,具有广阔的应用空间。现有的研究多为非靶向的广谱脂质检测,而对特定脂质的靶向检测研究较少。因此,结合靶向分析策略和非靶向分析策略的脂质组学策略有望提高分析结果的覆盖率,并发现更多潜在脂质标志物,从而获取更准确的定量分析结果。这种策略可为中药作用机制提供阐释,并为中医药现代化提供新的见解。脂质组学还可以为生物体中脂质-脂质、脂质-蛋白质的相互作用及相关的基因调控提供实验数据支持,不断完善生物体的代谢网络,为寻找潜在的致病机制提供新手段,也为毒理学研究提供崭新视角。

八、单细胞测序

单细胞测序(single cell sequencing, SCS)利用单细胞基因组扩增技术,通过高通量测序得到单个细胞中所有的基因组、转录组等序列的技术,能够揭示单个细胞的基因结构和基因表达状态,反映细胞间的异质性。

通过对单个细胞的全基因组、转录基因组和表观基因组进行测序,可以揭示肿瘤、生殖健康、免疫系统疾病、感染性疾病等多个疾病发生发展的机制,还可以在单细胞水平上进行高通量地筛选药物靶点、药代动力学分析、药效评价等,极大地缩减药物发现周期、节约新药研发成本。传统的测序方法只能得到细胞群体的平均值,无法分析少量细胞且可能丢失细胞异质性信息。相比之下,单细胞测序技术可以检测单个细胞之间的异质性,区分少量细胞并绘制细胞图,分析不同样本的单细胞图谱来挖掘潜在的靶点(细胞、通路和分子),主要是在RNA和蛋白质水平上筛选及验证细胞特异性表达的药物靶标。另外,单细胞测序可探究组织微环境中细胞类型与分子特征的相关性,如靶标与特定的免疫细胞或基质细胞、信号通路、空间位置、受体配体等的相关性,从而更好地确定靶标的作用方式及细胞-细胞相互作用。一旦确定了靶点,需将候选模型与单细胞表达谱进行比较,以确定匹配的模型。并且单细胞测序还能用于进一步探究细胞构成及基因表达在用药前后的变化,以及治疗有效/无效之间的差异,以评估治疗过程及新药的有效性。此外,对不同药物及其组合进行单细胞测序比较,还可筛选治疗药物组合。

当中药单体或复方作用于人体时,结合单细胞测序技术可以分析中药作用前后或不同时期单个细胞的变化,识别不同肿瘤细胞对中药治疗差异,发现治疗较为敏感的细胞及其关键基因表达,通过细胞异质性分析、基因表达分析、细胞发育轨迹分析、细胞通信分析等可以解析中医药对疾病的治疗机制,发现对中医药治疗最敏感的细胞及治疗所影响的关键基因的表达,从而揭示药物作用的靶点或关键通路,揭示病理及治疗机制。

第二节 代谢组学与中药药代动力学

与传统研究方法相比,代谢组学在"多组分"中药药代动力学研究方面具有两大优势。首先,由于代谢物处于生物信息的末端,代谢谱反映了基因组、转录组和蛋白质组的变化及相互间协调作用的最终信息,能够直接反映生物体的代谢表型特征。其次,在系统生物学背景下,代谢组学不仅可以研究内源性代谢物的代谢路径,也能够针对内源性和外源性物质的关系进行研究。因此,代谢组学技术在"多组分"中药的药效和毒性研究中已成为重要的研究手段。

每个有机体都有其独特的代谢表型,而这种表型会使机体对"多组分"中药的代谢应答产生个体化的影响。近年来,药物基因组学、代谢组学等组学技术的提出,揭示了"多组分"中药中多种成分与哺乳动物代谢系统之间复杂的相互作用,成功地将组学方法应用于中药研究,并且在中药研究系统化进程中取得重大突破性进展。然而,这几种新的研究策略仍处于初期阶段,需要更多的多组分中药研究加以验证和完善。随着系统生物学和组学技术的不断发展,这些新策略将持续推动"多组分"药代动力学研究,为中医药走向世界提供一个崭新的途径。

一、代谢组学常用分析技术

代谢组学研究过程中,所测定的内源性小分子种类繁多、理化性质差异巨大及浓度范围宽广,故需要采用高通量检测。对于内源性小分子代谢组的检测最早可追溯到20世纪六七十年代,当时主要采用气相色谱方法检测血液、尿液、组织中的有机酸、糖类、胆汁酸等多类物质。随着现代检测仪器的更新,能被检测的内源性小分子数量不断增多,按照检测物质的选择性进行分类,代谢组学又可以被分为非靶向代谢组学和靶向代谢组学。非靶向代谢组学即无靶向全扫描模式检测所有可被检测的物质,靶向代谢组学则是检测特定的通路/类别的化合物。代谢组学检测方法主要分为核磁共振及气相色谱-质谱联用、液相色谱-质谱联用等色谱-质谱联用技术,核磁共振侧重于定量和结构信息,色谱-质谱联用则结合了质谱的高分辨率和高灵敏度及不同色谱柱搭配不同色谱条件对多种样品的兼容性,可检测包括各种体液、组织、粪样、细胞、细菌、植物、土壤和环境中的多种类别、不同性质的小分子化合物。在获取丰富的数据信息后,为了进一步提取差异性代谢物信息,还需借助多变量统计学的分析方法。

（一）样品分析方法

1. 核磁共振法(nuclear magnetic resonance, NMR) 被广泛应用于化学、生物、地质、医疗及材料等领域中,具有不损坏样品、分析速度快、对代谢物没有偏向性、高通量、重复性好等优点,能够在接近生理的条件下完成定性和定量分析。生物样本检测中常用的是氢谱(^{1}H-NMR),此外还有磷谱(^{31}P-NMR)、碳谱(^{13}C-NMR)、氟谱(^{19}F-NMR)。有研究基于^{1}H-NMR构建冠心病血瘀证和痰浊证的指纹代谢图谱,结合多元统计分析方法,分析显示血瘀证组获得15种差异代谢物,痰浊证组获得16种差异代谢物,成功建立诊断冠心病血瘀证及痰浊证的两种有效模型。但NMR的灵敏度较低,不适合分析大量低浓度的代谢物,难以同时测定浓度相差较大的代谢产物,并且复杂混合物的NMR谱图解析非常困难。针对NMR技术的不足,一些新技术逐渐得到发展,如魔角旋转(magic angle spinning, MAS)技术,通过在测试过程中使样品与磁场方向呈54.17度的旋转角,克服了由于偶极耦合(dipolar coupling)引起的线展宽、化学位移的相异性,有效提高了检测灵敏度和图谱质量。

2. 质谱法(mass spectrometer, MS) 是通过对样品离子的分子量和强度测定进行定量和结构分析的一种分析方法,具有分析灵敏度高、速度快等优点。随着技术的进步和发展,可以通过联合高分辨率质谱(high resolution mass spectrum, HRMS)进行分析,高分辨率质谱法具有高灵敏度、高扫描速度、高分辨率、高质量准确度和高稳定性等优点，常用的 HRMS 如四极杆-飞行时间质谱法（quadrupole time of flight mass spectrometer，Q-TOF/MS）、轨道离子阱质谱仪（orbitarp mass spectrometer，OMS）等，已被广泛应用于对中药中化合物进行检测和鉴定。

（1）气相色谱-质谱法（gas chromatograph-mass spectrometer，GC-MS）：是最为成熟的色谱-质谱联用技术之一，具有高分辨率、高灵敏度、重现性好，由于 GC-MS 载气、毛细管柱材料、轰击分析物能量的一致性很强，因此相同分析物在不同仪器、不同型号仪器上产生的质谱图具有较高的相似性、便于建立标准代谢物谱图库、分析成本相对较低等优点。但样品往往需要衍生化处理，固体或水溶液中的有机物通常需要萃取分离才能测定，制样过程较长。该方法适用于相对质量小、极性低、沸点低的代谢物或衍生化后具有挥发性的物质。

在探究莪术油对氧化应激诱导的急性肝损伤的疗效和机制的过程中，有研究通过 GC-MS 测定并鉴定莪术成分，进而通过 Swisstarget 和 Pharmmapper 数据库获得了莪术的 370 个靶点，进一步筛选获得 172 个候选靶点，表明莪术油通过调节 PI3K/Akt/FoxO 通路及三羧酸循环（tricarboxylic acid cycle，TCA 循环）对抗氧化应激，保护人正常肝细胞抗急性肝损伤，并恢复受损线粒体的功能从而治疗肝急性损伤。

（2）液相色谱-质谱法（liquid chromatograph-mass spectrometer，LC-MS）：具有高灵敏度、高通量等优点，是获得高覆盖度代谢组学分析的理想工具，它的主要缺点是无法提供化合物的准确结构信息和定量信息。该技术适合负载生物样品不稳定、不易衍生、不易挥发或相对分子质量较大的代谢物的分离和检测。在基于 LC-MS 的代谢组学研究中，最常用的电力技术为电喷雾电离、大气压化学电离和大气压光电离。不同的离子会对一些具有特殊理化性质的化合物进行电离。例如，大部分化合物会在正离子模式或负离子模式下产生较强的信号。使用互补功能的离子源和采集模式可以显著提高代谢物检测的覆盖面。LC-MS 是目前被广泛应用的代谢组学分析技术，较 GC-MS、NMR 能够分离分析极性更大、分子量更大的代谢物，随着技术的进步和发展，可以通过 HRMS 进行分析，高分辨率质谱法具有高灵敏度、高扫描速度、高分辨率、高质量准确度和高稳定性等优点，常用的 HRMS 如 Q-TOF-MS、OMS 等，极大地提高了代谢物鉴定的准确性。超高效液相色谱（ultra performance liquid chromatography，UPLC）的应用也为复杂生物样本分离提供了更好的分离手段，根据色谱柱填料的特殊性质也能够实现对特殊类型的化合物进行分离分析，近些年 UPLC 已被广泛应用于中药中化合物的检测和鉴定。

有研究基于超高效液相色谱-四极杆-静电场轨道阱质谱法（ultra performance liquid chromatography-quadrupole-Orbitrap mass spectrometry，UPLC-Q-Orbitrap MS）对何首乌的代谢组学，结合正交偏最小二乘法判别分析（OPLS-DA）和细胞流式术进行检测和分析，确定了何首乌最佳炮制时间，并且获得大黄素-8-葡萄糖苷和芦荟大黄素-8-葡萄糖苷两种毒性标志物，对预测何首乌中的潜在毒性物质及其炮制工艺的优化具有重要意义。

（3）毛细管电泳色谱-质谱法（capillary electrophoresis-mass spectrometer，CE-MS）：毛细管电泳色谱（CE）是一种基于待分离物组分间淌度和分配行为差异而实现分离的电泳新技术，具有快速、高效、分辨率高、重复性好、易于自动化等优点。质谱（MS）是通过对样品离子的分子量和强度测定进行定量和结构分析的一种分析方法，具有分析灵敏度高、速度快等优点。这两种技术联用的优点是拥有较高的分离效率和微量进样量（1~20 nL），适用于检测内源性小分子中大部分水溶性物质，如糖、糖的衍生物（如磷酸化糖）、核苷酸、氨基酸、有机酸和短链脂肪酸等，可清晰分离大部分同分异构体。但其对脂溶性物质存在较大的检测盲区，操作难度高且缺少公开可用的数据库。

有研究者基于 CE-MS 开发了一种稳定的同位素示踪法，以非靶向方式覆盖极性代谢物和同位素，通过分析暴露于前列腺癌和非癌细胞的标记葡萄糖（U-^{13}C-glucose），发现极性代谢物的十个关键代谢节点,提高非靶向代谢组学研究的分析能力和化合物的覆盖范围,证明了其实用性。

(4) 电感耦合等离子体-质谱法(inductively coupled plasma-mass spectrometry, ICP-MS):是一种将电感耦合等离子体(ICP)技术和质谱(MS)技术结合在一起的分析方法,其原理是将样品中的元素原子化并大部分转化为离子,随后按照质荷比分离,最终计算得到各种离子的数目。ICP-MS 具有样品制备和进样技术简单、质量扫描速度快、运行周期短、所提供的离子信息受干扰程度小等优点。对于大多数元素而言,有着极低的检出限,被公认为是最理想的无机元素分析方法。此外,ICP-MS 几乎可以分析元素周期表中所有金属元素,检测限在 1 ppt 以下,同时也可以分析绝大部分非金属元素。研究采用 ICP-MS 和 GC-MS 结合分析,发现在糖皮质激素诱导的骨质疏松(general inter-ORB protocol, GIOP)大鼠服用骨疏丹后,其肾脏中 Zn、Mn、Se、Fe、As 等微量元素含量升高,提示着 GIOP 大鼠存在肾损伤和代谢紊乱,为探究骨疏丹抗糖皮质激素性骨质疏松的机制提供依据。

(二) 数据分析方法

采用高通量测定仪器对生物样品中的内源性分子进行分析测定,将会获得大量内源性分子定性和半定量信息,为分析各组间的相似性、差异性,需对含众多变量的数据进行分析,含众多变量的数据分析不同于含少数变量的数据分析,若仅选择其中的单个变量指标对观测样品进行分析,无法反映数据的全貌和综合特征。同时对含众多变量的数据进行分析的方法叫作多元变量数据分析。代谢组学研究中最常采用的多元变量数据分析方法为模式识别分析,包括有监督和无监督分类两种。有监督分类方法有偏最小二乘法(partial least squares, PLS)、偏最小二乘-判别分析(partial least squares discrimination analysis, PLS-DA)、正交偏最小二乘法判别分析(orthogonal partial least squares discriminant analysis, OPLS-DA)、人工神经网络等。无监督方法主要包括:主成分分析(principal components analysis, PCA)、聚类分析(cluster analysis, CA)、层次聚类分析(hierarchical cluster analysis, HCA)等。其中 PCA 为多变量数据统计分析中的一种重要且常用的分析方法,PCA 就是将含有 N 个观测对象、K 个检测变量的数据矩阵看作一个含有 K 维空间的数学模型,N 个观测样品分布在这个模型中。在此基础上基于 PLS 原理总能找到一条直线,使所有观测样品距离该直线的总残差最小,此为第一个主成分;接着可在该轴线垂直的平面上找到第二个最重要的轴线方向,此为第二个主成分(以此类推可获得第三、四……主成分),如此即可将分布在 K 维空间观测样品以简化形式投影到二维平面上,便于清晰展示观测样品间的相似性和差异性。

二、基于代谢组学的中药药代动力学研究

(一) 代谢组学与药代动力学之间的联系

从研究内容看,药代动力学是研究药物在体内 ADME 的行为、特点和规律的学科,其重点是描述随时间变化,药物在机体内空间转移、质变和量变的体内过程。这种药物在体内的过程反映的是机体对药物的处置作用。而代谢组学研究生物体在基因调控、蛋白质和系统代谢作用下,体内小分子随生物体的生长、发育、变化(突变)疾病、衰老等过程而导致的数量和浓度水平上的变化规律,是生物体代谢特点,或特定病理、生理条件下的代谢变化特征。从药物治疗疾病、对机体产生影响的角度看,代谢组学探讨的生物体内源性分子变化反映了药物对机体的影响和调节作用,与药代动力学反映的机体对药物的作用互相对应和补充。

不仅如此,药代动力学与代谢组学还存在更密切、更深层次的关联。大量临床数据证实,不同的个体在服用相同药物时,即使给药剂量相同,体内血药浓度水平、药代动力学行为也会产生很大差异,因此,在临床上相同给药方案造成不同患者药效减弱或毒副作用加大的情况。究其原因,与个体的性别、年龄、遗传特征、生理特点、脏器功能、情绪、工作状态、运动强度、营养状况及所处的环境等有关。如何

准确表征个体差异,根据个体特点制订临床给药方案、设定给药剂量,一直是临床药学需要解决的最重要的问题。以基因多态性为核心的药物基因遗传学研究长期以来是临床个体化用药、给药剂量调整的核心依据,但其无法体现遗传因素以外的因素对于个体差异所造成的影响。

(二) 药物代谢组学

越来越多的证据表明,遗传因素以外的其他因素对个体差异造成的影响更大。单纯考虑药物遗传学因素-药物代谢酶的基因多态性远远不能满足迅速发展的临床需求。但如何表征个体差异一直是未解难题,系统生物学特别是以代谢组学为表征的个体差异提供了一个很好的平台,代谢组学所反映的个体差异有望为临床个体化用药提供可靠的数据和支持。药物代谢组学(phrmaco-metabonomics)的概念应运而生,其核心内容是依据干预前个体的基础数据信息,预测机体给药后药物在体内的暴露水平和由此而产生的药效、毒性、不良反应等,为临床药学研究和个体化给药方案设计带来新的发展。

个体差异常通过影响药物代谢和处置,从而导致药物无效或毒性。除了基因多态性外,生活方式的多种因素,如饮食偏好,也部分造成了个体差异。然而,个体多样性的难以量化极大地挑战了个体化药物治疗的实现。因而临床上常常利用血药浓度监测(therapeutic drug monitoring,TDM)来指导药物治疗方案的调整,进行个体化给药。但进行 TDM 的前提是已经给予患者一定的药物暴露,而无法预知初始暴露剂量下患者的应答反应如何,即存在一定的风险因素。最近,一系列研究证实药物代谢组学与药代动力学之间有着十分密切的联系,通过基础代谢谱就能够预测药物的动力学行为、药代动力学参数甚至药物代谢酶的活力和被诱导潜能等。

药物代谢组学的研究过程大致可分3个部分:① 样品的采集和前处理;② 代谢产物的检测、鉴定、分析;③ 数据分析和统计模型建立、对生物标志物的解读。其中,最主要的特征就是高通量的实验和大规模的计算,从系统生物学的角度出发,全面、综合地考察代谢组变化,最终认知机体的生化反应机制和生命现象。

1. 药物代谢组学结合药代动力学研究用于药效评价 中药由于其药效缓和、持久,表现为对机体功能和代谢的综合调节作用,采用常规临床参数评价难以全面体现中药药效,药物代谢组学结合药代动力学的研究策略为中药药效评价提供了新的思路。例如,王广基等基于 LC-MS/MS 测定技术的分析与药代动力学平台和 GC-MS 测定技术的代谢组学平台,研究了复方丹参滴丸单次、多次给药后体内药代动力学变化、对心肌缺血型大鼠的代谢调节作用。药代动力学研究发现与单次给药相比,多次给药后体内暴露水平稍有增加,但血液与组织中药物峰谷浓度波动规律不变,未出现药物浓度峰谷消失现象,提示多次给药后药物成分体内暴露水平变化不是造成药效持续平稳的原因。代谢组学研究发现复方丹参滴丸给药对模型大鼠异常代谢具有明显调节作用。并且短期给药(1周)的代谢调节作用与血药浓度水平呈现一致的波动变化;而长期给药后,代谢调节作用趋向稳定,不随血药浓度水平波动而明显变化,提示复方丹参滴丸临床药代动力学不相关原因与其代谢调节作用有关。

进一步对内源性小分子、代谢通路进行研究,发现复方丹参滴丸可显著逆转心肌缺血所导致的能量产生降低趋势,体外研究和整体动物研究显示复方丹参滴丸调节脂肪酸代谢、糖代谢酮体生成与代谢通路中关键分子及其相关酶/转运体的基因表达水平,提示复方丹参滴丸通过改善心肌能量代谢从而缓解心肌缺血状态的潜在机制,为阐释复方丹参滴丸抗心肌缺血药效作用机制提供了证据。在此研究中,发现异丙肾上腺素诱导的心肌缺血模型动物血液中柠檬酸、丙酮酸、三羟基丁酸等明显异常,而用药后受到调节,恢复正常,为解决该药物临床缺乏药效标志物问题提供了候选方案。

2. 药物代谢组学结合药代动力学研究用于毒性预测 研究表明,药物代谢组学结合药代动力学的研究可以预测药物的疗效及其潜在的不良反应,为解决不同患者对药物疗效的差异提供了策略。例如,雷公藤甲素是从雷公藤中分离出来的一种主要的生物活性二萜三氧化物。动物研究表明,高剂量雷公藤甲素可引起明显的毒性,包括肝毒性、免疫毒性、肾毒性、发育毒性和生殖毒性。采用 GC-TOF-MS 对给药前大鼠血清进行检测并结合 PLS 模型,药代动力学结果显示,雷公藤甲素的血浆浓度-时间曲线显示出药代动力学方面的高度个体差异,且雷公藤甲素的药代动力学表型依赖于饮食变化,根据建模数采用线性回归法得 C_{max}、AUC 计算公式,即可对不同饮食习惯的大鼠药代动力学参数进行预测。结果显示,不同营养供应组体内代谢表型有明显差异,与正常饲料组相比,高脂饲料组大鼠毒性不明显,而饮食限制组大鼠毒性和给药后死亡率最高,对内源性小分子与雷公藤甲素药代动力学参数进行关联性分析,结果表明给药前大鼠血清中谷氨酸和肌酸酐水平与 C_{max}、AUC 呈现良好的相关性,可较为准确地预测口服雷公藤甲素后大鼠的药代动力学参数。且在常规生化检测未发现低剂量雷公藤甲素出现毒性情况下,代谢组学所显示的代谢表型出现明显变化,提示代谢组学用于药物毒性评价比常规测量生化参数的方法更加敏感。

代谢组学对于机体小分子浓度水平变化的研究,反映了机体经过药物治疗后对体内小分子的影响和调节作用,有望在临床个体差异治疗与指导临床用药、药效与药效标志物研究、药物作用机制研究、毒性评价等多个领域得到更加广泛的应用。

案例:代谢组学用于黄芪汤在体内 ADME 规律的解析

为了探究黄芪汤在体内的 ADME 的规律,研究者采用 UPLC-Q-TOF-MS、GC-TOF-MS 两种分析平台,对黄芪汤颗粒及 10 名健康志愿者口服黄芪汤前和服药后 2 h 的血浆样品进行非靶向的全谱测试,获得吸收入血的原形药物、经过代谢的药物成分及受药物干扰发生改变的机体内源性小分子代谢物,随后结合多种数据分析方法进行差异性、相似性及相关性分析,筛选出关键差异性代谢物质及关键物质对,为后续预测药代动力学参数,阐明药理作用提供依据。

(一)研究方法

研究人员将健康志愿者、服药前后志愿者的体内代谢数据进行多变量统计分析获得三维数据,再将其通过单变量统计分析得到服药前后差异性数据集。服药前代谢组数据集和药物代谢组数据集分别与差异性数据集进行相似性分析,分别得到变化的内源性代谢物数据集和吸收入血的药物原形成分数据集。除去差异性数据集中的内源性代谢物数据集和吸收入血的药物原形成分数据集,剩余的即为药物中经过人体肠道微生物或肝酶转化后的代谢性成分,即经过代谢的药物成分。将变化的内源性代谢物数据集和吸收入血的药物原形成分数据集分别与经过代谢的药物成分数据集进行 Spearman 相关性分析。最后,对黄芪汤颗粒的 5 种代表性物质(甘草次酸、甘草素、芒柄花素、甘草苷和异甘草苷)进行传统药代动力学研究。

(二)研究结果

经上述的差异性、相似性分析共得到 485 种服药前后的差异性代谢物,通过对差异性代谢物来源进行分析可知,摄取的黄芪汤导致人体内共 165 种内源性代谢物发生了改变。在这些内源性代谢物中,有很多来源于肠道微生物-宿主共代谢,如色氨酸、对羟基苯甲酸、邻羟基苯乙酸、吲哚-3-乙醛、3-吲哚乙酸和 3-吲哚丙烯酸等。经 Spearman 相关性分析获得的物质对也有助于筛选出代谢过程中的关键物质。再结合传统代谢组学研究发现,在获得的差异性代谢物中芒柄花素及其代谢产物芒柄花素葡萄糖苷在服药后的血浆中含量均升高。另外,作为芳香族氨基酸的苯丙氨酸和色氨酸的血浆水平均降低,并且服药后血浆中胆酸和胆固醇的含量也显著降低,提示黄芪汤可能具有保肝、抗 2 型糖尿病的作用。

药代动力学结果显示,甘草素、甘草苷、甘草次酸和异甘草苷的 T_{max} 值及甘草素、甘草苷和异甘草苷的 C_{max} 值均无性别差异。但是,不同性别的芒柄花素药代动力学参数差异较为显著,如男

性芒柄花素的 T_{max} 值大于女性，而女性芒柄花素的 AUC_{0-last}、$AUC_{0-\infty}$ 及 $MRT_{0-\infty}$ 均大于男性。将 Poly-药动学方法所得的药动学参数与其比较，显示结果一致。使用传统药动学方法分析得到芒柄花素 T_{max} 的均值为 2.05 h，Poly-药动学策略所得结果为 2.00 h；甘草苷 C_{max} 均值在传统药动学中为 8.28 ng/mL，Poly-药动学策略所得结果为 8.29 ng/mL，二者的差别极小。由此可见，Poly-药动学策略除具有自身的多种优势之外，还能够完全实现传统药动学中的研究，从而更加有利于全面系统地研究多组分药物复杂的药理作用。

（三）研究意义

Poly-药动学策略的关键是能够对服药前后的差异性数据集进行系统性的分析，从而准确判断这些差异性代谢物哪些来源于吸收的药物原形，哪些是吸收的药物成分在机体内经过生物转化作用而生成的代谢产物，以及哪些是由于外源性药物干扰而改变的内源性代谢物。由此可见，Poly-药动学策略不仅重视了外源性药物组成成分的多样性，同时也兼顾了生物系统对药物干预而产生的一系列复杂的应答反应，为药效和药物作用机制研究提供了大量信息。该方法能够体现多组分药物的整体性和动态变化，有利于进一步阐明中药多组分药物多通路、多靶点治疗优势的机制。

第三节 微生物组学与中药药代动力学

近年来，肠道微生物因其在人体中的重要作用被认为是人类的第二基因组。个体共生肠道微生物有 500~1 500 种，其中大部分是厌氧菌，少数为古细菌、病毒等。人类肠道菌群中最主要菌属有：拟杆菌属、双歧杆菌属、梭菌属、真细菌属、埃希菌属、梭杆菌属、乳杆菌属和消化链球菌属。大多数药物与肠道微生物群几乎没有接触，因为它们被上消化道迅速而完全地吸收。然而，一些药物被肠道微生物群转化为活性、非活性或毒性代谢物，这些微生物大多位于回肠和结肠。将肠道微生物群影响药代动力学主要分为以下几方面：微生物介导的前药活化、微生物介导的药物失活和微生物介导的宿主药物产生毒性。传统的药物基因组学主要是研究不同个体遗传因素对药物代谢和药物疗效的影响，药物代谢过程涉及基因控制下合成的各种蛋白质，如药物代谢酶、药物转运蛋白、受体和靶蛋白等，而忽略了庞大的微生物组的贡献。药代动力学应当将药物基因组学与微生物组学相结合，从而更全面地预测药物反应，或改变菌群以改善药效，促进个性化医疗。表 6-1 列举了部分肠道微生物对中药代谢、药效/毒性的影响。

表 6-1 肠道微生物对中药代谢、药效/毒性的影响

中药成分	肠道菌群对药物代谢的影响	肠道菌群对药效/毒性的影响
黄酮类成分	黄酮苷在肠道细菌的作用下生成 C_6—C_3 型、C_6—C_2 型酚酸及乙苯衍生物	黄芩中的主要活性成分有黄芩苷、汉黄芩苷，经人体肠道菌群的代谢作用转化为黄芩素和汉黄芩素而发挥药效作用，且抗菌活性和止痒作用明显优于黄酮苷类成分
皂苷类成分	皂苷类成分在体内的生物利用度低，肠内滞留时间长，很难进入肠道直接发挥药效，而是与肠道细菌作用后生成苷元入血发挥疗效	人参皂苷 Rg_3 经人体肠道菌群中拟杆菌属、双歧杆菌属、梭形杆菌属的代谢作用，能够特异性地转化生成人参皂苷 Rh_2，具有更强的抗肿瘤活性

续 表

中药成分	肠道菌群对药物代谢的影响	肠道菌群对药效/毒性的影响
醌类成分	醌类成分在肠道细菌的作用下先被水解为苷元,然后蒽醌苷元加氢发生氢化反应,或进一步发生乙酰化反应	番泻苷本身不具有泻下生物活性,但经肠道菌群中的双歧杆菌代谢后发生水解反应,被还原成蒽酮类或酚类化合物,刺激肠黏膜,增加大肠的蠕动亢奋,发挥强泻下作用
糖苷类成分	能够将糖苷转化为极性更低、亲脂性更强的次级糖苷,利于吸收入血	苦杏仁苷具有抗动脉粥样硬化等作用,苦杏仁苷经肠道菌群的代谢作用后转化成野樱苷,野樱苷经过脱糖基和分解可转化成氢氰酸,氢氰酸则会引发中毒现象
生物碱类成分	双酯二萜类生物碱在肠道细菌的作用下可以发生羟基化、脱氧、去甲基化及C8位与长短链脂肪酸的酯交换过程等,完成生物转化	在肠道菌群作用下,乌头碱脱去酰基、甲基和羟基,并被酯化为酯类生物碱,后者药理活性存在但毒性明显降低

一、微生物组学的常用分析技术

微生物组学的研究方法包括16S测序和宏基因组测序。16S测序是在提取微生物DNA后,对微生物16S rRNA基因高变异区域进行PCR扩增和测序。而宏基因组测序是对研究样本中全部微生物的总DNA进行高通量测序,并且宏基因组测序有更深的测序深度,能鉴定到种族水平甚至菌株水平的微生物。

(一) 16S测序

16S rRNA是细菌和古细菌中的一个高度保守的基因片段,同时具有一定的变异性。通过对16S rRNA基因进行测序,可以确定微生物群落中存在的不同菌属和菌种,并评估它们的相对丰度。测序的实验流程:样本DNA提取;指定区域进行PCR扩增;文库制备,质检和定量;随后进行测序。

(二) 宏基因组测序

宏基因组测序(metagenomics sequencing)是对环境样品中全部微生物的总DNA(也称宏基因组:metagenomic)进行高通量测序,主要研究微生物种群结构、基因功能活性、微生物之间的相互协作关系及微生物与环境之间的关系。

经典的宏基因组测序分为四步:样品制备、文库构建、上机测序和数据分析。首先样品制备:样品制备一般由两步组成,分别为样品收集和DNA提取,这一步骤需要极力避免污染,尽量确保使用的所有试剂的无菌状态。随后进行文库构建、上机测序。最后数据分析,宏基因组流行的分析方法主要分为两种,分别为:测序序列分类(read classification)和宏基因组组装(metagenomic assembly)。前者为宏基因组测序结果与数据库中已知微生物基因组的比对,按照比对结果对reads进行分类,并根据各微生物reads的相对丰度分析样本中各微生物的相对种群丰度;后者为根据宏基因组测序结果,对微生物基因组数据组装为完整的基因组序列。

在微生物组学研究中,一般同时结合宏基因组测序和16S测序两种技术手段,可以更高效、更准确地研究微生物群落组成结构、多样性及功能情况。

二、基于微生物组学的中药活性成分的肠道代谢研究

微生物群与机体的健康和疾病有着显著的关系,它们的数量、组成、变异和生存能力是动态的,与机体的能量稳态、新陈代谢、肠道上皮健康、免疫活动和神经行为发育等生理过程相关,在许多疾病的诱导、发展和治疗中扮演着重要的角色。通过微生物组学的研究,可以确定微生物的丰度及组成,表征微生物组与宿主之间的相互作用,确定其在疾病病理中发挥的作用。例如,有研究报道,吸烟导致尼古丁

在肠道中累积,而肠道菌群中的肠道共生菌——解木聚糖拟杆菌可以通过尼古丁代谢酶 NicX 有效地降解肠道尼古丁,进而缓解吸烟加重的非酒精性脂肪肝进展,为靶向特定肠道菌群及其代谢酶治疗尼古丁相关非酒精性脂肪肝提供了新策略。

中药治疗以口服为主,不可避免地会与肠道微生物组发生相互作用,即使是静脉给药等肠外用药方式,中药有效成分及其代谢物也可通过胆汁分泌到达肠道。因此,揭示中药是否及如何通过微生物组发挥治疗作用将为中药作用机制提供新的见解。微生物组与中药药效的联系主要有两个方面:一是中药活性成分作为益生元促进肠道中特定益生菌的增殖、恢复肠道微生物组稳态,进而改善临床症状。例如,灵芝中的高分子质量多糖可以通过调节肠道菌群发挥抗肥胖作用。二是中药活性成分经肠道微生物组代谢或转化后发挥作用,已发现能够被肠道微生物组转化的中药活性物质包括京尼平苷、人参皂苷等萜类化合物,黄芩苷、柚皮苷、异黄酮苷等黄酮类化合物,紫花前胡苷和松脂醇等苯丙素类化合物,乌头碱和小檗碱等生物碱类化合物,以及地高辛和鹅去氧胆酸等类固醇类化合物等。

研究实例:通过微生物组学研究肠道微生物群对中药药代动力学的影响

肠道是人体吸收、代谢及排泄药物的重要场所。肠道内的微生物种类繁多,数量庞大。近年来研究显示,许多中药经口服后,在胃肠道中被肠道微生物代谢,其代谢产物吸收入血从而产生药理作用。一些肠道菌群能够使代谢产物吸收增加,提高生物利用度,有减毒或增毒作用。环境导致的肠道菌群变化也可影响某些中药的代谢,进而影响其药代动力学及生物学效应。药代动力学受肠道菌群影响的研究方法见图 6-2,下文将阐述通过肠道菌群研究中药药代动力学行为的案例。

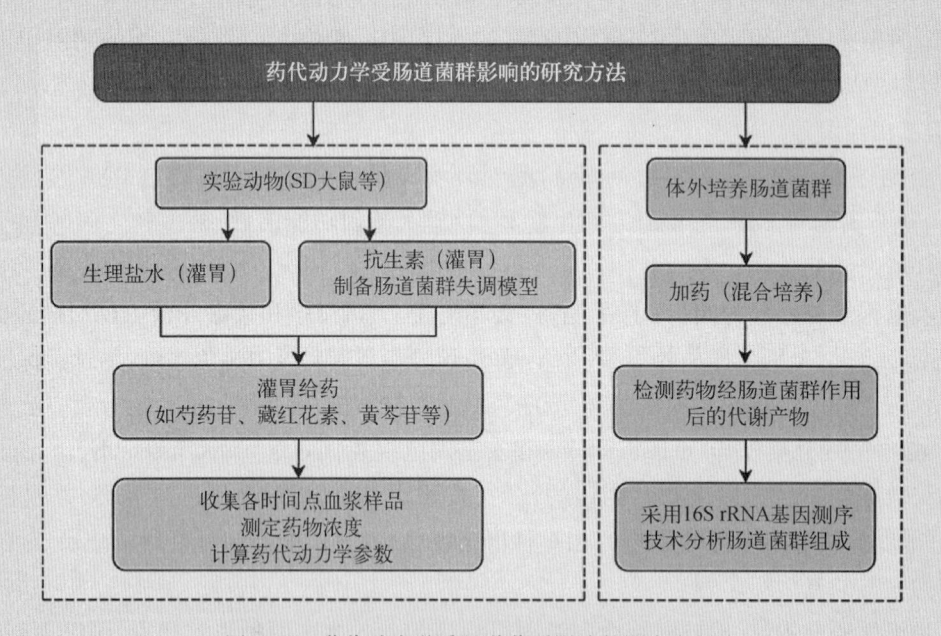

图 6-2 药代动力学受肠道菌群影响的研究方法

(一)芍药苷的肠道菌群药代动力学与抗抑郁机制研究

研究方法:① 采用慢性不可预测抑郁模型和强迫游泳试验,确认芍药苷的抗抑郁作用;② 基于肠道菌群进行芍药苷在大鼠体内的药代动力学研究;③ 利用体外培养的肠道菌群来鉴定芍药苷可能的代谢产物,结合分子虚拟对接等实验结果,探讨芍药苷在肠道菌群代谢中的作用机制;④ 采用 16S 测序技术分析肠道菌群组成。

研究结果：药效学试验表明，芍药苷具有明显的抗抑郁活性，但其口服生物利用度为2.32%。肠道菌群的代谢作用可能是芍药苷口服生物利用度低的主要原因之一，芍药苷被肠道菌群转化为苯甲酸，尿液是主要的排泄形式。苯甲酸可能通过血脑屏障进入大脑，发挥抗抑郁作用。此外，芍药苷还可以通过增加益生菌的丰度来调节肠道菌群的组成。

研究意义：本研究表明，肠道微生物群酶的降解可能是芍药苷生物利用度低的主要原因之一。苯甲酸是肠道细菌中芍药苷的一种特征性代谢物，可以穿透血脑屏障，缓解抑郁行为。本文对于具有良好疗效、吸收差和作用机制不明确的天然产物，尤其是对于作用于中枢神经系统的药物，提供了新的见解和方法。

（二）肠道菌群对藏红花素药代动力学的影响

研究方法：给予抗生素混合治疗的雄性大鼠口服藏红花素，不同时间点采集血液、尿液和粪便，利用 LC-MS 评估红花素和红花酸的药代动力学特性，研究肠道菌群对藏红花素药代动力学的影响。

研究结果：藏红花素在吸收之前需要经肠道代谢为去糖苷形式藏红花酸，抗生素抑制了藏红花素在肠道内的代谢，导致药代动力学参数发生了显著变化，藏红花酸血药浓度降低。由于与藏红花酸相比，藏红花素在肠道吸收方面相对较差，所以推测通过肠道菌群将红花素藏代谢成藏红花酸可能是其吸收的关键步骤。藏红花素的体内药理效应主要可能是其藏红花酸的效应，并且在了解其药效学作用时应考虑肠道菌群对糖苷型天然产物的代谢。

研究意义：肠道微生物群在红花素在肠道中的代谢中可能起到重要作用。藏红花素口服后需在肠道微生物的作用下代谢为藏红花酸，藏红花酸作为药理活性成分发挥大脑保护等药理作用。该研究进一步表明肠道微生物代谢可能是藏红花素发挥作用的关键环节。此外，本研究还为临床上将这类药物与抗生素药物合用的用药行为提供了借鉴和指导。

中药是具有中国特色的民族瑰宝，在几千年的应用历史中充分验证了其对于疾病防治的重要作用，相比于化学药物和生物制剂，中药具有多靶点、毒副作用小、作用机制复杂等特点。肠道微生物与中药二者之间的相互作用对机体保持健康与疾病防治发挥重要作用。相关研究证实，中药可通过调控肠道菌群的组成及代谢而影响肠道微生态平衡，肠道微生物可以将中药中的化学成分进行转化从而使其发挥抗炎、镇痛和抗肿瘤等药理作用。通过研究中药对肠道菌群的调控作用和对肠道微生态平衡的影响，以及肠道菌群对中药中化学成分的转化作用、代谢途径和作用靶点等，有利于明确中药的有效成分、药效作用及作用机制。

第四节　药物基因组学与中药药代动力学

药物基因组学基于药物遗传学，以提高药物疗效及安全性为目标，研究影响药物分布、消除等个体差异的基因特性，以及基因变异所致的不同患者对药物的不同反应，并由此开发新药和新用药方法的学科。当前药物基因组学主要包括：① 药物作用与机体基因组之间的关系；② 药物作用与产生药物的基因组之间的关系；③ 药物作用与病原生物基因组之间的关系。目前的研究工作主要集中在药物作用与机体基因组之间的关系上。药物基因组学主要研究药物起效、活化、排泄等过程相关的候选基因，寻找变异基因序列，以此确定基因对药物效应的多态性，通常分为3个阶段：首先，检测一些候选基因，寻找等位缺失及其造成的生物学后果；其次，借助现有分子遗传学等技术进行更多候选基因的研究；最后，进行基因组水平的关联分析。

一、药物基因组学的常用分析技术

药物基因组学研究的主要策略包括选择与药物起效、活化、排泄等过程相关的候选基因。寻找变异基因序列,确定基因对药物效应的多态性。在方法学上药物基因组学依赖于药理学、生物化学、遗传学及基因组学,其中特别需要高效的基因变异检测方法,即从众多的个体中获得某等位基因产物,检查其变异,并确定变异基因的序列变化。主要涉及以下的方法和技术。

(一)基因表达系列分析

基因表达系列分析(serial analysis of gene expression,SAGE)是1995年由美国约翰·霍普金斯大学(Johns Hopkins University)医学院维克托·韦尔库列斯库(Victor Velculescu)等发明的一种新的基因表达转录组分析技术。SAGE是通过分析SAGE库中标签,而对基因表达作定性和定量的分析。SAGE是一种能对整个基因组表达做全面的分析的高灵敏度方法。因此,克服了差异表达、扣除杂交只能分析有表达差异的基因和对低含量转录子灵敏度低等缺点。另外,不同于DNA芯片技术只能分析已知基因的表达,SAGE可以分析已知和未知基因的表达。利用SAGE库提供的标签和人类基因组计划提供的序列,有望发现一些在正常和疾病状态下发挥重要作用的新基因。

(二)单核苷酸多态性分析技术

一些群体中的正常个体,其基因组DNA的某些位点的单碱基对存在差别,出现两种或两种以上的不同核苷酸。当单核苷酸次要等位型出现在群体中的频率大于1%时,即定为单核苷酸多态性(single nucleotide polymorphism,SNP)。SNP的检测分析多基于PCR技术,通常有两种研究平台:以质谱为基础的平台和以荧光标记为基础的平台。前者运用质谱仪确定特异寡核苷酸微小的质量变化来验证相关SNP,后者以荧光探针为检测标记。SNP可作为一种高效的多态标记,用于复杂疾病的关联分析;也可作为个体遗传特征的十分有效的标志物,用以构建SNP图谱,对疾病进行准确的基因诊断。

(三)基因芯片技术

基因芯片技术(gene chip technique)是指采用原位合成(in situ synthesis)或显微打印手段,将数以万计的DNA探针固化于支持物表面上,产生二维DNA探针阵列,然后与标记的样品进行杂交,通过检测杂交信号来实现对生物样品快速、并行、高效地检测或医学诊断。由于常用硅芯片作为固相支持物,且在制备过程运用了计算机芯片的制备技术,所以称为基因芯片技术。

基因芯片可以平行测定几千个基因的表达方式,以发现有意义的药物效应基因,它也可以用来监测药物治疗过程中基因表达的变化,还可以直接筛选特定的基因文库以寻找药靶。人类基因组图谱的绘制成功,使人们可以对所有的基因加以研究,以确定其功能,待所有基因的功能研究透彻以后,所有的基因都有可能作为药物靶标。而基因芯片有助于快速、准确地鉴别和确认药靶。

在临床治疗中,很多同种疾病的病因是因人而异的,用药也应因人而异。基因芯片技术克服了目前实验室常规应用的基因检测方法的缺陷,兼具简便、快捷和高通量特性,使临床仅以一次简单测试即可解读人体与药物治疗相关的遗传信息,医生如果利用基因芯片技术对患者先进行诊断,再开处方,就可对患者实施个体优化治疗,使药物治疗更加安全、有效和经济,患者的生活质量明显提高。

二、基于药物基因组学的代谢酶遗传多态性研究

人类基因组由23条染色体,大约30亿个碱基对组成,可编码约10万个功能基因。人类基因组的破译,为阐明疾病发生的分子机制,设计诊断、治疗和预防的新方法提供了可能;也为中医药与现代生命科学沟通,寻求新的研究与发展领域开辟了新途径。药物基因组学(pharmacogenomics)就是研究基因序列变异及其对药物不同反应的科学,是研制高效、低毒药物的重要途径。药物基因组学强调药物使用个

体化,因人制宜,可为患者或特定人群寻找合适的药物,具有重要的理论意义和广阔的应用前景。

药物代谢酶多态性由同一基因位点上具有多个等位基因引起,其多态性造成不同个体间药物代谢反应的差异,是药物疗效、毒副作用差异的原因之一。研究表明,几乎所有人类药物代谢酶家族均具有基因变异,呈现遗传多态性,影响药物的代谢消除或代谢活化,从而影响药物的疗效和不良反应(详见第二章)。研究人类代谢酶多态性的遗传分子机制不仅具有深远的理论意义,同时具有重要的临床实践价值。阐明药物代谢酶的个体和种族差异的机制,必将有利于指导临床合理用药,做到个体化给药,提高药物疗效,减少不良反应。

药物基因组学正是从基因水平揭示这些差异的遗传特征,包括选择人体(或其他物种)中有关药物作用、活性及排除的候选基因,以及鉴别基因序列中的差异。这些差异既可在生化水平上进行研究以评价它在药物作用中的功能意义,也可在群体水平上研究以确定它在药物作用中与所观察到的表型差异的统计学联系。所以,药物基因组学在加快药物研发的同时,用更加科学的手段为患者看病开药,即依据患者的基因组特征优化药疗方案,减少药物治疗的费用和风险,提供了新的保障。

中药与化药的最大区别在于中药具有多成分、多靶点的特点,因此,参与中药体内代谢的肝药酶亦是多种类的。明确何种肝药酶的基因型对中药有效成分代谢有影响,是精准医疗模式下中药药代动力学研究的关键问题。目前,多数研究集中在中药或其有效成分对肝药酶的诱导或抑制作用,如黄连对CYP2D6和CYP1A2有抑制作用,黄芩对CYP1A2、CYP2E1和CYP2C9有抑制作用,玉屏风散较方中单味药对CYP1A2、CYP2C19和CYP3A4的抑制作用强等。但此类研究仅可用于阐释中药与化药合用时对化药的作用趋势和机制及中药复方配伍规律等,无法明确肝药酶基因多态性对中药代谢的影响机制,难以实现中药的精准医疗。因此,必须大力开展中药药效物质基础及中药代谢等方面的基础研究,从而促进中医药向精准医疗的方向发展。

药物基因组学强调了根据个体差异进行药物选择、确定剂量、预测疗效和防止副作用的重要性,与中医一直秉承"因人制宜"的诊疗原则相似。一些中药活性成分和化药类似,在体内发挥效应时,受到多个基因的调控,基因序列的变异会影响药物代谢酶的活性,因此同样会呈现出多样性的药效。虽然与化药相比,目前对于中药活性成分不同活性或毒副作用与药物代谢酶多态性之间关联性的研究报道较少,但是,随着基因组学的不断深入发展,药物基因组学在中药药代动力学研究中将显现出重要的理论意义和广阔的应用前景。

思 考 题

1. 常见的组学技术有哪些?组学技术在中药复杂体系的研究中具有哪些应用?
2. 代谢组学在中药药代动力学的研究中具备哪些优势?
3. 如何利用代谢组学结合药代动力学研究来预测药物的药效和毒性?

(陈志鹏 王宇彤)

第七章
中药时辰药代动力学

经过几千年的积累与发展,我国传统医学形成了"天人相应""四时阴阳""因时制宜"等中医时间医学思想。尽管中医理论并未提出"昼夜节律"的概念,但从阴阳消长、气血流注、营卫循行等角度,对昼夜节律有着多方面的认识和理解。中医用药中处处体现"时辰相关"的重要思想。《黄帝内经》确立了"因时用药"的原则,《伤寒杂病论》提出"因时用药"的方法、方药,使"因时用药"学术思想得以成熟。其中《内经》提出防治疾病需"因天时而调血气",用药必须根据疾病随昼夜的节律性变动及人体五脏、经络、气血四时变化而采取不同措施。例如,补阳药宜于清晨服用,解表药宜于午前服用,泄下药宜于午后或入夜服用等。通过研究昼夜节律和生物钟,目前已产生了时辰生物学和时辰药理学等学科。时辰生物学是研究生命适应环境的周期性变化而产生的生化、生理和行为的各种节律及机制的学科。时辰药理学是按照时辰生物学的原理,研究药物作用的时间函数规律来选择合适的用药时机,以达到最小剂量、最佳疗效、最小毒性,提高患者用药效果。

中药药代动力学是中药药理学的重要学科分支,研究中药活性成分、组分、中药单方和复方在进入机体后的 ADME 过程并定量阐述其在体内动态规律的一门学科。随着中药药代动力学与时辰生物学、时辰药理学的渗透与结合,形成了新的学科分支——中药时辰药代动力学。中药时辰药代动力学研究中药活性成分及其代谢物在体内过程中的节律性变化和机制。代谢酶/转运体时辰节律是产生时辰药代动力学的主要原因之一(图 7-1)。中药时辰药代动力学的研究有助于选择与病症节律相适应的给药方案,为临床合理用药提供新思路,同时也为设计研制具有节律性给药特点的中药新剂型提供依据和方法。在临床实践中,能指导医务人员根据患者病症特征及中药性味归经等的时间因素来确定最佳给药时间和剂量,以提高疗效和减少毒性。

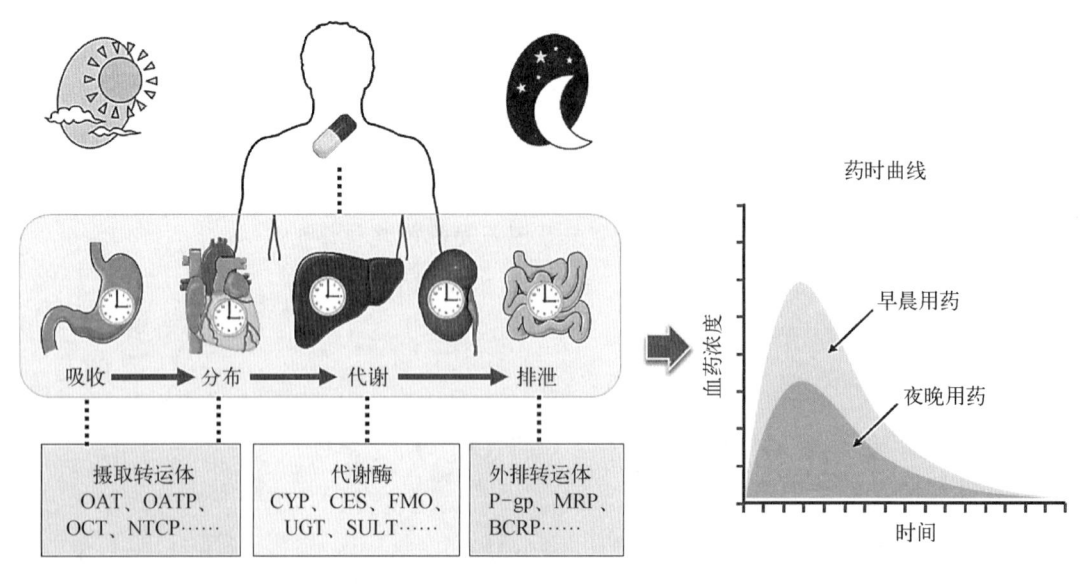

图 7-1 中药时辰药代动力学

本章从机体的节律现象、生物钟系统的组成、代谢酶和转运体的时辰节律及中药的时辰疗效/毒性等方面进行介绍，重点阐述产生中药时辰药代动力学的分子生物学基础，并举例说明时辰药代动力学对中药药效及毒性的影响。然而，目前对中药的时辰药理学研究较少，尚缺乏具有中医药特色的时辰药代动力学理论。因此，有必要在中医时间医学理论指导下开展系统的中药时辰药代动力学及时辰药效/毒性评价，构建具有中医药特色的中药时辰治疗学理论与应用体系，为提升中药在临床应用中的有效性和安全性提供时辰治疗方案。

第一节　生物钟系统

尽管中医与现代医学对昼夜节律认识的角度不同，但中医视角下功能状态的变化规律却与现代医学所证实的生物钟的变化规律相一致。传统中医以十二时辰计时，关注一日内气血阴阳变化对脏腑的影响，而现代医学则以 24 h 为周期计时，聚焦生物钟分子对机体内部时钟的调节。与中医"天人相应"的思想一致，现代医学同样认可体内计时系统是在进化过程中为了更好地生存而对环境变化做出的适应性调整。中医与现代医学都强调昼夜节律对健康的重要性，阴阳失调或节律紊乱会扰乱机体的生物钟系统从而诱发或加重病症（如肥胖、糖尿病和癌症等）。

哺乳动物的昼夜节律是由中枢生物钟（位于下丘脑的视交叉上核）和外周生物钟（存在于外周组织中）共同驱动产生的。在分子水平上，生物钟系统由一组保守的生物钟基因/蛋白组成，包括脑和肌肉芳香烃受体核转运样蛋白 1（brain and muscle ARNT－like protein 1，BMAL1）、昼夜运动输出周期蛋白（circadian locomotor output cycles kaput，CLOCK）、神经元 PAS 结构域蛋白 2（neuronal PAS domain protein 2，NPAS2）、隐花色素 1/2（cryptochrome1/2，CRY1/2）、周期蛋白 1/2/3（period 1/2/3，PER 1/2/3）、反红细胞增多病毒 α/β（Reverse erythroblastosis virus α/β，REV－ERBα/β）、视黄酸相关孤儿受体 α/β/γ（retinoid-related orphan receptor α/β/γ，ROR α/β/γ）、白蛋白位点 D 结合蛋白（albumin D site-binding protein，DBP）和 E4 启动子结合蛋白 4（E4 promoter binding protein 4，E4BP4）等。这些生物钟基因/蛋白通过转录—翻译负反馈机制调控下游基因的节律表达，从而调节机体生理功能及药物体内过程的昼夜波动。本节从现代科学角度剖析生物钟系统的运行机制，详细介绍了驱动机体节律的核心生物钟基因及其功能。

一、生物节律与生物钟

生物体为了适应地球自转和公转引起的自然环境周期性变化（如光照、温度、湿度和食物供应等），其各项生理功能和行为活动也具有明显的节律性。生物节律按周期长短可大致分为以下三类：① 超日节律，指周期短于 20 h、变动频率超过每日 1 次的生物节律，如机体电位变化和呼吸往复。② 近似昼夜节律，指周期约为 24 h 的生物节律，有人称之为"昼夜节律"。但是按照时间生物学的定义，近似昼夜节律与昼夜节律并非同一概念。近似昼夜节律指在没有光、温度和食物等授时因子的条件下，机体表现出来的自身固有节律。它接近但往往并不恰好等于一昼夜的时间。而昼夜节律是指机体的近似昼夜节律与环境昼夜变动节律同步表现出来的机体的近似昼夜节律，该节律具有与环境节律相同的周期，即一昼夜。哺乳动物的睡眠—觉醒、摄食、躯体活动、心率、血压、体温和激素等皆具有昼夜节律。③ 亚日节律，指周期长于 28 h、变动频率少于每日 1 次的节律，如妇女月经周期、鸟类迁徙及动物冬眠。生物节律是由体内存在的生物钟控制和调节的。生物钟是生物体内在的计时结构或时钟，启动和控制着所有生物节律。

在所有的生物节律中，昼夜节律与人类的关系最为紧密。地球上亿万年昼来夜往，永不停息，人体的各种生理机能随之建立了有规律的昼夜周期。人的体温早晨稍低，白天逐渐上升。新陈代谢活动，白天分解过程旺盛，晚间则同化过程增强。白天交感神经活动占优势，夜晚副交感神经活动占优势。人体的肾上腺素含量在白天某一时刻达到最高水平，然后逐渐下降，12 h后再度上升。正常情况下，这些生理变化在一天之中的波动幅度是基本恒定的。人的学习与记忆能力、情绪、工作效率等也有明显的昼夜节律波动。

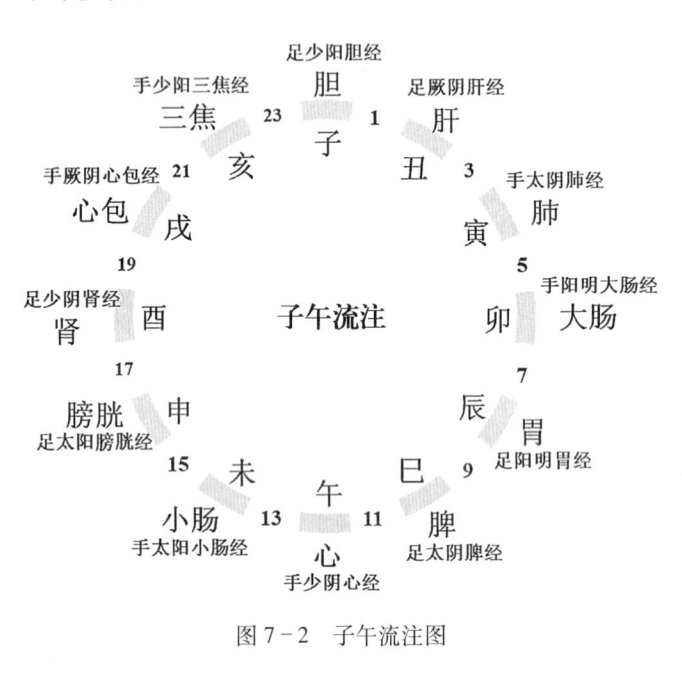

我国早在公元前300年就有了关于生物钟的记载。中医经典《黄帝内经》云："朝则人气始生，病气衰，故旦慧；日中人气长，长则胜邪，故安；夕则人气始衰，邪气始生，故加；夜半人气入藏，邪气独居于身，故甚也"。即疾病之普遍规律为白天向愈，夜晚加重，皆因昼则阳盛，人体抗邪能力趋强，夜则阳衰，人体抗邪能力向弱。《黄帝内经》详细描述了人的身体状况随环境变动而变化的周期性现象，提出"人与天地相应"，主张"因时施治"。其中，子午流注以阴阳五行、天干地支为基础，根据脏腑经脉的气血流注、盛衰开阖，按时取穴的一种古老方法，其历史悠久，博大精深（图7-2）。

图7-2 子午流注图

扰乱生物钟会导致食欲下降、工作效率降低、事故增多，还会诱发或加重癌症、代谢综合征、心脏病、睡眠障碍和抑郁等诸多疾病。因此，深入认识机体生物钟系统和生物节律并加以利用，对维持机体的健康具有重要意义。例如，失眠是一种人体生物钟紊乱的表现，通过调整作息时间或光照周期/强度恢复正常的生理节律可有效缓解失眠；缩短一日三餐的进食时间间隔（时间限制性饮食），对肥胖等代谢性疾病的控制有益；根据个人心理、智力和体力活动的节律特征（一天中某一时段体力强或脑力强），合理安排工作与休息时间，可提高工作效率、减少无效循环；结合生理病理特征、药物靶标及药物作用的节律，合理选择服药时间，可使药物药效达到最佳。

二、生物钟分子机制

生物钟系统由三部分组成（图7-3）：输入通路、中心起搏器/振荡器和输出通路。其中输入通路接受光照、温度和营养等外界信号后，对这些信号进行处理并加工，使这些信号以神经信号的形式传递至中心振荡器或起搏器；中心振荡器或起搏器是由正调控因子（如BMAL1和CLOCK）和负调控因子（如PER和CRY）构成的反馈环路，其对输入信号进行整合，并通过输出通路（转录和翻译水平呈现的昼夜节律）表现出来；输出通路呈现生物钟的"昼夜节律"，该通路通过分子振荡调控下游各种生理过程，包括体温循环、激素释放、心跳、血压变化和睡眠—觉醒周期等。

哺乳动物的生物钟分为中枢生物钟和外周生物钟。中心生物钟位于下丘脑视交叉上核（suprachiasmatic nucleus，SCN），而外周生物钟存在于外周组织器官如肝、肠、肾、肌肉、肾上腺和脂肪组织。SCN是哺乳动物生物钟的主要振荡器，可根据光授时因子（来自视网膜神经节细胞的光信号）调整自身振荡节律的周期与振幅，从而与外界环境节律的变化同步。同时，SCN发出周期性变化的神经和激素信号，影响外周生物钟的功能，使外周生物钟的变化也按一定的周期震荡。值得一提的是，生物钟具有自主发生节律性振荡的能力，即具有自动节律性。此外，食物、温度和运动等授时因子也可调节外周生物钟的节律。

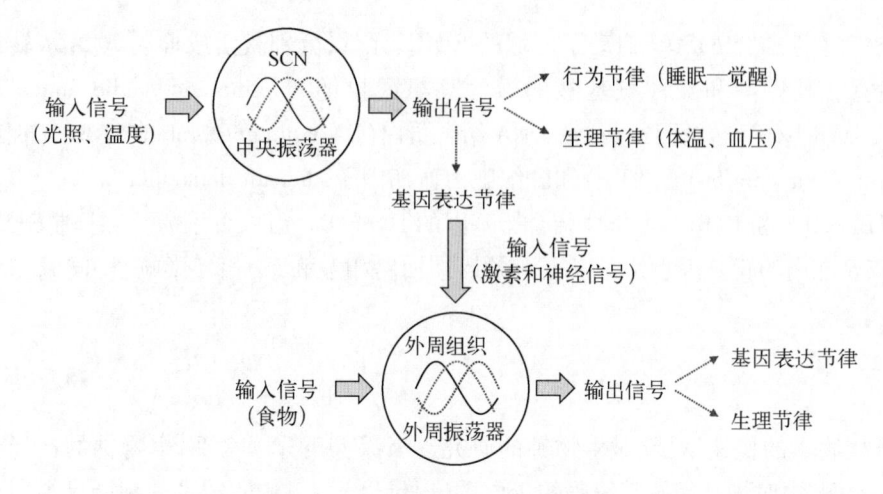

图 7-3 生物钟系统示意图

在分子水平上，哺乳动物的生物钟系统是多种时钟基因编码的时钟因子组成的转录—翻译反馈回路（主要有 3 条反馈回路，图 7-4）。在核心回路（回路 1）中，转录激活因子 BMAL1 和 CLOCK（或 NPAS2）形成异源二聚体，与包括 PER 和 CRY 等时钟调控基因（clock controlled gene，CCG）启动子上的 E-BOX 元件结合，从而激活 CCG 的转录与表达。当 PER 和 CRY 蛋白累积到较高水平时，会抑制 BMAL1/CLOCK（NPAS2）复合物的活性，进而下调它们自身及其他 CCG 的表达。同时，酪蛋白激酶 1δ/ε（casein kinase 1δ/ε，CK 1δ/ε）和腺苷酸激酶（adenosine 5'-monophosphate-activated protein kinase，AMPK）会分别作用于 PER 和 CRY 蛋白，促使其降解。随着 PER 和 CRY 蛋白水平下降，它们不再抑制 BMAL1/CLOCK（NPAS2）复合物的活性。此时，时钟基因的转录得以重新启动，进入新一轮的转录—翻译循环。第二条回路（回路 2）由 BMAL1/CLOCK 的靶基因 ROR α/β/γ 和 REV-ERB α/β 驱动。ROR

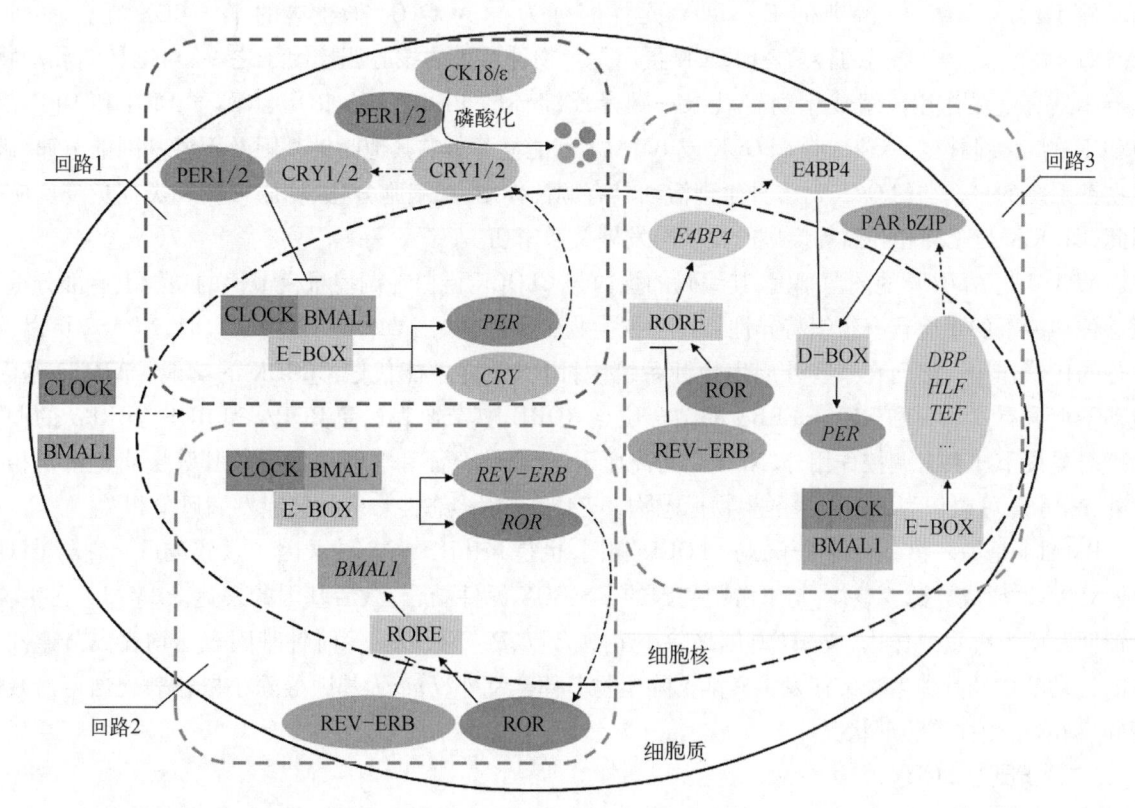

图 7-4 分子生物钟示意图

和 REV-ERB 竞争性结合 *BMAL1* 启动子区域的 RORE 元件,分别激活或抑制 *BMAL1* 转录。第三条回路(回路3)由富含脯氨酸和酸性氨基酸的碱性亮氨酸拉链(proline-and acidic amino acid-rich basic leucine zipper, PAR bZIP)转录因子[包括 DNA 结合蛋白(DNA binding protein, DBP)、促甲状腺素胚胎因子(thyrotropin embryonic factor, TEF)和肝细胞白血病因子(hepatic leukemia factor, HLF)]和 E4BP4 构成。DBP/TEF/HLF 和 E4BP4 竞争性结合靶基因的 D-BOX 元件,分别激活和抑制靶基因的转录,共同调控包括 *PER* 在内的靶基因表达。以上3条反馈回路相互联系,相互影响,协同调控和维持生物钟的稳定运行。

三、时钟因子

随着分子生物学的快速发展,对生物钟的研究逐渐深入至分子水平,生物钟的运行机制也逐渐明确。目前研究表明,由时钟基因及其编码的蛋白质(时钟因子)组成的转录—翻译反馈回路是构成生物钟的分子基础(图7-4),维持生物钟系统的持续振荡并与环境周期保持同步。转录—翻译反馈回路中包含的主要时钟因子有 CLOCK、NPAS2、BMAL1、PER、CRY、REV-ERB、ROR、E4BP4 和 DBP/TEF/HLF。下面将对几个主要时钟基因进行简单介绍。

(一) CLOCK、NPAS2 和 BMAL1

小鼠 *Clock* 基因是哺乳动物中第一个被发现和鉴定出来具有调节昼夜节律功能的基因。*Clock* 基因缺陷的小鼠会出现昼夜节律紊乱,伴随心律失常。人类 *CLOCK* 基因定位于4号染色体长臂,编码含有846个氨基酸的 CLOCK 蛋白,该蛋白分子中含有多个磷酸化位点和两个糖基化位点。人类 *CLOCK* 基因与小鼠 *Clock* 基因有89%的相似度,它们编码的蛋白质具有96%的相似度。CLOCK 是 bHLH-PAS 转录因子家族的成员,该转录因子家族通常作为转录激活因子调控多种生理功能。CLOCK 几乎在所有组织器官中都有表达,它与 bHLH-PAS 转录因子 BMAL1 形成异源二聚体,与启动子区域的特异性反应元件 E-BOX 结合(经典的 E-BOX 元件序列为:CACGTG,非经典的 E-BOX 元件序列为:CANNTG),激活下游基因的转录。CLOCK 蛋白是生物钟系统的核心调控因子之一,对维持哺乳动物昼夜节律具有重要作用。组成生物钟转录—翻译反馈环的 PER、CRY、ROR、REV-ERB 和 DBP 都受 CLOCK 的直接调控。单独抑制 CLOCK 或 BMAL1 都能显著影响其他时钟基因及下游基因的节律,破坏生物钟系统的平衡。CLOCK 对多种生理活动具有调控作用,如细胞分化、糖脂代谢和炎症免疫反应等。因此,CLOCK 与肥胖和肿瘤等疾病的发生与发展关系密切。

NPAS2 是 *CLOCK* 的同源基因,其编码的蛋白与 CLOCK 蛋白在调控昼夜节律的功能上有部分重叠,但这种功能上的重叠具有组织特异性。在中枢生物钟系统中,当 CLOCK 蛋白缺失时,NPAS2 可以发挥部分的代偿作用。然而在某些外周生物钟系统中,NPAS2 并不能代偿 CLOCK 的功能。*NPAS2* 基因的启动子上含有 RORα 和 REV-ERBα 的结合位点 RORE,其节律表达受 RORα 和 REV-ERBα 的调控。除了对昼夜节律具有调控作用外,NPAS2 与高血压、代谢综合征和非酒精性脂肪肝等疾病也密切相关。此外,NPAS2 可以作为肿瘤发生的生物标志物,*NPAS2* 基因多态性与多种癌症发病风险相关。

BMAL1 是另一核心时钟因子,与 CLOCK 相同,也是 bHLH-PAS 转录因子家族成员。它与 CLOCK (或 NPAS2)形成异源二聚体,与下游靶基因的 E-BOX 元件结合,激活基因的表达。BMAL1 在生物钟反馈回路中发挥重要作用,*Bmal1* 基因敲除小鼠中 *Per1*、*Per2* 和 *Dbp* 等时钟基因表达均丧失节律性,小鼠的运动节律及其他生物节律发生紊乱。除生物节律紊乱外,*Bmal1* 基因敲除小鼠还表现出寿命减短、肥胖、糖耐量受损等病理状况。

(二) PER 和 CRY

时钟基因 *PER* 最早在果蝇中被发现,随后在哺乳动物中也克隆得到了该基因。哺乳动物的 *PER* 基

因分为 *PER1*、*PER2* 和 *PER3* 三种亚型。*PER1* 及 *PER2* 作为生物钟系统的核心基因,广泛分布于机体各个脏器中,参与机体的各项生命活动、细胞周期及细胞凋亡的调控。*PER* 基因的启动子上游均含有 E-BOX 元件,CLOCK/NPAS2-BMAL1 异源二聚体可与 E-BOX 结合,激活这些基因的转录。*PER* 基因家族在生物节律的调控中起着关键作用。在小鼠中,同时敲除 *Per1* 和 *Per2* 会导致节律完全丧失,而单独敲除 *Per1* 或 *Per2*,节律并不会完全丧失,这表明 PER1 和 PER2 在某种程度上具有相同的功能。相比之下,仅敲除 *Per3* 的小鼠昼夜节律基本维持正常,表明 PER3 调控昼夜节律的功能可能相对较弱。除了调节机体的昼夜节律,PER 在其他方面也有着重要的作用,有研究发现,*Per1* 基因丢失的小鼠会出现磷脂类代谢异常;而 *Per2* 基因则被证实与受试动物的寿命及内脏功能有关。

CRY 最早是在植物中发现的,它能够感受蓝光信号,使植物能够根据太阳周期来调整生物钟。之后的研究发现,果蝇、小鼠及人类体内都存在 CRY,分别简称为 dCRY、mCRY 和 hCRY。*CRY* 基因/蛋白是生物钟系统的核心组成部分之一,受 SCN 的支配与调控。在哺乳动物中,*CRY* 基因分为两个亚型 *CRY1* 和 *CRY2*。*CRY* 基因编码的蛋白是生物钟转录—翻译反馈回路系统的关键组分,该蛋白质能够稳定另一时钟因子 PER 的蛋白结构,并与 PER 形成蛋白质复合物,将其从胞质转运至胞核。在生物钟转录—翻译反馈回路系统中,时钟因子 CLOCK-BMAL1 异源二聚体可促进 *CRY* 表达上调,而 CRY 与 PER 形成的复合体又可以抑制 CLOCK-BMAL1 的活性,从而抑制 *CRY* 和 *PER* 本身的转录。机体内 CRY 蛋白表达受阻或减少会导致机体昼夜节律紊乱,昼夜节律紊乱又会诱发免疫失调、代谢紊乱和肿瘤等疾病。研究证实,CRY 与机体炎症反应相关,CRY 的缺失会激活环磷酸腺苷/蛋白激酶 A 信号通路,进而活化下游 NF-κB 炎症信号通路,增加炎症因子的表达。又有研究发现,CRY 可能与肿瘤的发生发展、预后、患者的 DNA 损伤和化疗效果密切相关。

(三) REV-ERB 和 ROR

REV-ERBα 及其同源异构体 REV-ERBβ 是核受体 1D 家族的成员。*Rev-Erbα/β* 双敲鼠的生物节律发生紊乱,表明 REV-ERB 是生物钟系统的必要组成部分。尽管 REV-ERBα 和 REV-ERBβ 均在生物钟系统中发挥作用,但是 REV-ERBα 的作用可能更为重要。*Rev-Erbα* 敲除可显著改变小鼠的节律周期和时相,造成昼夜节律紊乱,而 *Rev-Erbβ* 敲除对生物钟系统的影响相对较弱。

REV-ERBα 蛋白由 614 个氨基酸组成,其结构中包含 4 个结构域:氨基酸可变区(A/B 域)、DBD 域、铰链区和 LBD 域。REV-ERBα 属于配体激活型转录抑制因子,可与启动子区保守的寡核苷酸序列 G/AGGTCA 结合,进而抑制靶基因的转录。亚铁血红素是 REV-ERBα 的内源性配体,可增强 REV-ERBα 对共抑制因子的招募,从而增强 REV-ERBα 的转录抑制活性。REV-ERBα 在多种组织中均有表达,如心、肝、脑、肠、脂肪和骨骼肌等。REV-ERBα 的表达具有明显的昼夜节律,其昼夜节律受 CLOCK 和 BMAL1 的调控。同时,它也参与调控 BMAL1 和 E4BP4 的昼夜节律表达,维持生物钟系统的稳定。此外,REV-ERBα 在细胞分化、炎症、脂质和葡萄糖代谢等生理过程中也发挥着重要的调节作用。最近有研究表明,REV-ERBα 参与药物代谢的调控。REV-ERBα 通过对多种代谢相关转录因子的表达进行调控,从而影响转录因子下游代谢性基因的表达。REV-ERBα 也可直接抑制代谢酶如 CYB2B10、CYP4A10 和 CYP4A14 的转录活性,下调它们的表达。

ROR(包含 RORα、RORβ 和 RORγ)是类固醇激素受体超家族中的重要成员。ROR 可参与昼夜节律及生理过程的调控。ROR 与 REV-ERB 竞争性结合下游基因(包括 *BMAL1*)启动子区的 RORE,调节下游基因的节律性表达。ROR 自身表达节律则是由 BMAL1/CLOCK 异源二聚体进行调控。研究发现,ROR 与免疫相关疾病、肿瘤、代谢异常等疾病相关。

(四) E4BP4 和 PAR bZIP

E4BP4(又称 NFIL3)最初于哺乳动物中被发现,其可识别腺病毒 E4 启动子并发挥抑制转录的作用。人类 E4BP4 基因定位于 9 号染色体，小鼠 E4bp4 基因定位于 13 号染色体。E4BP4 编码的蛋白是碱性亮氨酸拉链(bZIP)转录因子家族的成员，该蛋白由 462 个氨基酸组成，结构中包含一个 bZIP 结构域和一个抑制域。人与小鼠的 E4BP4 蛋白相似性高达 90% 以上。E4BP4 通常作为转录抑制因子，其以二聚体的形式与靶基因启动子区域中特定的 DNA 序列 D-BOX([G/A]T[G/T]A[C/T]GTAA[C/T])结合，并与 TBP-结合蛋白 Dr1 形成复合物来抑制基因转录。但在某些细胞(如淋巴细胞)中，E4BP4 可作为转录激活因子，上调基因的表达。

E4BP4 和 PAR bZIP 家族蛋白 DBP、HLF 和 TEF 的 DNA 结合域十分相似，可竞争性结合 D-BOX 元件，下调或上调靶基因的表达。E4BP4 和 PAR bZIP 家族蛋白在多种组织器官中呈节律性表达，且在 SCN 和肝脏中的表达节律呈反相。E4BP4 的启动子区域含有时钟因子 ROR 和 REV-ERB 的结合位点 RORE，其表达节律受这两种时钟因子的直接调控，而 DBP、HLF 和 TEF 的表达节律则受 CLOCK 和 BMAL1 的直接调控。E4BP4 和 DBP 均可调控 PER1 的表达，进而参与调控生物钟核心反馈回路，并对维持核心生物钟反馈循环的稳定性具有重要作用。同时，PAR bZIP 蛋白还被发现具有调控代谢酶的作用，在 Dbp/Hlf/Tef 敲除鼠中，CYP2C37、CYP4A10、CYP4A14 和 CYP51 的表达水平发生显著改变。此外，E4BP4 可与 PER2 和 CRY2 发生蛋白质-蛋白质相互作用，从而影响 PER2 和 CRY2 的抑制活性。除了调控昼夜节律，E4BP4 还参与调控炎症、细胞增殖和排卵等生理过程。

第二节　药物体内过程的时辰节律

药物的体内过程不仅与药物自身理化性质(如化学结构、分子量、解离度和溶解度)有关，还受节律性生理因素(如血流量、代谢酶活性等)的影响(图 7-5)。药物体内过程受到生理昼夜节律的影响，可

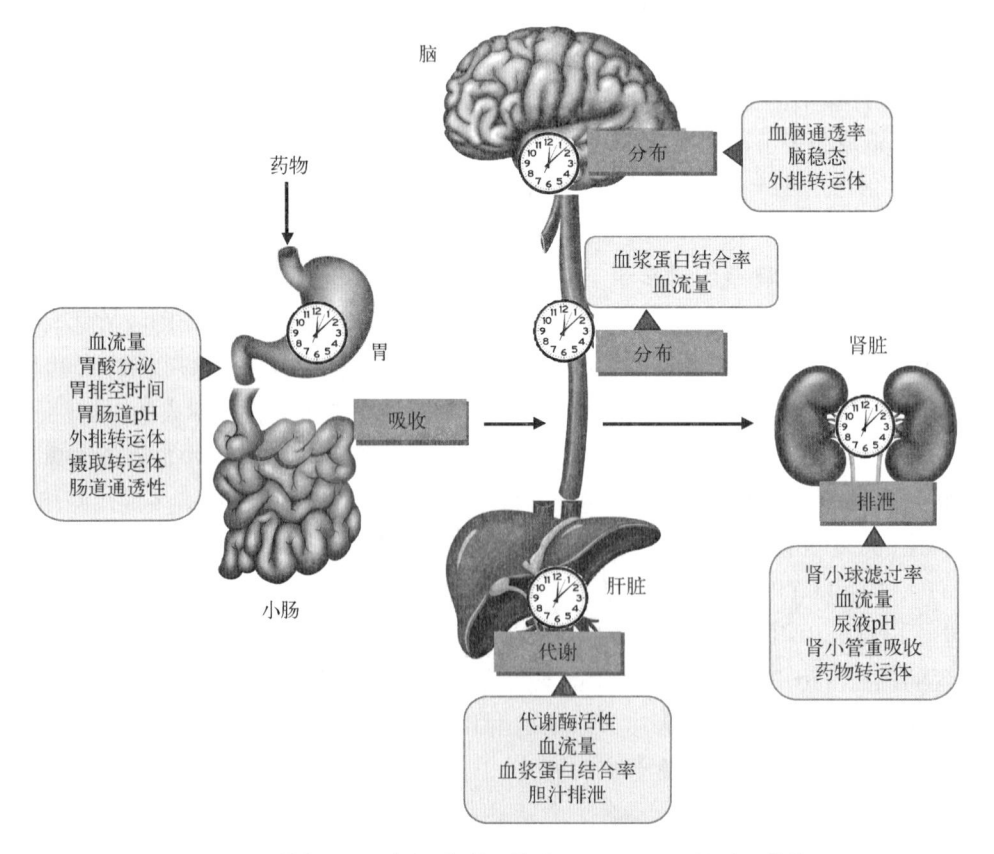

图 7-5　药物吸收、分布、代谢和排泄(ADME)过程的时辰节律

能使药物的临床疗效、毒性显示节律变化。本节就药物体内过程(ADME)的节律变化,以及影响中药时辰药代动力学的因素作简要介绍,阐述时辰节律对药物体内过程及疾病治疗的影响。

一、药物吸收的节律

中药及其复方制剂多为血管外(如口服、经皮)给药,其活性成分需经吸收才能到达体内。影响口服药物吸收的因素如胃酸分泌、胃液 pH、胃肠蠕动强度、胃排空时间及胃肠血流量均具有昼夜节律性。这些影响因素的昼夜节律会导致某些药物/中药吸收产生时辰差异。

研究发现,胃排空的速率在早晨快于晚上,且早晨胃肠道的血流灌注明显大于晚上。这就解释了为什么某些药物在早晨吸收快,且能较快到达循环系统。人体对多数脂溶性药物(如吲哚美辛)的吸收在清晨比傍晚强。健康人 7:00 服用吲哚美辛比 19:00 服用血药浓度值要高得多,考虑机体对吲哚美辛感受性在晚间较差,为确保疗效,晚间宜酌情增加用量。茶碱在凌晨 1:00 服用时吸收率最大,在 7:00 服用血药浓度值最高。天麻素在大鼠体内的口服药代动力学与用药时点相关,在晚上 20:00 给药吸收快(k_a 最大),故见效快而作用明显;早晨 8:00 给药,血药浓度达峰时间最迟、药效差。逍遥散在大鼠体内的口服吸收速率常数(k_a)在夜晚(活动期)高于白天(休息期)。大承气汤活性成分大黄素和芦荟大黄素的药代动力学过程也呈现明显的昼夜节律,在大鼠休息间期的吸收更好、暴露量更高。

二、药物分布的节律

药物分布过程的昼夜变化非常明显,这是因为影响药物分布的因素大都呈现昼夜节律变化,这些因素包括组织器官血流量、血浆及组织蛋白的结合率及药物穿过细胞膜的分配系数等。其中,影响药物与血浆蛋白结合的因素有温度、pH、药物的理化性质及血浆蛋白的浓度。一般健康成年人血浆蛋白水平有较大幅度的昼夜节律波动,在 16:00 达到峰值,在 4:00 降至谷值。而老年人稍有不同,血浆蛋白水平峰值大约在 8:00,谷值在 4:00,峰谷浓度相差约 20%。对于那些具有高结合率(>80%),而表观分布容积小的药物,血浆蛋白结合率的昼夜节律变化将明显影响其治疗效果。例如,顺铂与血浆蛋白的结合最高值在下午,最低值在上午,即药物在上午体内的游离浓度较高。一些酸性药物如磺胺二甲基嘧啶、环己巴比妥等,在夜间与血浆蛋白结合率低,分布容积明显提高。人体内 2:00~6:00 血浆游离苯妥英钠或丙戊酸含量最高,而血浆中游离型地西泮在早晨浓度最低。造成上述差异的主要原因是血浆蛋白水平在不同的时间段存在差异。

然而,由于中药复方成分较复杂,研究中药整体或复方在体内分布的昼夜节律性变化相对困难,通常是对其有效成分进行药代动力学研究。如在不同时辰静脉注射给予大鼠葛根素发现,ZT12[Zeitgeber(ZT)表示授时因子时间,光照开始时间为 ZT0]给药时葛根素体内分布容积大于 ZT0 时给药。逍遥散在大鼠体内的分布呈现昼夜差异,造成此差异的主要原因是大鼠体内血浆蛋白的含量白昼高、夜晚低,且蛋白结合能力也是白昼高、夜晚低。

三、药物代谢的节律

药物在肝中的代谢取决于肝内药物代谢酶的活性和肝脏的血流量。一些消除速率高的药物(如利多卡因)的代谢主要受肝血流量的影响,肝血流量的昼夜变化引起肝灌注的变化,从而使药物清除时间存在差异。肝血流量昼夜变化可导致药物清除率的昼夜差异。健康受试者仰卧位肝血流量呈昼夜节律性,8:00 肝血流量最高。与此一致,早晨咪达唑仑在人体内血浆清除率较高。

一些药物在体内的消除速度主要由药物代谢酶活性决定。研究发现,动物主要代谢器官(如肝、肾、肠等)内的许多代谢酶的表达水平及活性存在昼夜节律变化,会导致药物的代谢存在昼夜差异。大鼠肝中环己烯巴比妥氧化酶的活性呈昼夜节律性,该酶在 22:00 活性最强,此时给予环己烯巴比妥诱导大鼠睡眠的时间最短。小鼠 CYP3A11 是附子主要成分乌头碱、海帕乌头碱和新乌头碱的主要代谢酶,其表达和活性呈现昼低夜高的节律特征,导致附子在肝脏中的代谢和毒性呈现出明显的昼夜节律性。此外,CYP3A11 的节律性表达也决定了马钱子和雷公藤的时辰代谢特性。类似地,小鼠肝脏 CYP2A5 代谢酶的表达和活性节律(ZT2<ZT14)与香豆素体内血药浓度节律(ZT2>ZT14)密切相关。

四、药物排泄的节律

许多药物及其代谢物都由肾排泄,肾排泄率因肾血流量、肾小球滤过率和尿液 pH 的节律变化而呈明显昼夜节律性。根据子午流注学说,人体肾血流量在白天高于夜间,于酉时(17:00~19:00)最旺。现代研究表明,人体肾功能白天高于夜间。因此,人类在白天的肾排泄率高,而啮齿动物的高肾排泄率出现在晚上。茶碱在健康志愿者体内的药代动力学与服药时间有关,清晨服药后茶碱的表观消除半衰期较晚间服药后的短 38.45%,而清除率高 122%。小鼠休息期服用顺铂有较高的肾脏清除率和肾毒性,与肾脏 OCT2 白天表达量高于夜晚有关。此外,尿液的 pH 在夜间、早晨数值偏低,碱性药物(如苯丙胺)排泄率高;相反,白天尿液的 pH 偏高,酸性药物(如二甲替嗪)排泄率高。对于经胆汁排泄的药物,节律性胆汁生成和转运蛋白表达会导致药物及其代谢物的排泄随用药时间不同而产生波动。例如,MRP2 在小鼠肝脏中的昼夜节律性表达(ZT12>ZT0),导致苯酚磺酞(MRP2 底物)的肝胆汁排泄(ZT12>ZT0)和血浆暴露(ZT0>ZT12)的昼夜变化。然而,目前尚未见中药时辰排泄研究报道,可能与其成分较复杂、研究难度较大有关。

五、影响时辰药代动力学研究的因素

时辰药代动力学的研究需考虑食物、给药剂型、给药途径、年龄、性别和疾病状况等的综合影响。食物的组成、数量及进食时间会对药物吸收产生影响,故在时辰药代动力学研究中,须严格控制膳食。可通过研究空腹受试者或患者(空腹时间间隔保持恒定)来减少食物因素的影响。药物剂型和给药途径会对时辰药代动力学研究结果产生影响。动物研究结果显示,腹腔注射或静脉注射丙咪嗪,其在靶器官的分布容积呈昼夜时间依赖性。静脉注射和口服缓释硝苯地平,药代动力学变化无昼夜时间依赖性,而口服速释硝苯地平后可观察到明显的时辰药代动力学变化。多数时辰药代动力学评价以健康成年人为研究对象。然而机体对某些药物如茶碱的处置与年龄有相关性。这种差异同时也依赖于药物的剂型,缓释茶碱在儿童和成人中均存在时间依赖的药代动力学差异,速释茶碱动力学昼夜时间依赖性差异更为明显。性别会对某些药物的时辰药代动力学研究产生影响。一般情况下,时辰药代动力学研究主要选用男性作为研究对象。女性的生理周期对药物的体内过程有影响。例如,乙醇和水杨酸类药物在女性月经周期时吸收较慢、甲喹酮代谢在排卵期会提高 2 倍及苯妥英钠在女性癫痫患者月经周期末阶段消除较快。此外,疾病会改变机体的生物节律,从而影响药物的时辰药代动力学。例如,癌症和炎症会改变血浆蛋白结构的昼夜节律,从而影响药物蛋白结合率。

第三节 代谢酶的时辰节律

药物的疗效及毒性与药物的体内处置过程密切相关。而药物代谢酶和转运体的表达和活性是影响药物体内处置过程的重要因素。越来越多的研究表明,外源物解毒和药物代谢等过程受生物钟调控,而这些过程主要由药物代谢酶控制。目前,研究人员已发现一些药物代谢酶(如 CYP2B10、CYP2E1 和

CYP3A11等)的表达呈现昼夜节律(图7-6)。药物毒性和疗效的时辰依赖性与药物代谢酶的昼夜节律表达相关。例如,夜晚使用对乙酰氨基酚造成的肝毒性比白天使用造成的肝毒性更强,这与将对乙酰氨基酚转化为毒性代谢物NAPQI的主要代谢酶CYP2E1的节律性表达相关。Ⅱ相代谢酶UGT2B在小鼠中的表达也具有昼夜节律,并且其节律表达会造成吗啡的代谢具有昼夜差异。这些信息可用于给药方案优化,使药物发挥最大疗效的同时毒性最小。时钟基因通过直接或间接的转录机制调控药物代谢酶的节律表达,有的调控途径单一,有的较为复杂,本节将针对代谢酶的时辰节律研究做简要的介绍。

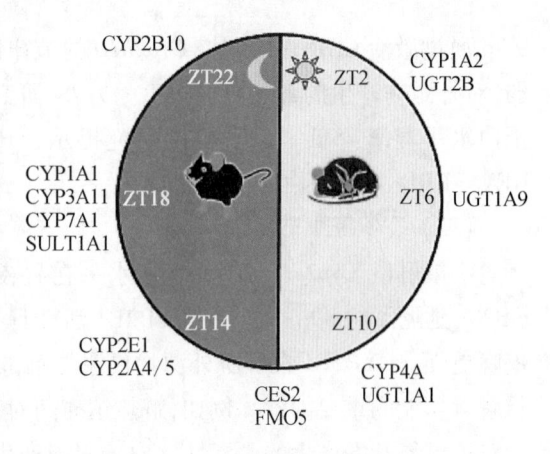

图7-6 小鼠代谢酶的时辰节律

一、CYP的时辰节律

CYP是药物在肝脏代谢的关键Ⅰ相代谢酶,在调控药物体内过程和疗效发挥过程中起到重要作用。研究发现,许多CYP的表达受时钟因子/核受体的调控而呈现明显的时辰节律性。小鼠为夜行动物,其肝脏中大部分节律性CYP在昼夜交替时或夜间的表达更高,这与小鼠在活动期需要更强的代谢解毒功能有关。以下对一些重要的CYP的表达节律特征及调控机制进行简要介绍。

(一) CYP1A1和CYP1A2节律

小鼠 *Cyp1a1* 和 *Cyp1a2* mRNA表达的时辰节律相似,均在昼夜交替时达峰。值得注意的是,两者的表达节律具有性别差异。雄性小鼠的节律较雌性小鼠更显著,峰谷比达到了29.5(*Cyp1a1*)和5.2(*Cyp1a2*)。小异源二聚体(small heterodimer partner, SHP)是时辰节律基因,其表达受核心时钟因子BMAL1和CLOCK/NPAS2的调控。*Shp* 基因敲除小鼠肝脏中 *Cyp1a2* 的mRNA表达水平明显下降、节律消失。进一步机制研究发现,转录因子DEC2抑制 *Cyp1a2* 的表达;而SHP通过拮抗DEC2的抑制作用,正向调控CYP1A2。

(二) CYP2A4和CYP2A5节律

小鼠 *Cyp2a4* 和 *Cyp2a5* mRNA表达具有显著的节律,且都在昼夜交替时表达最高。CYP2A5的蛋白亦具有明显节律,其底物香豆素在体内的7-羟基化代谢相对应地呈现出时辰依赖性。敲除 *Shp* 基因使 *Cyp2a4* 和 *Cyp2a5* 的mRNA表达水平显著下降。进一步研究发现,SHP通过抑制负调控因子E4BP4的表达促进 *Cyp2a4* 和 *Cyp2a5* 的转录。在 *Dbp/Tef/Hlf* 基因敲除小鼠肝脏中,*Cyp2a4* 和 *Cyp2a5* 的mRNA表达明显降低,表明PAR bZip对CYP2A4/5的表达具有正向调控作用。同时,研究人员发现节律基因过氧化物酶体增殖物激活受体γ(peroxisome proliferator-activated receptor γ, PPAR-γ)的蛋白表达与 *Cyp2a5* mRNA水平密切相关。在细胞水平上,激动/敲低 *Ppar-γ* 使 *Cyp2a5* mRNA表达上调/下调。且敲低 *Ppar-γ* 同时也削弱了 *Cyp2a5* mRNA原本的节律波动。通过多种分子生物学技术(萤光素酶报告基因、电泳迁移率变动分析、染色质免疫共沉淀等),研究者验证了PPAR-γ是 *Cyp2a5* 的转录激活因子,PPAR-γ节律性表达是CYP2A5节律产生的原因之一。

(三) CYP2B10节律

小鼠 *Cyp2b10* mRNA表达具有显著的时辰节律(夜晚表达高于白天),且雄性小鼠的节律波动更明显。试卤灵(CYP2B10底物)在不同昼夜时点的代谢快慢与CYP2B10蛋白的节律相关性高,表明CYP2B10的蛋白和功能也具有明显节律。在 *PAR bZip* 基因敲除小鼠中,核受体 *Car* 和代谢酶 *Cyp2b10* 的mRNA水平显著降低,且苯巴比妥诱导肝肠 *Cyp2b10* 表达的效果也大大减弱。进一步研究发现,PAR bZip 通过激活 CAR 正向调控 Cyp2b10 的节律性表达。PAR bZip 基因缺失小鼠对外源物的解毒功能减弱,对外源物产生的毒性更加敏感。另外,研究人员发现 Shp 基因敲除小鼠体内 CYP2B10 的 mRNA 和蛋白水平显著降低。分子机制研究提示,SHP 通过对转录抑制因子 REV-ERBα 的拮抗作用激活 REV-ERBα 靶基因 Cyp2b10 的转录。

(四) CYP2E1 节律

小鼠肝脏 Cyp2e1 mRNA 表达水平在昼夜交替时达峰。CYP2E1 蛋白的节律亦十分明显,相较于 mRNA 延迟了约 8 h。对应的 CYP2E1 活性具有显著的时辰节律性,其特异性底物对硝基苯酚的代谢在夜晚更强。CYP2E1 在肝脏外源物代谢与解毒中起重要作用,其时辰节律性特征也是影响外源物代谢与解毒功能的重要因素。例如,解热镇痛药对乙酰氨基酚的肝脏毒性具有时辰依赖性,小鼠夜晚服用过量对乙酰氨基酚产生的肝毒性比白天服用产生的毒性更强。这是因为 CYP2E1 在夜晚表达更高,可催化产生更多的有毒代谢产物(醌类物质 NAPQI)。此外,CYP2E1 也与一些中药的毒性反应相关,但目前仍不清楚 CYP2E1 的代谢节律是否会使中药的毒性呈现时辰节律。

CYP2E1 的表达节律受 HNF1α、CRY1、SHP 和 DEC2 调控(图 7-7)。转录激活因子 HNF1α 周期性地激活 Cyp2e1 转录,而负反馈调节因子 CRY1 抑制 Cyp2e1 转录,两者共同参与调节 Cyp2e1 的节律性表达。萤光素酶报告基因实验显示 Cyp2e1 的启动子活性受 HNF1α 激活,并被转录抑制因子 CRY1 抑制。敲低 Hnf1α 或 Cry1 抑制了 Cyp2e1 mRNA 的振荡(即节律削弱)。小鼠染色质免疫沉实验表明,HNF-1α 和 Cyp2e1 启动子的结合强弱与 Cyp2e1 mRNA 节律性表达密切相关。敲除 Shp 基因后,小鼠肝脏 CYP2E1 的 mRNA 表达、蛋白质水平和酶活性均显著下降,且节律波动幅度大大削弱或消失,说明 SHP 对 CYP2E1 有正向调控作用。基于分子生物学研究,证明 SHP 通过抑制 DEC2/HNF-1α 作用,激活 Cyp2e1 的转录。

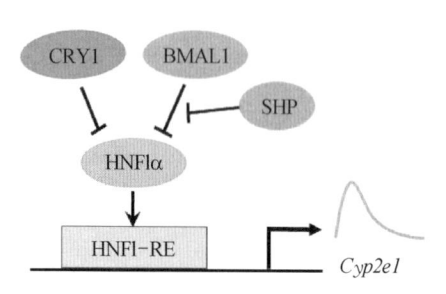

图 7-7 小鼠 CYP2E1 代谢酶时辰节律的调控机制

(五) CYP3A11 节律

小鼠 CYP3A11 是人 CYP3A4 的同源酶,是最重要的药物代谢酶之一。研究发现,小鼠 Cyp3a11 的 mRNA 在白天表达较高、夜晚表达较低,其蛋白质则在夜晚表达更高、白天较低,即 CYP3A11 蛋白节律表达相比 mRNA 推迟了约 12 h。乌头碱和雷公藤甲素经由 CYP3A11 代谢解毒,两者在小鼠体内的毒性呈现明显的时辰依赖性:白昼(ZT2)给药比夜晚(ZT14)给药产生的毒性更大。这是由于 CYP3A11 蛋白在夜晚表达更高、代谢更快,解毒功能更强。体外肝微粒体代谢实验也表明,乌头碱和雷公藤甲素在白昼时的代谢较夜晚时的弱。

CYP3A11 的时辰节律受时钟因子(如 BMAL1、NPAS2、DBP 和 E4BP4)及转录因子(如 PPARα 和 HNF1α)的调控(图 7-8)。研究表明,CYP3A11 的节律很大一部分来源于 DBP 与 E4BP4 的竞争性结合 Cyp3a11 启动子区域 D-BOX 转录调控机制。当 DBP 表达量升高时,CYP3A11 表达随之升高;当 DBP 表达下降时,E4BP4 作用于 CYP3A11,抑制其表达。

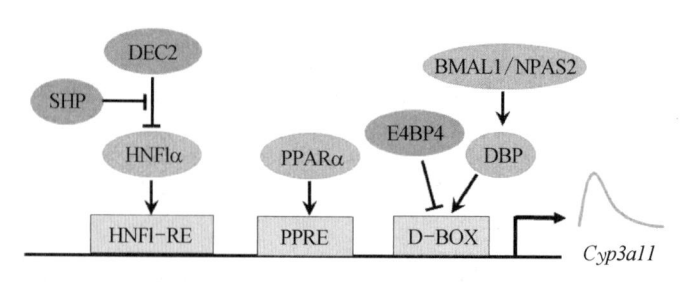

图 7-8 小鼠 CYP3A11 代谢酶时辰节律的调控机制

敲除核心时钟基因 Bmal1 后,小鼠肝 Cyp3a11 的 mRNA 和蛋白质表达均显著降低、节律消失,提示 BMAL1 在 CYP3A11 节律形成中起重要作用。另外,时钟因子 NPAS2 也可正向转录调控 CYP3A11 的表达。

(六) 其他 CYP 的节律

小鼠 *Cyp7a1* 和 *Cyp7b1* 的 mRNA 和蛋白表达在临近黑夜时渐渐升高；二者在黑夜阶段的表达比白昼阶段高。小鼠 *Cyp3a25* 的 mRNA 表达具有时辰节律性，且雌性小鼠的表达更高、节律更强。小鼠 *Cyp2c38* 的 mRNA 具有白天低、夜晚高的时辰节律；而敲除 *Shp* 后，*Cyp2c38* 表达白天升高，节律模式与原先相反。小鼠 *Cyp4a10* 和 *Cyp4a14* 的 mRNA 呈现夜晚表达更高的时辰依赖性，且 *Shp* 基因的敲除导致二者 mRNA 水平显著降低、节律消失。一些人类 CYP 也呈现节律性，如 CYP1A2、CYP2B6、CYP2C8、CYP2D6、CYP2E1 和 CYP3A4。然而，人类 CYP 节律性是基于体外细胞实验得出的，其是否真正具有节律性还有待进一步研究。

二、CES 的时辰节律

I 相代谢酶 CES 是一个多基因家族，广泛分布于机体多种组织和器官的内质网中，可有效催化水解一系列内、外源性物质，包括含酯键、酰胺键和硫酯键的化合物。CES 在药物（尤其是前药）的代谢动力学过程中发挥着重要作用。*CES1B4*、*CES1D1*、*CES1E1*、*CES2A6*、*CES5B1* 和 *CES6* 的 mRNA 表达具有昼夜波动，最高表达与最低表达相差约 1.5 倍，提示 CES 代谢底物体内处置具有时辰节律的潜在性。

CES3 在野生型小鼠肾脏中呈节律性表达，PAR bZIP 因子对小鼠肾脏中 CES3 的表达具有调控作用。PAR bZIP 可结合于 *Ces3* 的 PARRE（PAR bZIP 反应元件），从而调控 *Ces3* 的节律表达。PAR bZIP 基因敲除小鼠肾中 *Ces3* 的 mRNA 表达节律消失。E4BP4 作为与 PAR bZIP 蛋白竞争性结合 D-BOX 的时钟因子，对小鼠肝脏 CES2 具有调控作用。伊立替康（CES 底物）在 *E4bp4* 敲除鼠中的代谢率降低，代谢物 SN-38 生成减少，说明 E4BP4 对 CES 底物的代谢具有一定的调控作用。研究人员使用 *E4bp4* 敲除鼠及野生型小鼠对肝脏各 CES 的表达进行了检测，结果显示 *E4bp4* 缺失导致了小鼠 *Ces2* 家族酶的表达量降低，即 E4BP4 对 *Ces2* 的表达具有正向调控作用。然而 *Ces2* 启动子区域并未发现含有 E4BP4 的结合元件 D-BOX，说明 E4BP4 可能通过间接途径对 *Ces2* 的表达进行调控。进一步研究发现，时钟因子 REV-ERBα 抑制 *Ces2* 的转录，后者为前者的直接靶基因。E4BP4 可与 REV-ERBα 发生蛋白质-蛋白质相互作用，拮抗 REV-ERBα 对 *Ces2* 的转录抑制作用，从而发挥对 *Ces2* 转录的正向调控作用。

三、FMO 的时辰节律

人类和小鼠都具有 5 种功能性 *FMO* 基因，即 *FMO1-5/Fmo1-5*。其中，FMO5 在人类和小鼠的肝脏中高度表达。FMO5 在某些药物（如己酮可可碱）的代谢中发挥重要作用。此外，FMO5 还能通过影响脂肪酸氧化及甘油三酯、脂质和胆固醇的生物合成等过程，调节生物体的代谢与衰老。研究发现，小鼠肝脏 *Fmo5* 的 mRNA 和蛋白表达均在昼夜交替时（ZT10 或 ZT14）达到一天最高，呈现明显的时辰节律。由于 FMO5 可特异性地将己酮可可碱转化为一氧化代谢物（PTX-M），己酮可可碱被选为探测 FMO5 活性的底物。在小鼠体外肝微粒体孵育实验中，PTX-M 生成速率（即 FMO5 活性）在一天 6 个时间点的波动与 FMO5 蛋白表达的时辰节律一致。在小鼠体内药代动力学研究中，相比 ZT2，小鼠在 ZT14 给予己酮可可碱后血浆、肝脏中 PTX-M 浓度和 AUC 均明显更高，提示小鼠体内 FMO5 活性具有与 FMO5 蛋白表达一致的时辰节律。除了 FMO5，小鼠肝脏中 FMO3 也被发现具有显著的时辰节律。*Fmo3* 的 mRNA 和蛋白均在昼夜交替时间段表达较高。FMO3 的时辰节律性可能导致其特异性底物普鲁卡因胺的时间依赖性代谢。

FMO5 节律的形成源于多个时钟因子包括 BMAL1、DBP、REV-ERBα 和 E4BP4 的共同调控[13]。在 *Bmal1* 基因敲除小鼠和 *Rev-erbα* 基因敲除小鼠肝脏中，*Fmo5* 的 mRNA 和蛋白表达均显著下降且节律消失。在 *E4bp4* 基因敲除小鼠肝脏中，*Fmo5* 的 mRNA 和蛋白表达均显著上升且节律消失。小鼠肝原代细胞和肝癌细胞模型实验中也证实了 BMAL1 和 REV-ERBα 对 *Fmo5* 的正调控作用,以及 E4BP4 对 *Fmo5* 的负调控作用。进一步研究发现,BMAL1 可作用于 *Fmo5* 启动子上 E-BOX 元件直接激活 *Fmo5* 转录活性,或通过 BMAL1-DBP-*Fmo5* 轴(DBP 作用于 *Fmo5* 启动子上 D-BOX 元件从而激活 *Fmo5* 转录活性)间接激活 *Fmo5* 的表达。此外,E4BP4 通过结合于 *Fmo5* 启动子上 D-BOX 元件转录抑制 *Fmo5* 的表达。同时 REV-ERBα 又能转录抑制 *E4bp4* 的表达从而实现对 *Fmo5* 的正调控作用。

四、UGT 的时辰节律

Ⅱ相代谢酶 UGT 催化尿苷二磷酸葡萄糖醛酸分子中的葡萄糖醛酸基转移到底物化合物分子上的结合反应,产生葡萄糖醛酸苷代谢物,使底物失活、极性增加而易于排出体外。其中,UGT1A 和 UGT2B 对药物的葡萄糖醛酸化贡献最大。多种转录因子/核受体(如 CAR、PXR、FXR、LXR 和 PPAR)参与 UGT 亚型的表达调控。这些转录因子/核受体受生物钟系统的调控。因此,许多 UGT 代谢酶的表达和活性也具有昼夜节律。

(一) UGT1A1 时辰节律

UGT1A1 在肝、肠、肾中均有较高的表达,体现出其重要的代谢作用。小鼠 *Ugt1a1* 在肝脏中的 mRNA 表达呈现白天高夜晚低的时辰节律,而其蛋白质表达则呈现昼夜交替时间段(ZT10~ZT14)较高的时辰节律。与 UGT1A1 蛋白的节律一致,雌二醇和 SN-38(两者为 UGT1A1 特异性底物)在小鼠肝微粒体中的葡萄糖醛酸化代谢能力在 ZT14 时更高(相比 ZT2)。因此,作为伊立替康(抗结肠癌药)活性代谢物 SN-38 的主要解毒酶,UGT1A1 节律可能导致 SN-38 在人体内暴露时间呈依赖性,或可用于优化伊立替康的给药方案。*Bmal1* 基因敲除小鼠肝脏中 *Ugt1a1* 的 mRNA 和蛋白质表达显著降低且时辰节律近乎消失,表明 BMAL1 对 UGT1A1 表达节律具有关键的调控作用。结合分子生物学技术(萤光素酶报告基因、凝胶迁移和染色质免疫沉淀)分析,研究人员发现 BMAL1 通过特异性结合于 *Ugt1a1* 启动子上的 E-BOX 位点,从而转录激活 *Ugt1a1* 的表达。*Bmal1* 基因敲除小鼠中,雌二醇和 SN-38 葡萄糖醛酸化代谢的时辰节律也消失了。

胆红素是体内血红素分解代谢的毒性产物。高水平的游离胆红素可引起高胆红素血症/黄疸并导致大脑损伤或死亡。胆红素解毒主要在肝脏进行,涉及多个过程。其中 UGT1A1 通过将游离胆红素代谢成可排泄的结合型胆红素而发挥重要的解毒作用。早期临床研究显示,健康人群血浆中胆红素水平呈现昼夜节律波动,而睡眠异常人群的胆红素昼夜节律模式发生改变。动物研究发现,小鼠血浆中游离胆红素水平也呈现显著的节律变化——在昼夜交替时间段水平较低,这与 UGT1A1 蛋白表达及代谢游离胆红素能力的时辰节律相符合,说明 UGT1A1 时辰节律是造成游离胆红素昼夜节律波动的重要因素。此外,*Bmal1* 基因敲除小鼠体内血浆游离胆红素水平显著升高且节律消失,对高胆红素血症的敏感性增加。以上研究揭示生物钟调控胆红素的解毒过程,且 UGT1A1 时辰代谢发挥重要的作用。

此外,人结肠癌细胞 Caco-2 中,UGT1A1 的表达也具有节律性。敲低 BMAL1 的 Caco-2 细胞中,*UGT1A1* mRNA 表达的昼夜振荡消失,提示 BMAL1 调控 UGT1A1 的机制可能与小鼠相似,但有待进一步证实。

(二) UGT1A2/1A5/2A3 时辰节律

小鼠肝中 *Ugt1a2*、*Ugt1a5* 和 *Ugt2a3* 的 mRNA 表达具有节律性。*Ugt1a2* 的表达在临近夜晚时开始升高,*Ugt1a5* 在夜昼交替时表达最高,而 *Ugt2a3* 在昼夜交替时表达最高,振动幅度(表达最高和最低相比)均达到 1.8 倍。

(三) UGT1A9 时辰节律

UGT1A9 在许多临床药物(如丙泊酚和麦考酚酸)的代谢中起重要作用。动物研究发现,小鼠肝脏中 *Ugt1a9* 的 mRNA 和蛋白质表达呈现出明显的时辰节律:白天表达高于夜晚,在 ZT6 时表达最高。

UGT1A9 时辰节律在血清诱导的小鼠肝癌细胞 Hepa-1c1c7 中也得到了证实。此外，小鼠体外肝微粒体孵育实验和体内药代动力学实验均显示丙泊酚（UGT1A9 特异性底物）的葡萄糖醛酸化代谢能力在 ZT6 时更高（相比于 ZT18），这与小鼠肝脏中 UGT1A9 蛋白的时辰规律一致。

时钟因子 REV-ERBα 在 UGT1A9 节律形成中起到重要作用。相比野生型小鼠，*Rev-erbα* 基因敲除小鼠肝脏中 *Ugt1a9* 的 mRNA 和蛋白质表达均显著下降且节律消失；丙泊酚在 *Rev-erbα* 基因敲除小鼠中的葡萄糖醛酸化代谢速率降低、时辰节律消失。机制研究表明，DEC2 是 *Ugt1a9* 的转录抑制因子，能直接结合于 *Ugt1a9* 启动子上 E-BOX 位点抑制 *Ugt1a9* 转录。REV-ERBα 通过抑制 DEC2 表达，从而正向调控 UGT1A9 的表达及节律。

（四）UGT2B 时辰节律

UGT2B 因参与内源性胆酸和类固醇激素（如猪去氧胆酸和孕烷）的代谢而受到广泛重视。小鼠体内 UGT2B 亚家族包含了 UGT2B1、UGT2B、UGT2B34、UGT2B35、UGT2B36、UGT2B37 和 UGT2B38 七位成员。研究发现，小鼠肝中除 *Ugt2b34* 外，其他 *Ugt2b* 基因的 mRNA 表达的最高峰出现在白昼，夜晚时段逐渐降至最低，呈现出白昼时点（ZT2/6/10）mRNA 水平更高，夜晚时点（ZT14/18/22）mRNA 水平更低的节律性特征。此外，小鼠 UGT2B 总蛋白的表达亦具有明显的节律性：夜晚升高，白昼降低。蛋白质节律表达相比 mRNA 相移了约 12 h。

吗啡在小鼠体内主要经由 UGT2B（以 UGT2B36 为主）催化的葡萄糖醛酸代谢清除。因此，吗啡可作为 UGT2B 相对特异性底物，用于考察 UGT2B 代谢活性的节律性。根据 UGT2B 蛋白的节律表达特征，研究人员选择 ZT2 和 ZT14 两个时点考察吗啡的体外代谢和体内药代动力学的时辰节律。小鼠体外肝微粒体孵育实验显示，吗啡在 ZT2 时的 UGT 代谢速率高于 ZT14 时。与此一致，吗啡在小鼠体内的葡萄糖醛酸化代谢也具有时辰节律性，ZT2 给药后的葡萄糖醛酸苷生成量高于 ZT14。

REV-ERBα 和 SHP 在调控 UGT2B 的节律中起到重要的作用。在小鼠肝细胞中，高表达/敲低 *Rev-erbα* 造成 *Ugt2b* 的 mRNA 和蛋白水平显著下降/上升。在 *Rev-erbα* 基因敲除小鼠中，*Ugt2b* 的 mRNA 和蛋白水平上升，且表达节律消失。REV-ERBα 通过直接结合 *Ugt2b* 启动子的 RORE 位点抑制 *Ugt2b* 转录和表达，从而调控 UGT2B 的节律。SHP 通过抑制负调控因子 DEC2 和 REV-ERBα 的表达，实现对 Ugt2b36 的正向调控。*Shp* 敲除鼠代谢清除吗啡的能力下降，对吗啡戒断症的敏感性增加。

五、SULT 的时辰节律

Ⅱ相代谢酶 SULT 催化辅酶 3′-磷酸腺苷-5′-磷酰硫酸中的磺酸基与底物（包括醇、酚、芳香胺类和固醇类物质）结合的反应，产生亲水性强的磺酸苷代谢物。SULT 在内外源物质的代谢和解毒中扮演重要角色。磺酸化代谢/解毒的时辰依赖性对指导临床用药具有重要的参考意义。外源物磺酸结合反应的主要贡献者通常来自 SULT1A 家族。

研究人员最早发现，小鼠 *Sult1d1* 和 *Sult5a1* 的 mRNA 表达具有时辰节律性，在昼夜交替时最高，节律波动达到 1.5 倍以上。随后，研究发现小鼠 *Sult1a1* 的 mRNA 和蛋白质具有夜晚表达更高的时辰节律性特征。SULT1A1 作为 SULT 家族最重要的成员，参与许多药物/化合物的代谢和解毒。基于 SULT1A1 特异性底物（对硝基苯酚和高良姜精）体外 S9 孵育实验，研究者发现 SULT1A1 在夜晚（ZT14）代谢能力更高、活性更强。*Sult1a1* 的 mRNA 和蛋白质水平在 *Bmal1* 基因敲除小鼠中显著下降、节律消失，表明 BMAL1 是调控 *Sult1a1* 表达节律的重要因子。BMAL1 通过作用于 *Sult1a1* 启动子 E-BOX 位点激活 *Sult1a1* 转录，从而调节 *Sult1a1* 的基因表达和时辰节律。

第四节　转运体的时辰节律

转运体存在于大多数组织中,在药物的吸收、分布和排泄过程中发挥关键作用。其中,ABC(如MRP、P‐gp 和 BCRP)和 SLC(如 OAT 和 OCT)两类转运体超家族与药物/中药的药代动力学、药效和毒性密切相关。其中,一些药物转运体的表达和功能也呈现明显的昼夜节律特征,这是导致药物/中药的药代动力学具有时辰差异的重要原因之一。本节对 MRP2、P‐gp 和 BCRP 的节律表达及其节律产生的分子调控机制进行介绍。

一、MRP2 的时辰节律

MRP2 表达于肠细胞和肝细胞的顶端膜,在肠道抵御外源物威胁和药物胆汁消除中起到关键作用。MRP2 阻止甲氨蝶呤进入肠细胞,限制甲氨蝶呤吸收。小鼠肠道 Mrp2 的 mRNA 和蛋白表达呈现时辰节律性:白天表达普遍高于夜晚,在 ZT6 左右达到峰值。研究发现,口服甲氨蝶呤的系统暴露量(ZT14>ZT2)和毒性(ZT14>ZT2)具有昼夜节律,与肠道 MRP2 的昼夜节律(ZT14<ZT2)相关。

BMAL1、DBP、REV‐ERBα 和 E4BP4 是驱动 MRP2 节律的主要时钟因子,BMAL1 通过 DBP 和 REV‐ERBα/E4BP4 轴正向调控 MRP2 的表达(图 7‐9)。Bmal1 肠特异性敲除小鼠肠道中,Mrp2 的 mRNA 和蛋白表达均显著下降且节律消失,且甲氨蝶呤的吸收、系统暴露量及毒性的时辰节律均消失。血清诱导的小鼠结肠癌细胞模型中,MRP2 节律显著且在 Bmal1 敲低后节律消失。DBP 和 REV‐ERBα 都受 BMAL1 的正向调控作用。其中,DBP 激活 Mrp2 转录,E4BP4 抑制 Mrp2 转录。而 REV‐ERBα 通过抑制 E4bp4 转录表达进而激活 Mrp2 转录活性。

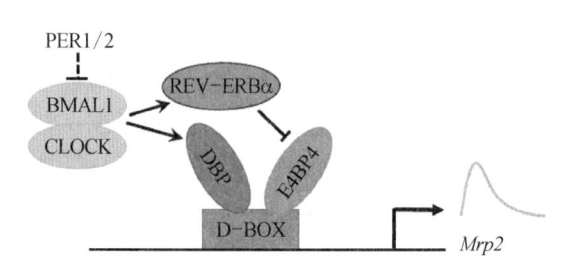

图 7‐9　MRP2 时辰节律的调控机制

二、P‐gp 的时辰节律

P‐gp 蛋白由 MDR 基因编码,人类有两个成员(MDR1 和 MDR3),小鼠有 3 个成员(Mdr1a、Mdr1b 和 Mdr2)。其中,MDR1、MDR1a 和 MDR1b 所编码的 P‐gp 蛋白在药物转运和多药耐药性两方面具有重要作用。小鼠肠上皮细胞主要含有 Mdr1a,而几乎不表达 Mdr1b。研究发现,Mdr1a mRNA 和 P‐gp 蛋白在小鼠小肠中的表达呈现昼夜节律性,在昼夜交替时间段水平较高,且小肠对地高辛(P‐gp 底物)摄取的时辰差异与 P‐gp 节律表达相关。欧夹竹桃苷在野生型小鼠中产生的心脏毒性呈现时辰依赖性:相比夜昼时间段(ZT22~ZT2),在昼夜交替时间段(ZT10 左右)给药产生的毒性明显更弱。对欧夹竹桃苷的时辰药代动力学结果发现,在 ZT10 给药的小鼠体内欧夹竹桃苷暴露量低于 ZT2 给药,表明欧夹竹桃苷时辰药代动力学是造成欧夹竹桃苷时辰毒性的重要因素。

时钟因子 BMAL1、HLF、REV‐ERBα 和 E4BP4 共同参与调控 Mdr1a 的节律性表达(图 7‐10)。相比正常小鼠,Bmal1 肠特异性敲除小鼠小肠中 Mdr1a mRNA 和 P‐gp 蛋白的表达显

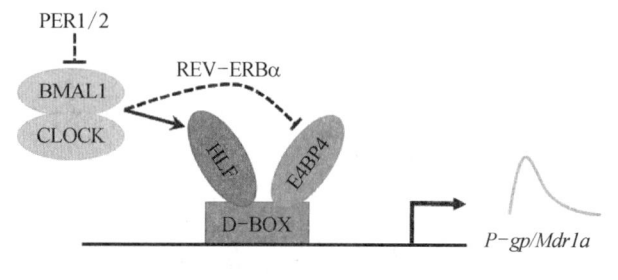

图 7‐10　MRP2 时辰节律的调控机制

著下降且节律消失。类似的,在血清刺激的小鼠结肠癌细胞中,*Bmal1* 沉默导致 *Mdr1a* mRNA 表达下调且节律消失。并且,HLF 激活 *Mdr1a* 转录,E4BP4 抑制 *Mdr1a* 转录。BMAL1 通过 HLF 和 REV-ERBα/E4BP4 轴实现对 *Mdr1a* 的转录激活作用,进而调控 P-gp 蛋白表达和时辰节律。

三、BCRP 的时辰节律

BCRP 在小鼠肝脏、小肠和肾脏中呈节律性表达,其 mRNA 峰值出现在 ZT6~ZT10。小肠中 BCRP 的蛋白水平在 ZT6 时显著升高,在 ZT14 时达到峰值,并在 ZT22 时降至接近基础水平。与此一致,口服柳氮磺吡啶(BCRP 底物)的药代动力学行为明显受给药时间影响(药物暴露:ZT2>ZT14)。类似地,BCRP 蛋白在食蟹猴小肠中表现出明显的昼夜节律振荡,在 ZT8 至 ZT14 时间段表达较高,而在其他时点的表达量较低。然而,小鼠和猴子肝脏中的 BCRP 蛋白不随昼夜节律时间变化。

时钟因子 CLOCK 已被确定为肠道 BCRP 昼夜节律表达的调节因子。缺失 *Clock* 基因使小鼠小肠中 *Bcrp* 的 mRNA 和蛋白质的水平降低、节律消失。此外,时钟敲除小鼠消除了柳氮磺吡啶在小鼠肠道中的节律性蓄积。机制研究表明,CLOCK 通过 ATF4(CLOCK 的下游基因)调节 BCRP,ATF4 周期性结合 *Bcrp* 启动子并激活基因转录。此外,时钟因子 REV-ERBα 也被发现可以调控 BCRP 表达和柳氮磺吡啶药代动力学,但其是否参与调节 BCRP 时辰节律还需进一步研究。

第五节 时辰药代动力学研究模型

时辰药代动力学研究通常以野生型小鼠、大鼠、兔、犬和猴等常用临床前动物模型为研究对象,测定并评价一天内不同时点给药后药物的药代动力学参数是否具有时辰差异。在研究生物钟调控药代动力学的分子机制(如代谢酶和转运体表达节律机制)研究中,研究对象涉及生物钟基因敲除小鼠及体外诱导的细胞节律模型,结合药物代谢/转运研究方法(如微粒体代谢实验、外翻肠囊法和肠灌流)及分子生物学技术(如实时荧光定量 PCR、蛋白质印迹法、荧光素报告基因检测、凝胶阻滞分析和染色质免疫共沉淀测序),解析药代动力学时辰节律的形成机制(具体原理和方法详见相关论著)。本节对时辰药代动力学研究中常用的动物模型和细胞模型进行简单介绍。

一、动物模型

在昼夜节律和生物钟研究领域,小鼠模型是目前较为成熟的研究方法。基于野生型小鼠和基因敲除鼠的节律研究对评估体内药物代谢的昼夜节律具有重要作用。在正常光—暗周期环境中,小鼠的许多生理行为和生物钟基因均具有明显的昼夜节律。在持续黑暗条件下,野生型小鼠仍具有明显的昼夜节律,而核心时钟基因敲除鼠(如 $Bmal1^{-/-}$、$Clock^{-/-}$、$Per1/2^{-/-}$ 或 $Cry1/2^{-/-}$)的节律紊乱或消失。由于光是强的授时因子,将这些敲除鼠置于 12 h 光照—12 h 黑暗的周期环境中,可以部分恢复行为和生理的昼夜节律。一些研究表明,生物钟紊乱(如时钟基因突变、轮班工作、失眠等)与癌症、神经精神类疾病和代谢性疾病的易感性相关。以敲除小鼠为模型,分析中枢和外周时钟间的联系,明晰节律产生的调控机制,有助于了解昼夜节律变化对药物代谢、疗效和毒性的影响。

可通过以下方法测定药代动力学的昼夜节律及产生机制:① 以野生型 C57BL/6 小鼠、SD 大鼠或生物钟基因敲除鼠(如 $Bmal1^{-/-}$)为研究对象,在不同昼夜时间点给药后,测定原形药及代谢物在血浆、尿液、肠灌流液、胆汁和各组织器官中的含量,从整体动物水平上考察药物代谢和转运的时辰依赖性;② 在不同昼夜时间点处死小鼠,制备原代肝细胞、肝/肠微粒体、外翻肠囊和组织切片,在细胞/微粒体水平考察肝脏中药物代谢和转运的节律性;③ 提取不同昼夜时间点小肠和肝脏等组织中的 RNA 和蛋白质,通过定量聚合酶链反应(quantitative PCR, qPCR)和蛋白质印迹法检测代谢酶基因和蛋白质的昼夜节律表达。另外,在验证代谢酶和转运体节律调控机制时,会采用染色质免疫共沉淀-qPCR法对不同昼夜时间肝/肠等组织细胞内时钟因子与代谢酶/转运体基因启动子结合情况进行分析。

二、体外细胞模型

用于药物代谢和转运时辰节律研究的体外细胞通常为人/鼠肝脏或肠道等组织来源的原代细胞或永生化癌细胞系(如HepG2、Hepa1-6、Caco-2和CT26)。通常情况下,新鲜分离的原代细胞在体外培养条件下仍保留有节律性,而癌细胞系则需通过体外同步化后才会展现出节律。可采用50%血清或地塞米松等同步化诱导剂处理细胞,使细胞内生物钟基因及下游代谢酶和转运体基因的表达恢复节律性震荡。大多数节律研究都依赖于连续(如每4 h)取样来检测药物代谢和代谢酶mRNA/蛋白质/活性的节律性变化,通常在停止同步刺激24 h后进行至少1个周期(约24 h)的测量,以减少短期刺激实验研究结果的干扰。此外,测定目标药物或代谢酶/转运体特异性底物在同步化细胞中的代谢和转运节律,可以判断细胞药代动力学是否具有时辰节律。

荧光素酶报告基因检测是研究生物钟调控代谢酶/转运体基因表达分子机制的常用技术之一。通常,可通过瞬时转染或稳定转导将代谢酶/转运体基因启动子与报告基因的融合载体表达至细胞内,同步化后通过实时监测系统(如LumiCycle 32通道生物节律性光度测定仪)测定代谢酶和转运体的转录表达活性是否具有节律性。为了验证时钟调控因子(如BMAL1和REV-ERBα)对代谢酶/转运体的调控作用,除了检测高表达或敲低时钟调控因子对代谢酶基因mRNA、蛋白质和活性的影响外,也可将代谢酶/转运体启动子报告基因与调控因子的过表达载体或小干扰RNA同时转载至细胞内,所得结果能够更直接地反映时钟因子对代谢酶/转运体基因的直接调控作用。

第六节 中药时辰药代动力学研究实例

中医自古便有不同药要在不同时辰使用(即"择时用药")的主张,如催吐药宜晨服,发汗药宜午前服用,泻下药宜晚服等。现代医学研究将中药与生物钟相联系,可有效解释中药时辰毒性和/或时辰药效产生的机制。引起中药时辰药效和毒性的因素有很多,包括机体的生理功能、疾病程度、药物靶标、机体组织敏感性及药物药代动力学的节律性变化。生物钟可通过调控代谢酶和转运体从而影响药物疗效和毒性。根据药物代谢酶和转运体的节律特征,可以制定更加合理的用药方案以提高药物的疗效和/或减轻药物毒性。

一些毒性中药(如雷公藤和附子)在治疗多系统疾病上展现出良好效果,但潜在的毒副作用限制了该类中药在临床上的使用。如何规避这类毒性中药的毒性、充分发挥其疗效,是中药研究亟须解决的关键科学问题之一。研究发现,附子、雷公藤和马钱子等毒性中药的毒性或疗效受用药时间影响,这与相关活性/毒性成分的时辰药代动力学相关。目前有关中药时辰药代动力学的研究结果仅来源于实验动物,因此需要进一步开展临床研究证实中药药代动力学的时辰节律及其对中药择时治疗效果的影响。在本节内容中,以附子和马钱子为例阐述药代动力学对中药时辰药效/毒性的影响。

> **研究实例一: 附子的时辰药代动力学**
>
> 附子——毛茛科乌头属植物乌头的侧根,是中医临床应用较广、历史较悠久的药物之一。附子被广泛用作强心剂、镇痛剂、抗炎剂和利尿剂,多用于治疗感冒、多关节痛、腹泻、心力衰竭、脚气病和水肿。生附子的毒性很高,临床禁用。加工过的附子虽然毒性明显降低,但毒副作用仍不

可忽视。因服用附子中毒而引起严重室性心律失常等时有报道。双酯型生物碱(如乌头碱、海帕乌头碱和新乌头碱)是附子的主要药理活性成分,也是附子诱发心脏和神经毒副作用的主要毒性物质。

研究发现,附子的药效和毒性具有时辰差异,这与附子生物碱的时辰药代动力学及CYP3A11的代谢节律相关(图7-11)。野生型小鼠口服附子呈现给药时间依赖的心脏毒性:光照后期(ZT10)毒性最高,黑暗后期(ZT22)毒性最低。在慢性肾病小鼠模型中,附子的肾脏保护作用呈现明显的时辰特性(ZT10>ZT22)。并且,附子的时辰毒性/药效与乌头碱、海帕乌头碱和新乌头碱的血药浓度和肾脏分布的时辰差异相关(ZT10>ZT22),表明附子的时辰药效可能是由其时辰药代动力学引起的(图7-12)。小鼠CYP3A11是负责催化乌头碱、海帕乌头碱和新乌头碱的主要代谢酶,其昼夜节律性表达(ZT10<ZT22)是导致附子活性成分暴露量(ZT10>ZT22)出现时辰差异的重要原因。小鼠 *Bmal1* 基因的敲除导致ZT22给药时乌头碱、海帕乌头碱和新乌头碱的代谢物生成减少、系统暴露和肝肠蓄积增加。另外,野生小鼠和 *Bmal1* 基因敲除小鼠中,乌头碱、海帕乌头碱和中乌头碱在ZT10和ZT22经小肠转运的效果无明显差异,提示是药物代谢而非药物转运造成附子时辰疗效。

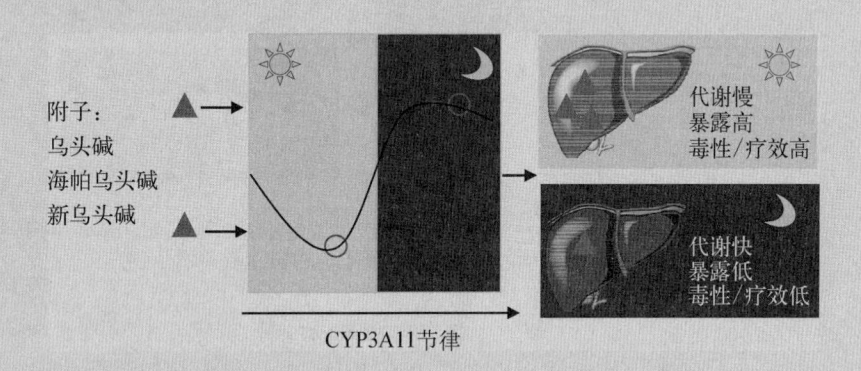

图7-11 CYP3A11节律与附子时辰疗效关系示意图

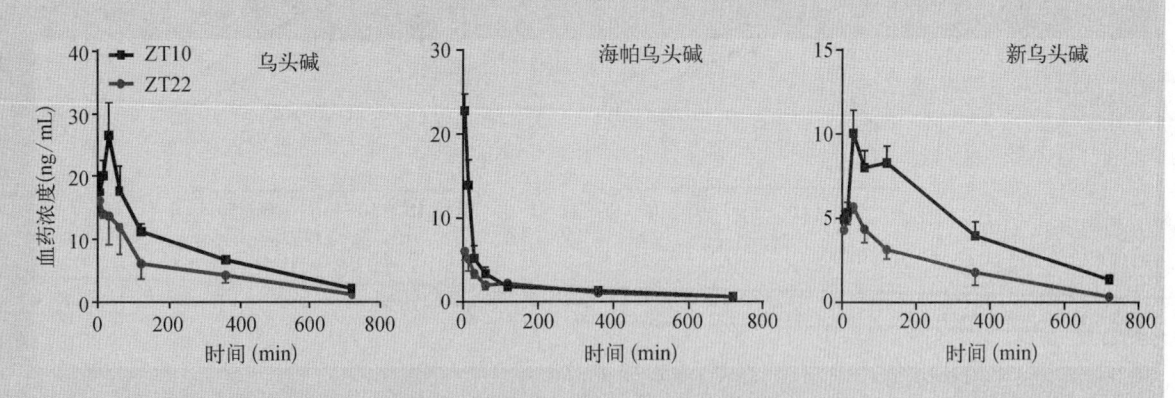

图7-12 附子生物碱的时辰药代动力学

研究实例二:马钱子的时辰药代动力学

马钱子是一味传统中药,具有抗肿瘤、镇痛、抗炎等多种临床疗效。同时,马钱子的治疗剂量与中毒剂量接近,且毒副作用(包括肝脏、肾脏和神经系统等毒性)较为严重,使其在临床上的广泛应用受到限制。士的宁和马钱子碱是马钱子主要药效和毒性成分。

研究发现,马钱子的药效和毒性具有时辰差异,这与士的宁和马钱子碱的时辰药代动力学及肝肠的代谢/转运节律相关(图7-13)。野生型小鼠给予马钱子提取物可使小鼠产生明显的肾脏和神经毒性,并且毒性具有时辰依赖性,表现为ZT18给药时毒性高,ZT2至ZT6给药时毒性低。在关节炎小鼠模型中,马钱子的抗炎效果也呈现明显的时辰特性(ZT18>ZT6)。时辰药代动力学研究发现,ZT18给药后士的宁和马钱子碱的血浆浓度和全身暴露更高于ZT6(图7-14)。同时,士的宁和马钱子碱的肝脏代谢和肠道外排活性在ZT6高于ZT18。进一步研究发现,Bmal1基因调控士的宁/马钱子碱相关代谢酶(如CYP3A11、CYP3A13和UGT2B5)和转运体(如MRP2、BCRP和P-gp)的节律性表达。这些药代基因在Bmal1基因敲除小鼠中的表达降低且节律消失,同时士的宁/马钱子碱的肝肠代谢和肠转运也无时辰差异。因此,马钱子时辰毒性/药效与肝肠代谢和转运介导的士的宁/马钱子碱时辰药代动力学有关。

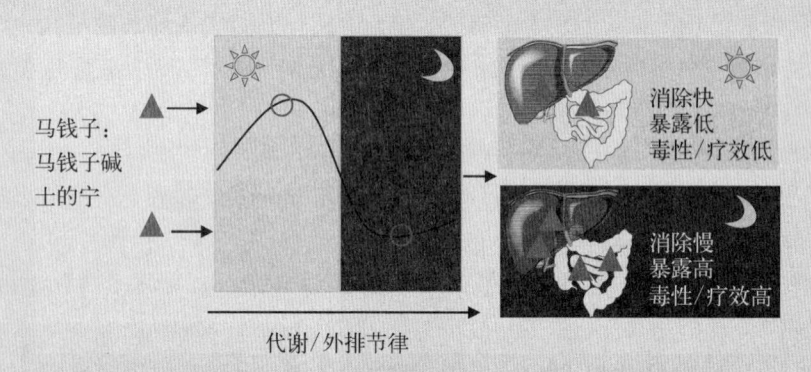

图7-13 肝/肠代谢和转运节律与马钱子的时辰疗效关系示意图

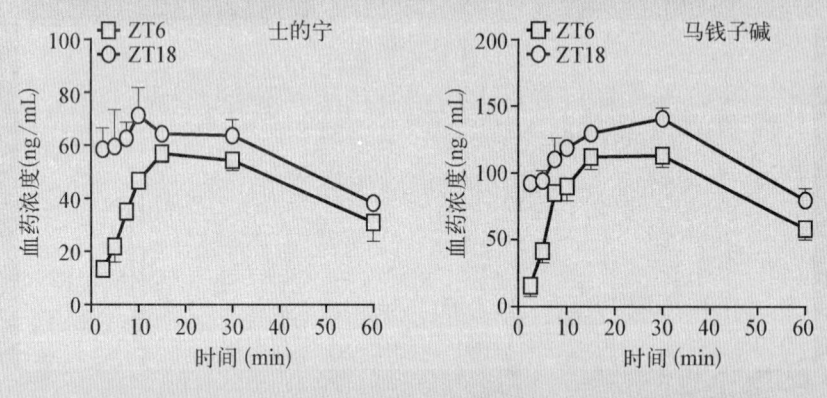

图7-14 士的宁和马钱子碱的时辰药代动力学

思 考 题

1. 生物钟系统的运行机制是什么?其如何影响药物的药代动力学?
2. 影响时辰药代动力学的因素有哪些?
3. 时辰药代动力学对中药的毒性/药效研究及临床应用有何意义?

(吴宝剑 卢丹逸)

第八章
中药"多成分"和"多药"
药代动力学研究方法：理论与技术

第一节 中药现代化中的药代动力学研究

中药是在中医药理论指导下使用的药用物质及其制剂,中药在我国按药品进行监管和使用。1996年党中央、国务院明确提出"实现中药与中药生产现代化",通过近30年的努力中药行业了取得了巨大发展。中药现代化是时代发展的要求,是保障中药产业可持续发展的需要,同时也为建设健康中国提供更多药物选择。疗效和用药安全是中药现代化的关键,对此需要重点做好两方面的工作：其一,开展严格的临床研究和基础研究,以验证中药的有效性和安全性,使中医药从"经验医学"向"循证医学"发展;其二,要把决定中药治病有效性和安全性的效应物质说清楚、讲明白。药代动力学是实现中药现代化的一项重要内容,是揭示中药物质与效应关系的关键,对于提高中药有效性和安全性、研发中药新药、实现临床精准用药十分重要。2020年国家药品监督管理局颁布的《中药注册分类及申报资料要求》明确了药代动力学研究的重要性,中药新药的研发需要开展药代动力学研究。过去在中成药获批上市前,由于中药化学组成的复杂性及研究技术和经验的不足,一般未对中药开展药代动力学研究。为了提升这些中成药的科技水平和市场竞争力,迫切需要对其开展补课性质的药代动力学研究,并利用药代动力学数据指导临床合理用药。

开展中药药代动力学研究要完成两项任务、发挥两个作用。不同于化药,中药化学组成复杂,绝大多数中药的药效作用和用药风险的物质归属尚不清楚。药代动力学研究的任务之一是,要与效应研究结合,阐明中药效应(药效作用和不良反应)的物质归属及影响该效应的药物体内暴露和体内过程的特征。中药在防治某些多因素疾病方面优势明显,方剂配伍及中西医结合用药是其主要用药形式,通过多物质共同作用发挥多靶干预的多重药效作用。药代动力学研究的任务之二是,要阐明这些复方药物的成分间和联合用药的药物间体内相互关系,这对于充分发挥中药治病优势、规避用药风险十分重要。药代动力学研究发挥的作用之一是,"转化科学"作用,即：将中药的效应从体外向体内转化、从动物向人体转化、从健康受试者向患者转化等。药代动力学研究发挥的作用之二是,针对机体结构与生态等(包括机体的生物屏障、脏器互作、共生菌群、时辰效应等)发挥"探针"作用,使中药能在与机体结构生态友好的条件下充分发挥药效作用、有效规避用药风险。

由于中药具有化学组成复杂及多物质共同作用两个特点,以及中药与化药不同的发展历程,过去很难对复杂中药开展药代动力学研究。由于不能简单照搬化药研究模式对中药开展药代动力学研究,因此需要从理论、方法、技术、应用等多角度发展中药药代动力学,满足中药现代化发展需求。针对中药自身特点和中医用药特色,近年来创建了中药"多成分"药代动力学方法和中药"多药"药代动力学方法,形成满足中药现代化发展需求的中药药代动力学技术体系。

第二节 中药"多成分"药代动力学研究方法与实例

中药"多成分"药代动力学方法针对中药"化学组成复杂"特点,该方法用于阐明中药效应的物质归属及影响效应的中药物质体内暴露和体内过程的特征。中药"多成分"药代动力学研究采用高载量研究技术,以中药全成分谱分析为基础,阐明给药后中药所含成分的体内暴露和主要暴露物质的体内过程,通过"化繁为简",为全面揭示决定中药药效和用药风险的物质创造条件(包括为效应研究指明应关注的中药物质、揭示中药物质产生效应的药代动力学条件等)。目前开展的中药"多成分"药代动力学研究包括:考察不同类别中药成分的药代动力学特征,揭示其中关键的"构-代关系"(基础研究);开展已上市中成药的药代动力学研究,提升产品科技水平和市场竞争力(补课研究);为支持中药新药研发而开展的药代动力学研究(新药研究)。不同于传统化药药代动力学研究(主要针对单一化合物而开展),中药"多成分"药代动力学研究需面对中药和机体两个复杂体系,中药的复杂性显著增加了研究的技术难度。中药"多成分"药代动力学研究经历了三步发展:第一步,整合不同性质技术,打通技术路线,按系统精准的技术要求考察给药后中药的体内暴露和体内过程;第二步,将研究规范化,促进应用推广;第三步,针对中药药效或用药风险,将药代动力学研究与效应研究深度整合用于揭示中药的关键成分。

一、中药的药效物质基础假说

对于化学组成复杂的中药,拿什么物质来开展药效学研究一直是一个棘手的问题。药物在体内产生药效作用是"机体作用于药物"和"药物作用于机体"两个环节相互作用的结果。对于复杂的中药,其药效作用主要取决于一部分"类药属性"较好的关键成分,而非其所含的全部化学成分。中药成分的类药属性包括:与中药药效关联的生物活性、安全性、药代动力学属性、在中药中的成分剂量、与复方中药中其他药味或与中西医结合用药中的其他药物具有和谐的体内相互关系。为了揭示中药如何作用于机体产生药效作用,药效学研究应与药动学研究的深度整合以促进药效学研究发现向临床转化。大量的药动学研究表明,虽然中药化学组成复杂,但是给药后仅有少数中药物质(包括原形成分和代谢物)能进入体循环产生显著的系统暴露。造成中药所含的成分数量与给药后体内暴露显著的中药物质数量之间差异显著的原因是:① 中药中各成分的剂量水平差异很大,可达 4~5 个数量级;② 肠肝屏障能够阻碍成分进入体循环;③ 组织分布和体内消除(通过代谢和/或排泄)能够快速降低中药物质的系统暴露。中药"多成分"药代动力学研究需要考察给药后中药所含全部化学成分(尤其是成分剂量>0.01 μmol/d 的成分)的体内暴露,并据此为药效学研究或毒理学研究指明应关注的中药物质。

二、中药"多成分"药代动力学研究的技术要求

将"多成分"药代动力学研究用于揭示中药药效物质基础时,被研中药需具有明确的临床定位且临床有效。对此,人们提出界定中药"临床有效"的标准:具有多中心大规模严格的临床试验结果、众多设计相似临床试验的荟萃分析结果及权威治疗指南或专家共识的推荐。同时,中药的临床有效性应有药理学数据的支持。此外,中成药的质量要用其所含成分的含量进行标定,并具有良好的质量一致性。

在中药"多成分"药代动力学研究中,何种中药成分的"体内暴露"应被关注,这取决于中药的临床定位及其可能的药效作用。例如,银杏叶提取物制剂临床上常被用于治疗缺血性心血管疾病和老年痴呆。许多临床和实验研究表明,银杏叶提取物制剂具有扩张血管、改善冠状动脉血流、保护血管内皮、抑制巨噬细胞泡沫化、降低血液黏度、提高红细胞变形能力等作用;同时还可通过抗氧化、抑制淀粉样蛋白-β 聚集、抑制线粒体诱导的细胞凋亡、对抗海马神经减少等,产生神经保护作用。这些药效作用一般被认为是由银杏叶提取物制剂的黄酮醇类成分和萜内酯类成分产生。针对银杏叶提取物制剂的临床定位和上述药效作用,"多成分"药代动力学研究应重点考察这两类成分的"系统暴露"和"脑暴露"。另外,与人体共生的肠道菌具有多方面的生理功能,其对人体健康的影响已获得越来越多的关注,菌群组成及其代谢能力的改变与许多疾病的发生发展密切相关,与肠道菌的相互作用可能是一些中药产生药效作用或毒副作用的重要机制。对此,

中药"多成分"药代动力学研究除了关注传统的"系统暴露"外,还应关注给药后中药成分的"肠腔暴露"。

为了揭示中药的药效物质基础,中药"多成分"药代动力学研究需要做到系统精准地为药效研究选拔出值得考察的中药物质。针对这一技术要求,"多成分"药代动力学研究应在中药全成分谱分析基础上开展。由于涉及机体和中药两个复杂体系,开展中药"多成分"药代动力学研究时需将不同性质的技术进行有机整合,并让实验研究与信息学技术结合,以提高实验研究的效率。为了做到"精准",还需要注意中药的药代基质效应。所谓药代基质效应是指:来自中药的其他物质影响被检测中药物质的体内暴露或其他药代动力学特征。例如,静脉注射给予注射用血栓通(由三七冻干提取物制备而成),注射用血栓通中的人参皂苷 Rd(ginsenoside Rd)在人体的 $t_{1/2}$(58~307 h)明显长于静脉注射给予单一人参皂苷 Rd 的 $t_{1/2}$(约 18 h)。这两种方式给予人参皂苷 Rd 在大鼠体内的 $t_{1/2}$ 分别为 58 h 和 7.5 h。造成该药代基质效应的原因是肝中葡萄糖苷水解酶将注射用血栓通中的人参皂苷 Rb_1(ginsenoside Rb_1)转化为人参皂苷 Rd 所致。

三、同类中药成分间的药代动力学差异与中药成分药代动力学特征的种属差异

中药通常含有不同类别的成分,由于化学结构和理化性质的差异,以及在中药中含量的差异(由此带来成分剂量的差异),因此不同类别的成分之间在体内暴露水平和其他药代动力学特征上会存在很大的差异,这种差异可帮助发现中药是依靠哪类成分发挥疗效。即使是同类中药成分也会出现显著的药代动力学差异,中药"多成分"药代动力学研究通过考察中药成分间的药代动力学差异及其影响因素,可为中药的药效研究和毒理研究等指明应关注的中药物质。例如,丹参的酚酸类成分是一类含有儿茶酚基团的咖啡酸衍生物,包括由单个咖啡酸分子衍变而来的丹参素(tanshinol)、由二聚体衍变而来的迷迭香酸(rosmarinic acid)和丹酚酸 D(salvianolic acid D)、由三聚体衍变而成的丹酚酸 A(salvianolic acid A)和紫草酸(lithospermic acid)、由四聚体衍变而来的丹酚酸 B(salvianolic acid B)。此外,原儿茶醛(protocatechuic aldehyde)也是丹参的主要成分,是一种不含羧基的儿茶酚成分。口服复方丹参滴丸(一种用于治疗心绞痛的含丹参中成药)后,丹参素是唯一能在体循环中暴露显著的丹参成分,其他成分包括丹酚酸 A、丹酚酸 B、丹酚酸 D、迷迭香酸、紫草酸(在胃肠道难以被吸收)及原儿茶醛[在体内很快代谢成原儿茶酸(protocatechuic acid)]的原形化合物因给药后血中浓度很低而难以检测。静脉注射丹红注射液(一种用于治疗冠心病和缺血性脑中风的含丹参中成药)后,丹参酚酸类成分受肝肾摄取转运体作用存在明显差异,由此表现出不同的肝胆排泄和肾排泄特征差异。丹酚酸 B 和紫草酸受肝 OATP1B1 和 OATP1B3 作用从体循环中清除;迷迭香酸和丹酚酸 D 受肝 OATP1B1、OATP1B3 和 OAT2 作用并受肾 OAT1 和 OAT3 作用从体循环中清除;原儿茶酸和丹参素受肾 OAT1 和 OAT3 作用从体循环中清除。三七是一种广泛用于治疗缺血性心脑血管疾病的中药,主要含达玛烷型三萜皂苷类成分,其中 20(S)-原人参二醇型(ppd 型,在 C3 和/或 C20 位的醇羟基处接糖基)的人参皂苷 Rb_1 和人参皂苷 Rd 及 20(S)-原人参三醇型(ppt 型,在 C6 和/或 C20 位的醇羟基处接糖基)的人参皂苷 Rg_1(ginsenoside Rg_1)和三七皂苷 R_1(notoginsenoside R_1)被认为是三七的药效活性成分。尽管结构相似,但上述 ppd 型皂苷成分及 ppt 型皂苷成分在人体内的 $t_{1/2}$ 差异很大(分别为 54~176 h 和 1.3~1.4 h)。该消除动力学特征差异是由于 ppt 型皂苷成分可在人肝转运体 OATP1B3、MRP2、BCRP、BSEP 和 MDR1 作用下快速随胆汁排泄,且因其血浆蛋白结合率低而快速进行基于肾小球过滤的肾排泄。与此不同,ppd 型皂苷成分不是上述肝转运体的底物,且高血浆蛋白结合率使其不能快速肾排泄。

在研究中药的药效作用和用药风险时应高度重视中药成分的药代动力学种属差异,药代动力学种属差异涉及体内暴露、体内过程及与药物代谢酶和转运体的相互作用关系等,药代动力学种属差异是限制将效应研究的发现向临床应用转化的一个重要原因。静脉注射血必净注射液后洋川芎内酯 G 和洋

川芎内酯 I 是两种系统暴露显著的苯酞类成分,来自该注射液的组成中药川芎和当归。与人体不同,大鼠给药后仅洋川芎内酯 I 具有显著的系统暴露,在体循环中洋川芎内酯 G 难被检测。舒血宁注射液是一种用于治疗缺血性心脑血管疾病的银杏叶提取物制剂,萜类内酯类成分是其药效活性成分。人体静脉注射给药后,银杏内酯 A 和银杏内酯 B 主要通过基于肾小球过滤的肾排泄从体循环被清除,但是大鼠静脉注射给药后这两种银杏叶成分是通过肾排泄和肝胆排泄从体循环被清除。人体口服三七提取物后,ppd 型皂苷类成分和 ppt 型皂苷类成分在肠道菌作用下通过脱糖水解分别转化成 20(S)-原人参二醇[20(S)- protopanaxadiol]和 20(S)-原人参三醇[20(S)- protopanaxatriol],但是大鼠口服三七提取物后,上述两型皂苷类成分的脱糖水解却较难发生。

四、已上市中成药的"多成分"药代动力学研究方法

由于缺乏方法、技术及经验,过去批准的中成药绝大多数未经过系统深入的研究。随着中药现代化努力所带来的科研进步和产业发展,以及我国新药审评标准的不断完善和提升,需要对那些确有疗效且临床用量大的中成药品种进行科技提升,以满足时代发展的需要,以利于这些品种的可持续发展。对已上市中成药的"多成分"药代动力学方法可概括为:"一个基础""一个中心""两个协助""三个支撑"(图 8-1)。

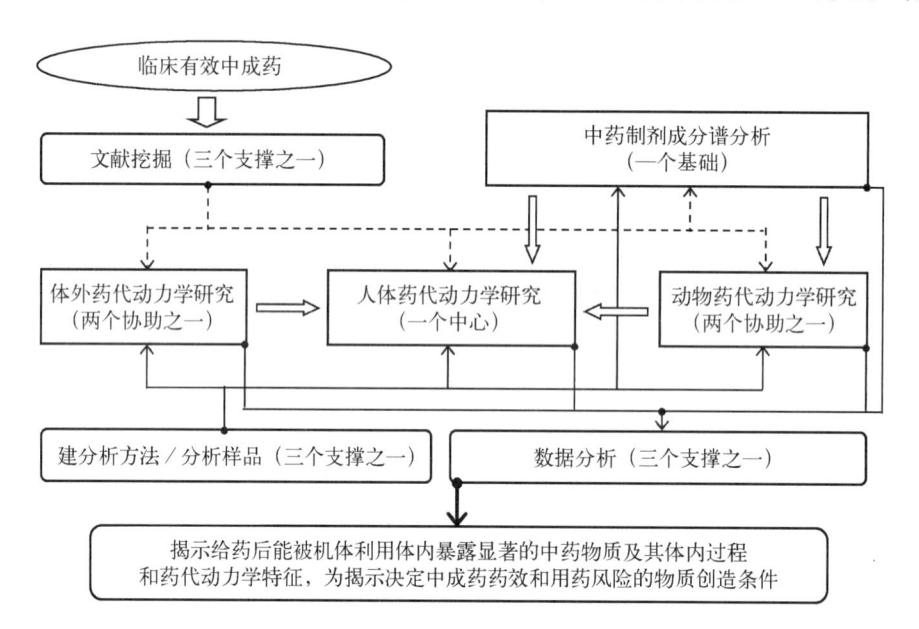

图 8-1 中药"多成分"药代研究方法综述

1. "一个基础" 是指利用色谱-质谱联用技术,并整合信息学手段和其他分析技术等,开展集检测、鉴定、定量于一体的"高载量"全成分谱分析,以此全面认识中成药的化学组成。成分谱分析是确保"多成分"药代动力学研究能够达到"系统准确"技术要求的关键之一,该类分析为药代动力学研究确定应关注的成分对象和范围。中成药各成分的剂量(中成药的日服剂量×成分在中成药中的含量)是决定给药后成分体内暴露水平的一个因素,根据成分剂量的高低对成分进行排序分档,可用于指导后续药代动力学研究。在"多成分"药代动力学研究中主要采用"源自中成药的成分剂量"而非"在中成药中的成分含量"来表达成分在中成药中量的多少,这是因为采用前者便于比较同一成分在不同中成药或不同规格的中成药中量的多少。为了确定从某个生产批次中成药获得的药代动力学数据能否用于其他生产批次,需要围绕中成药的主成分(成分剂量≥1 μmol/d)考察不同生产批次间的质量波动性。

2. "一个中心" 是指按药品说明书的给药剂量和途径所开展的人体药代动力学研究。人体药代动力学数据为研究中成药的药效和用药风险提供依据,同时也为指导临床合理用药提供依据。通过人

体试验采集的血液样品通常经过抗凝和离心获得血浆样品,人体血浆样品主要用于揭示给药后中成药的体内暴露及主要暴露物质的体内过程和药代动力学参数。人体尿液样品可用于补充中成药成分系统暴露信息,可用于获得中成药体内暴露物质的肾排泄信息;粪便样品可提供中成药物质的部分肠腔暴露信息。虽然是整个药代动力学研究的中心,但仅开展人体药代动力学研究存有局限性。当缺乏中成药的临床耐受性数据和安全性评价数据时,人体药代动力学研究难以考察中成药给药剂量与其物质暴露的关系(量-暴关系);对于口服的中成药,人体药代动力学研究常因缺乏可用的相关静脉注射制剂,难以获取成分的口服生物利用度(F)、系统清除率($CL_{tot,p}$)及表观分布体积(V_d 或 V_{ss})等关键药代动力学参数。在人体药代动力学研究中难以获取中成药物质的肝胆排泄、组织分布、肠中移行、单一化合物给药等的药代动力学数据。

3. "两个协助" 是指为进一步认识中成药主要暴露物质(人体药代动力学研究发现)的体内过程和药代动力学特征,所开展的动物和体外两方面协助性的药代动力学研究,获取在人体药代动力学研究中难以获取的关键信息。在开展这些协助性的药代动力学研究前,需要先厘清实验动物与人体在中成药的体内暴露上是否存在种属差异,动物药代动力学研究应在种属相似的地方开展。从易获得、技术成熟度、化合物使用量等因素考虑,大鼠是药代动力学研究中最常用的实验动物。对于实验动物与人体的药代动力学种属相似和种属差异,一方面可比较给药后动物与人在中成药产生的系统暴露及肾排泄上的情况,另一方面可利用体外药代动力学实验比较动物与人在中成药物质与代谢酶、转运体、血浆蛋白等的相互作用情况。在此基础上,动物药代动力学研究可用于获取中成药的成分量-暴关系、胃肠道吸收及影响因素、组织分布(包括过血脑屏障情况等)、肝胆排泄、药代基质效应、肠腔暴露等信息。体外药代动力学研究除了用于考察种属相似和种属差异外,还可用于考察影响中成药成分暴露的体内过程关键环节及代谢酶和转运体在其中的相互作用关系,以及用于考察肠道菌作用下的代谢及其对肠道吸收的影响。此外,中药制剂成分的膜通透性、水溶性、酸碱性、血浆蛋白结合率、全血-血浆分配比等信息可通过体外药代动力学研究、化学实验、生物信息学手段等获取。

4. "三个支撑" 是指用于支持中成药药代动力学研究中上述"基础-中心-协助"部分的文献挖掘、样品分析及数据分析,这3个方面的支撑性工作有助于更好地应对药代动力学研究要面对的机体和中药两个复杂体系,提升研究效率、加速研究进程、降低研究成本。通过文献挖掘获取开展实验性研究所需的信息。开展文献挖掘首先需要定义拟获取的目标信息,再通过信息检索、信息提取及信息过滤三步获取信息和数据,并建库保存以便应用和后续更新。开展样品分析首先要建立分析方法,由于药代动力学研究会产生不同性质和不同要求的样品,因此样品分析需要不同类别的分析方法,包括高载量物质谱分析方法和高通量定量分析方法。样品分析要紧紧围绕药代动力学研究的需求,采用"一个核心,5个基本要素"的工作模式,即:整个样品分析以系统精准地为药代动力学研究拟获取的信息为核心,以分析前的文献挖掘、重要样品的获得、关键被测化合物的确定、分析方法的优化和可靠性检验及数据的分析为基本要素。此外,样品分析的可靠和有效也有赖于人员培训与规范化实验室管理等。药代动力学研究的数据分析包括:中成药成分谱数据分析、给药后中成药体内暴露物谱数据分析、药代动力学种属相似和差异数据分析、中成药主要暴露物质体内过程数据分析、中成药主要暴露物质药代动力学参数分析及生理药代动力学(physiologically based pharmacokinetics 或 PBPK)建模与预测、数理统计等。

研究实例:甘草"多成分"药代动力学研究及甘草假醛固酮增多症的毒性物质发现

甘草(*Glycyrrhiza uralensis* roots)是一味常用中药,但是不合理使用甘草能导致假醛固酮增多症(症见高血压、外周水肿、低血钾),其机制是肾脏远曲小管和集合管上皮细胞内的11-β-羟基类固醇脱氢酶2(11β-hydroxysteroid dehydrogenase type 2,11β-HSD2)酶被抑制后,内源性氢化可的松失活(转化成可的松)受到干扰。揭示甘草产生假醛固酮增多症的毒性物质及其体内过程关键环节,对于保障甘草及含甘草中成药的临床安全用药十分重要。甘草导致假醛固酮增多症的毒性物质需具备3个条件:给药后能够进入体循环产生显著的系统暴露、进入体循环后能够到达在肾脏的毒性靶标并对11β-HSD2有较强抑制活性。

如图8-2所示,通过开展成分谱分析,从含甘草的连花清瘟胶囊中共检测出41种甘草成分(成分剂量:0.01~8.56 μmol/d),包括8种皂苷类成分、31种黄酮类成分及2种香豆素类成分。在此基础上进一步开展中药"多成分"药代动力学研究,发现人体口服胶囊后进入体循环的甘草主要暴露物质是代谢物,包括:甘草次酸(**8**,皂苷成分甘草酸/**1**经肠道菌脱糖水解的代谢物)、24-羟基甘草次酸($M2_D$,皂苷成分甘草皂苷G_2/**2**经肠道菌脱糖水解的代谢物)、甘草素(**27**,黄酮成分甘草苷/**21**和芹糖甘草苷/**22**经肠道菌脱糖水解的代谢物)及甘草素葡萄糖醛酸结合物($M27_{G1}$和$M27_{G2}$)。上述原形成分因膜通透性差影响其肠道吸收,甘草香豆素类成分因其成分剂量低未能产生显著的系统暴露。中药"多成分"药代动力学研究结果显示,胶囊所含的甘草成分与给药后在体循环中暴露显著的甘草物质在数量上存在明显差异。在甘草暴露物质中,甘草皂苷成分的代谢物(**8**和$M2_D$)均具有抑制肾11β-HSD2的活性,而甘草黄酮成分代谢物(**27**、$M27_{G1}$和$M27_{G2}$)的抑制活性很弱。代谢物**8**和$M2_D$的膜通透性好,易于从肠道吸收,其体内过程有3个关键环节(图8-3):① 针对肾11β-HSD2的"靶标到达"。体循环中的**8**和$M2_D$通过肾小球滤过进入原尿,在肾小管中原尿中的水分被大量吸收,当到达远曲小管时尿液流速大大降低,同时尿中**8**和$M2_D$的浓度迅速提高并与远曲小管和集合管的上皮细胞内侧形成浓度差,由于**8**和$M2_D$具有良好的膜通透性,因此上述过程有利于这些代谢物通过被动扩散进入远曲小管和集合管的上皮细胞,从而到达肾11β-HSD2靶标。② 在体循环中与白蛋白的高水平结合构成针对甘草假醛固酮增多症的"药代动力学性质安全带"。**8**和$M2_D$的血中游离分数(f_{u-p})分别为0.06%和0.2%,这限制了这两个毒性代谢物的肾小球过滤,进而限制了甘草假醛固酮增多症的发生,这种"药代性质安全带"是中医能够在临床上大量使用甘草的安全保障。该安全带不健全的患者(如低白蛋白血症患者)很可能成为甘草假醛固酮增多症的风险人群。③ 基于肝代谢及随后肝胆排泄的体内消除。吸收后和进入体循环的**8**和$M2_D$由于膜通透性好,易通过被动扩散进入肝细胞,在肝细胞中被代谢为膜通透性差且极性强的葡萄糖醛酸结合物和硫酸结合物等(图8-4),随后排入胆汁。这些Ⅱ相代谢物虽然具有抑制11β-HSD2的活性,但难以进入体循环,即使进入体循环也难以到达肾11β-HSD2靶标。总之,**1**和**2**是两个引发假醛固酮增多症的甘草成分,它们通过肠道菌代谢分别转化为**8**和$M2_D$。虽然这两个代谢物不是唯一具有抑制11β-HSD2活性的甘草化合物,但是它们是唯一能够到达肾11β-HSD2靶标的甘草代谢物;同时,关注**8**和$M2_D$有利于精准评估甘草不良反应的风险,这是按"系统精准"要求开展"多成分"药代动力学研究所取得的结果。

药物产生不良反应与"用错药"和"用错人"密切相关。本研究有助于人们有效规避甘草假醛固酮增多症风险,提高含甘草中成药的安全用药技术水平。为了有效规避这类用药风险,应进一步提高医生对甘草假醛固酮增多症的知晓度,严格按说明书规范患者用药。在服用甘草或含甘草中成药时,应询问患者是否服用其他含甘草中成药或饮食。11β-HSD2活性低、低血钾、高血压、低白蛋白血症或肝功能异常的患者应慎用甘草或含甘草中成药。一旦出现甘草假醛固酮增多症,应立刻报告并停止使用甘草或含甘草中成药,必要时可用利尿药和碱化尿液来缓解不良反应。

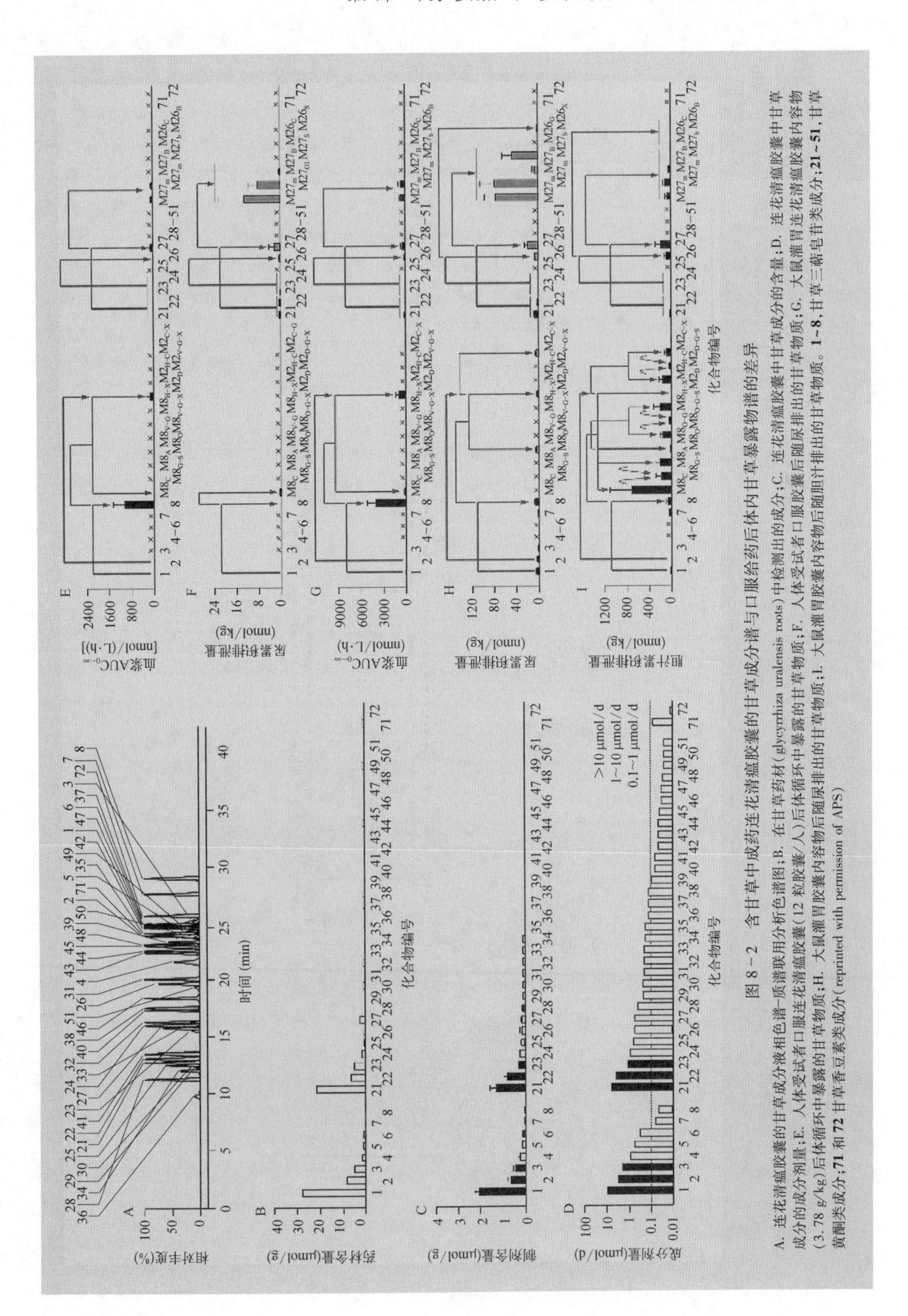

第八章 中药"多成分"和"多药"药代动力学研究方法：理论与技术

图 8-2 含甘草中成药连花清瘟胶囊的甘草成分谱与口服给药后体内甘草暴露物谱的差异

A. 连花清瘟胶囊的甘草成分液相色谱图；B. 在甘草药材（glycyrrhiza uralensis roots）中检测出的成分；C. 连花清瘟胶囊中甘草成分的含量；D. 连花清瘟胶囊中甘草成分的含量；E. 人体受试者口服连花清瘟胶囊（12 粒胶囊/人）后体循环中暴露的甘草药物；F. 人体受试者口服胶囊后随尿排出的甘草药物；G. 大鼠灌胃连花清瘟胶囊内容物（3.78 g/kg）后体循环中暴露的甘草药物；H. 大鼠灌胃胶囊内容物后随尿排出的甘草药物；I. 大鼠灌胃胶囊内容物后随胆汁排出的甘草药物。1～8，甘草三萜皂苷类成分；21～51，甘草黄酮类成分；71 和 72 甘草香豆素类成分（reprinted with permission of APS）

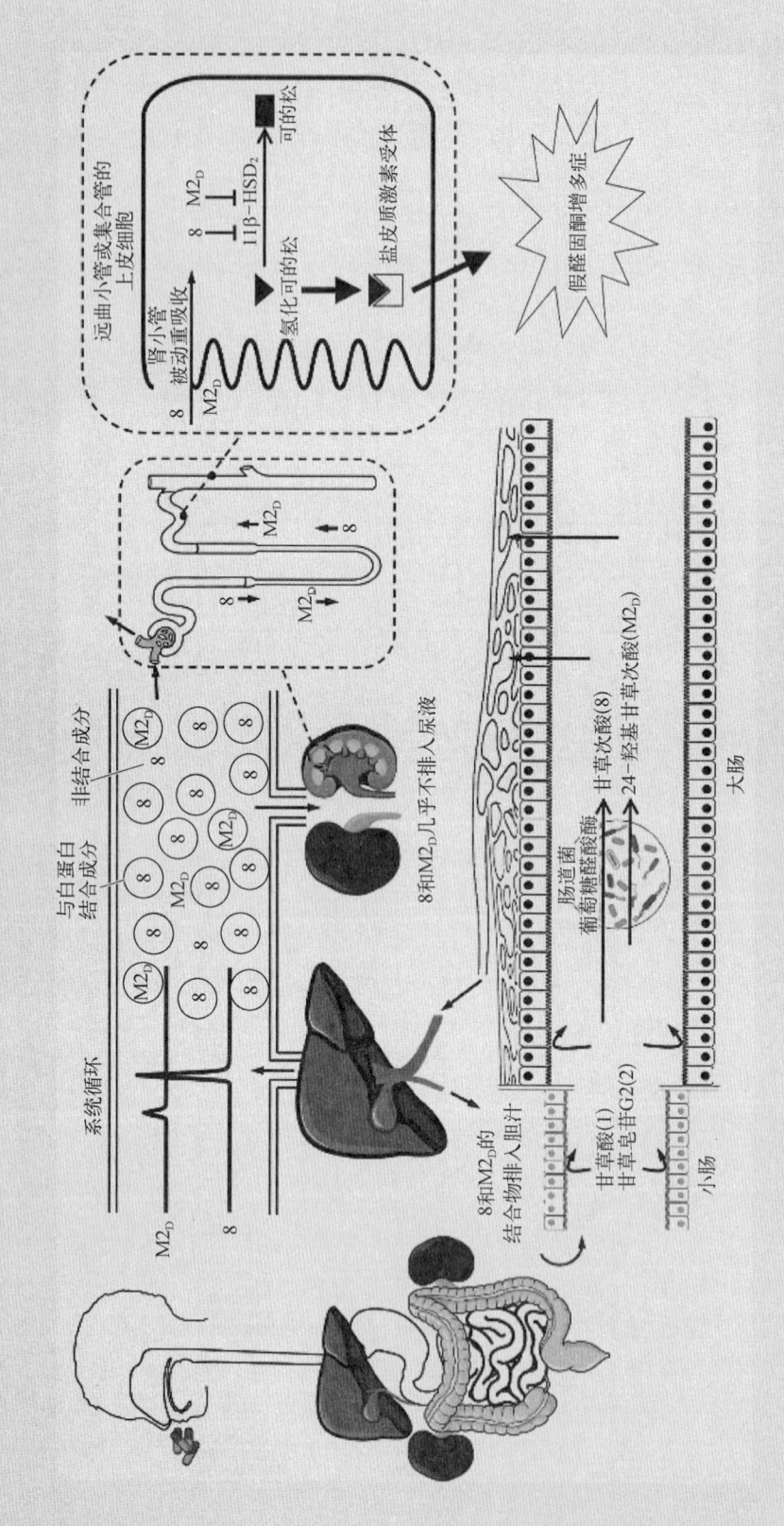

图 8-3 甘草假醛固酮增多症毒性物质原甘草次酸（8）和 24-羟基甘草次酸（M2$_D$）体内过程

8 和 M2$_D$ 分别是由甘草酸（1）和甘草皂苷 G2（2）经肠道菌脱糖代谢生成的毒性代谢物，吸收进入体循环后，经过肾小球滤过和肾小管重吸收，到达位于肾远曲小管和集合管上皮细胞内的 11β-HSD2 靶标。在血中与蛋白质高水平结合（>99%）限制了 8 和 M2$_D$ 的肾小球滤过，进而限制了甘草假醛固酮增多症的发生。由此构成的针对甘草假醛固酮增多症的"药代性质安全带"，保障中医能够广泛使用甘草

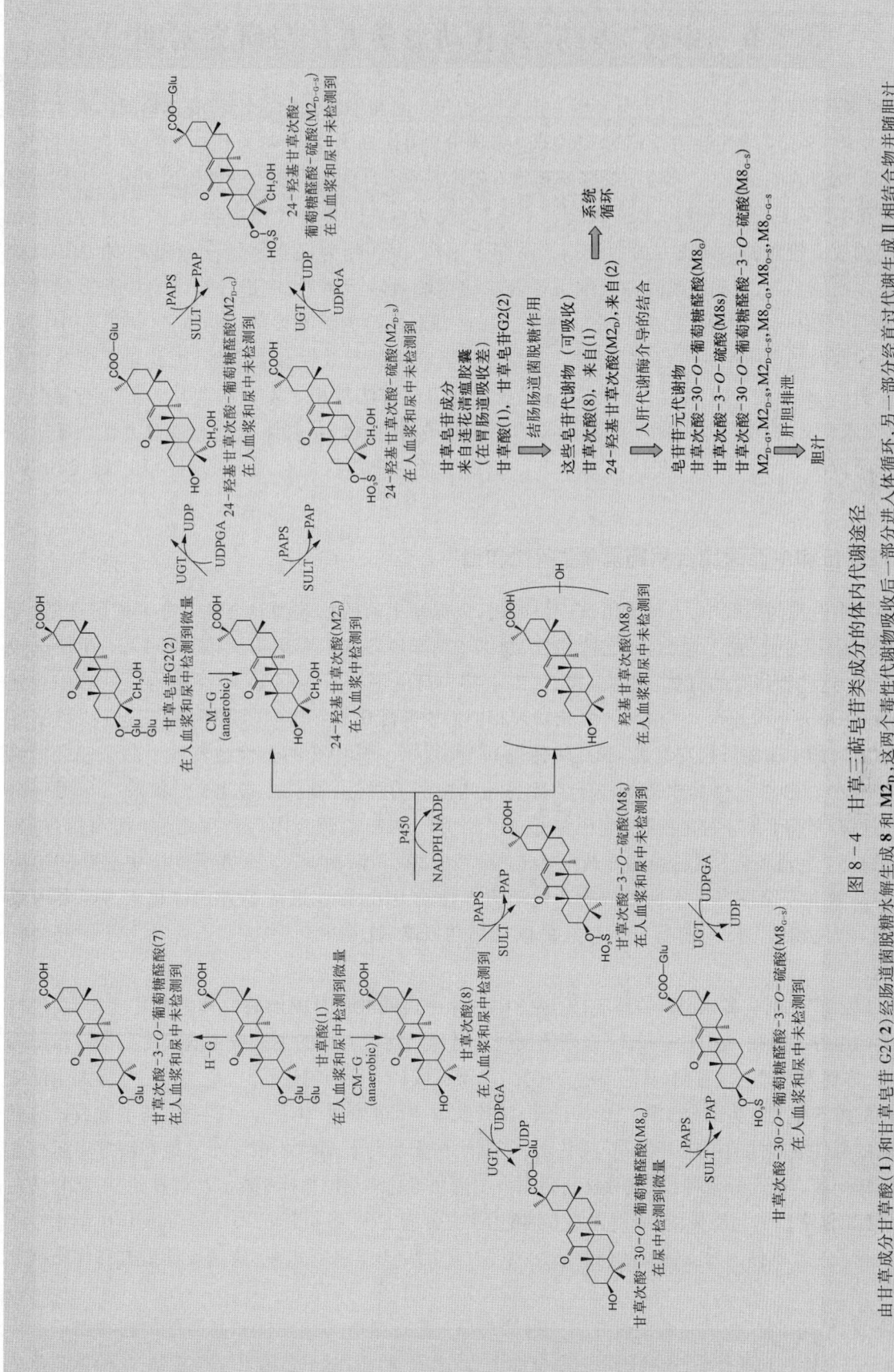

图 8-4 甘草三萜皂苷类成分的体内代谢途径

由甘草成分甘草酸(1)和甘草皂苷 G2(2)经肠道菌脱糖水解生成 8 和 M2_D,这两个非活性代谢物吸收后一部分经代谢生成Ⅱ相结合物并随胆计排泄。由于 8 和 M2_D 的后续代谢物很难进入人体循环,因此不是甘草假醛固酮增多症的毒性物质

第三节　中药"多药"药代动力学方法与研究实例

中药"多药"药代动力学方法用于考察方剂配伍的药味间和中西医结合用药的药物间体内相互作用关系。中药"多药"药代动力学研究以中药"多成分"药代动力学研究为基础，围绕"药代和谐"（pharmacokinetic compatibility，不发生会影响药物有效性或安全性的药代动力学性质的 DDI），考察方剂配伍规律和中西医结合用药规律、DDI 风险、"多药"药代动力学同步性和靶标到达等，为复方药物和联合用药的效应研究提供物质方面的依据。不同于化药，中药作为促变药（perpetrator）的 DDI 风险往往涉及多物质参与，在确定风险涉及的关键药物代谢酶或转运体后，应进一步考察中药多物质的"构-效关系"及共同作用模式（协同、叠加或拮抗），实现对风险的精准评估。与国外不同，在中国方剂配伍和中西医结合所用的中药都是药物，需要保障其临床的有效性和安全性，因此也需考察中药作为受变药（victim）的 DDI 风险。中药"多药"药代动力学方法被用于发现中药作为促变药和受变药，具有临床意义的 DDI 风险，阐明风险涉及的中药物质、作用机制、临床影响和规避方法。基于临床实际用药情况，中药"多药"药代动力学方法也用于考察中西医结合用药的风险和"药代和谐"水平。

一、方剂配伍和中西医结合用药需要"药代和谐"

在传统中医用药实践中，方剂配伍被广泛应用，以提高中药的疗效和安全性。方剂配伍遵循"七情和合"及"君臣佐使"两个原则。"七情和合"总结了两味或多味中药配伍后，药味间可产生协同或拮抗的作用，这些作用有的有益、有的有害，传统上将中药的用法归为七类，即："单行"，一味中药独立发挥功效（单方不用辅也）；"相须"，两味功效相似的中药配伍相互协同（同类不可离也）；"相使"，两味功效不同的中药配伍相互促进（我之佐使也）；"相畏"，一味中药的毒性被其他中药减轻或消除（受彼之制也）；"相杀"，一味中药减轻或消除另一味中药的毒性（制彼之毒也）；"相恶"，与另一味中药合用后药效降低（夺我之能也；配伍禁忌）；"相反"，两味中药合用后产生毒性（两不相合也；配伍禁忌）。"七情和合"原则强调方剂配伍应"分清宜忌、和谐相处"。在方剂配伍中药味间不应存在会对疗效和安全性产生不良影响的药代动力学性质 DDI，因此设计组方和优化组方需要考察药味间的"药代和谐"水平，排除配伍存在的联合用药风险，这是中药"多药"药代动力学研究要解决的问题。

"君臣佐使"原则从多元用药的角度，论述方中各味中药的地位及配伍后的性效变化规律，高度概括中医遣药组方的原则，是"七情和合"原则的发展。君药是指对方剂的主证或主病起主要治疗作用的单味中药，体现方剂的主攻方向，其药力居方中之首，不可或缺。臣药辅佐君药，是加强治疗方剂主证或主病作用的单味中药。佐药分 3 种：① 佐助药，治疗次要兼证的单味中药；② 佐制药，可消除或减缓君药和臣药的毒性或烈性的单味中药；③ 反佐药，依据病情需要与君药药性相反而又能在治疗中起相成作用的单味中药。使药分两种：① 引经药，指引方中诸药直达病所的单味中药；② 调和药，可调和诸药合力祛邪（如甘草）。"君臣佐使"原则强调方剂配伍应"分清主次、各司其职"。在方剂配伍中单味中药的药效贡献取决于其体内暴露物质的药效活性强度及药代动力学暴露水平，这是设计组方和优化组方的基础。

传统的"单药单靶"模式是希望设计出一种针对单一靶标具有高选择性和高活性的药物用于治疗疾病，由于选择性好和活性高，这种药物的安全性也会较好。然而，对于多因素复杂疾病，这种单药单靶的作用模式可能并不一定是最佳的药物治疗选择，更需要的是多靶干预产生的多重药效作用

(polypharmacology)。多靶干预包括"单药多靶"和"多药多靶",虽然"单药多靶"有很多优点,也在老药新用方面得到应用,但是通过联合用药或复方药物实现的"多药多靶"已在多种多因素疾病(如艾滋病、高血压、癌症等)治疗上成功应用。不同药物作用于不同靶标可产生药效协同互补,并可通过由此降低的用药剂量减少毒副作用或克服耐药性。在发展联合用药或复方药物中,药代动力学性质的 DDI 风险是一个需要考察的重要问题,药物间高水平"药代和谐"是达成联合用药或复方药物目的的一个必要条件。

在中国,中西医结合治疗疾病很普遍,中药联合化药在治疗多因素疾病方面优势明显,中西医结合用药可产生增效减毒的作用。在美国和一些西欧国家,膳食添加剂或植物药产品的使用也很广泛,许多患者在接受常规化药治疗的同时也在使用这些天然制品。中药和国外使用的这些天然制品可引起具有临床意义的 DDI,导致同时在用的化药治疗受到影响。例如,服用葡萄柚汁(grapefruit juice)和贯叶连翘制剂严重干扰化药治疗的严重事件,使人们对天然制品与化药的合用产生戒心,这类 DDI 的发生表明天然制品和化药在与药物代谢酶和药物转运体的相互作用上存在重叠,天然制品可作为促变药引发DDI。此外,在中国中药是作为药物进行监管和使用,中药有其自身的有效性和安全性。当中药与化药合用时,不仅应关注中药是否可作为促变药,引发 DDI,还应关注中药是否可作为受变药,受 DDI 影响。临床上中西医结合用药的成功需要中药与化药高水平"药代和谐",应从促变药和受变药两个角度考察联合用药的风险。

二、中药在药物-药物相互作用中作为促变药和受变药

天然制品-化药相互作用风险是一个在药物治疗中应重视的问题。然而,之前以天然制品为促变药的这类用药风险的报道大多数是基于体外研究或动物研究的数据、患者信息不全的病例报告及少数临床研究结果。由于缺乏对天然制品的化学组成开展系统分析和"多成分"药代动力学研究,这些研究往往很难对风险下结论、数据间存在矛盾,DDI 风险由天然制品的何种成分引起、产生 DDI 的药代动力学条件等均不清楚。因此,需要开展严格的"多药"药代动力学研究以揭示天然制品带来 DDI 风险。

在研究中药作为促变药的 DDI 风险时,应注意:① 研究得出的结论要准确客观,并能指导临床用药。为此,应重视从临床用药需求和实践发现问题,厘清中药作为促变药所带来风险的物质基础和作用机制。② 研究应围绕给药后体内暴露显著且能到达 DDI 靶位(体内代谢酶或转运体)的中药物质来开展,检测这些物质抑制或诱导上述靶蛋白的活性强弱,并关注这些物质的消除半衰期($t_{1/2}$)及血中游离分数(f_u)等药代动力学参数。对于化学组成复杂的中药,还应注意多物质作用的叠加,以便能更好地预测中药-化学相互作用风险。可根据体内浓度高低和活性强弱,找出哪些中药物质是风险的主要贡献者。③ 应选择灵敏和特异的底物来反映代谢酶或转运体活性的改变,人体试验所用的底物还应足够安全。近年来在中药"多成分"药代动力学研究的发展有力地促进了中药-化药相互作用风险研究的开展,PBPK 模型预测技术可在体外研究和临床研究之间搭建桥梁。

在研究中药作为受变药的 DDI 风险时,应注意:① 研究得出的结论要准确客观,并能指导临床用药。中药药效作用或不良反应与其体内物质暴露水平明确相关。② 这些中药活性物质的体内暴露水平能被其他药物影响。当决定中药物质体内暴露水平的代谢酶或转运体被抑制后,其他途径很难对其进行有效补偿,或这些代谢酶或转运体能被诱导。在中药"多成分"药代动力学研究中考察中药物质的体内暴露调控机制对于研究化药-中药相互作用风险十分重要,PBPK 模型预测技术也是这类研究中的有用工具。

研究实例一：注射用血栓通作为促变药的风险研究

注射用血栓通是一种三七（*Panax notoginseng* roots）经提取制备而成的中药粉针剂，通常采用静脉注射给药，注射用血栓通主要含 ppd 型和 ppt 型人参皂苷成分（均为达玛烷型三萜皂苷类成分）。在中国，五加科 *Panax* 属的中药除三七外，还有人参（*P. ginseng* roots）和西洋参（*P. quinquefolius* roots），人参皂苷成分是这些中药的主要药效活性成分，但这些中药在人参皂苷成分的比例和含量上存在差异。由于人参制剂在美国等西方国家是一类销售量较高的膳食添加剂，人们一直在关注人参制剂作为促变药引发 DDI 的风险，包括口服人参制剂可能诱导 CYP3A，但一直未能得出结论。另外，人们前期发现多个三醇型人参皂苷成分是肝 OATP1B3 底物，而多个二醇型人参皂苷成分对该转运体具有较强的体外抑制活性（IC_{50} 0.2~2.9 μmol/L）。静脉注射给药注射用血栓通后，其所含的人参皂苷成分直接进入体循环产生系统暴露，因此应考察注射用血栓通作为促变药通过影响上述代谢酶和转运体产生 DDI 风险。

利用液相色谱-质谱检测技术从注射用血栓通中共检测出 14 种 ppd 型人参皂苷成分（成分剂量：0.07~112.7 μmol/d）、18 种 ppt 型人参皂苷成分（0.07~260.3 μmol/d）及 18 种其他类型人参皂苷成分（0.07~0.56 μmol/d）（图 8-5）。在此基础上开展"多成分"药代动力学研究，发现人体静注给药注射用血栓通后，进入体循环的三七主要暴露物质是原形成分，而非代谢物。这些暴露物质有：ppd 型人参皂苷 Rb_1（ginsenoside Rb_1，**1**）和人参皂苷 Rd（ginsenoside Rd，**2**）、ppt 型人参皂苷 Rg_1（ginsenoside Rg_1，**31**）和三七皂苷 R_1（notoginsenoside R_1，**32**）（图 8-5）。其他三七皂苷成分因成分剂量低，仅在人体血中被微量检出；三醇型皂苷成分的脱糖代谢物 20(*S*)-原人参三醇[20(*S*)- protopanaxatriol]及其进一步氧化代谢物仅在人体血中被微量检出。上述两型皂苷成分存在显著的消除动力学特征差异，ppd 型皂苷成分（**1** 和 **2**）的总清除率（$CL_{tot,p}$）、消除半衰期（$t_{1/2}$）、稳态表观分布体积（V_{SS}）分别为 1.4~4.5 mL/(h·kg)、41~176 h、81~161 mL/kg；ppt 型皂苷成分（**31** 和 **32**）的分别为 175~279 mL/(h·kg)、1.2~1.5 h、253~355 mL/kg。这是由于两型皂苷成分的膜通透性均很差，ppt 型皂苷成分的肝胆排泄速率（先由 OATP1B3 介导由血摄入肝细胞，再由 MRP2、BCRP、BSEP 和 MRP1 介导肝细胞外排至胆汁）和肾排泄速率（基于肾小球过滤，f_{u-p} 为 78.1%~98.3%）均明显快于二醇型皂苷成分的相应速率（不是上述肝转运体底物；基于肾小球过滤，f_{u-p} 为 0.5%~2.5%）。虽然 ppt 型皂苷成分在体内能发生脱糖水解代谢生成 20(*S*)-原人参三醇，但是该代谢反应对其 $CL_{tot,p}$ 的贡献十分有限。

针对注射用血栓通能否诱导 CYP3A，人体 DDI 研究[以咪达唑仑（midazolam）为 CYP3A 底物]提示，注射用血栓通对 CYP3A 无明显抑制作用。连续 14 天静注给药注射用血栓通，咪达唑仑及其氧化代谢物 1'-羟基咪达唑仑（1'-hydroxymidazolam）的 C_{max}、AUC_{0-8h}、$AUC_{0-\infty}$ 及 $t_{1/2}$ 未显著改变（图 8-6）。进一步开展体外 DDI 研究（以咪达唑仑为 CYP3A 底物，以利福平为阳性 CYP3A 诱导剂），发现用注射用血栓通及其血中主要暴露物质连续 72 h 处理人肝细胞后，未明显升高细胞中 CYP3A 代谢活性、CYP3A4 和 CYP3A5 的 mRNA 水平。以上被检测的注射用血栓血中主要暴露物质有 ppd 型 **1** 和 **2**、ppt 型 **31** 和 **32**。上述体内和体外研究结果表明，注射用血栓通未对 CYP3A 产生明显的诱导作用。

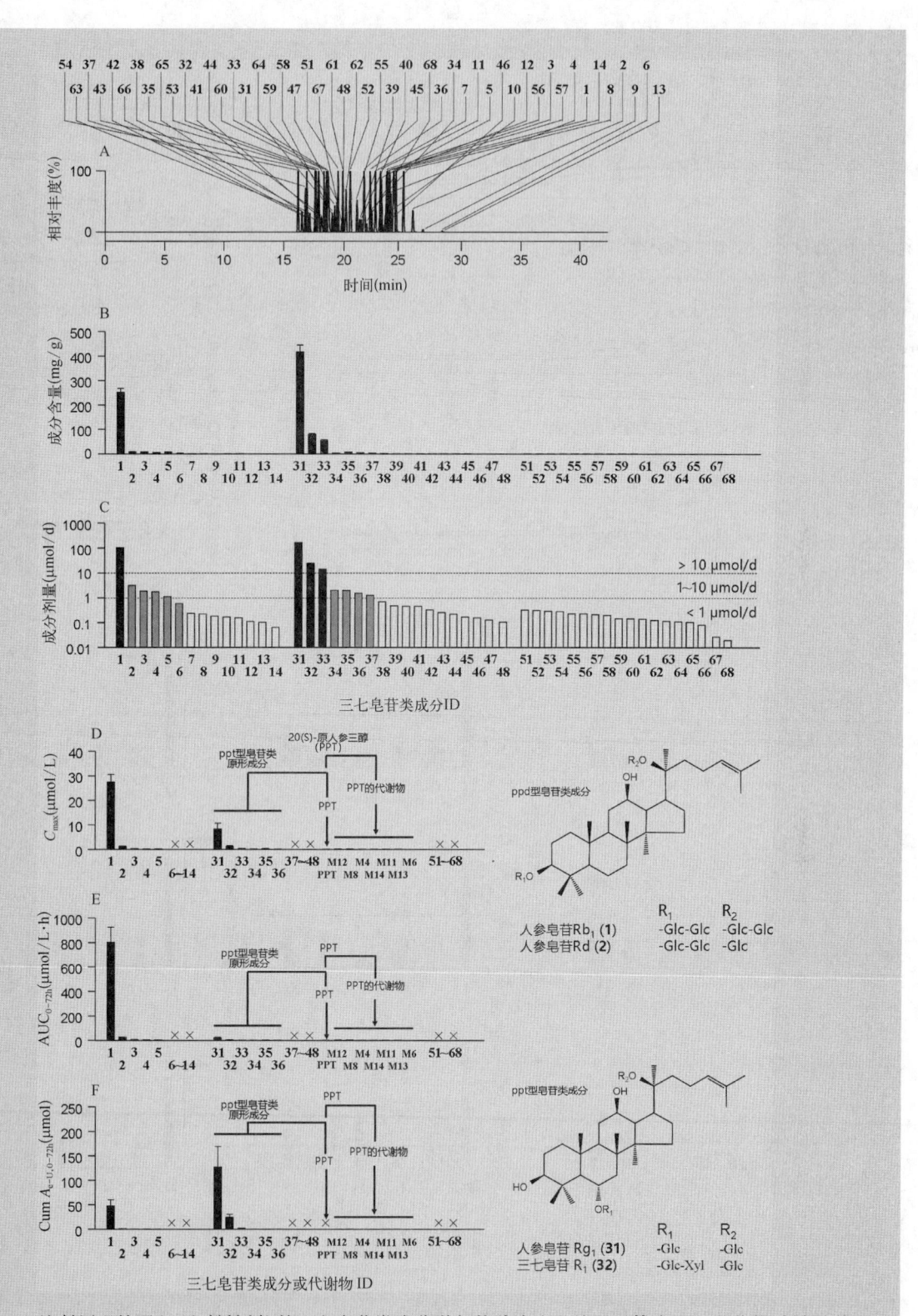

图 8-5 注射用血栓通(三七粉针剂)的三七皂苷类成分谱与静脉滴注血栓通后体内三七皂苷物质暴露谱的差异及体循环中三七主要暴露物质的化学结构

A. 注射用血栓通的三七皂苷类成分液相色谱-质谱联用分析色谱图；B. 注射用血栓通中三七皂苷成分的含量；C. 注射用血栓通中三七皂苷类成分的成分剂量；D. 人体受试者静脉滴注血栓通(500 mg/人)后体循环中三七皂苷物质的 C_{max}；E. 人体受试者静脉滴注血栓通(500 mg/人)后体循环中三七皂苷物质的 AUC_{0-72h}；F. 人体受试者静脉滴注血栓通后随尿排出的三七皂苷物质。1~14，三七二醇型皂苷类成分；31~48，三七三醇型皂苷类成分；51~68，三七其他类型皂苷类成分

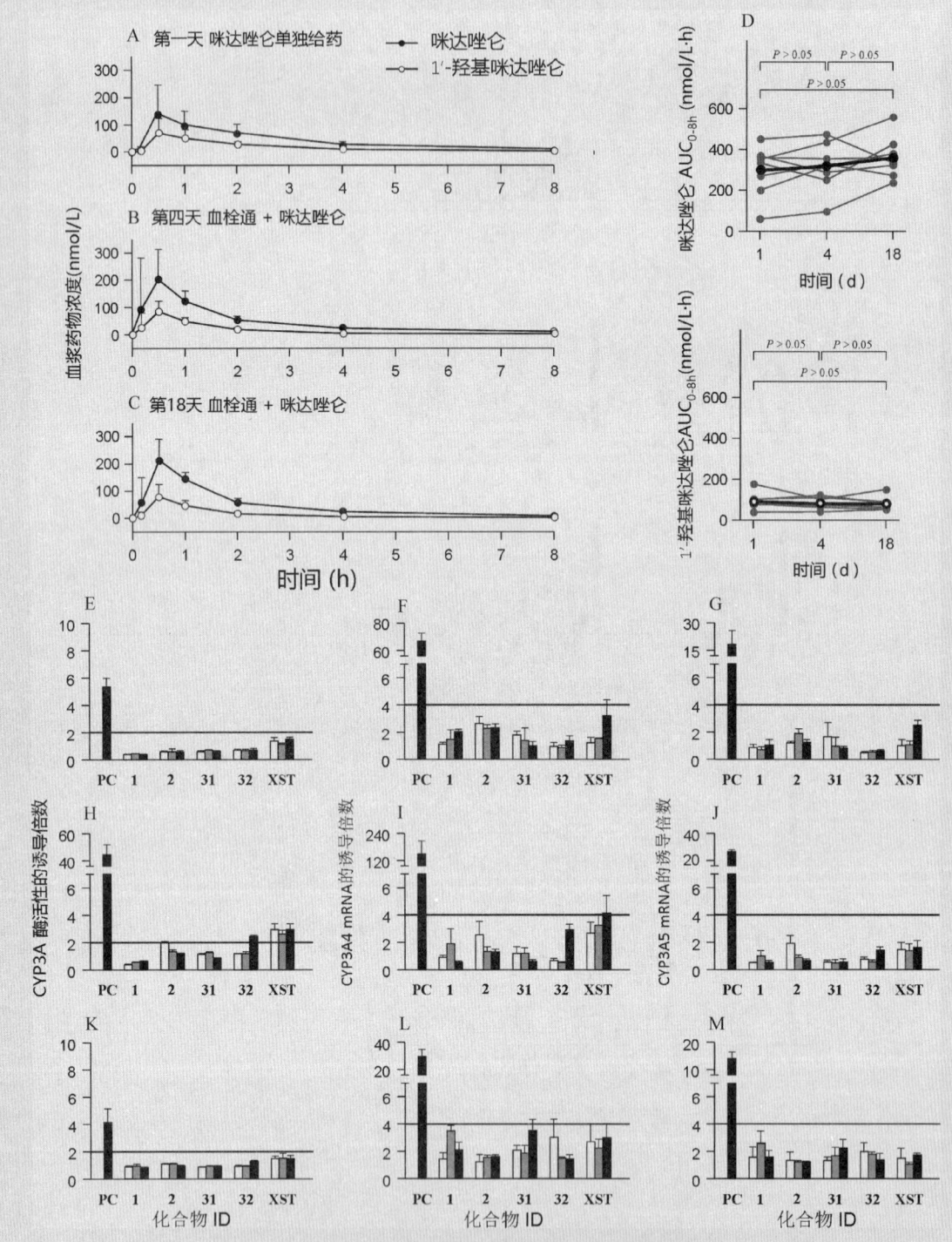

图 8-6　注射用血栓通静脉滴注给药对人 CYP3A 无明显诱导作用

人体受试者试验中咪达唑仑(CYP3A 底物)的给药方案：每次每人剂量 7.5 mg，口服给药；第 1 天、第 4 天及第 18 天各给药 1 次。人体受试者试验中注射用血栓通的给药方案：每次每人剂量 500 mg，每次静脉滴注给药 2.5 h；从第 4 天到第 18 天每天均给药 1 次(前后共 15 次)。A. 第 1 天咪达唑仑及其代谢物 1′-羟基咪达唑仑人体药时曲线；B. 第 4 天咪达唑仑及其代谢物 1′-羟基咪达唑仑人体药时曲线；C. 第 18 天咪达唑仑及其代谢物 1′-羟基咪达唑仑人体药时曲线；D. 第 1 天、第 4 天和第 18 天咪达唑仑及 1′-羟基咪达唑仑心痛暴露水平的比较。人肝细胞实验中以咪达唑仑(200 μmol/L)为 CYP3A 底物，以利福平(20 μmol/L)为 CYP3A 阳性诱导剂，检测血栓通(XST，浓度以人参皂苷 Rg_1 计，为 1 μmol/L、10 μmol/L 和 100 μmol/L)及其血中主要暴露物质(**1**、**31** 和 **32** 的浓度为 1 μmol/L、10 μmol/L 和 100 μmol/L，**2** 的浓度为 0.1 μmol/L、1 μmol/L 和 10 μmol/L)对 CYP3A4 的诱导活性，人肝细胞来自三位供体：XSM(E~G)、HVN(H~J)及 IZT(K~M)。**1**，人参皂苷 Rb_1；**2**，人参皂苷 Rd；**31**，人参皂苷 Rg_1；**32**，三七皂苷 R_1(reprinted with permission of APS)

针对注射用血栓通对OATP1B3的抑制作用,研究发现当人参皂苷成分的苷元为20(S)-原人参二醇[20(S)-protopanaxadiol]及在C20位上未接糖基时,人参皂苷成分对OATP1B3的抑制活性变强。人参皂苷成分对OATP1B3的体内抑制作用大小取决于对OATP1B3的抑制活性及其系统暴露水平(基于血中游离药物浓度),研究发现ppd型1的抑制作用最大,该人参皂苷成分的抑制作用与其他人参皂苷成分(ppd型2及ppt型31和32)的抑制作用是简单叠加关系,当注射用血栓通单次给药(临床剂量)后上述人参皂苷成分总的DDI指数最高可达0.33;由于二醇型人参皂苷成分(1和2)半衰期长,单次给药后24 h时的DDI指数仍为0.13,连续15天给药(每天1次,临床剂量)后DDI指数可达0.90(图8-7)。上述抑制OATP1B3的DDI风险,提示可进一步开展临床DDI研究。在临床联合用药时,应谨慎随意增加注射用血栓通的剂量和滴速,应注意避免与选择性依靠OATP1B3消除且治疗窗窄的药物一同使用,应谨慎在低白蛋白血症或肝病等患者上用药。在此需要指出一点:不应将静注给药的注射用血栓通联合用药风险简单套用于三七口服制剂,因为两种不同给药途径的三七制剂在皂苷成分的体内暴露上差异很大,前者以原形成分暴露为主,后者以代谢物暴露为主,因此应专门开展口服三七制剂的联合用药风险研究。

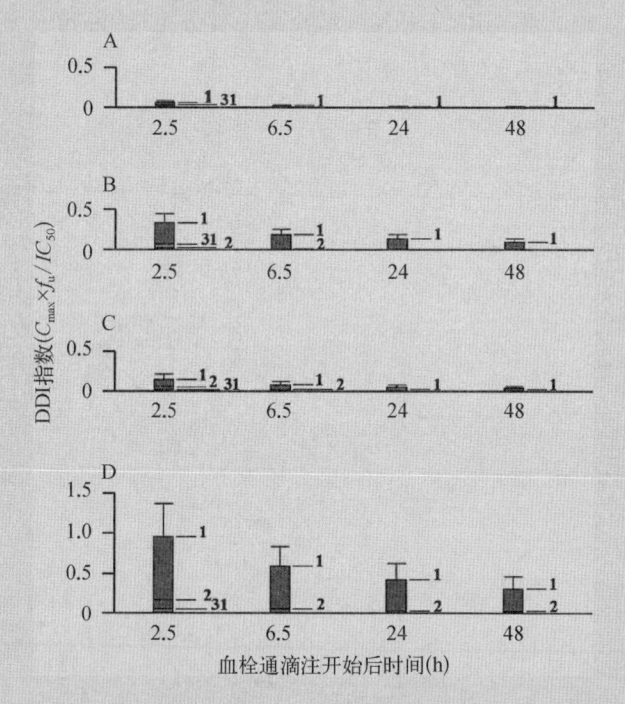

图8-7 注射用血栓通人体血中暴露物质抑制OATP1B1和OATP1B3的总DDI指数

A和B,基于注射用血栓通单次给药(每人剂量500 mg,静脉滴注给药2.5 h)后的总DDI指数;C和D,连续15天给药(每次每人剂量500 mg/d,每次静脉滴注给药2.5 h)后的总DDI指数。1,人参皂苷 Rb_1;2,人参皂苷 Rd;31,人参皂苷 Rg_1;32,三七皂苷 R_1

研究实例二:甘草酸注射液作为受变药的风险研究

中西医结合治疗疾病在中国很普遍,研究中西医结合用药的药代动力学性质DDI风险,对于保证临床用药有效和安全十分重要。不同于美国、英国等西方国家,中国将中药作为药物进行监管和使用,因此研究中西医结合用药风险是既要关注中药作为促变药的风险(中药-化药相互作用风险),也要关注中药作为受变药的风险(化药-中药相互作用风险)。研究化药-中药相互作用风险首先应明确中药物质体内暴露改变能够影响中药的有效性或安全性,需要厘清中药的体内暴露能否被 DDI 改变。甘草酸是豆科(*Glycyrrhiza*)属中药甘草的主要活性成分,甘草酸二铵注射液具有抗炎保肝作用,长期用药能阻止由病毒感染引起的慢性肝炎向肝硬化和肝癌转化,在中国的肝病治疗中广泛应用。然而,高剂量长期使用甘草酸二铵注射液可引发假醛固酮增多症,出现高血压、低血钾症及外周水肿等毒副作用,其作用机制涉及甘草酸通过抑制 11β-HSD2 阻止肾中氢化可的松转化为可的松。研究表明:假醛固酮增多症的发生与甘草酸的血浆 AUC 增大密切相关。

研究结果表明(图 8-8):静脉注射给药后甘草酸主要以原形化合物在血中暴露,并主要依靠肝胆排泄从体循环中被消除。由于膜通透性差,甘草酸的肝胆排泄需借助肝转运体的作用,其作用机制是:血中甘草酸在人转运体 OATP1B1 及 OATP1B3 或大鼠转运体 OATP1B2 的作用下被摄入肝细胞,随后在人转运体 MRP2、ABCP、BSEP 及 MDR1 或大鼠转运体 MRP2、ABCP 及 BSEP 作用下外排至胆汁。此外,人转运体 MRP3 及 MRP4 或大鼠转运体 MRP4 可将部分肝细胞中的甘草酸外排至血中,再通过与上述摄入转运体的互动,使甘草酸的肝胆排泄更加有效。在大鼠上一旦 OATP1B2 的转运作用被抑制掉,甘草酸的血浆 AUC 就会显著增大、$t_{1/2}$ 显著延长。PBPK 模型预测提示:抑制人 OATP1B1 及 OATP1B3 可使静脉注射给药后甘草酸在人体内的血浆 AUC 增大、$t_{1/2}$ 延长;当抑制程度超过 80% 时甘草酸的暴露改变尤为明显,且在连续给药时产生蓄积,由此进一步增大 AUC。

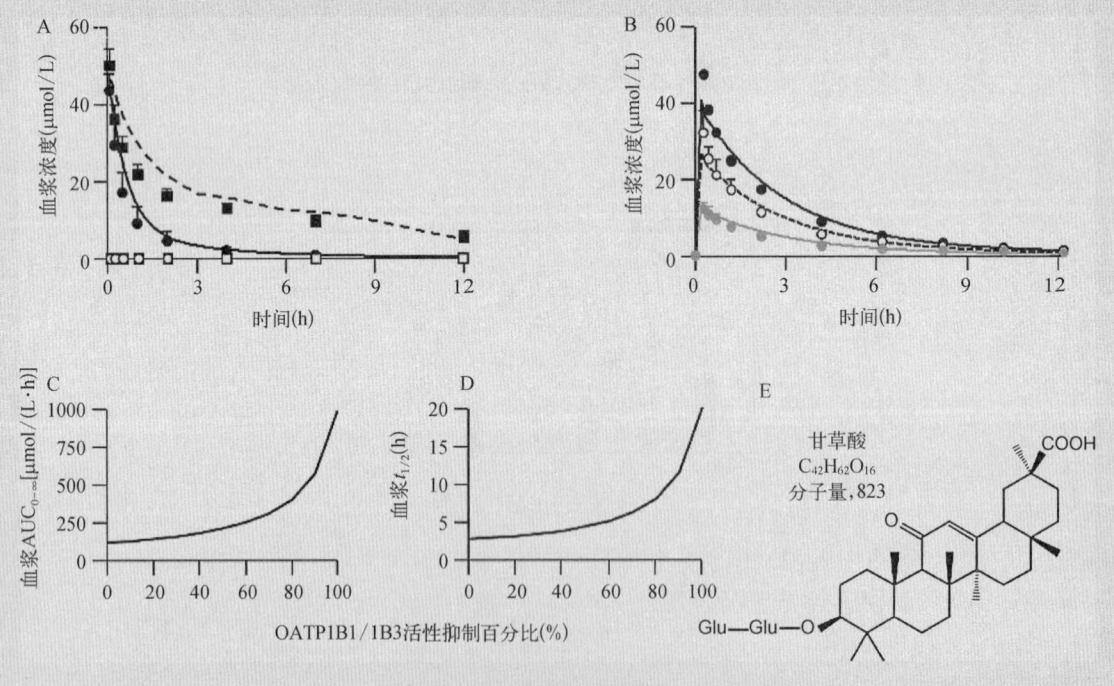

图 8-8 静脉注射给药后甘草酸作为受变药的 DDI 风险

A. 大鼠静脉注射甘草酸(2.6 mg/kg)后甘草酸血浆浓度随时间的变化,其中实心圆点及实心方点为实测数据,实线及虚线为 PBPK 模型预测数据。该大鼠实验分两组,包括利福平未处理大鼠组(实心圆点和实线)及利福平处理大鼠组(实心方点和虚线);B. 人体 12 min 静脉推注甘草酸后甘草酸血浆浓度随时间的变化,其中实心圆点、空心圆点及实心灰色圆点为实测数据,实线、虚线及灰线为 PBPK 模型预测数据。该人体实验分三组,包括每人 120 mg 给药组(实心圆点和实线)、每人 80 mg 给药组(空心圆点和虚线)及每人 40 mg 给药组(灰色圆点和灰线);C 和 D,基于 PBPK 模型预测,当人体肝转运体 OATP1B1 及 OATP1B3 活性被不同程度抑制后,甘草酸的系统暴露水平及消除半衰期的改变;E,甘草酸的化学结构临床上有许多药物都是 OATP1B1 及 OATP1B3 的双重抑制剂,这些药物与静脉注射给药的甘草酸一同使用可引发 DDI,进而增大患者出现甘草酸假醛固酮增多症的风险。日本学者的临床研究提示:当与抗病毒药物帕利瑞韦、利托那韦及奥比他韦一同使用时,人体中甘草酸的血浆 AUC_{0-24h} 可增加49%。有研究表明:帕利瑞韦和利托那韦均是 OATP1B1/OATP1B3 的双重抑制剂。

研究实例三:血必净注射液联合抗菌药物治疗脓毒症的"药代和谐"水平研究

脓毒症是一种由感染引起的全身性宿主反应所致器官功能障碍综合征,病死率高、预后不良。脓毒症的药物治疗主要涉及控制感染、复苏治疗、调节机体异常反应。虽然调节机体异常反应很重要,但是在这方面药效药物的开发并不顺利。近年完成的两个大规模临床试验证明,在脓毒症常规治疗基础上加载血必净注射液可进一步降低患者28天病死率(7.2%~8.7%, $P<0.01$)。血必净注射液主要通过调节机体异常反应来发挥脓毒症治疗作用,也是目前唯一能从这方面有效降低病死率的药物。血必净注射液是一种由红花、赤芍、川芎、当归及丹参组方制备而成的中药注射剂,通过静脉滴注给药。在脓毒症治疗中,抗菌药物控制感染,血必净注射液调节机体异常反应,需要在确诊后尽快让患者用上这两类药物。对此,在药效协同互补的同时能否高水平"药代和谐"是这两类药物联合治疗脓毒症的一个关键。血必净注射液是一种全国许多地方都使用的治疗脓毒症药物,而各地医院患者的抗菌药物用药使用情况并不完全一样,因此人们系统考察了血必净注射液与14类45种抗菌药物静脉注射制剂(在中国获批上市用于脓毒症治疗)分别合用的"药代和谐"水平及存在的联合用药风险。该研究基于药代动力学性质 DDI 的原理,考察血必净注射液作为促变药与抗菌药物为受变药的血必净-抗菌 DDI 风险,以及抗菌药物作为促变药与血必净注射液作为受变药的抗菌药物-血必净相互作用风险。为了指导临床合理用药,该联合用药风险研究要求:若联合用药的药代动力学性质 DDI 风险低(高水平"药代和谐"),应提供科学证据;若联合用药存在风险,应明确风险性质、物质基础及规避方法。

研究所需的大量数据从以下3个途径获取。①血必净注射液体内暴露和体内过程信息:来自前期开展的该中成药"多成分"药代动力学研究;②抗菌药物药代动力学和 DDI 信息及与血必净注射液相关的 DDI 信息:通过文献挖掘获取;③文献挖掘未获得或虽有但存疑问的 DDI 数据:通过体外药代动力学实验获得。体外药代动力学实验主要针对决定血必净注射液及抗菌药物系统暴露的药物代谢酶和转运体而开展,涉及抑制和诱导两种机制。数据分析方法的建立基于对联合用药"药代和谐"的定义(图8-9)。数据分析分三步进行:根据发生 DDI 的可能性在血必净注射液与抗菌药物之间进行物质配对,根据是否不利于药物的有效性或安全性来区分物质对的"坏"与"好",围绕"坏"物质对的占有比例计算血必净注射液联合抗菌药物的"药代和谐"指数。研究结果表明,在临床用药剂量下,血必净注射液联合抗菌药物治疗脓毒症高水平"药代和谐"("药代和谐"指数:0.94;该指数为1,表示联合用药无药代动力学性质 DDI 风险,图8-10)。其原因主要是:大部分血必净成分和抗菌药物在决定系统消除的代谢酶和转运体上交集不多不能进行物质配对,一些有交集的又因作为促变药的血必净注射液一方的体内浓度过低而难以进行物质配对(有浓度的物质缺作为促变药的活性、有作为促变药活性的物质缺浓度),血必净注射液的多个药效活性成分具有"硬药"的特性(难以成为代谢酶介导的相互作用的受变药)。联合用药的风险主要是 7 个 β-内酰胺类抗菌药物可通过抑制乙醛脱氢酶降低血必净注射液代谢物原儿茶酸的血药浓度,由于原儿茶酸及其母药成分原儿茶醛不是血必净注射液治疗脓毒症的主要药效物质,因此该风险对血必净的药效发挥影响有限。

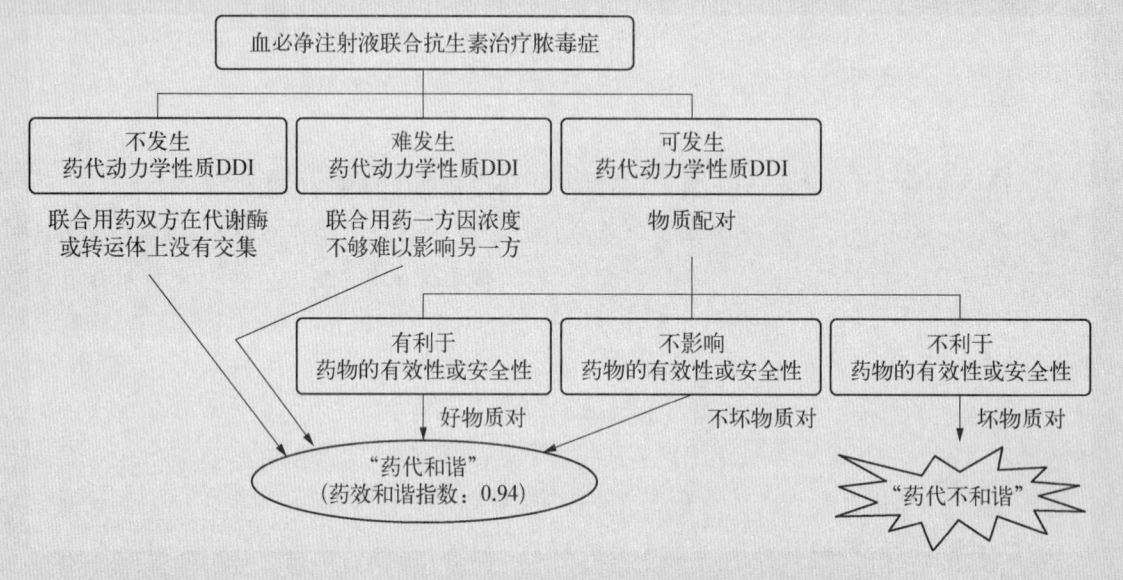

图 8-9 血必净注射液联合抗菌药物治疗脓毒症所涉及的"药代和谐"定义

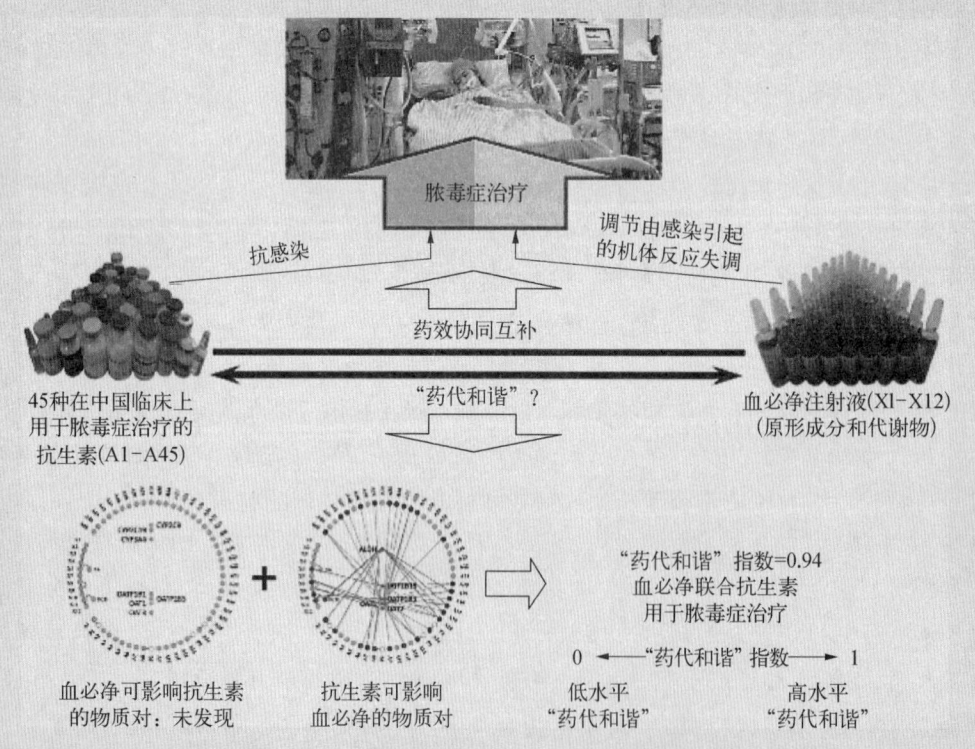

图 8-10 血必净注射液联合抗菌药物治疗脓毒症的"药代和谐"水平研究高水平,"药代和谐"让两类药物的药效协同不受干扰

"药代和谐"研究和国外开展的天然产物制品-化药相互作用(natural product-drug interaction)研究虽然遵循同样的药代动力学性质 DDI 原理,但是也存在差异。"药代和谐"研究主要针对某种

疾病治疗中涉及的中药-化药联合用药。与化药一样，联合用药中的中药也是药物，同样应关注其有效性和安全性是否会受联合用药中的其他药物影响，因此中药和化药都要作为促变药和受变药用于风险评估和发现。为了指导临床合理用药，"药代和谐"研究通常需要考察联合用药双方所涉及的全部药物代谢酶和转运体。天然产物制品-化药相互作用风险研究主要关注天然产物制品是否干扰一同使用的化药治疗，发现像葡萄柚汁和贯叶连翘制剂那样能严重干扰化药治疗的天然产物制品，以便规避或减少用药风险。这里的天然产物制品通常不作为药物来对待，因此主要考察天然产物制品作为促变药对化药的影响，研究不关注天然产物制品作为受变药的风险。这类研究着重于风险发现，仅关注风险涉及的某个或有限的药物代谢酶或转运体。

思 考 题

1. 中药药代动力学研究方法和内容与传统小分子化药有何异同？
2. 中药药代动力学研究能解决中药现代化发展中的哪些关键科学问题和技术问题？

(李 川)

第九章
肝肠三循环理论与中药药代动力学

中药是我国高度重视并积极推进的领域。近年来,随着全球对传统医学价值的重新认识,中药的研究和应用得以推进和深化。国务院办公厅于2022年颁布《"十四五"中医药发展规划》,明确指出要建设高水平中医药传承保护与科技创新体系,深化中医原创理论、中药作用机制等重大科学问题的研究。解析中药的作用机制和物质基础是实现其临床用药安全、有效和可控的重要基础,已成为中医药现代化研究的核心环节。中药的作用机制研究依赖独特的理论体系和研究方法,与化药具有高度不同的认知途径和理论基础,在国际上鲜有先例可循,这既是优势特色也是研究难点。发掘和阐明中药及其活性成分的特色作用机制,是守住中药传统优势和提高国际竞争力需重点攻关的科学问题。

药物的体内ADME过程对其治疗效果及毒副反应具有决定性的作用。基于药动学(PK)的药效学(PD)研究,是阐明药物药效作用机制的关键理论。但传统PK-PD理论应用于中药研究时,常因其化学成分复杂和作用机制独特,表现出与预期不符的特性。例如,多数中药活性成分的口服血药浓度极低,但仍具有确切的药理活性,提示传统PK-PD模型可能无法完全适用于中药的研究,符合中药PK-PD特征的研究模式亟须发掘。肝脏和肠道作为药物最关键的体内处置系统,在口服中药的药效作用中起着至关重要的作用。揭示肝脏、肠道对中药活性成分的处置特征,是解析中药特色量-效关系和作用机制的有效途径。

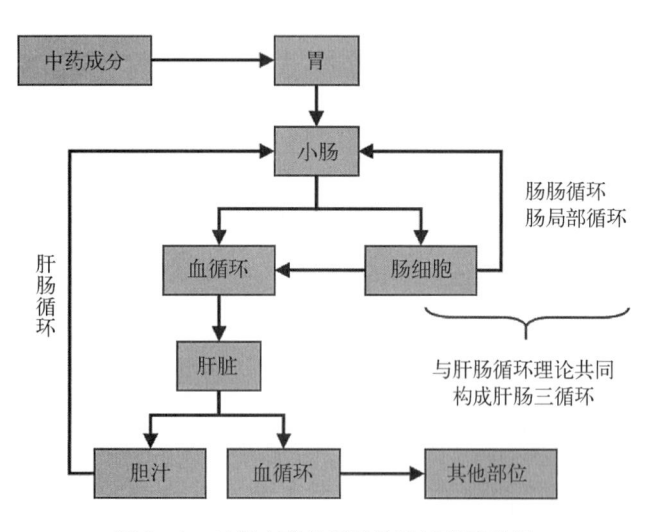

图9-1 口服中药的肝肠处置过程示意图

肝肠三循环(triple recycling)是研究黄酮类中药活性成分体内处置特征和毒效作用机制的中药药代动力学新理论,包括肝肠循环(enterohepatic recycling)、肠肠循环(enteric recycling)及肠局部循环(local recycling)(图9-1)。中药口服后,黄酮类活性成分通过膜转运进入体内(第一章第三节),在肝脏代谢后,经胆汁或部分经胆汁排入肠腔,在肠腔中被重新吸收,经门静脉又返回肝脏的现象称为肝肠循环;经小肠细胞代谢后排入肠腔,在结肠中被重新吸收的现象称为肠肠循环;经小肠细胞代谢后排入肠腔,在小肠部位重吸收的现象称为肠局部循环。肝肠三循环促使大多数黄酮类活性成分循环外排至肠腔并被重吸收,仅有少部分持续入血,导致此类成分在体内的滞留时间大大延长,肝肠局部生物利用度较高,而血药浓度呈现出持续和渐进减少的趋势,不会出现仅由肝肠循环引起的"双峰"现象。黄酮类活性成分因此对肠道类相关疾病具有优势药效作用,并因其独特的入血特征,常表现出多成分的药效协同作用。肝肠三循环理论为阐明体内暴露量低但疗效确切且显著的中药活性成分的量-效关系和药效作用方式提供了新的研究思路与参考方法。本章将从形成过程及基本原理、研究内容、研究方法和研究案例 4 个方面,介绍肝肠三循环理论及其在中药现代化研究中的应用。

大部分中药活性成分经口服到达胃肠道后,随即通过膜转运进入血循环或肠细胞。其中,一部分中药活性成分进入血循环,通过门静脉被输送至肝脏,在肝脏中被代谢酶转化为代谢产物。这些代谢产物或未被肝脏代谢的成分随后被送回至血循环或被外排至胆汁。回到血循环的成分及代谢产物被运输至身体其他部位,而排至胆汁的成分及代谢产物则再次被循环到肠腔中,可重新被肠道吸收,又经门静脉返回肝脏,形成肝肠循环。此外,一部分黄酮类中药活性成分进入肠细胞,被肠细胞内的代谢酶转化为代谢产物。黄酮类活性成分及代谢产物大多数被肠细胞外排至肠腔中,少部分被外排至血循环。而排至肠腔中的黄酮类活性成分及代谢产物可再次被结肠或小肠重吸收,形成肠肠循环和肠局部循环。

第一节　肝肠三循环理论的形成过程与基本原理

一、肝肠三循环理论的形成过程

药物的肝脏处置研究始于 20 世纪初。研究发现,雌激素入体后在肝脏中被转化为可溶性代谢产物而失活,通过胆汁排泄至肠道中;肠道中的代谢产物又可转化为雌激素,被重新吸收进入血循环,形成肝肠循环的现象。自此,肝脏的处置被认为是影响药物体内生物利用度和毒效作用的主要因素。随着药物肝脏处置机制研究的深入,具有代谢和转运功能的关键蛋白得以发掘,药物代谢酶和转运蛋白的概念被提出,为后续药物处置特征的研究奠定了分子基础。21 世纪初,化药 ADME 研究的理论体系和研究方法已趋于成熟。与此同时,中药的 ADME 研究经过 50 余年的缓慢发展,逐渐得到国内外药代动力学研究者的关注,许多中药药代动力学的新理论、新方法不断被提出(第一章第一节)。在黄酮类中药活性成分的体内处置研究中,有学者发现其肠道处置比肝脏处置更为主要,提出除肝肠循环以外,肠肠循环亦是黄酮类中药活性成分的关键处置体系。肠道处置的重要性得以揭示。随着中药活性成分肠道处置机制研究的深入,发现由于重吸收部位的差异,黄酮类活性成分在肝肠处置时可同时形成肠局部循环。此发现补充和完善了肝肠循环、肠肠循环的研究体系。后续证实黄酮类中药活性成分在体内处置时,同时形成肝肠循环、肠肠循环和肠局部循环,肝肠三循环理论逐渐形成。

二、肝肠三循环理论的基本原理

(一)"旋转门"理论

药物的体内处置由药物代谢酶和转运体共同介导。药物代谢酶主要分为 I 相和 II 相代谢酶。转运体分布于各个组织器官,分为摄取和外排两种类型。"旋转门"(revolving door)理论指的是药物代谢酶和外排转运蛋白的偶联在黄酮类中药活性成分的处置中起调控作用,即药物代谢速率与外排转运速率相互影响;当外排转运蛋白被抑制/激活,细胞内药物的代谢产物生成相应减少/增加;当细胞内药物代谢停滞/活跃,外排功能相应增强/减弱,促进/降低细胞内代谢。该理论把外排转运蛋白比作门控系统,是药物代谢酶和外排转运蛋白相互作用的具体化和形象化描述。

如图 9-2,部分黄酮类中药活性成分经口服吸收进入肠细胞,通过 CYP 等代谢酶转化为 I 相代谢产物,经 UGT、SULT 等代谢酶转化为 II 相代谢产物(第二章第二节)。位于肠细胞膜上的 P-gp、BCRP 和 MRP 等外排转运蛋白将大多数活性成分及代谢产物外排至肠腔,仅有少部分排至血循环。根据"旋转门"理论,随着活性成分的外排,胞内活性成分的代谢被促进,驱动了肠腔中活性成分的吸收。而排至肠腔的代谢产物可经 β-葡萄糖醛酸酶(β-glucuronidases,β-GUS)等水解酶转化为活性成分,重新被肠道吸收,随后再次被肝肠细胞代谢,并外排至肠腔或血循环,从而形成肝肠三循环。

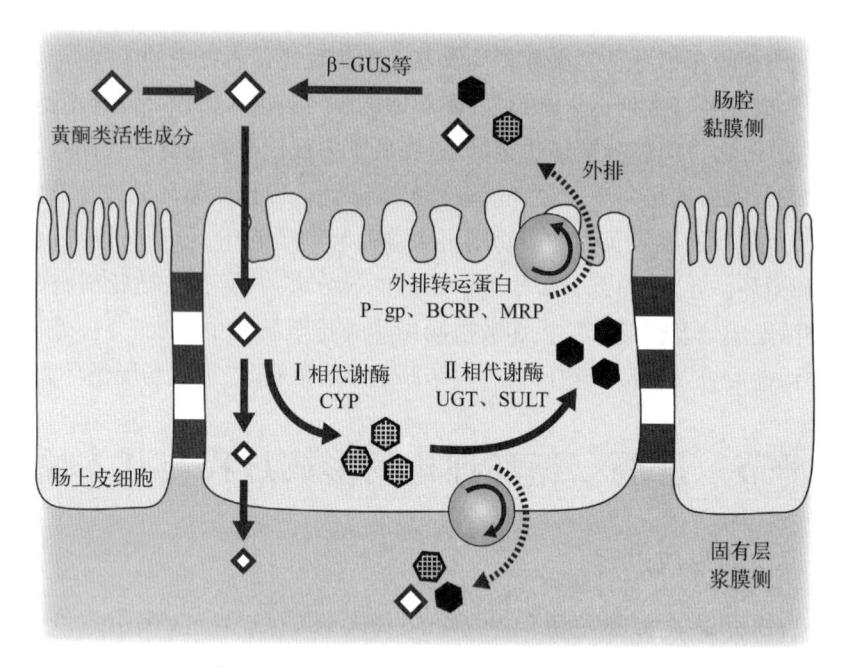

图9-2 "旋转门"调控系统对黄酮类活性成分的处置

活性成分进入肠细胞,通过 CYP 等代谢酶转化为 I 相代谢产物,随后经 UGT、SULT 等代谢酶转化为 II 相代谢产物;位于肠细胞膜上的 P-gp、BCRP 和 MRP 等转运蛋白可将大多数活性成分及代谢产物外排至肠腔,仅少部分排至血循环。根据"旋转门"理论,随着活性成分的外排,胞内活性成分的代谢被促进。排至肠腔的代谢产物可经 β-GUS 等水解酶转化为活性成分,重新被肠道吸收,形成循环处置。因此,β-GUS 和"旋转门"调控系统共同驱动黄酮类活性成分形成"肝肠三循环"
[引自 Liu Z, Hu M. Natural polyphenol disposition via coupled metabolic pathways. Expert Opin Drug Metab Toxicol, 2007, 3(3): 389-406]

此过程中,"旋转门"调控系统驱动黄酮类活性成分在肠道中的外排和代谢,β-GUS 驱动肠腔中黄酮类活性成分的再次生成,为其肠道吸收提供循环条件。但对于黄酮类活性成分而言,UGT 是主要的 II 相代谢酶,其 UGT 代谢产物由于亲水性较高,需依赖肝肠细胞膜上的转运蛋白外排,即 UGT 是参与黄酮类活性成分形成肝肠三循环最主要的药物代谢酶。因此,β-GUS、UGT 和外排转运蛋白是黄酮类活性成分形成肝肠三循环的驱动元素。

(二) 肝肠三循环相关的药物代谢酶

参与黄酮类活性成分肝肠三循环的药物代谢酶主要有肝肠中的 UGT,以及肠细胞和肠道菌群分泌的 β-GUS。在肝肠三循环中,UGT 主要负责将黄酮苷元转化为葡萄糖醛酸苷(黄酮苷)。β-GUS 是一类重要的水解酶,可催化 β-葡萄糖醛酸苷键的断裂。在肝肠三循环中,β-GUS 主要起到两个作用。第一,β-GUS 可将被排出肠腔中的葡萄糖醛酸苷(黄酮苷)水解为黄酮苷元;第二,中药里广泛存在的糖苷类成分极性较强,不易被吸收,β-GUS 可将口服进入肠腔中的糖苷类成分水解成疏水性较强的苷元,促进肠道吸收或产生活性代谢产物。

(三) 肝肠三循环相关的外排转运蛋白

参与黄酮类活性成分肝肠三循环的外排转运蛋白主要有 P-gp、BCRP 和 MRP。在肝肠三循环中,黄酮苷元经 UGT 代谢后转化为葡萄糖醛酸苷(黄酮苷)。黄酮苷极性较大,不能被动扩散排出肝肠细胞,主要依赖肝肠细胞膜上的外排转运蛋白排出。因此,外排转运蛋白在黄酮的体内处置中起到限速作用,当外排转运蛋白被抑制时,黄酮 UGT 代谢产物显著减少,细胞内和血浆中的原形成分和代谢产物水平均明显升高。

(四) 肝肠循环

肝肠循环是指药物(包括黄酮类中药活性成分等)在肝脏代谢后,经胆汁或部分经胆汁排至肠腔,被肠道重新吸收,经门静脉又返回肝脏的现象。肝肠循环是黄酮类中药活性成分的Ⅱ相代谢产物最主要经历的处置行为。黄酮类活性成分口服后,部分苷元被肠道吸收,通过血循环到达肝脏,被肝脏中的UGT代谢为葡萄糖醛酸苷(黄酮苷),随后部分被转运蛋白外排至胆汁,通过胆汁排泄至肠腔;肠腔中的黄酮苷被β-GUS水解为黄酮苷元,再次被肠道吸收,经门静脉输返回肝脏(图9-3)。

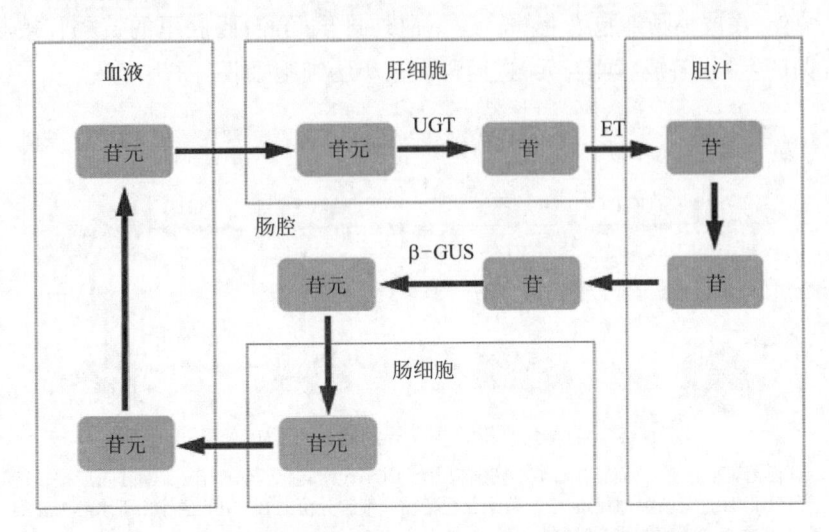

图9-3 黄酮类中药活性成分的肝肠循环处置过程

黄酮苷元经肠道吸收后,通过血液循环(门静脉)到达肝脏;在肝脏中,苷元被UGT代谢转化为黄酮苷;黄酮苷随后被转运蛋白(ET)外排至胆汁;随胆汁排泄至肠腔的黄酮苷在β-GUS的作用下水解为黄酮苷元,在肠道中被重新吸收,经门静脉返回肝脏

(五)肠肠循环

肠肠循环是指黄酮类中药活性成分在小肠代谢后,外排至肠腔,在结肠中被重新吸收的现象。部分黄酮苷元被吸收进入肠细胞,通过UGT转化为黄酮苷,随后被肠细胞膜上的外排转运蛋白排至肠腔;排至肠腔的黄酮苷经由肠道菌群分泌的β-GUS水解为黄酮苷元,通过结肠吸收重新进入肠细胞(图9-4)。肠肠循环作为肝肠循环的补充,与肝肠循环的最大区别在于黄酮类中药活性成分是在肠细胞中被代谢为葡萄糖醛酸苷,随后被肠细胞的转运蛋白外排至肠腔中,不在肝脏中代谢和外排。研究表明,多种黄酮类中药活性成分,如柚皮素、芹菜素、芒柄花黄素等均在体内受到肠肠循环处置。

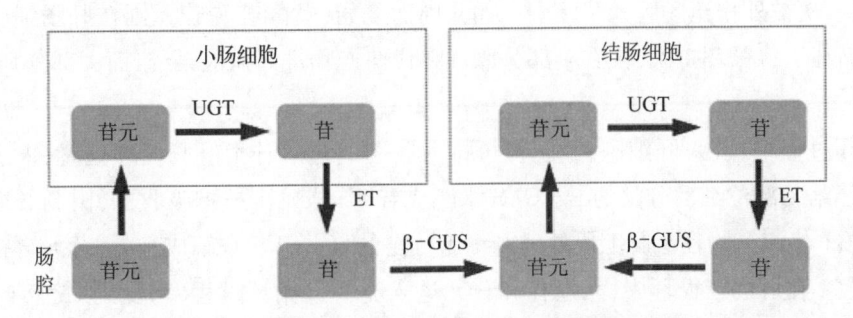

图9-4 黄酮类中药活性成分的肠肠循环处置过程

部分黄酮苷元吸收进入小肠细胞,被小肠细胞中的UGT代谢为黄酮苷;黄酮苷随后被转运蛋白(ET)外排至肠腔;肠腔中的黄酮苷在肠道菌群β-GUS的作用下水解为黄酮苷元,在结肠部位被重新吸收进入肠细胞

(六)肠局部循环

肠局部循环作为肝肠循环和肠肠循环的补充,是近年来提出的新概念。肠局部循环的整个过程与

肠肠循环相似,区别主要在于 β-GUS 的来源和药物成分重吸收的部位。肠肠循环中的 β-GUS 来源于结肠的肠道菌群,所以结肠是其水解和重吸收过程发生的主要部位;而在肠局部循环中,β-GUS 是肠黏膜细胞分泌的,所以重吸收可发生在整段小肠细胞上。研究表明,黄酮类中药活性成分,如汉黄芩素、刺槐素等在体内受到肠局部循环处置,即肠腔中的黄酮苷元被吸收进入小肠后,经小肠细胞内的 UGT 代谢生成黄酮苷,并被小肠细胞膜上的转运蛋白外排至肠腔;肠腔里的黄酮苷被肠黏膜细胞分泌的 β-GUS(非细菌产生)水解成黄酮苷元,进而再次被小肠细胞吸收(图 9-5)。

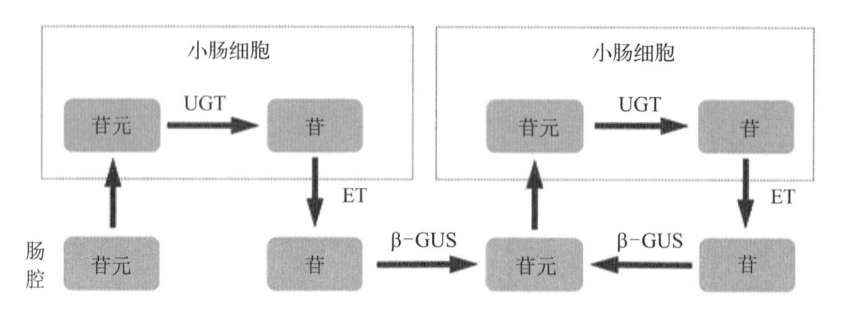

图 9-5 黄酮类中药活性成分的肠局部循环处置过程

黄酮苷元从肠腔进入小肠细胞,被小肠细胞中的 UGT 代谢转化为黄酮苷;黄酮苷随后被转运蛋白(ET)外排至肠腔;而肠腔中的黄酮苷在肠黏膜细胞分泌的 β-GUS 的作用下水解为黄酮苷元,进而被小肠细胞重新吸收

(七) 肝肠三循环

肝肠三循环包括肝肠循环、肠肠循环和肠局部循环,其关键的 3 个驱动元素分别是 β-GUS、UGT 和外排转运蛋白(P-gp、BCRP 和 MRP)(图 9-6)。当口服黄酮苷时,黄酮苷先被肠腔中的 β-GUS 水解为苷元,苷元经被动扩散吸收进入肠细胞(若口服黄酮苷元,则无此过程,苷元直接经被动扩散进入肠细胞)。苷元在肠细胞内被 UGT 代谢生成葡萄糖醛酸苷(黄酮苷),而绝大部分 UGT 代谢产物可被肠细胞黏膜侧的外排转运蛋白转运至肠腔(小部分 UGT 代谢产物也可被肠细胞浆膜侧上的外排转运蛋白转运至血液中)。肠细胞内尚有极少部分未被代谢的苷元可再一次被动扩散进入血液,经体循环到达肝脏,在肝细胞中可被代谢生成 UGT 代谢产物,肝细胞中的 UGT 代谢产物可被肝细胞膜上的外排转运蛋白转运至胆汁,随胆汁进入肠腔。重新进入肠腔的黄酮苷(UGT 代谢产物)被肠细胞或细菌分泌的 β-GUS 水解为苷元,苷元再次被吸收进入肠细胞,随后在肝肠细胞内再次发生葡萄糖醛酸化生成 UGT 代谢产物,并再一次被外排至肠腔和胆汁中。如此周而复始,黄酮苷和苷元则在肝肠细胞、肠腔和血液中不断转化和循环。每循环 1 次,仅有小部分原形和代谢产物进入血液系统,而大部分则留在肝肠中参与肝肠三循环。

在这些循环过程中,进入肝细胞,经胆汁再排入肠腔的黄酮苷由肝肠循环处置;未进入肝细胞,其 UGT 代谢产物经结肠部位细菌分泌的 β-GUS 水解成苷元,苷元再被重吸收的,由肠肠循环处置;未进入肝细胞,且 UGT 代谢产物在小肠上段处经肠细胞分泌的 β-GUS 水解成苷元,苷元再被重吸收的,由肠局部循环处置。在肝肠三循环中,无论苷和苷元进入哪一种循环过程,均受到"旋转门"代谢调控系统中药物代谢酶和外排转运蛋白的调控,因此"代谢-外排"的偶联过程是肝肠三循环发生的首要条件。而苷元是否进入肝脏,或 UGT 代谢产物被细菌或肠细胞分泌的 β-GUS 水解,则决定了苷和苷元形成的循环形式与过程。肝肠三循环使得黄酮苷和苷元在肝肠组织中的滞留时间大大延长,肝肠局部生物利用度显著提高,尤其是肠肠循环和肠局部循环。这种特殊的肠道处置过程和机制,是黄酮类中药活性成分在体内产生药效和毒性作用的药代动力学基础。

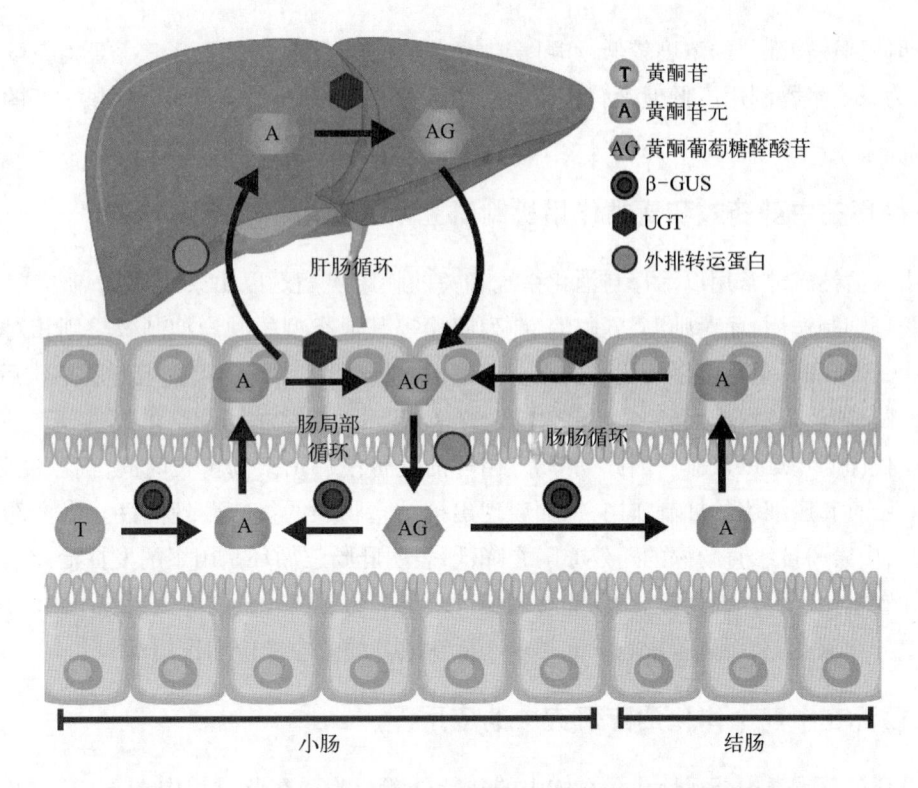

图 9-6　黄酮类中药活性成分的肝肠三循环处置基本原理示意图

以黄酮苷及其苷元为例。口服黄酮苷时,苷被肠黏膜细胞分泌的 β-GUS 水解为苷元,苷元自由扩散进入肠细胞(部分经血循环进入肝细胞),在肝细胞内被 UGT 代谢转化成葡萄糖醛酸苷;葡萄糖醛酸苷被肝肠细胞膜上的转运蛋白外排至胆管和肠腔中,重新进入肠腔;肠腔中的葡萄糖醛酸苷又被肠黏膜细胞和肠道菌群分泌的 β-GUS 水解为苷元,苷元重新进入肝肠细胞,被再次代谢和外排。如此周而复始,使黄酮原形及其 UGT 代谢产物在肝肠组织中不断代谢、外排与重吸收

第二节　肝肠三循环理论的应用与相关研究内容

肝肠三循环作为黄酮类中药活性成分较为独特和关键的体内处置机制,目前已在此类中药活性成分的量-效关系、药效与毒性作用机制,以及个体化治疗等研究中有重要应用。

一、肝肠三循环在中药成分量-效关系研究中的应用

量-效关系是制定临床用药方案,保证用药安全的基础。一般情况下,中药活性成分需吸收入血并到达靶部位发挥疗效,且在体内达到一定的血药浓度才能起到治疗疾病的作用。然而在实际临床中,多数中药活性成分即使在患者体内有着较低的口服生物利用度,却仍具有确切且显著的药理活性,血药浓度和生物效应的相关性较弱,表现出与传统药代动力学理论中不相符的量-效关系。大多数中药以口服制剂为主,其活性成分的体内浓度及空间分布受肝肠处置过程的影响。以黄酮类中药活性成分山柰酚为例,研究表明山柰酚在肝肠中主要由 UGT1A9 代谢和 MRP2、BCRP 转运蛋白外排,可形成肝肠三循环,导致其血药浓度较低,但在肠腔和肠上皮细胞的浓度均达到"μmol/L"级,产生抑制结直肠肿瘤增殖和转移的显著药效,进一步明确了山柰酚的量-效关系。因此,当黄酮类中药活性成分在体内受到肝肠三循环的处置时,其在血循环中的暴露形式、暴露量及暴露时间等药代动力学特征均受到肝肠处置行为的影响,呈现出独特的量-效关系。这些中药活性成分的效应强弱常与其肝肠的局部浓度相关,而与其血药浓度无关。另外,由于这些中药活性成分的肝肠暴露时间延长或暴露形式活性较高等原因,导致此

类活性成分即使到达靶部位的浓度较低,亦可产生显著药效。因此,研究肝肠三循环对黄酮类中药活性成分的处置,为系统生物利用度低但确有疗效的中药活性成分的量-效关系研究提供了新的研究思路和参考方法。

二、肝肠三循环在中药药效和毒性作用机制研究中的应用

黄酮类中药活性成分常用以治疗与消化系统相关的临床疾病。以山柰酚为例,研究显示山柰酚具有显著的结肠癌抑制作用,而对肺癌、乳腺癌、前列腺癌等其他类型的肿瘤抑制效果则相对较弱。进一步的研究表明,肝脏和肠道是山柰酚代谢的主要部位,其原形和代谢产物吸收入肝肠细胞后,被 UGT 代谢,进而通过外排转运蛋白排至肠腔;在肠腔中经 β-GUS 水解后又被肠细胞重吸收,形成肝肠三循环,导致山柰酚及代谢产物难以入血。因此,肝肠三循环的处置使得山柰酚可长时间、高浓度驻留于肠道,显著增加其对结直肠癌细胞的抑制作用,从而表现出抗结直肠癌的优势药理活性。当全部或部分阻断肝肠三循环时,山柰酚抗结直肠癌的药效亦随之降低,表明肝肠三循环是山柰酚发挥治疗结直肠癌优势药效的重要处置机制。因此,肝肠三循环能够调控黄酮类中药活性成分的体内系统生物利用度、肝肠滞留时间和肠道分布深度,从而显著影响黄酮类中药活性成分的效应部位和作用机制。

三、肝肠三循环在中药个体化治疗研究中的应用

肝肠三循环是黄酮类中药活性成分在体内的独特处置行为。在此过程中,β-GUS、UGT 和外排转运蛋白是关键的驱动元素。然而研究表明,药物代谢酶和外排转运蛋白的表达和活性存在着个体异质性,导致不同个体在接受同一中药治疗时,受到的肝肠三循环处置模式有所不同,影响着中药活性成分的药效和毒性,表现出中药临床治疗效果的个体差异。例如,对外排转运蛋白 P-gp 不同基因型的健康人进行研究,分别给予 0.25 mg 地高辛后抽血检测,结果显示具有 *TTT-TTT* 基因型的个体,P-gp 外排功能下降,导致地高辛 AUC 较高,并且表现出更显著的肠道重吸收。因此,研究者通过深入解析不同个体的药物代谢酶和外排转运蛋白的异质性,可以揭示黄酮类中药活性成分在不同个体中的肝肠三循环处置规律,为中药临床提供个体化用药策略,有助于减少不良反应,发挥中药在治疗中的独特优势。

第三节 研究肝肠三循环理论的相关方法与技术

在研究中药活性成分及其代谢产物的体内肝肠三循环行为时,需要采用相关的研究方法获得肝肠中药物代谢酶、外排转运蛋白对中药活性成分的处置数据。其中主要涉及:① 建立中药活性成分及其代谢产物的分析检测方法;② 研究中药活性成分及其代谢产物的肝肠代谢与外排途径的方法与技术;③ 解析中药活性成分及其代谢产物形成肝肠三循环的方法与技术。

一、建立中药活性成分及其代谢产物的分析检测方法

中药活性成分及其代谢产物的鉴定和检测,是研究其药代动力学特点和组织空间分布的必要方法。目前,许多中药及复方成分的体内药代动力学研究和报道尚不全面,对于体内代谢产物尚未可知的中药活性成分,可先将中药成分经肝肠微粒体等体外代谢酶体系孵育后,采用 UPLC-Q-TOF-MS 和 NMR 等技术对其代谢产物的结构进行鉴定。随后可使用液相色谱-三重四极杆串联质谱联用技术(UPLC-QQQ-MS/MS)等高通量仪器建立稳定且灵敏的分析方法,以便同时检测血液和肝肠中的原形成分及代谢产物。

二、研究中药活性成分及其代谢产物的肝肠代谢和外排途径的方法与技术

肝肠三循环处置机制并非同时发生在所有中药活性成分的体内处置中，目前研究表明其主要发生在黄酮类活性成分的体内处置中。对于尚未得知是否同时存在肝肠三循环代谢处置的中药活性成分而言，原形成分及其代谢产物的体内血药浓度和肝肠组织分布等药代动力学特征，可初步提供推断依据。因此，在建立中药活性成分及其代谢产物的分析检测方法后，可采用大鼠、小鼠等模式动物，研究口服中药后，原形成分及其代谢产物的药代动力学特征。同时，检测原形成分以单体形式口服、静脉注射和腹腔注射后的药代动力学特征；绘制血液和组织的药时曲线，初步判断中药活性成分及其代谢产物是否具有长时间、高浓度的肠道分布属性，明确是否同时受到肝肠三循环处置。

在明确中药活性成分及其代谢产物受到肝肠三循环处置后，可进一步研究参与其中的肝肠药物代谢酶和外排转运蛋白的具体种类与亚型。在中药活性成分的肝肠药物代谢酶研究中，常采用体外孵育法，即以微粒体或人源化重组代谢酶作为辅酶，考察药物代谢清除率的代谢模型。其中，葡萄糖醛酸化是目前中药活性成分及其代谢产物在肝肠三循环代谢中主要经历的Ⅱ相代谢过程，因此除了人/鼠肝、肠微粒体以外，亦可采用人源化UGT同工酶对原形成分进行体外孵育，初步确认参与代谢的主要UGT亚型。

然后，在中药活性成分的肝肠外排转运蛋白研究中，常采用细胞转运模型。此模型操作然后，与肠道的相似度高，故而应用最为广泛。其中，Caco-2细胞模型来源于人直肠癌，其结构和形态与人的小肠上皮细胞类似，可表达大量与小肠刷状缘上皮相关的CYP、UGT代谢酶，还能够表达P-gp、BCRP和MRP等外排转运蛋白，因此Caco-2细胞常用于研究药物在肠道中的吸收代谢、转运和外排机制。因此，采用Caco-2细胞模型和外排转运蛋白抑制剂，即可研究外排转运蛋白在正常和被抑制的两种情况下，原形成分及其代谢产物的转运量、外排速率、清除率等指标的变化情况。如果加入抑制剂，这些指标有明显的下降趋势，且细胞内原形成分及其代谢产物的浓度显著升高，表明该转运蛋白主要负责外排原形成分及其代谢产物。此外，犬肾上皮细胞MDCK细胞系和人宫颈癌细胞HeLa细胞系均可用于考察药物的体外吸收和外排情况。

三、解析中药活性成分及其代谢产物形成肝肠三循环的方法与技术

在明确参与中药活性成分肝肠处置的主要药物代谢酶和外排转运蛋白后，可进一步研究中药活性成分及其代谢产物的肝肠三循环代谢及转运特征。一般采用在体法进行研究。在体法建立在整体动物水平上的实验，将动物器官暴露于体外，使用灌流等方法保持其生理功能。在此条件下，研究灌流的中药活性成分在这些器官中的吸收、处置的特征。常用的在体法包括在体肠灌流法、肠襻法、肠道血管插管法等。目前，大鼠在体肠灌流模型是由FDA批准的可用于研究药物在肠道吸收、代谢和外排特点的重要模型，应用最为广泛。此外，常采用抑制剂或基因敲除小鼠等方法，同时或分别阻断β-GUS、UGT或外排转运蛋白等，以确认中药活性成分在体内经历肝肠三循环处置时，发挥关键作用的驱动元素。

第四节 肝肠三循环理论应用的研究实例

黄酮类中药活性成分具有显著的药理活性。肝肠三循环是黄酮及其代谢产物葡萄糖醛酸苷最主要的处置途径，研究肝肠三循环能够将黄酮独特的作用机制与体内药代动力学行为进行有效关联。下面将简述肝肠三循环在黄酮类中药活性成分的药效作用与减毒机制研究中的应用案例。

研究实例一：肝肠三循环对中药活性成分山柰酚治疗结直肠炎药效作用的影响及机制

黄酮类中药活性成分山柰酚具有显著抑制结肠炎的药效作用。研究表明，山柰酚在体内受到肝肠三循环的处置，但肝肠三循环在山柰酚治疗结直肠炎的过程中是否发挥关键作用尚不清晰。为了研究肝肠处置在山柰酚药效发挥中的作用，研究人员首先对山柰酚的体内代谢产物进行结构表征，结果显示山柰酚在大鼠血浆中大部分被 UGT 转化为山柰酚-3-葡萄糖醛酸苷（K-3-G）、山柰酚-7-葡萄糖醛酸苷（K-7-G）和山柰酚-7-硫酸盐（K-7-S），其中 K-3-G 是主要的代谢产物。在明确山柰酚及其代谢产物后，建立了同时定量山柰酚及其代谢产物的 UPLC-QQQ-MS/MS 分析检测方法。

然后，采用外排转运蛋白基因敲除的小鼠模型，表明 Mrp2 和 Bcrp 的缺失抑制了山柰酚代谢产物的细胞外排，显著增加了 AUC（图 9-7）；进一步采用 Caco-2 单层细胞模型，当加入 MRP2 和 BCRP 抑制剂时，山柰酚代谢产物的流出显著减少，表明山柰酚及其代谢产物主要经 MRP2、BCRP 转运蛋白外排。

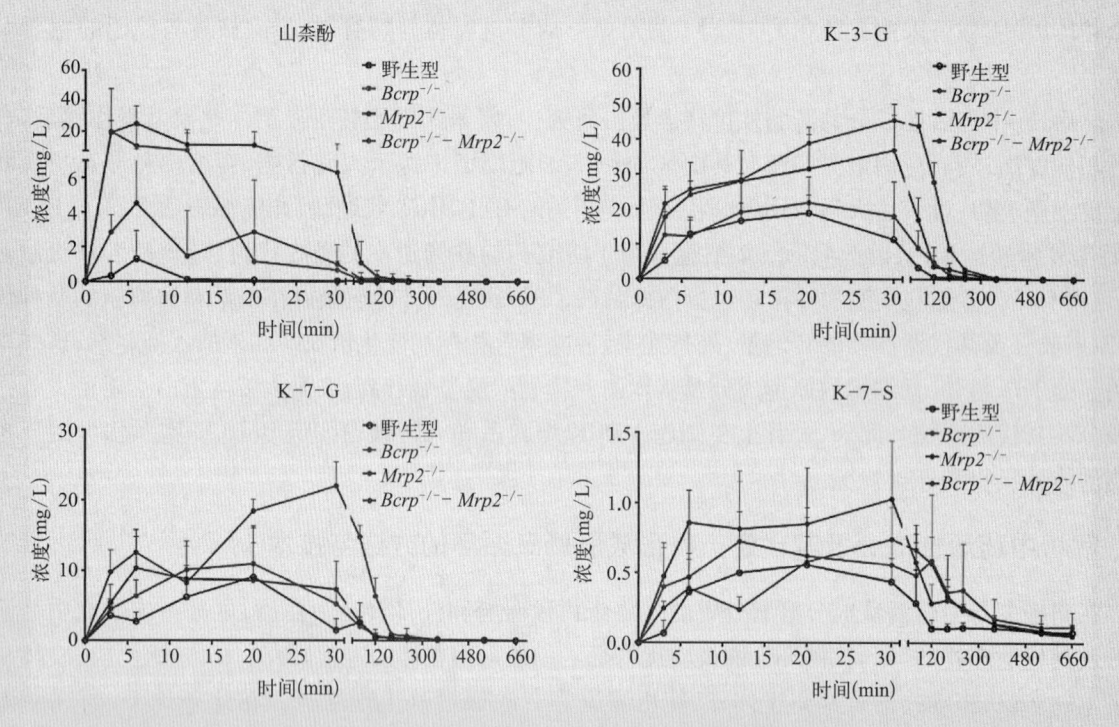

图 9-7　口服山柰酚在野生型和外排转运蛋白单/双基因敲除小鼠中的平均药时曲线

当外排转运蛋白的基因 Mrp2 和 Bcrp 敲除后，肝肠细胞外排减少，山柰酚及其代谢产物的血药浓度明显升高。Wild Type，野生型；$Bcrp^{-/-}$，Bcrp 基因敲除；$Mrp2^{-/-}$，Mrp2 基因敲除；$Bcrp^{-/-}-Mrp2^{-/-}$，Bcrp 和 Mrp2 双基因敲除

因此，采用 Mrp2 和 Bcrp 单/双基因敲除小鼠，构建结肠炎模型，灌胃给药山柰酚后，分别检测各组小鼠的病理指标、山柰酚及其代谢产物的血药浓度和肝肠组织分布。结果显示，在 Mrp2 和 Bcrp 基因敲除的结肠炎小鼠中，山柰酚及其代谢产物的肝肠细胞外排受到阻碍，肝肠三循环的处置过程被阻断，导致山柰酚血药浓度增加，在肠道中的分布减少（表 9-1），显著降低了山柰酚对结肠炎的药效作用（图 9-8）。以上研究表明，肝肠三循环的处置对山柰酚产生抗结肠炎的药效具有重要作用，即山柰酚经历肝肠三循环处置后，可长时间、高浓度驻留于肠道中，增加其与炎性肠细胞的作用时间，更高效地发挥抑制结肠炎的药效作用。

表9-1 外排转运蛋白 *Mrp2* 和 *Bcrp* 基因敲除阻断肝肠三循环,导致山奈酚及其代谢产物的药代动力学特征发生改变

成分 \ 药代动力学特征	$t_{1/2}$	MRT	血药浓度	肠道分布	肝脏分布	胆汁分布
山奈酚	缩短	缩短	增加	减少	—	增加
K-3-G	缩短	缩短	增加	减少	增加	减少
K-7-G	缩短	缩短	增加	减少		减少
K-7-S	缩短	缩短	增加	减少		—

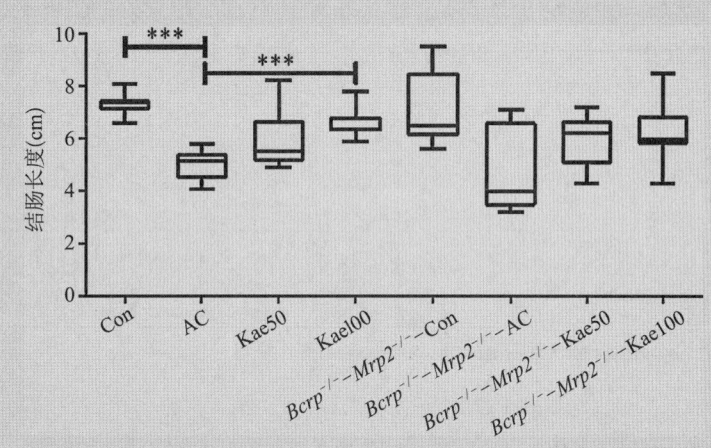

图9-8 野生型和外排转运蛋白基因敲除的结肠炎小鼠给予山奈酚后的结肠长度

当外排转运蛋白的基因 *Mrp2* 和 *Bcrp* 敲除后,山奈酚的肝肠三循环处置过程被阻断,使其治疗结肠炎的疗效降低。Con,野生型对照;AC,结肠炎造模;Kae,山奈酚给药;$Bcrp^{-/-}$-$Mrp2^{-/-}$,*Bcrp* 和 *Mrp2* 双基因敲除;***,$P<0.001$

研究实例二:肝肠三循环在中药复方小柴胡汤降低伊利替康化疗肠毒性中的作用及机制

伊立替康(irinotecan)是临床治疗结直肠癌常用的化疗药物,服药后主要毒副反应为化疗相关性腹泻,发生率为80%~90%,严重者占39%,可致死。研究表明,伊立替康的腹泻肠毒性主要是其活性代谢产物7-乙基-10-羟喜树碱(SN-38)在肠道的高浓度暴露引起的(图9-9)。

图9-9 伊利替康引起化疗相关性腹泻的机制示意图

伊立替康经血液进入机体后,大部分经羧酸酯酶(CES)转化具有抗肿瘤活性的代谢产物 SN-38,而 SN-38 在肠道高浓度的暴露导致患者发生腹泻;SN-38 可被肝肠 UGT 代谢为无毒代谢产物 SN-38G,但 SN-38G 经 β-GUS 又可重新生成 SN-38

临床发现中药复方小柴胡汤与伊利替康联用,可有效降低伊利替康引起的腹泻。小柴胡汤中所含主要成分为黄酮类化合物,包括黄芩素、汉黄芩素、姜酮、甘草苷和柴胡皂苷等。研究人员发现,小鼠口服或肠灌流黄芩素、汉黄芩素、姜酮、甘草苷和柴胡皂苷时,其肠道生物利用度比系统生物利用度高,表明小柴胡汤在体内经历了肝肠三循环的代谢与处置。然而,肝肠三循环在小柴胡汤降低伊利替康所致腹泻中的作用尚不明确。

研究人员首先构建伊利替康诱导小鼠严重腹泻模型,当联合给予小柴胡汤时,结果显示,联合给药可显著降低小鼠严重腹泻的疾病活力指数(图9-10),抑制促炎细胞因子TNF-α、IL-1β、IL-2等的蛋白表达,上调抑炎细胞因子TGF-β1、IL-7、IL-10等的蛋白表达。进一步的研究表明,小柴胡汤联合伊利替康给药后,可显著降低小鼠结肠中β-GUS的浓度,并显著减少伊利替康及其代谢产物SN-38、SN-38G在肠道中的浓度(图9-11)。在小柴胡汤的多种黄酮

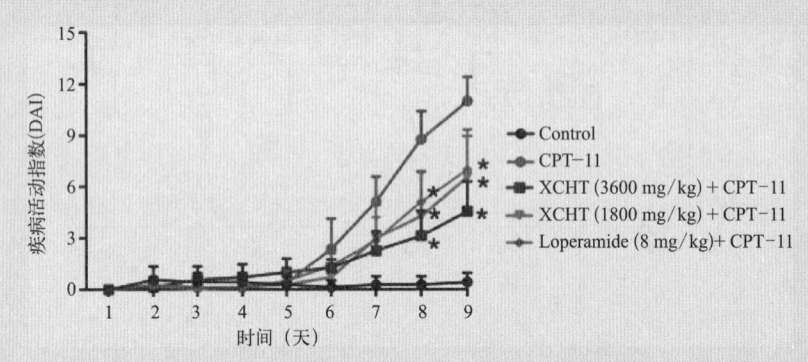

图9-10 小柴胡汤可显著降低伊利替康诱导的小鼠腹泻疾病活动指数

Control,对照;CPT-11,伊利替康给药;XCHT,小柴胡汤给药;Loperamide,洛派丁胺给药(止泻药,阳性对照);*,$P<0.05$

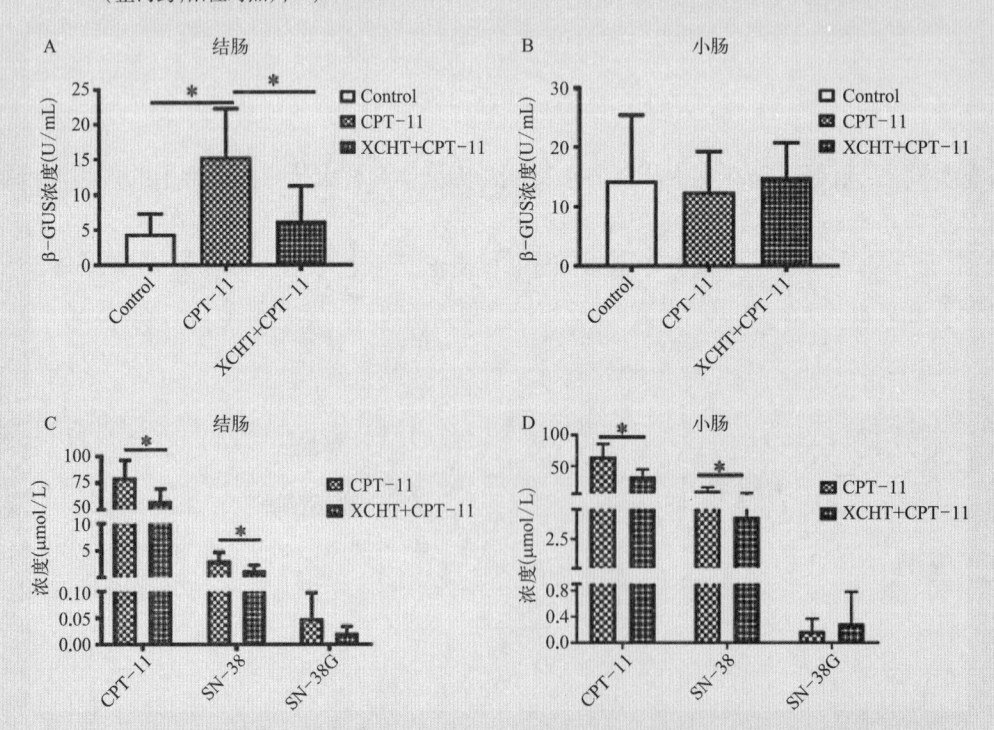

图9-11 小柴胡汤可显著降低结肠中β-GUS酶的浓度,并显著减少伊利替康及其代谢产物SN-38、SN-38G在肠道中的浓度

Control,对照;CPT-11,伊利替康给药;XCHT,小柴胡汤给药;*,$P<0.05$

类活性成分中,研究人员发现黄芩素与β-GUS酶蛋白具有较强的结合力,能够有效抑制β-GUS表达和活性。

因此,小柴胡汤由于富含黄芩素、汉黄芩素和姜酮等黄酮类活性成分,存在肝肠三循环处置行为,增加了该类活性成分在肠道的暴露水平和局部生物利用度,并延长在肠道的暴露时间,可降低结肠中β-GUS的浓度,抑制SN-38G重新转化为SN-38,以此缓解伊立替康化疗引起的严重腹泻。肝肠三循环一方面是伊利替康产生腹泻肠毒性的致毒机制,另一方面又是小柴胡汤有效降低化疗腹泻的减毒机制(图9-12),加以深入研究可为临床治疗肠道类疾病提供用药依据。

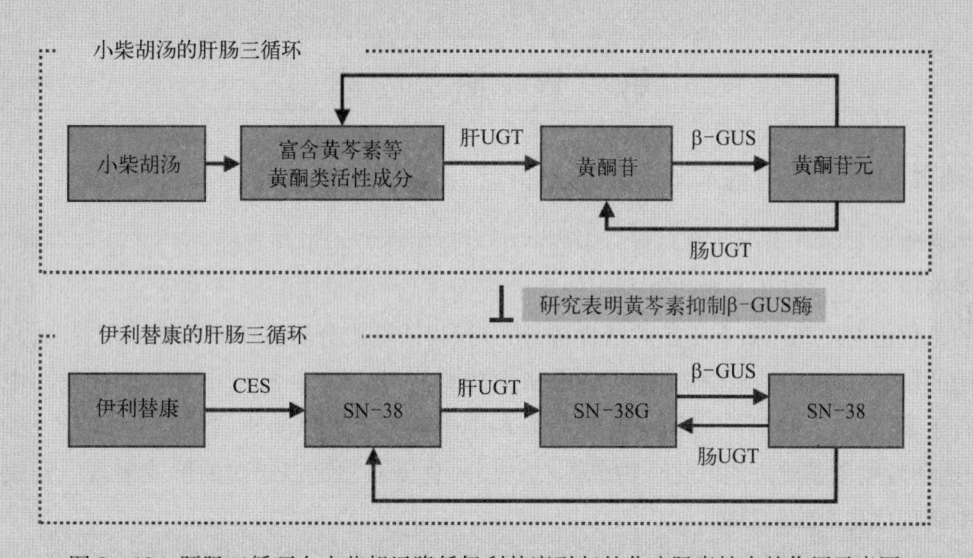

图9-12 肝肠三循环在小柴胡汤降低伊利替康引起的化疗肠毒性中的作用示意图

一方面,伊利替康被肝脏羧酸酯酶(CES)代谢成具有抗肿瘤活性和肠毒性的SN-38,SN-38被肝脏UGT代谢成无毒代谢产物SN-38G并排至肠腔;肠腔中的SN-38G在β-GUS的作用下重新生成SN-38,SN-38可被重吸收进入血循环或肠细胞,形成肝肠三循环,使SN-38长时间、高浓度暴露在肠道中导致腹泻(肠毒性)。另一方面,小柴胡汤富含黄酮类活性成分,在体内经历肝肠三循环处置,使该类活性成分在肠道的暴露时间延长,暴露水平和局部生物利用度显著增加,可降低结肠中β-GUS的浓度,抑制SN-38G重新转化为SN-38

思 考 题

1. 肝肠三循环的基本原理是什么?
2. 肝肠三循环如何影响中药活性成分的代谢和治疗效果?
3. 结合具体案例,说明优化肝肠三循环对中药制剂研发的作用与意义。

(张 荣 何卓儒)

第十章
深度整合药动学和药效学研究的中药药效物质基础研究

第一节 概 述

一、中药药效物质基础的基本概念和研究特点

中药药效物质基础是指中药及其复方中能产生与临床疗效相关药理作用的活性成分或成分群,既包括中药原形成分,也包括中药被机体利用产生的代谢产物(所对应的原形成分)。研究中药药效物质基础的目的是找出对中药功效有贡献的活性成分,并探索活性成分与机体的相互作用关系,从而揭示中药治疗作用的科学基础。这项工作对于深入理解中药的药理学效应、推动中医药现代化和中药创新药物研发具有重要意义。1997年,肖培根院士等人在中医药博士论坛上正式提出"中药药效物质"的概念,认为中药药效物质基础可能以化合物单体、总成分、总提取物等多层次的形式表现。药效物质基础不清楚是中药现代化面临的难题。

中药药效物质基础研究的一个重要特点是"针对药、针对病"。所研中药制剂需临床定位清晰,体内外药效学研究所选实验模型和指标需要根据药物治疗疾病的作用特点和疾病相关病理机制来选择,所选动物模型应为最适合研究某种特定疾病的动物模型。以治疗脓毒症有效中药血必净注射液(下文简称"血必净")的药效物质基础研究为例,针对的药和病分别是血必净和脓毒症,体内外药效实验模型和检测指标则需根据血必净治疗脓毒症的作用特点(调节机体异常反应)及脓毒症相关病理机制(如免疫异常、炎症反应、凝血失衡等)来选择。中药药效物质基础研究的另一个重要特点是,在技术上要求将研究找出的药效活性成分组合在一起后能够复制中药制剂的关键整体药效作用(治疗终点),这有别于中药药效物质研究(仅要求找出活性成分)。例如,血必净治疗脓毒症的关键整体药效作用就是降低死亡率(针对临床患者是28天病死率;针对模型动物是7天死亡率),那么血必净药效物质基础研究的一个关键技术要求就是将研究找出的血必净活性成分组合在一起后应能显著降低模型动物的死亡率且组合物作用程度应与血必净相当。

二、中药药效物质基础的研究前提

开展中药制剂的药效物质基础研究需具备两个重要的前提条件:被研中药制剂应具有确切的临床疗效,且应具有良好的质量一致性。

(一)被研中药制剂应具有确切的临床疗效

一个有效的中药制剂应有明确的临床用途,包括适应证、目标受益人群及预期的治疗效果,给药途径和给药剂量也应明确。中药制剂的临床有效性需有严格的大规模临床有效性研究结果的支持。权威治疗指南和专家共识的推荐意见及多个临床研究的荟萃分析结果也能支持中药制剂的有效性。此外,一个有效的中药制剂还应有坚实的药理学研究基础,且药效作用应与制剂的临床疗效关联。

例如,血必净被认为是治疗脓毒症的临床有效制剂,主要基于以下研究结果和信息:首先,在一项涉及710例重症肺炎(脓毒症)患者的临床研究表明,血必净组(血必净治疗+脓毒症标准治疗)的28天病死率相较对照组(仅接受脓毒症标准治疗)降低了8.7%($P<0.01$)。另一项涉及1 817例满足Sepsis 3.0标准(SOFA评分为2~13)的脓毒症患者的临床研究发现,在脓毒症常规治疗基础上合并使用血必净可进一步使患者28天病死率降低7.3%($P<0.001$)。判断脓毒症药物治疗有效的金标准是用药后患者28天病死率降低5%以上。其次,多个临床用药指南和专家共识均推荐在脓毒症治疗中使用血必净,截至2023年10月血必净已被纳入国内11个诊疗指南、20篇专家共识和14篇诊疗方案。多项荟萃分析结果也显示,血必净组患者的28天病死率比仅接受脓毒症标准治疗的对照组的病死率降低了5%以上。此外,多项药效学研究表明,血必净可通过拮抗内毒素、抑制炎性介质、调节免疫、纠正凝血功能异常、改善微循环、保护内皮细胞及恢复器官功能等发挥治疗脓毒症的多重药效作用。

(二)被研究的中药制剂应具有良好的质量一致性

与中药制剂的临床有效性一样,质量一致性也是开展中药制剂药效物质基础研究的一个重要前提条件。只有临床有效、质量稳定的中药制剂才适合开展药效物质基础研究。然而,质量一致性问题一直是中成药质量控制的难点,需要解决与药效脱节的问题。根据中药质量标准中存在的问题,刘昌孝院士于2016年首次提出了"中药质量标志物(Q-marker)"的概念,为中药质量标准的研究和中药一致性评价提供了方向。中药质量标志物是指存在于中药材及中药产品中所固有的或加工制备过程中形成的、与中药的功能属性密切相关的化学物质。它可作为反映中药安全性和有效性的标志性化学物质进行质量控制。2019年,刘昌孝等人对中药质量标志物的定义和科学内涵进行解析,并从"有效性""特有性""可测性""传递与溯源性"及"配伍关系"5个方面阐述了中药质量标志物的核心理论和研究方法,旨在增加中药有效性-物质基础-质量控制标志性成分的关联度。仍以血必净为例,基于其临床研究、化学全成分谱分析、药动学研究、药效学研究等良好的工作基础和较为完善的数据,可选拔出5类9个与血必净疗效关联的中药质量标志物成分。在2017~2019这3年间生产的33个批次血必净样品质量一致性良好(图10-1):8个中药质量标志物成分的含量波动为10%~15%,另一个中药质量标志物洋川芎内酯Ⅰ的含量波动为15%~25%。血必净良好的批间质量一致性是支持其临床长期有效的基础,也是开展药效物质基础的重要前提。

三、中药药效物质基础的研究理论和研究策略

中药具有多成分、多靶点的特征,这给中药药效物质基础研究提出了挑战。首先,中药化学组成复杂,较难全面准确地检测、鉴定和定量;其次,众多成分体内过程和代谢研究不充分且研究难度较大,阻碍了体内药动学特征与药效学效应挂钩;再者,药效学特征多样,体内中药物质(原形和/或代谢物)与药效的复杂网络关系使全面阐明药效物质基础变得困难;最后,中药体内物质间是否会发生基于代谢酶和/或转运体的药物间药代性质相互作用,也需探讨。

近几十年来,中药复方的中药药效物质基础的研究不断深入,不少学者提出了相关的研究理论和研究策略。例如,中国医学科学院药物研究所的薛燕等提出了"霰弹理论",认为不同于西药大多是单一有效成分,中药复方是通过多成分和多靶点发挥药理作用。尽管单个成分或药物的作用并不很强,但多种中药成分的协同作用可以产生良好的疗效。中南大学的黄熙等人提出了"证治药动学",强调证和方剂配伍的不同会影响药物的体内药代动力学参数,这与疗效密切相关。"证治药动学"的研究内容主要包括:药物在治疗过程中的ADME等动态过程,药效物质在体内的药理作用和药效表现,不同病证患者对同一药物的动态学反应差异,药物之间的相互作用对治疗效果的影响。此外,中国药科大学李萍等基

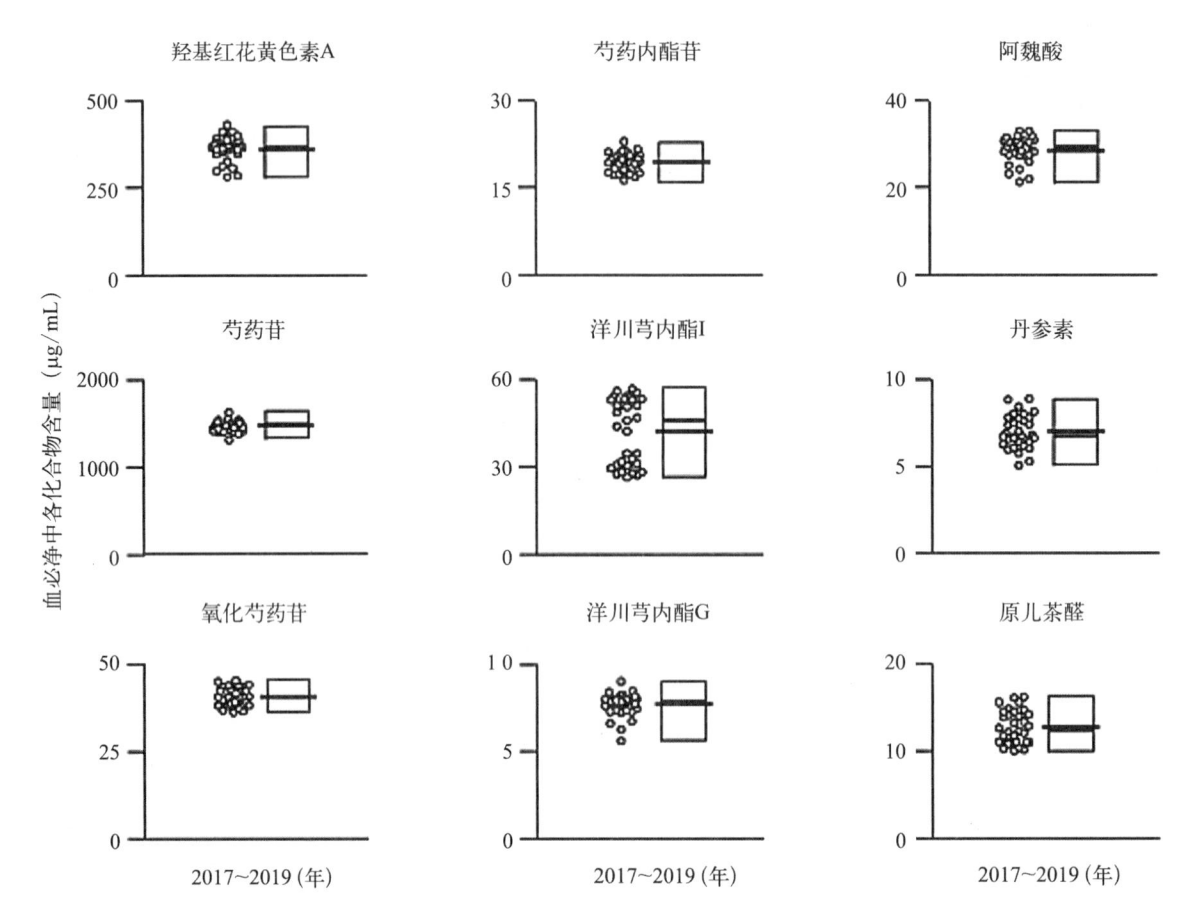

图 10 - 1　2017～2019 年度生产的 33 个批次血必净样品的质量波动性

(该图引自：Yu X, Niu W, Wang Y Y, et al. Novel assays for quality evaluation of XueBiJing: quality variability of a Chinese herbal injection for sepsis management. Journal of Pharmaceutical Analysis, 2022, 12, 664 - 682.)

于中医药整体观,经过多年系统研究,创新性提出中药复方"等效成分群"研究理论,创立了一套完整的"在整体中解析部分,由部分回归整体"的研究方法与技术体系,揭示中药复方所蕴含的多成分组合信息及其整合作用机制,并应用于中药大品种升级改造、质量标准提升、经典名方的现代研究。黑龙江中医药大学王喜军等首创将中药血清药物化学与代谢组学技术整合,发现与功效相关药效物质的研究策略——中医方证代谢组学(图 10 - 2)。主要研究思路包括：利用代谢组学技术解释证候的生物学本质,发现证候的生物标志物;利用血清药物化学方法发现方剂的体内直接作用物质;在确保有效性的前提下,通过分析内源性证候生物标志物与体内外源性方剂成分关联性,阐明方剂药效物质基础及效应机制,揭示方剂配伍规律及其科学内涵。

近年来,随着中药药代动力学的发展,中药药效物质基础研究需要"整合药动学和药效学研究"已成为共识。然而,如何有效地实现药动学和药效学的整合仍然是一个持续探索和研究的问题。针对中药化学组成复杂和多物质共同作用的特点,中药"多成分"药代动力学和"多药"药代动力学理论和技术的发展,使得药动学和药效学的深度整合成为可能。针对化学组成复杂的中药,可以通过开展"多成分"药代动力学研究来筛选用于考察药效活性的中药物质,并围绕这些中药物质开展与疗效关联的体内外药效学研究,以进一步筛选中药活性物质并研究这些物质产生疗效的体内过程和药代动力学特征,从而揭示中药的药效物质基础。

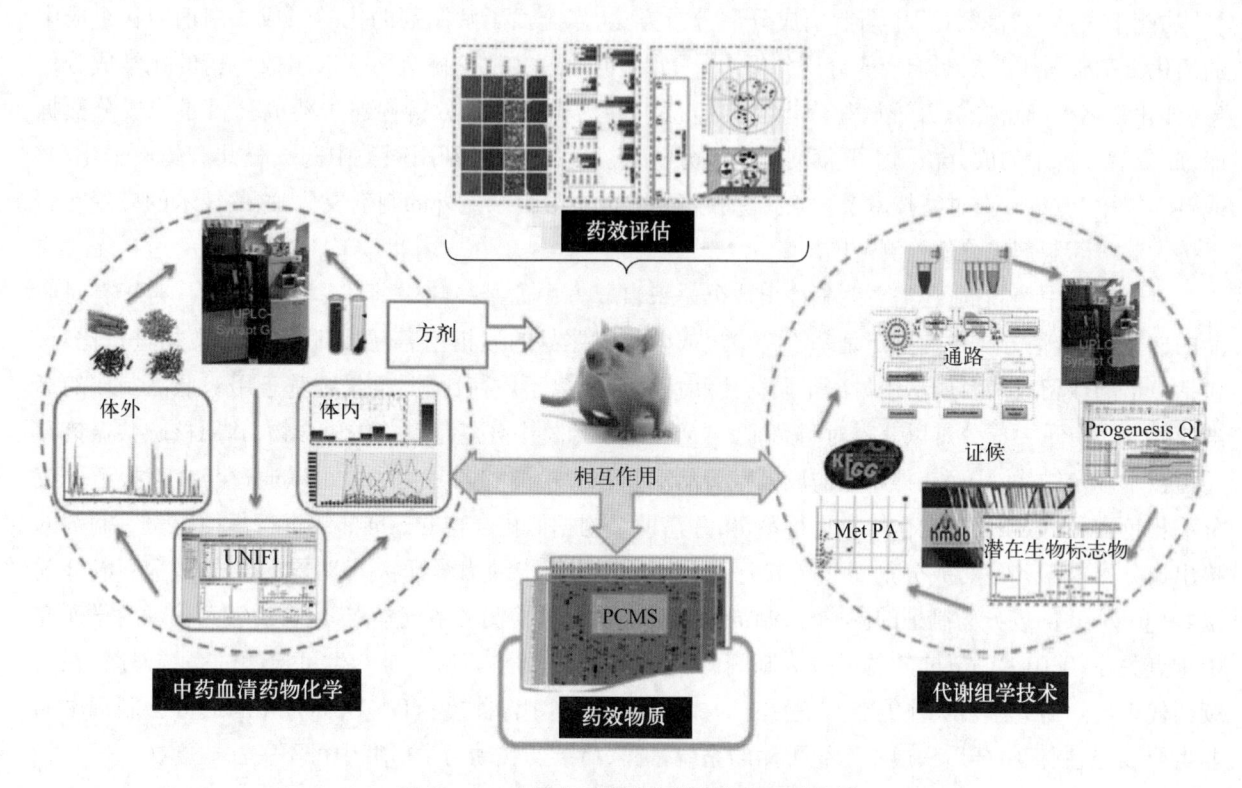

图 10-2　中医方证代谢组学研究策略示意图

(该图引自：Zhang A H, Sun H, Yan G L, et al. Chinmedomics：A powerful approach integrating metabolomics with serum pharmacochemistry to evaluate the efficacy of traditional Chinese medicine. Engineering, 2019, 5: 60-68)

第二节　药动学和药效学深度整合的方法与技术

一、药动学研究为药效学研究指明应关注的中药物质

中药成分在进入机体后会受到多种生物屏障和消除机制的影响,这使许多中药物质难以达到足够的体内浓度以产生效应。中药成分在体内发挥作用除了需要能够被机体利用(如进入体循环并产生系统暴露)之外,还需要在作用靶标有足够的暴露浓度。中药"多成分"药代动力学研究可以帮助找出给药后能被机体利用且产生显著暴露的中药物质(原形和/或代谢物),从而使后续的药效研究能够围绕有限但值得进一步研究的中药物质展开,使药效研究更加有效且精准可行。此外,中药"多成分"药代动力学研究还可用来进一步寻找真正能够到达体内靶标的值得进一步开展药效作用研究的中药物质,并排除那些难以到达靶标的中药物质。因此,中药"多成分"药代动力学研究可通过"化繁为简",为全面揭示决定中药药效和用药风险的物质创造条件,包括为效应研究指明应关注的中药物质、揭示产生效应的中药物质体内过程和药代动力学条件。

(一)中药制剂化学组成研究

开展中药"多成分"药代动力学研究的一个重要基础就是中药制剂化学组成清晰。中药全成分谱分析可阐明中药制剂中可供机体利用的成分,并明确"多成分"药代动力学研究应关注的物质对象和范围。利用色谱-质谱联用技术,并整合信息学手段和其他分析技术等,可建立一套集"检测—鉴定—定量"功能于一体的"高载量"中药制剂成分谱分析方法,以全面了解制剂的化学组成。制剂中各组成中药的化学基础对于开展制剂全成分谱分析十分重要,可通过文献挖掘全面获取组成中药的化学成分信息(如化学名称、结构式、分子量和分析检测信息),并为全成分谱分析构建中药成分目录或成分数据库,成分谱分析中的成分检测主要依据这个成分目录。此外,还可利用同类中药成分共有的离子化和/或打碎规律、质量亏损过滤技术及背景扣除技术来检测成分目录之外的制剂成分,这些技术的应用有利于扩大对中药制剂成分的检测范围。

对于复方中药制剂,还需要明确检出成分是来自复方中的某一味中药还是多味中药。对于有对照品的成分,成分谱分析中的鉴定是基于将检出成分与对照品的液相色谱-质谱联用分析数据进行比对,包括色谱的保留时间及质谱的母离子质荷比和特征性子离子质荷比等,定量则基于用对照品制作的标准曲线。当有重要成分难以获得对照品时,可从相应中药材中分离制备单体化合物,并用核磁共振谱和质谱技术确定结构,从而获得所需的成分对照品。制剂中检测到的其他成分可以通过与文献报道的成分液相色谱-质谱联用数据作比对进行鉴定,并借助结构相似化合物的标准曲线进行虚拟定量。制剂的检出成分可根据各自的成分剂量进行排序分档,为后续药代动力学研究指明应关注的成分:成分剂量≥ 1 μmol/d 的成分为制剂的主成分,制剂给药后能产生可检测的系统暴露,应在后续药代动力学研究中重点关注;$0.01\sim 1$ μmol/d 的成分为制剂的次要成分,制剂给药后较难产生可检测的系统暴露,在后续药代动力学研究中可关注能够产生暴露的成分(和/或其代谢物);<0.01 μmol/d 的成分为制剂中的非重要成分,制剂给药后一般不产生可测的系统暴露,后续药代动力学研究中可不关注。

(二)中药体内暴露物质及其药代动力学特征研究

中药制剂的使用对象是人,开展药效物质基础研究的最终目的是支持临床合理用药。因此,中药"多成分"药代动力学研究最重要的是要找出给药后能被人体利用产生显著暴露的中药物质(原形和/或代谢物),从而使后续的药效研究能够围绕正确的中药物质开展,也才能为中药药效研究结果成功向临床转化创造条件。中药制剂的人体药代动力学研究往往先在健康受试者上开展,以排除病理因素或患者异质性的干扰,从而获取药物自身精准的药代动力学数据。如具备相关条件,建议在此基础上继续开展患者药代动力学研究(因病理因素及临床联合用药可能会影响药物的体内暴露和药代动力学特征)。进一步揭示这些通过人体药代动力学研究发现的体内显著暴露中药物质的药代动力学特征,往往还需要开展动物和体外药代动力学研究,以获取人体药代动力学研究难以获取的关键信息。先确定实验动物与人体在制剂给药后体内暴露物质的药代动力学种属相似性和差异,动物药代动力学实验可在与人体种属相似的环节进行信息补充。由于中药药效物质基础的药效研究通常是在模型动物上开展,所以除了开展正常动物的药代动力学研究外,仍需开展中药制剂在模型动物上的药代动力学研究,以有效规避造模对体外和体内药效结果关联的影响。必要时仍需开展体外药代动力学研究,除了帮助鉴定体内代谢转化、考察种属相似和差异外,还可用于考察不同代谢酶和转运体在制剂成分的体内过程中的协同与竞争关系,以及考察肠道菌对制剂成分的代谢及其对肠道吸收的影响。

中药制剂的体内物质谱(原形物质谱和代谢物谱)分析可找出中药制剂给药后能被机体有效利用产生显著系统暴露的物质。开展中药制剂的人体和动物药代动力学试验,采集血液、尿液和粪便等生物样品,检测其中的制剂成分的原形化合物和代谢物。与成分谱分析要求相似,体内物质谱分析方法应能对样品的中药化合物进行检测、鉴定和定量,同时具备高载量性。判断成分谱分析中检测到的制剂成分是否会在给药后产生可检测的体内暴露,可以以成分谱分析中的制剂样品作为对照品,用于对检测到的体内暴露成分进行鉴定。对体内暴露成分的定量与成分谱分析中的定量方法类似,但需要尽量降低复杂生物样品中基质效应对检测的影响。对于体内代谢物的分析,首先是围绕制剂主成分检测其在人体和动物样品中出现的代谢物,代谢物的检测主要基于不同类型代谢物与其原形化合物在分子量上的固定差值,以及某些代谢物的特征性碎片离子和/或中性丢失。此外,还可以使用一些药物代谢预测软件来帮助预测制剂成分在体内可能发生的代谢转化。中药代谢物的鉴定包括化学分析和生化鉴定:化学分析可利用代谢物对照品与样品中的代谢物进行液相色谱-质谱联用分析比对。当重要的代谢物对照品难以获得时,可以通过化学合成、生物合成(利用微粒体或细胞溶质合成)或生物分离(如尿样提取)等手段制备代谢物单体,并对其进行核磁共振谱和质谱验证,从而获得满足检测要求的代谢物对照品。代谢物的生化鉴定是利用体外代谢反应来确定制剂成分在体内发生的代谢转化。为了对人体和动物样品中的代谢物进行定量,可以首选使用代谢物对照品制作标准曲线。如对照品难以获取,还可利用体外代谢反应定量生成的代谢物来制作标准曲线,或使用结构相近化合物的标准曲线进行虚拟定量。

当通过体内物质谱分析找出中药制剂体内主要暴露物质后,需进一步研究这些中药物质的体内过程并获取相关药代动力学参数,以阐明它们的体内药代动力学特征。为此,需要建立高通量的定量分析方法,以检测这些中药物质在人体和动物实验样本中的浓度。为了提高分析的通量性,可以从样品前处理、质谱分离、色谱分离(克服基质效应)等方面着手。为确保药代动力学研究数据的准确可靠,定量分析时应采用被测化合物各自的对照品来制作标准曲线。在应用分析方法前,需要对其浓度线性范围、灵敏度、准确性、精密度、稳定性、基质效应、被测化合物相互干扰及在分析中的残留等进行系统的检验。

二、药动学研究将体内外药效学研究相关联

由于治疗疾病的复杂性和所研中药制剂的复杂性,药效研究通常面临"待测物质多、药效作用多、实验指标多"的挑战。药效指标的选择应该与药物临床疗效密切相关。围绕通过"多成分"药代动力学研究找出的中药物质,首先基于体外细胞模型进行高通量的活性筛选,然后利用疾病动物模型进行整体药效作用考察。准确揭示中药制剂的药效物质基础需要上述体外和体内药效研究结果具有很好的关联性,药代动力学研究对此发挥"转化科学"的作用。体外药效研究考察的对象是通过"多成分"药代动力学研究找出的体内有暴露的中药物质(原形成分和/或代谢物),而体内药效研究在"模型动物药代动力学研究"支持下有效规避造模对体外和体内药效结果关联的影响。

(一)中药物质体外药效活性研究

通过细胞实验进行中药物质的体外药效活性筛选涉及实验细胞系的选择、待测物质的选择、实验浓度的确定及实验生物学指标的选择等。综合体外药效研究结果与体内药代动力学研究结果,可以计算出化合物重要性评分(compound significance score, CS score),从而筛选出值得进一步开展体内药效研究的中药物质。

1. **实验细胞系的选择** 在选择实验细胞或细胞系进行体外药效实验时,需要考虑以下因素。① 细胞来源:需要选择与疾病相关的细胞或组织来源,同时符合实验的科学目的。② 细胞状态:包括是否需要使用原代细胞或细胞系、细胞的分化状态及健康状态等。③ 细胞特异性:选择具有代表性的细胞或细胞系,能够反映出疾病相关的特异性。④ 生长条件:了解细胞的培养条件和需求,确保提供适当的培养基和培养条件。⑤ 实验可重复性:选择具有较高可重复性和稳定性的细胞或细胞系。⑥ 实验成本:选择适合实验预算的细胞或细胞系。⑦ 伦理和法规:确保所选择的细胞来源符合伦理标准和法规要求。表10-1以冠心病、类风湿性关节炎和脓毒症为例,列举了一些常用的体外药效学研究常用的细胞类型和用途。

表 10-1 体外药效学研究常用细胞类型

慢性疾病/重症	细胞类型	说 明
冠心病: 一种心血管疾病,通常由冠状动脉的狭窄或阻塞引起。主要病因是动脉粥样硬化,即动脉壁上的胆固醇和其他物质沉积形成斑块,导致冠状动脉狭窄和血流受阻。症状包括心绞痛(胸痛或胸闷)、心肌梗死(心肌缺血导致的心肌坏死)等	心肌细胞(cardiomyocyte)	• 心肌细胞是构成心肌组织的关键细胞类型,负责心脏的收缩和泵血功能 • 研究药物对心肌细胞的保护、修复、再生等作用,有助于了解药物对心肌损伤和冠心病的治疗作用
	内皮细胞 (endothelial cell)	• 内皮细胞位于血管内膜表面,参与血管张力的调节、一氧化氮(NO)合成等生理过程 • 研究药物对内皮细胞的保护、血管舒张功能、抗炎作用等影响,可揭示其对心血管健康的调节作用
	血管内皮平滑肌细胞 (vascular smooth muscle cell, VSMC)	• VSMC 位于血管壁中,参与维持血管张力、修复血管损伤等生理活动 • 研究药物对 VSMC 增殖、迁移、收缩等功能的影响,有助于揭示其对血管壁重塑和冠状动脉病变的调控作用
	巨噬细胞 (macrophage)	• 巨噬细胞是免疫系统中的重要成分,参与斑块形成和血管炎症反应 • 研究药物对巨噬细胞的炎症因子释放、斑块稳定性调控等影响,有助于了解其对冠心病病理过程的调节机制
	纤维母细胞 (fibroblast)	• 纤维母细胞广泛存在于心脏组织中,参与瘢痕形成和组织修复过程 • 研究药物对纤维母细胞的胶原合成、瘢痕形成调节等影响,有助于揭示其对心肌修复和纤维化的影响
类风湿性关节炎: 一种自身免疫疾病,主要特征是关节的慢性炎症。典型症状包括关节肿胀、疼痛、僵硬和功能障碍,常受累的关节包括手腕、手指、膝盖和踝关节。也可能引起全身症状,如疲劳感、发热和肌肉疼痛。疾病还可能影响其他器官如心脏、肺部和眼睛	滑膜细胞 (synovial fibroblast)	• 滑膜细胞是类风湿性关节炎关节滑膜内的主要细胞类型,参与滑膜炎症和关节破坏过程 • 研究药物对滑膜细胞的增殖、炎症因子产生、细胞凋亡等影响,有助于了解药物对滑膜病理生理过程的影响
	炎症细胞 (inflammatory cell)	• 炎症细胞包括类风湿性关节内的各种炎症细胞,如单核细胞、巨噬细胞、T 细胞和 B 细胞等,参与关节炎症和关节组织损伤 • 研究药物对炎症细胞的活化、细胞因子产生、氧化应激反应等影响,有助于了解药物在调控炎症过程中的作用机制
	软骨细胞 (chondrocyte)	• 软骨细胞是关节软骨中的主要细胞类型,负责维持软骨结构和功能 • 研究药物对软骨细胞的代谢活性、基质合成、凋亡等影响,可揭示药物对软骨损伤和退行性改变的调控作用
	成纤维细胞 (fibroblast)	• 成纤维细胞在类风湿性关节炎病变中也发挥重要作用,参与炎症介质的释放和瘢痕组织的形成 • 研究药物对成纤维细胞的增殖、胶原合成、细胞迁移等影响,有助于了解药物对纤维结缔组织的调控作用
脓毒症: 由感染引起的全身性宿主反应所致器官功能障碍综合征,常见于严重创伤或感染性疾病的患者。病死率高、预后不良	巨噬细胞 (macrophage)	• 巨噬细胞是机体中主要的吞噬细胞,参与清除细菌、病毒和其他有害物质 • 研究药物对巨噬细胞的活化状态、炎症因子释放、免疫反应和吞噬功能等影响,有助于了解其在控制炎症和抵抗感染中的作用机制
	内皮细胞 (endothelial cell)	• 内皮细胞包裹着血管壁,参与调节血管张力、炎症介质释放和白细胞黏附 • 研究药物对内皮细胞的炎症反应、血管通透性和血栓形成的影响,有助于了解其在脓毒症发病机制中的作用
	T 细胞和 B 细胞 T cells and B cell	• T 细胞和 B 细胞是免疫系统中的主要细胞类型,参与免疫调节和抗体产生 • 研究药物对 T 细胞和 B 细胞的活化状态、细胞因子产生和抗体生成等影响,有助于揭示其在脓毒症免疫反应中的调控作用
	血小板 (platelet)	• 血小板参与凝血过程和炎症反应,对血栓形成和炎症介质释放起重要作用 • 研究药物对血小板活化、凝血功能和炎症介质释放的影响,有助于了解其在脓毒症病理过程中的作用机制

2. 待测化合物的选择和实验浓度的确定 中药"多成分"药代动力学帮助选择值得开展体外药效学研究的中药物质(原形和代谢物),即能被机体利用产生显著系统暴露的物质,并且为体外药效试验

浓度的确定提供依据：基于血药浓度、化合物血浆蛋白结合率、化合物消除速率等药代动力学参数来确定体外药效试验合适的浓度范围，以保证在实验中观察到明显的生物学效应。体外药效试验通常采用多个试验浓度，且尽可能涵盖体内暴露浓度。此外，还需考虑细胞毒性和溶解度等因素，确保选择的化合物浓度不会对细胞产生毒性影响，以及在实验条件下的溶解度足够。

考察药物细胞毒性的一些常见的实验方法，包括以下几个方面。① MTT 法或 MTS 法：可用于评估药物对细胞毒性的影响，以及确定药物的半抑制浓度。使用 MTT 或 MTS 对细胞进行染色，通过检测细胞代谢产物的形成来评估细胞的生存能力。② 细胞存活/毒性染色法：利用细胞染色剂（如乙溴化新丁、乙锭蓝等）对细胞进行染色，通过观察染色后细胞的形态和数量变化来评估细胞的存活和毒性。③ 荧光显微镜观察法：使用荧光染料（如萤光素酶、Calcein - AM、PI 等）对细胞进行染色，通过荧光显微镜观察细胞的形态、活力和死亡情况。④ 流式细胞术：通过分析细胞的形态、生存率、凋亡率等指标来评估药物对细胞的影响。上述这些方法都可用于快速评估体外药效实验中药物的细胞毒性作用，在实验中可根据药物性质和研究目的选择合适的方法进行评估。

3. **药效学指标的选择和测定** 在进行中药潜在活性物质的体外药效研究时，通常需要根据以下原则选择生物学指标：① 应根据药物的作用机制选择指标，以准确反映药效。例如，若中药制剂发挥抗炎作用，则可以选择炎症介质（如 IL、TNF 等）作为指标。若中药制剂发挥抗癌作用，则可以选择细胞增殖、凋亡率、细胞周期等指标。② 所选指标应具有足够的灵敏度和特异性，能有效反映药物对生物体的影响。③ 所选指标应能够通过相对简单和稳定的实验操作进行测定，以确保实验的可重复性和可比性。④ 所选指标应当与临床症状或疾病状态相关联，能够在临床应用中预测药物的疗效或不良反应，即应具有临床可转化性。总而言之，选择合理的药效指标应该能够直接反映疾病的发生发展与药物治疗的程度，且具有客观性、定量可测、重复性好的特点。由于中药复方具有多成分、多靶点、整体调节的特点，难以选定足以代表全方药效的 1 个或某几个药效指标。因此，根据符合中医药特色指标选取的原则和依据，从整体、宏观的角度，整合经典药理指标，构建多指标、全面的评价体系，更有利于中药疗效评价。仍以冠心病、类风湿性关节炎和脓毒症为例，表 10-2 列举了一些常用的体外药效学检测指标。

表 10-2　体外药效学研究常用药效学指标

慢性疾病/重症	药效学指标	说　明
冠心病	血管内皮功能	● 评估药物对血管内皮功能的影响，如促进一氧化氮产生、减少血管收缩因子释放等，以促进血管舒张和保护血管健康
	炎症因子水平	● 检测药物对炎症因子（如 C-反应蛋白、IL 等）的调节作用，这些炎症因子在冠心病发生和发展中起着关键作用
	血小板聚集性	● 观察药物对血小板活性和聚集性的影响，以减少血栓形成的风险，预防心血管事件的发生
	氧化应激水平	● 研究药物对氧化应激水平的调节作用，减少氧自由基对心血管系统的损害，保护心脏和血管健康
	脂质代谢影响	● 评估药物对血清脂质水平的调节作用，如降低低密度脂蛋白胆固醇、提高高密度脂蛋白胆固醇等，以降低患者的心血管风险
	心肌细胞保护	● 观察药物对心肌细胞的保护作用，如减少心肌细胞凋亡、促进心肌再生等，以维持心脏功能和结构的完整性

续表

慢性疾病/重症	药效学指标	说　明
类风湿性关节炎	细胞增殖抑制	• 药物对类风湿性关节炎患者中相关炎症反应引起的异常细胞增殖的影响。通过测量细胞增殖情况，可以评估药物对病变细胞的抑制作用
	炎症因子	• 检测药物对炎症相关因子如 TNF-α、IL-1、IL-6 等的抑制作用，这些因子在类风湿性关节炎的发病过程中发挥着重要作用
	细胞凋亡	• 评估药物对类风湿炎症细胞凋亡（细胞自我毁灭）的诱导作用，以达到控制炎症的效果
	炎症细胞浸润	• 观察药物对炎症细胞浸润程度的影响，如中性粒细胞、单核细胞等的数量和活性状态
	NF-κB 信号通路	• 研究药物对 NF-κB 信号通路在类风湿性关节炎细胞中的调控作用，这是一个直接参与炎症调节的重要信号通路
脓毒症	炎症介质和炎症细胞激活	• 检测 IL-1、IL-6、TNF-α 等炎症因子的水平，以评估药物对炎症的调节作用 • 观察药物对炎症细胞（如巨噬细胞、中性粒细胞等）激活状态的影响，包括表面标志物的表达和活性检测
	凝血酶活性和凝血酶时间	• 评估药物对血栓形成和凝血酶活性的影响，包括凝血因子活性、纤维蛋白原水平等的测定 • 观察药物对凝血酶时间（TT）、部分活化凝血活酶时间（APTT）等凝血参数的影响
	免疫细胞活性和免疫球蛋白水平	• 评估药物对免疫细胞（如 T 细胞、B 细胞、NK 细胞等）活性的影响，包括细胞增殖、细胞毒性等的测定 • 检测药物对免疫球蛋白（如 IgG、IgM、IgE 等）水平的调节作用
	血管内皮细胞功能和内皮相关分子表达	• 评估药物对血管内皮细胞功能的影响，包括细胞黏附、迁移、通透性等指标的测定 • 检测药物对内皮相关分子（如血管紧张素、内皮素等）表达水平的调节作用

4. 体内药效待测物质的筛选　体外药效研究中，待测物质多、药效作用多、实验指标多，不同的中药物质往往在不同的药效指标上展现出不同程度的药效活性。可以利用"化合物重要性评分（CS score）"作为连接体内外药效作用的桥梁，来选拔值得进一步开展体内药效学研究的中药物质。CS 评分的计算公式为

$$\text{CS score} = \text{GV}_{PD} \times \text{GV}_{PK} \tag{10-1}$$

式中，GV_{PD}，体外多重药效评分；GV_{PK}，药代评分。GV_{PD} 是由化合物针对每个药效指标的药效作用评分相乘而得，计算公式为

$$\text{GV}_{PD} = a\text{GV}_{PD1} \times b\text{GV}_{PD2} \times c\text{GV}_{PD3} \times d\text{GV}_{PD4} \times e\text{GV}_{PD5} \times f\text{GV}_{PD6}\cdots \tag{10-2}$$

GV_{PD1}、GV_{PD2}、GV_{PD3}……代表不同药效学指标（如炎症、免疫、凝血等）下的药效活性评分；a、b、c……代表指标权重系数。参与 GV_{PD} 评分的药效指标须是中药制剂整方能够展示阳性结果的药效指标，并且每个 GV_{PD} 是根据中药物质单体的效应与模型组和阳性组的效应差异进行评分（最低分为 0，最高分为 1）。GV_{PK} 则依据体外药效作用的最低起效浓度与化合物体内游离药代浓度的差异来评分，差异越大评分越低（最低分为 0，最高分为 1）。也就是说，如果中药物质在接近或低于体内暴露浓度的情况下能产生显著的药效作用，则该物质的 CS score 会较高。

（二）中药物质体内药效活性研究

通过 CS 评分筛选出评分突出的中药活性物质后则进一步开展体内药效作用研究，以考察这些中药物质是否具有与制剂疗效相关的药效活性及活性强弱。

1. 疾病动物模型的选择　评价中药物质的体内药效作用需要选择合适的动物模型来研究针对特定疾病的药效,以期获得可靠的研究结果和客观的药效评价。在选择药效研究动物模型时,需要注意以下几点。① 疾病模型的相似性:选择的动物模型应能模拟人类疾病的特征和发展过程。② 模型的可操作性和可重复性:动物模型的建立和操作是否方便,检测结果是否具有可重复性,这将直接影响研究的可靠性。③ 模型的复杂性:研究设定需要考虑模型的复杂性,是否有必要模拟疾病的完整生理和生物化学特征。④ 实验成本、可行性和效率:考虑实验动物的价格、饲养成本及对动物福利的影响,研究目的的紧迫性,对研究动物数量和时间的要求等。需要强调的是,由于种属差异及复杂疾病的高异质性,动物实验的结果外推至人体须谨慎。

在开展中药物质的体内药效学研究时,通常优选能够最准确、最可靠地模拟人类疾病情况的"金标准"(gold standard)动物模型。"金标准"动物模型是根据特定的疾病和研究需求而定的,需要根据具体情况来选择合适的动物模型,以确保研究结果的可靠性和可比性。例如,脓毒症研究的"金标准"动物模型是盲肠结扎穿刺(cecal ligation and puncture, CLP)模型,这是一种常用于模拟脓毒症的小鼠或大鼠模型。通过在盲肠上结扎一部分并进行穿刺,向腹腔内引入细菌,引发全身性感染和炎症反应,从而模拟临床脓毒症的病理生理过程(图10-3)。这一模型可以模拟腹腔内感染引起的全身性炎症反应,更接近人类脓毒症的生理过程。此外,调整结扎和穿刺的位置和程度可以控制诱导的感染严重程度,使得模型更具灵活性。虽然该模型较复杂、对手术技术要求较高,但在对CLP的操作经验积累后能够获得

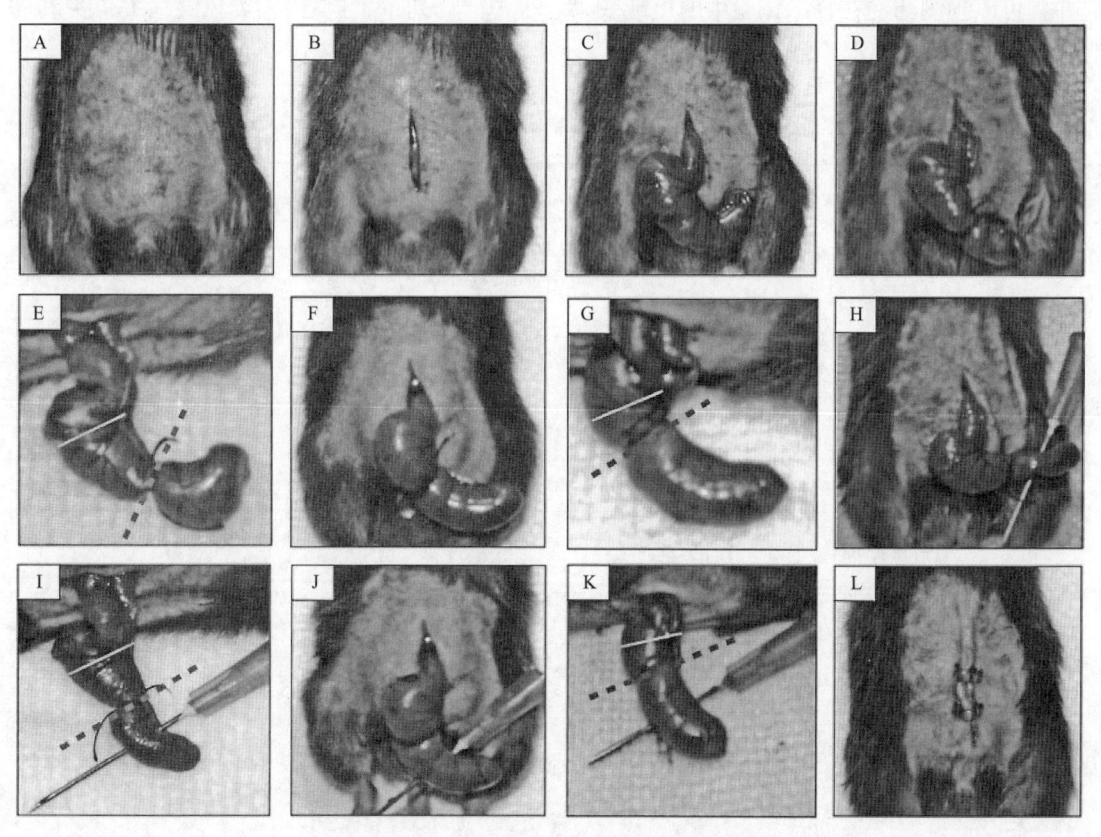

图10-3　小鼠盲肠结扎穿刺(CLP)示意图

A. 剃毛后腹部区域消毒。B. 皮肤中线切口。C. 暴露盲肠。D、E. 在不同位置结扎盲肠是决定脓毒症严重程度的主要因素。在盲肠远端极点和基部之间的一半距离处结扎(虚线位置),可诱导中等严重脓毒症(生存率为40%);盲肠的基部用实线标示。F、G. 在75%的盲肠(虚线位置)处结扎可诱导严重脓毒症(100%死亡率)。H、I. 在中度结扎后从肠系膜向逆肠系膜方向穿孔("穿透式")。J、K. 在严重脓毒症条件下(大结扎)对盲肠进行针穿刺。L. 连续缝合腹肌和皮肤(或用金属夹子夹紧)以闭合伤口

[该图引自 Daniel Rittirsch D, Huber-Lang M S, Flierl M A. Immunodesign of eropenmental sepsis by cecal ligation and puncture. Nature Protocols, 2009, 4(1): 31-36.]

较好的可重复性。再以冠心病为例,*ApoE* 基因敲除小鼠模型是公认的最理想的动物模型,广泛应用于动脉粥样硬化的发病机制和药物治疗研究。ApoE 是脂蛋白代谢的关键调节因子,敲除 *ApoE* 基因后小鼠很容易发展出类似人类动脉粥样硬化的病变,包括血管内皮损伤、脂质沉积、斑块形成等。另外,胶原诱导的关节炎小鼠模型(CIA 模型)是通过注射胶原等抗原诱导自身免疫性关节炎的发生,模拟类风湿性关节炎的病理过程,用于研究关节炎的发病机制和药物治疗效果。

2. **实验药效学指标的选择** 在通过前述的 CS 评分筛选出中药活性成分后,在疾病动物模型上按照这些成分在中药制剂中的原本比例和浓度进行给药。通过评估体内药效学指标的改变评价各单体的体内药效作用。所选择的药效学指标的变化须与人类临床症状或疾病进展有关,以促进动物研究结果向临床的转化。所研制剂应在所选药效指标上展现出良好的药效活性。此外,应确保所选择的药效指标能够被准确、方便地测量,且具有良好的重复性和准确性。药效指标还应对药物效应具有敏感性和特异性,能够有效区分不同剂量或不同药物之间的差异。同时需要确保对实验动物的健康和安全不会造成不良影响,并符合伦理道德标准。一旦获得实验数据,需要进行统计学分析,以确认结果的显著性和可靠性,这涉及使用 t 检验、方差分析等方法来比较不同实验组之间的差异。

在疾病动物模型上评估中药制剂和/或其药效活性成分的药效和疗效时,通常应重点关注与临床主要结局指标匹配的实验指标。常见的与临床主要结局指标对应的动物实验指标包括生存率、病情评分、病理学变化、生化指标、行为学评估等。这些指标可以提供药物或中药单体成分对疾病模型的治疗效果信息,并且可以预测药物在临床试验中的可能效果。表 10-3 列举了冠心病、类风湿性关节炎和脓毒症常用的体外药效检测指标。

表 10-3 体内药效学研究常用药效学指标

慢性疾病/重症	药效学指标	说 明
冠心病	血清脂质水平	包括胆固醇(总胆固醇、低密度脂蛋白胆固醇、高密度脂蛋白胆固醇)和甘油三酯水平等,反映药物对血脂代谢的影响
	动脉粥样硬化程度	通过组织切片染色或成像技术等,评估动脉内皮细胞损伤、脂质沉积和斑块形成等情况,来评估药物对动脉粥样硬化的影响
	炎症指标	包括 C 反应蛋白(C - reactive protein, CRP)、细胞因子(如 TNF - α、IL - 6 等)水平等,可以反映药物对炎症反应的调节作用
	血管功能	如血管舒缩功能、内皮功能、血小板活性等指标,可以评估药物对血管功能的影响
	心血管事件发生率	通过监测血压、心脏电活动、心脏成像、心脏病理学分析及心血管事件(如心肌梗死、心律失常等)观察发病率和严重程度,评估药物的治疗效果
类风湿性关节炎	关节肿胀和红肿评分	通过测量小鼠关节的肿胀和红肿程度来评估炎症反应的严重程度,常用的评分系统包括 1~4 级或 0~3 级评分系统
	病理学评分	通过组织切片染色和显微镜下观察,评估关节滑膜炎症、骨质破坏、软骨破坏等情况,从而评价药物对关节组织损伤的影响
	关节功能评估	通过测量小鼠关节活动度、步态分析等指标来评估药物对关节功能的影响
	炎症因子水平	检测血清或组织中的炎症因子(如 TNF - α、IL - 1β、IL - 6 等)水平,评估药物对炎症反应的调节作用
	免疫学指标	通过测量血浆抗体水平(如类风湿因子)和淋巴细胞亚群比例等免疫学指标,评估药物对免疫系统的影响
	关节破坏程度	通过 X 射线、CT、MRI 等成像技术评估关节骨质破坏情况,评估药物对关节破坏的影响

慢性疾病/重症	药效学指标	说　　明
脓毒症	生存率	观察药物对实验动物存活率的影响,评价其对脓毒症的治疗效果
	炎症因子	进行白细胞计数,检测 CRP、细胞因子(如 TNF-α、IL-6)等炎症标志物,评估药物对炎症程度的影响
	凝血时间和凝血因子	检测凝血酶时间(PT)、部分凝血活酶时间(APTT)、凝血酶原时间(TT)、纤维蛋白原(Fbg)和 D-二聚体水平及特定凝血因子(如凝血酶原、纤维蛋白原、凝血因子Ⅶ、凝血因子 X 等)的活性水平等,评估药物对凝血功能的调节作用
	免疫功能和细胞凋亡	评估机体的免疫功能状态,包括 NK 细胞活性、T 细胞和 B 细胞数量、活性等指标。检测细胞凋亡相关指标,如凋亡相关蛋白(如 Bcl-2、Bax 等)的表达水平,可以了解免疫细胞的生存状况
	组织损伤指标	观测血中肝脏和肾脏功能指标(肝酶、尿素氮、肌酐等)的变化及观察组织病理学变化,如炎细胞浸润、组织坏死等,可以直观评估炎症病变的程度和药物的保护效果
	血压和循环参数	观察药物对血压、心率等循环系统指标的影响,评估其对循环功能的调节作用

3. 中药多成分组合的确定　中药物质单体虽具有一定的药理作用,但在中药制剂中往往难以达到整体疗效。这是因为中药制剂中含有众多药用成分,它们在体内存在着复杂的相互作用。这些相互作用所产生的综合作用被称为中药的"整体效应",也是中药疗效的重要特点。因此,对于中药制剂的疗效评价和药理研究,需要综合考虑其中的多种成分及它们在体内存在的物质形式及其相互作用,而不仅仅是关注其中的单一成分。中药物质单体的体内药效相互作用最常见的就是药效协同作用。这种协同作用可以是相加效应,即一种化合物的药效与另一种化合物的药效相加,产生了更强大的整体药效;也可以是相乘效应,即其中一种化合物增强了另一种化合物的活性,使得其整体药效超过了各自单独的药效之和。中药单体的体内药效协同作用可能导致中药在治疗疾病时产生更明显的疗效,也可能有助于降低副作用的发生。

从技术要求来看,中药药效物质基础研究不仅要求要找出对中药疗效有贡献的中药药效活性物质,还要求这些物质按其在中药制剂中的原有比例和浓度组合在一起,能够复制中药制剂的关键整体药效作用(治疗终点指标)。在进行中药活性成分组合时,不可盲目组合,应先根据各中药单体成分的 CS 评分高低对化合物进行排序,然后按照"物以类聚"的原则进行组合:首先是 CS 评分最高的化合物组合,其次是 CS 评分最高和次高的化合物组合,最后是 CS 评分最高、次高和次次高的化合物组合。按照这样的规律进行组合,直至找到能重复出中药制剂整体疗效的最优组合。

在寻找最优组合时,还需要考虑药味全覆盖,即中药制剂的每味中药均应在最优组合中有代表性成分,这与中药君臣佐使的配伍理论匹配。该理论中,君药指起主导作用的药物,常用于治疗病证的根本原因;臣药是起协助作用的药物,常用于增强疗效或调节药物作用;佐药则是增强药物作用、减轻毒副作用的药物,通常用于配伍以增强疗效或减少副作用;使药是指引导、增进、调节、发挥其他药物作用的药物。君臣佐使通过合理的搭配可以发挥药效协同作用,增强疗效,减少毒副作用,提高药物的临床疗效。

三、药代等效[①]验证药效等效、药代和谐[②]验证药代等效

(一) 中药药代等效性研究

中药药效物质基础研究的成功首先需要满足效应等效。也就是说,研究找出的药效活性成分组合

---

① 药代等效(pharmacokinetic equivalence)是指在给药后两个或多个药物制剂中的重要活性成分在体内的药代动力学特征(包括吸收、分布、代谢和排泄过程)相同或在临床上没有显著差异。
② 药代和谐(pharmacokinetic compatibility)是指复方药物中各物质之间不发生影响药效的药代动力学性质药物相互作用(PK-DDI)。

在一起能够复制中药制剂的关键整体药效作用(治疗终点)。为了验证该药效结果(效应等效)的可靠性,需要进行药代等效研究,从"浓度等效"角度验证上述"效应等效"的可靠性。传统化药的药代等效研究一般围绕单一成分,比较两个制剂间的体内浓度等效。而中药制剂药代等效实验则围绕通过体内外药效研究寻找出的多个中药活性成分,比较"多成分组合"与所研中药制剂之间的"浓度等效"。

药代等效评价通常在健康实验动物上开展,使中药活性成分的个体间差异减到最小。通过绘制药时曲线比较各中药活性成分的药代动力学行为,并计算药代动力学参数作为评价药代等效的重要指标。主要药代动力学参数包括:血浆 C_{max} 用以衡量药物在体内的吸收和分布情况,血浆 AUC 用以反映药物在体内的系统暴露程度,清除率($CL_{tot, p}$)用以衡量药物在体内的清除速率,$t_{1/2}$ 用以反映药物的排泄速率等。在进行等效性检验前,药代动力学参数必须作对数转换,当数据有偏倚时经对数转换可校正其对称性。此外,统计中数据对比宜用比值法而不用差值法,通过对数转换,可实现将均值之比置信区间转换为对数形式的均值之差的计算。药代动力学参数经对数转换后以多因素方差分析(ANOVA)进行显著性检验,然后用双单侧 t 检验和计算90%置信区间的统计分析方法来评价和判断两个制剂间各药效成分的生物等效性。对于这些药代动力学参数,一般要求90%可信区间在80%~125%范围内。

(二) 中药药代和谐研究

上述多物质药代等效(浓度等效)的可靠性需要物质间药代和谐关系的验证。这里的药代和谐关系是指复方药物的物质间不发生影响药效的药代动力学性质药物相互作用(PK-DDI)。在中药药效物质基础研究中,不仅需要"多成分组合"内各物质间高水平的药代和谐,也需要组合内物质与所研中药制剂的其他体内暴露物质间高水平药代和谐。若复方中活性成分之间能够达到高水平的药代和谐,则说明其药代动力学可预测性好、药物可控性好,也说明复方配伍带来的药效协同不易受药味间 PK-DDI 的干扰。药代和谐研究需采用中药"多药"药代动力学研究的研究方法。中药物质在体内相互作用关系中可扮演促变药(perpetrator)和/或受变药(victim)两个角色,为了发现中药体内暴露活性物质作为"受变药"的 DDI 风险,需考察这些物质的体内暴露调控机制,这需要有中药"多成分"药代动力学研究的基础。

对于中药药效物质基础研究中的药代和谐研究,则重点考察最优多成分组合内各成分分别作为促变药和/或受变药时彼此间的 PK-DDI,以及作为受变药与所研中药制剂的其他体内暴露物质的 PK-DDI。简单而言,药代和谐研究可分三步开展工作:① 通过体内外实验或文献挖掘,获取中药活性物质体内暴露和药代动力学特征的情报信息,确定研究应涉及的药物代谢酶和转运体;② 以体外技术手段为主,基于上述信息有针对地考察中药体内暴露物质对相关药物代谢酶和转运体活性的影响,或作为代谢酶和/或转运体底物受其他物质的影响;③ 处理上述文献挖掘和实验所获得的数据,将中药体内暴露活性物质间进行配对以评估 DDI 风险。随后,利用"多药"药代动力学研究方法处理上述3个途径获取的数据和信息,包括根据发生 PK-DDI 的可能性在中药活性物质之间进行物质配对,根据是否不利于药物的有效性或安全性来区分物质对的"益"与"弊",围绕弊的物质对的占有比例计算药代和谐指数(pharmacokinetic compatibility index, PKC index)。药代和谐指数越接近于1,提示药代和谐指数越高。

第三节 深度整合药动学和药效学的中药药效物质基础研究实例

研究实例:深度整合药动学和药效学研究的血必净注射液治疗脓毒症的药效物质基础研究

(一) 研究背景

脓毒症是一种由感染引起的全身性宿主反应所致器官功能障碍综合征,病死率高且预后不良。目前治疗脓毒症的主要方法是控制感染、调节机体异常反应及提供必要的血流动力学支持。

然而,在国际上,针对治疗脓毒症机体异常反应的化学药物研发始终不成功。血必净注射液是目前唯一可通过调节机体异常反应治疗脓毒症的有效药物,于2004年获得国家药品监督管理局的许可上市(国药准字:Z20040033)。该中药注射剂由五味活血化瘀类中药配方制备而成(君药红花,臣药赤芍、川芎,佐药当归、丹参),通过静脉输注给药。

两项大规模临床研究均发现,与脓毒症标准治疗组相比,血必净联合脓毒症标准治疗组患者的28天病死率显著降低了7.3%~8.7%。中国的多个脓毒症治疗指南和专家共识都推荐将血必净与传统脓毒症治疗相结合,如《脓毒症并发弥散性血管内凝血诊治急诊专家共识》(2017年)、《中医药单用/联合抗生素治疗常见感染性疾病临床实践指南·脓毒症》(2017年)、《中国脓毒症/脓毒性休克急诊治疗指南(2018)》等。《新型冠状病毒肺炎诊疗方案》(试行第四版~第九版)和《新型冠状病毒感染诊疗方案》(试行第十版)也推荐血必净用于新型冠状病毒肺炎重型(气营两燔证)和危重型(全身炎症反应综合征或/和多脏器功能衰竭)的治疗。此外,多个药理学研究表明,血必净治疗脓毒症可通过拮抗内毒素、抑制炎症介质、调节免疫、纠正凝血功能异常、改善微循环、保护内皮细胞和促进器官功能恢复等多种方式发挥药效。血必净多年来一直质量稳定,并且临床使用安全性高。

血必净是目前唯一能通过调节机体异常反应有效治疗脓毒症的药物,这为发展脓毒症专属的药物治疗方法带来了新希望。揭示其药效物质基础不仅可为血必净治疗脓毒症的疗效提供科学证据,也为利用血必净深入开展脓毒症发病机制研究及研发更多针对脓毒症机体异常反应的有效治疗药物带来新启示。

(二) 研究方法

基于血必净化学成分谱,在盲肠结扎穿刺(cecal ligation and puncture, CLP)大鼠上开展血必净"多成分"药代动力学研究,找出体内主要暴露物质。进一步围绕血必净在体内的主要暴露物质开展体内外药效学研究,药效实验模型和指标的选择是基于血必净治疗脓毒症的作用特点(调节机体异常反应)和脓毒症相关的病理机制(免疫反应失调、炎症反应异常及出凝血失衡等)。体外药效实验利用细菌脂多糖(lipopolysaccharide, LPS)刺激的大鼠脾脏调节性T细胞(regulatory T cell, Treg)、腹腔巨噬细胞和主动脉内皮细胞3种脓毒症细胞模型分别考察血必净化合物对免疫、炎症和凝血的影响。免疫指标包括Treg的细胞功能[细胞上细胞毒性T淋巴细胞相关抗原4(cytotoxic T lymphocyte-associated antigen-4, CTLA-4)和叉头框蛋白质3(forkhead box protein 3, FOXP3)的表达]和Treg的凋亡率及Treg对效应T细胞(effector T cell, Teff)增殖的影响等。炎症指标包括早期促炎因子(TNF-α、IL-6、IL-1β)和晚期炎症因子[高迁移率族蛋白B1(high mobility group protein B1, HMGB1)]的释放等。凝血指标包括凝血因子[人可溶性血栓调节蛋白(soluble thrombomodulin, sTM)、组织因子(tissue factor, TF)和组织因子途径抑制物(tissue factor pathway inhibitor, TFPI)]的释放等。

根据这些血必净化合物的体外免疫、炎症和凝血药效活性,与模型组和阳性对照组(血必净组)进行比对计算得到多重药效评分(GV_{PD}),根据这些化合物的体外药效起效浓度及体内游离药物浓度计算得到药代评分(GV_{PK})。综合GV_{PD}和GV_{PK}计算每个化合物的"化合物重要性评分"(CS评分),筛选出评分最高的6个血必净化合物。这6个血必净化合物分别静脉推注给药后,以CLP大鼠死亡率降低为主要药效终点指标,以保护脏器、调节免疫、抗炎、调节凝血为次要药效指标评价体内药效作用。血必净各化合物对死亡率的改善主要通过观察CLP大鼠造模后7天内的死亡率变化来评价。评价各化合物的脏器保护作用主要基于CLP大鼠血中肌酸激酶(CK)、肌酸激酶同工酶(CK-MB)、丙氨酸转氨酶(ALT)、天冬氨酸转氨酶(AST)、肌酐(Cr)、尿素氮(BUN)、平均动脉血氧分压(PaO_2)、平均动脉血二氧化碳分压($PaCO_2$)、乳酸(lactic acid)的水平。评价各化合物的免疫调节作用主要是通过收集CLP大鼠的脾脏样本,制备Treg并检测其细胞功能、凋亡率及共孵育后对Teff增殖的影响。评价各化合物的抗炎作用主要是基于大鼠血中炎症因子TNF-α、IL-6、IL-1β和HMGB1水平的变化。评价各化合物的抗凝血作用主要是依据大鼠血中活化部分凝血活酶时间(APTT)、凝血酶原时间(PT)、纤维蛋白原(Fbg)和D-二聚体(D-dimer)水平。

根据血必净各化合物CS评分的高低和体内药效研究结果,确定血必净药效活性物质,并制备不同组合,确保组合中各成分的比例和浓度与其在血必净中的相同。考察不同组合静脉推注给药后对CLP大鼠死亡率的改善,并与血必净疗效进行对比。确定能够复制血必净降低死亡率作用(效应等效)的最优组合后,进行药代等效实验。进一步开展药代和谐研究,验证涉及多物质的药代等效的可靠性。围绕介导血必净主要药效活性成分从机体消除的关键药物代谢酶和转运体,考察血必净体内主要暴露物质对这些代谢酶和转运体的抑制作用并计算药代和谐指数,评价方剂内药代和谐水平。整个研究的技术路线如图10-4所示。

(三) 研究结果

静脉推注血必净给药后,在CLP大鼠体循环中主要暴露物质有12个,包括来自红花的羟基红花黄色素A(**X1**),来自赤芍的芍药苷(**X2**)、氧化芍药苷(**X3**)及芍药内酯苷(**X4**),来自川芎和当归的洋川芎内酯I(**X5**)、洋川芎内酯I-7-O-β-葡萄糖苷(**X6**,**X5**的主要代谢产物)、洋川芎内酯G(**X7**),来自丹参的丹参素(**X8**)、3-O-甲基化丹参素(**X9**,**X8**的主要代谢产物)、丹酚酸B(**X10**)、原儿茶酸(**X11**,原儿茶醛的主要代谢产物)及多个组成中药的共有成分阿魏酸(**X12**)。根据这些血必净化合物的体外多重药效得分(GV_{PD})和药代得分(GV_{PK}),计算各血必净化合物的CS评分,并选定6个CS评分最高的化合物在CLP大鼠上进行体内药效学研究。这6个化合物分别是羟基红花黄色素A(**X1**)、芍药苷(**X2**)、氧化芍药苷(**X3**)、芍药内酯苷(**X4**)、洋川芎内酯I(**X5**)和丹参素(**X8**)。

CLP大鼠静脉推注给药后,这6个化合物均可不同程度地调节CLP大鼠的免疫功能(增强Treg的功能、促Treg凋亡、促Teff增殖)、抑制大鼠体内促炎因子的释放、调节促凝血因子的释放,以及保护脏器功能。然而,从降低死亡率的角度看,这6个药效活性成分中,只有羟基红花黄色素A(**X1**)作用显著($P<0.05$),但仍不及血必净(图10-6)。芍药苷(**X2**)、氧化芍药苷(**X3**)、芍药内酯苷(**X4**)虽然能够不同程度地降低死亡率,但作用并不显著,而洋川芎内酯I(**X5**)和丹参素(**X8**)则对降低死亡率没有任何作用。制备这6个血必净活性成分的不同组合:CXC2-1(**X1+X2**)由两个CS评分最高的成分组成,CXC4由CXC2-1再加上了两个CS评分次高的成分**X3**和**X4**(**X1+X2+X3+X4**)组成,CXC2-2由**X3**和**X4**组成,CXC6由CXC4再加上了两个CS评分次次高的成分**X5**和**X8**(**X1+X2+X3+X4+X5+X8**)。在这些组合中,CXC2-1、CXC4和CXC6均能显著降低CLP大鼠的死亡率,并且随着组合中成分个数增多,降低作用也越显著。但仅CXC6能够复制血必净治疗脓毒症的关键整体药效作用(降低CLP大鼠的死亡率),并实现"药味全覆盖"(这6个成分来自血必净的5个组成中药)。尽管洋川芎内酯I(**X5**)和丹参素(**X8**)单独使用时不能显著降低CLP大鼠的死亡率,但它们与其他成分之间可产生药效协同作用。进一步研究表明,CXC6与血必净中的6个活性成分药代等效,从浓度等效角度验证了CXC6与血必净的效应等效。6个活性成分之间及6个活性成分与血必净的其他成分之间的药代和谐水平较高,进一步验证了上述多物质的药代等效关系。

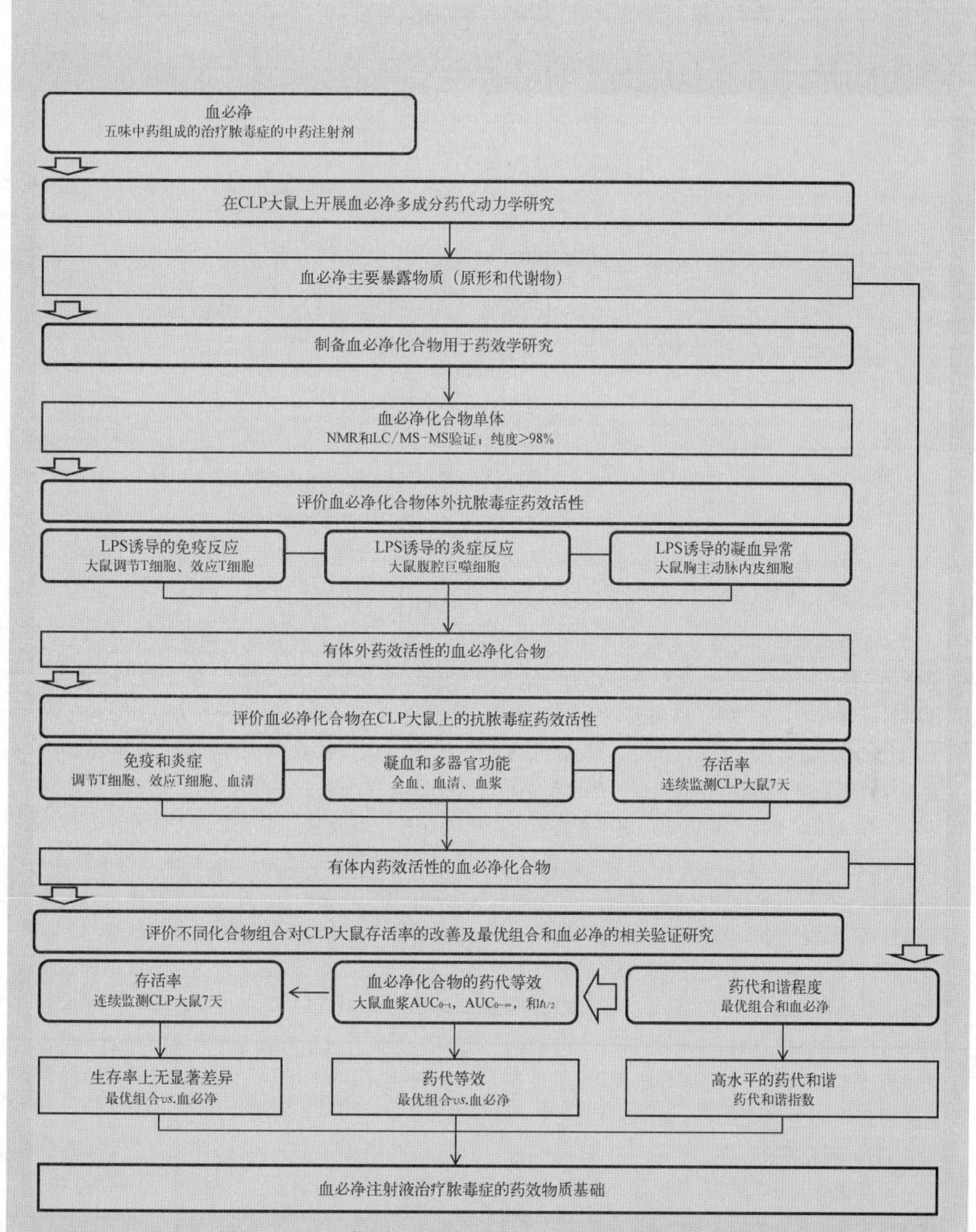

图 10-4 血必净注射液治疗脓毒症的药效物质基础研究技术路线

(引自 Cheng C, Ren C, Li M Z, et al. Pharmacological significant constituents collectively responsible for anti-sepsis action of XueBiJing, a Chinese. Herb-based intravenous formulation. Acta Pharmacol Sin, 2024, 45: 1077-1092.)

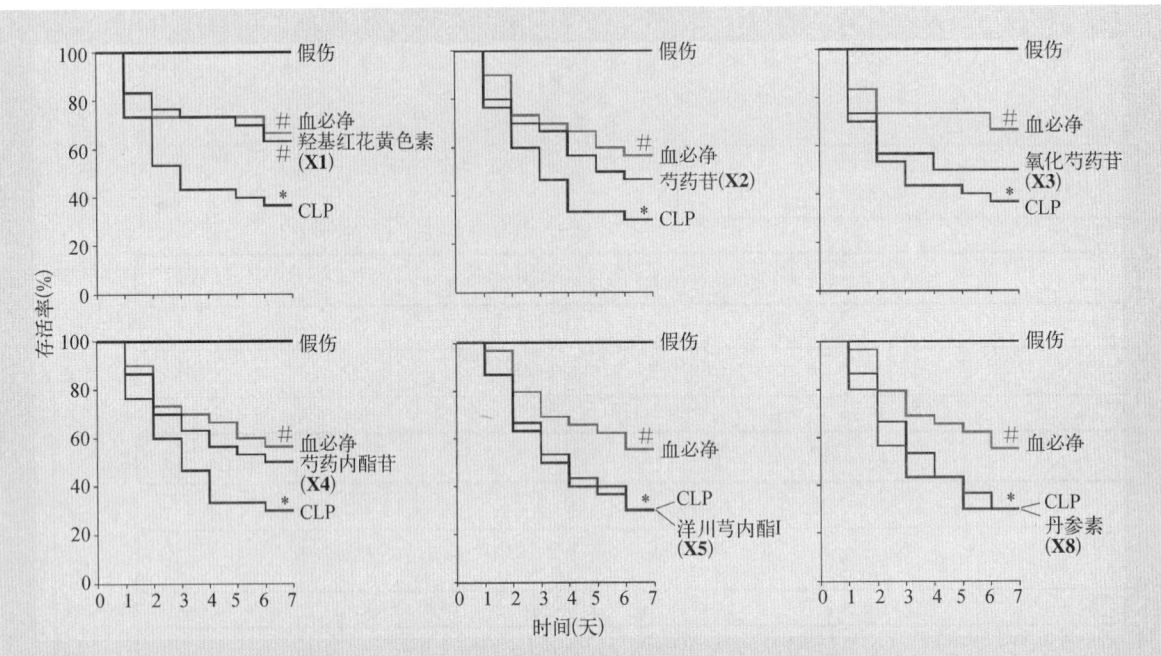

图 10-5 血必净 6 个药效活性成分对 CLP 大鼠的 7 天存活率的影响（$n=30$）

*$P<0.05$,相比假伤组；#$P<0.05$,相比 CLP 模型组

(引自 Cheng C, Ren C, Li M Z, et al. Pharmacological significant constituents collectively responsible for anti-sepsis action of XueBiJing, a Chinese. Herb-based intravenous formulation. Acta Pharmacol Sin, 2024, 45: 1077-1092.)

两个团队研究血必净注射液治疗脓毒症的药效物质基础是基于深度整合药动学和药效学两类研究(图 10-6)。首先，在 CLP 脓毒症大鼠上开展血必净注射液的"多成分"药代动力学研究，使得药效研究得以围绕"正确的物质"用"正确的剂量"考察血必净注射液的物质活性(包括抗炎、免疫调节及凝血调节活性)，并达到"系统精准"的技术要求。随后，药动学研究在体外药效研究与体内药效研究间搭建桥梁，首次提出化合物重要性评分(CS 评分，由药动学系统暴露水平及体外多指标药效活性计算获得)，高评分的血必净化合物在 CLP 大鼠上均展现出良好的多重药效作用(包括抗炎、免疫调节、凝血调节及脏器保护作用)。最后，围绕首要药效学指标(死亡率降低)对活性成分的不同组合与血必净注射液进行比较，发现 6 个活性成分按血必净注射液的比例和剂量组合后能够完全复制注射液治疗脓毒症的药效作用。由于该项研究涉及中药和病理模型两个复杂体系，首次提出并开展多成分药代等效研究以验证药效等效结果的可靠性，并用药代和谐研究以验证多成分药代等效结果的可靠性。研究发现，羟基红花黄色素 A(**X1**)、芍药苷(**X2**)、氧化芍药苷(**X3**)、芍药内酯苷(**X4**)、洋川芎内酯I(**X5**)和丹参素(**X8**)共同构成了血必净注射液治疗脓毒症的药效物质基础，其中每个成分都发挥多方面的药效活性，同时血必净注射液的每个药效作用都有多成分的贡献，该作用特点是血必净注射液治疗脓毒症临床有效的一个重要原因。

(四) 研究意义

该研究使血必净从"物质复杂不清楚"变成"药效物质清楚"的中药制剂。"说清楚、讲明白"药效物质基础是让血必净这种十分复杂的中药实现科技提升的重要一步，这为深入研究血必净治疗脓毒症的分子作用机制、多靶互作关系、精准分层治疗等创造了条件，也为如何通过调节机体异常反应有效治疗脓毒症提供了重要启示。该研究建立的"深度整合药动学和药效学策略"可在各种中药制剂的药效物质基础研究中推广应用，其特点是药动学研究通过"化繁为简"系统精准地为药效学研究提供"正确"的中药物质，并为药效研究发现的转化(从体外向体内、从动物向人体)提供保障。

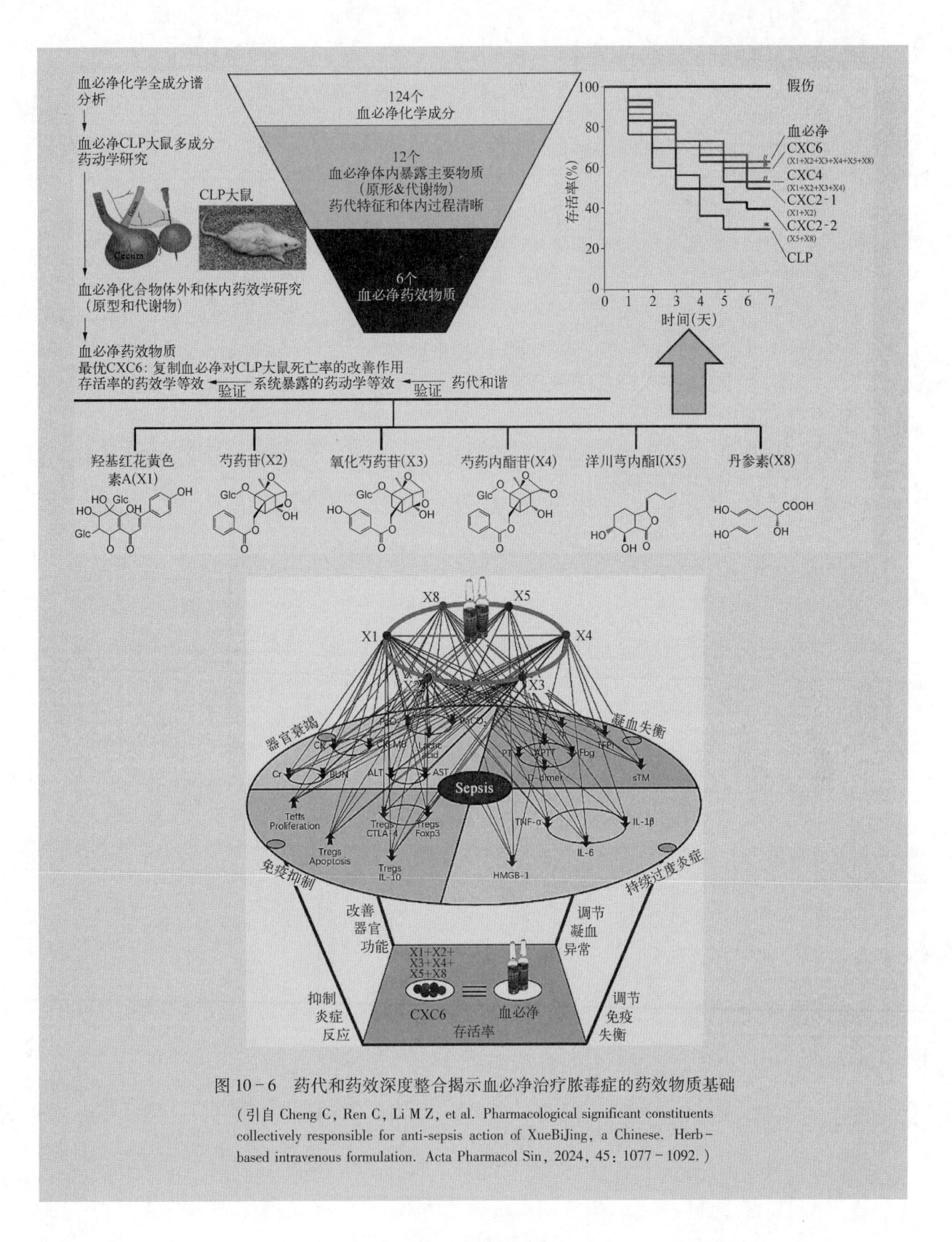

图 10-6 药代和药效深度整合揭示血必净治疗脓毒症的药效物质基础

(引自 Cheng C, Ren C, Li M Z, et al. Pharmacological significant constituents collectively responsible for anti-sepsis action of XueBiJing, a Chinese. Herb-based intravenous formulation. Acta Pharmacol Sin, 2024, 45: 1077-1092.)

思 考 题

1. 如何理解中药药效背后的多成分、多靶点机制，以及它们之间的相互作用？

2. 如何利用现代技术手段对中药药效物质进行分析与研究,以揭示中药药效物质基础?
3. 药动学与药效学研究深度整合开展中药药效物质基础研究的策略主要涉及哪些方法和技术?

(程 晨)

第十一章
中药药代动力学在中药新药研发中的应用

中医药是我国独具特色的健康资源,也是潜力巨大的经济资源,党中央、国务院历来高度重视中医药事业发展,党的十八大以来,党中央把中医药工作摆在了更加重要的位置上。国家先后出台了《中华人民共和国中医药法》和《中共中央 国务院关于促进中医药传承创新发展的意见》等法规政策,使得中医药特色优势进一步彰显,在加快推进健康中国建设和服务群众健康方面发挥了重要作用。中药新药研发是中药产业发展和科技进步的源泉,是关乎国计民生、解决临床重大疾病预防与治疗重大问题的关键途径。习近平总书记指出:"要坚持人民至上、生命至上,研发生产更多适合中国人生命基因传承和身体素质特点的'中国药',特别是要加强中医药传承创新发展。"在国家政策的支持下,中药传承创新发展"驶入快车道",中药新药研发迎来了前所未有的发展机遇。中药新药研发是一项系统工程,需要多学科的知识整合和多学科的合作,其中中药药代动力学在中药新药研发过程中扮演着关键的角色。通过中药药代动力学的研究,了解中药非临床及临床药代动力学特征并评估药物的药代动力学参数,可以预测中药在体内的动力学过程,这些信息有助于揭示中药毒效物质基础及其作用机制,阐明中药复方的配伍原理,确定中药的最佳给药途径、药物剂型和剂量范围,为制定个体化治疗方案和提高临床疗效提供支持,对于中药新药的合理设计、优化和开发至关重要。我国最著名的青蒿素类药物的药代动力学研究就是最好的证明。

第一节 中药药代动力学在中药新药注册中的作用

随着科学技术的发展,中药药代动力学的研究方法和数据解读水平不断提升,目前中药药代动力学研究已经成为中药新药注册的必要环节,不仅可以加速中药新药的研发进程,还可以提高其疗效和安全性,推动中药领域的创新和发展。

一、中药新药注册分类

2020年1月,国家市场监督管理总局公布新修订的《药品注册管理办法》,这是2007年10月以来时隔13年的一次重大更新,对中药注册管理影响深远。同年9月,中药注册分类的配套文件《中药注册分类及申报资料要求》正式发布。在新发布的版本中,中药注册分类出现了新变化,由2007年施行的《药品注册管理办法》(附件 中药、天然药物注册分类及申报资料要求)中将中药、天然药物注册分为9类修订为4类(表11-1)。新注册分类充分地考虑中药注册药品的产品特性、创新程度和审评管理需要,与2007年的《药品注册管理办法》相比,新注册分类管理中不强调"有效成分"和"有效部位"的含量要求,不再仅以物质基础作为划分注册类别的依据,而是支持基于中医药理论和中医临床实践经验评价中药的有效性。

表 11-1　2020 年版中药注册分类

注册分类	2020 年版
1 类　中药创新药 指处方未在国家药品标准、药品注册标准及国家中医药主管部门发布的《古代经典名方目录》中收载,具有临床价值,且未在境外上市的中药新处方制剂	1.1　中药复方制剂,系指由多味饮片、提取物等在中医药理论指导下组方而成的制剂 1.2　从单一植物、动物、矿物等物质中提取得到的提取物及其制剂 1.3　新药材及其制剂,即未被国家药品标准、药品注册标准及省、自治区、直辖市药材标准收载的药材及其制剂,以及具有上述标准药材的原动、植物新的药用部位及其制剂
2 类　中药改良型新药 指改变已上市中药的给药途径、剂型,且具有临床应用优势和特点,或增加功能主治等的制剂	2.1　改变已上市中药给药途径的制剂,即不同给药途径或不同吸收部位之间相互改变的制剂 2.2　改变已上市中药剂型的制剂,即在给药途径不变的情况下改变剂型的制剂 2.3　中药增加功能主治 2.4　已上市中药生产工艺或辅料等改变引起药用物质基础或药物吸收、利用明显改变的
3 类　古代经典名方中药复方制剂 古代经典名方是指符合《中华人民共和国中医药法》规定的,至今仍广泛应用、疗效确切、具有明显特色与优势的古代中医典籍所记载的方剂。古代经典名方中药复方制剂是指来源于古代经典名方的中药复方制剂	3.1　按古代经典名方目录管理的中药复方制剂 3.2　其他来源于古代经典名方的中药复方制剂 包括未按古代经典名方目录管理的古代经典名方中药复方制剂和基于古代经典名方加减化裁的中药复方制剂
4 类　同名同方药 指通用名称、处方、剂型、功能主治、用法及日用饮片量与已上市中药相同,且在安全性、有效性、质量可控性方面不低于该已上市中药的制剂	

二、中药药代动力学在各类中药新药中的申报要求

2020 年《中药注册分类及申报资料要求》中对中药药代动力学研究做出了要求。

对提取的单一成分制剂进行非临床药代动力学研究,总体上应参考《化学药物非临床药代动力学研究技术指导原则》的要求,对药时曲线、吸收、分布、排泄、血浆蛋白结合、生物转化、药物代谢酶活性的影响分别进行研究。其中创新性的药物应选用两种或两种以上的成年健康动物,其中一种为啮齿类动物,另一种为非啮齿类动物(如犬、小型猪或猴等)。其他药物,可选用一种动物,建议首选非啮齿类动物;在剂量方面,动物体内药代动力学研究应设置至少 3 个剂量组,其高剂量最好接近最大耐受剂量,中、低剂量根据动物有效剂量的上、下限范围选取。

对提取的单一成分制剂的临床药代动力学研究,应参考《化学药物临床药代动力学研究技术指导原则》,需进行健康志愿者单次和多次给药的药代动力学研究、进食对口服药物药代动力学影响的研究、药物代谢产物的药代动力学研究、药物-药物的药代动力学相互作用研究、目标适应证患者的药代动力学研究及特殊人群药代动力学研究。

对于其他制剂,应视情况(如安全性风险程度)进行药代动力学研究或探索性研究;对于缓、控释制剂,临床前应进行非临床药代动力学研究,以说明其缓、控释特征;若为改剂型品种,还应与原剂型进行药代动力学比较研究;若为同名同方药的缓、控释制剂,应进行非临床药代动力学比较研究。

在进行中药非临床药代动力学研究时,应充分考虑其成分的复杂性,结合其特点选择适宜的方法开

展体内过程或活性代谢产物的研究,为后续研发提供参考。若拟进行的临床试验中涉及与其他药物(特别是化学药)联合应用,应考虑通过体外、体内试验来考察可能的 DDI。

第二节 中药药代动力学在中药新药成药性评价中的应用

近年来,我国中药新药的研发取得了巨大进步,但中药新药成药性评价仍存在内容不明确、关键技术缺乏等问题。由于对成药性评价重视不够,临床前的基础研究不能向临床应用开发有效转化,致使大量中药新药研发的阶段性成果夭折,因此,需要加强成药性研究,并面向临床价值与产业化实施进行成药性评价。

一、中药新药成药性评价的研究内容

中药新药成药性评价的核心内容是安全性和有效性。其中药效学评价、毒性评价与药代动力学评价是安全性和有效性评价的具体表现。药效学评价是成药性评价的基础部分,主要是通过体内或体外实验研究药物的作用及其机制。中药的成分复杂性,导致其存在"一物多性""一物多效""一物多用"的现象,所以"多元药效"是中药的一大特点。复方新药中各药味的"多元药效"取其与适应证相关的功效,所谓"用其所长",并在配伍环境中发挥协同作用。其药效物质基础亦随之关联,进而作为制备工艺和质量标准制定的依据。毒性评价是成药性评价的重要内容。中药的毒性评价,需要各类毒理学实验来进行综合评估,包括但不限于动物、器官、细胞和分子等方面的综合性实验。药代动力学评价是成药性评价的重要指标。中药的药代动力学评价,主要是通过体内或体外实验研究药物的 ADME 性质实现。通过分析活性成分在体内的动态变化规律,有助于合理解释和科学认识中药药效物质基础和作用机制。

二、中药药代动力学在中药新药成药性评价中的作用

由于历史条件和文化传承的因素,中药的研制大多依靠临床经验的总结,对于药效物质和体内过程并不是很清楚,大大制约了中药新药研发的速度。因此,在新药的研发过程中,药物 ADME 的研究是评价成药性的关键,也是中药质量研究的重要方面。分析活性成分的体内过程,了解中药及方剂中各成分药代动力学变化规律,不仅有助于合理解释中药发挥治疗作用的物质基础和机制,还能够科学认识传统药性理论,揭示不同药性的药物传输特点、作用趋势、组织靶向及不同药味之间的交互作用,对促进中药新药研发具有重要意义。

三、中药活性成分的药代动力学特征

中药活性成分和化学药物一样,都是单一的化合物,可参照化学药物的药代动力学内容进行评价。通过吸收特性、转运蛋白、血脑屏障通透性、代谢稳定性、代谢酶、代谢途径、代谢物、酶抑制或诱导等方面的研究,使研发的新药具有理想的药代动力学特征,以确保新药安全有效的使用。现对中药各类活性成分的药代动力学特征进行初步评价,为中药新药研发提供一定的理论依据。

(一)多糖类

多糖类成分广泛地存在于人参、黄芪、灵芝、当归等中药中,具有免疫调节、抗肿瘤、抗氧化、降血糖等药理活性。因其结构复杂、分子量大且亲水性强,致使这类物质具有较低的口服生物利用度。迄今,中药多糖类成分的吸收机制研究仍处于起步阶段,属于多糖研究的前沿领域,主要提出了口服直接吸

收、口服通过肠道微生物群转化介导吸收和口服通过派尔集合淋巴结吸收3种方式。① 口服直接吸收是指某些中药及中药制剂中的多糖类成分在口服后依然可以以原形的方式透过小肠壁被直接吸收。② 口服通过肠道微生物群转化介导吸收是指大多数中药多糖口服后并不能被人体肠道的水解酶降解，而是在肠道细菌的作用下将这些不易消化的多糖降解成单糖或低聚糖，再经过不同的转运系统将单糖或低聚糖转运至细胞内进行进一步的降解和发酵。③ 口服通过派尔集合淋巴结吸收是指多糖类成分能够与小肠黏膜内派尔集合淋巴结中的免疫细胞发生相互作用，即多糖类成分在进入派尔集合淋巴结后可引发免疫反应从而激活先天免疫细胞，而不需要进入血液或淋巴循环即可发挥药理作用。多糖类成分在组织器官中的分布可能主要存在两种形式即"主动"靶向和"被动"靶向。"主动"靶向即肝脏、脾脏等器官和组织以吞噬和胞饮的方式对多糖类成分进行摄取。"被动"靶向即多糖类成分在经血管转移到组织的过程中，因毛细血管内皮细胞的结构会阻碍其被摄取，可能会选择性地分布在有孔型或不连续型毛细血管的组织和器官中。胃肠道是多糖类成分代谢的主要部位，肠道菌群参与了大部分多糖及苷类成分的生物转化，多糖在体内被降解成单糖或低聚糖后，经过细菌的不同代谢途径继续降解可转化为乙酸、丙酸和丁酸等短链脂肪酸类代谢终产物。同时，多糖类成分又会通过调节肠道菌群的比例，起到调节机体功能的作用，最终经尿液和粪便排出体外（图11-1）。

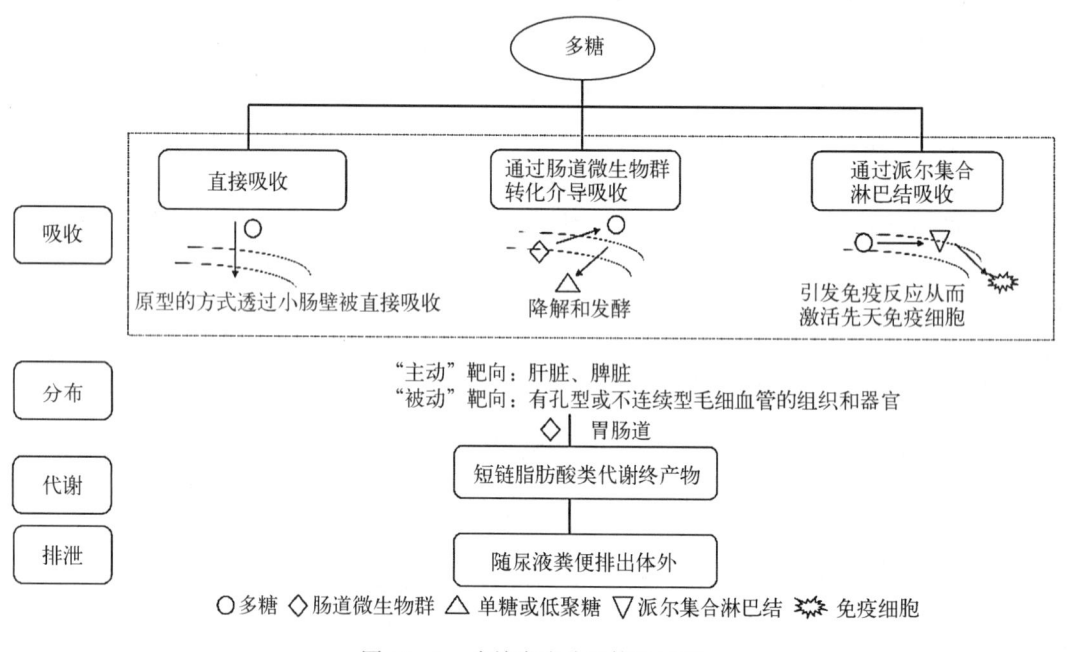

图 11-1 多糖类成分的体内过程

（二）黄酮类

黄酮类成分广泛地存在于葛根、黄芩、陈皮、淫羊藿等中药中，具有抗肿瘤、抗氧化、抗炎、抗菌等广泛的药理作用，是一类重要的药效物质。口服黄酮或含黄酮的中药后，黄酮原形成分的血药浓度极低，有些甚至很难被检测到。大多数黄酮以苷的形式存在，黄酮苷一般连接一个或多个糖，极性较大，难以经被动扩散透过细胞膜，可被肠道中的酶水解生成苷元后经被动扩散吸收。黄酮苷的吸收差异主要取决于连接糖的数目、种类及连接位置，含糖数目少的黄酮苷吸收较好。少数黄酮苷也可以以原形形式通过主动转运或载体介导吸收。黄酮苷元与黄酮苷相比，脂溶性大，分子量小，一般经被动扩散吸收，但自身结构、吸收部位pH等因素均可影响其吸收。小肠是黄酮吸收最重要的部位，各个肠段均有吸收，不同肠段的吸收量因不同成分而异，可能与其母核上的羟基数目及B环的连接位置有关。黄酮类成分本身具有弱酸性，因此一些黄酮苷元也可经胃部吸收。黄酮类成分在体内分布广泛，口服后各组织器官、血浆、尿液、胆汁和粪便中均可检测到其原形和代谢产物。肝脏和肠道是黄酮类成分代谢的主要部位，被吸收的黄酮类成分在肠细胞或肝细胞中，在Ⅱ相代谢酶的作用下，生成葡萄糖醛酸化或磺酸化代谢产物，约40%的黄酮类成分在体内经历Ⅱ相代谢反应。研究结果显示，黄酮苷元比黄酮苷更容易发生Ⅱ相代谢；结构中含酚羟基数量越多，对Ⅱ相代谢酶的亲和力越高，较易发生Ⅱ相代谢反应，但Ⅱ相代谢产物主要以单个酚羟基的结合反应产物为主；7-OH、3'-OH和4'-OH黄酮更容易发生Ⅱ相结合反应，且葡萄糖醛酸化代谢速率比磺酸化代谢速率快，其中3'-OH黄酮葡萄糖醛酸化反应最快；5-OH和6-OH黄酮难以发生Ⅱ相结合反应，3-OH黄酮几乎不发生磺酸化反应，4'-OH黄酮最容易发生磺酸化反应。因其Ⅱ相代谢产物的分子量和极性都较大，无法通过被动扩散透过细胞膜，因此，黄酮代谢产物主要依赖细胞膜上的转运蛋白转运至体循环、肠腔、胆汁和尿液中。黄酮类成分体内药代动力学研究的药时曲线呈双峰的特征，说明其在体内发生了肝肠循环（图11-2）。

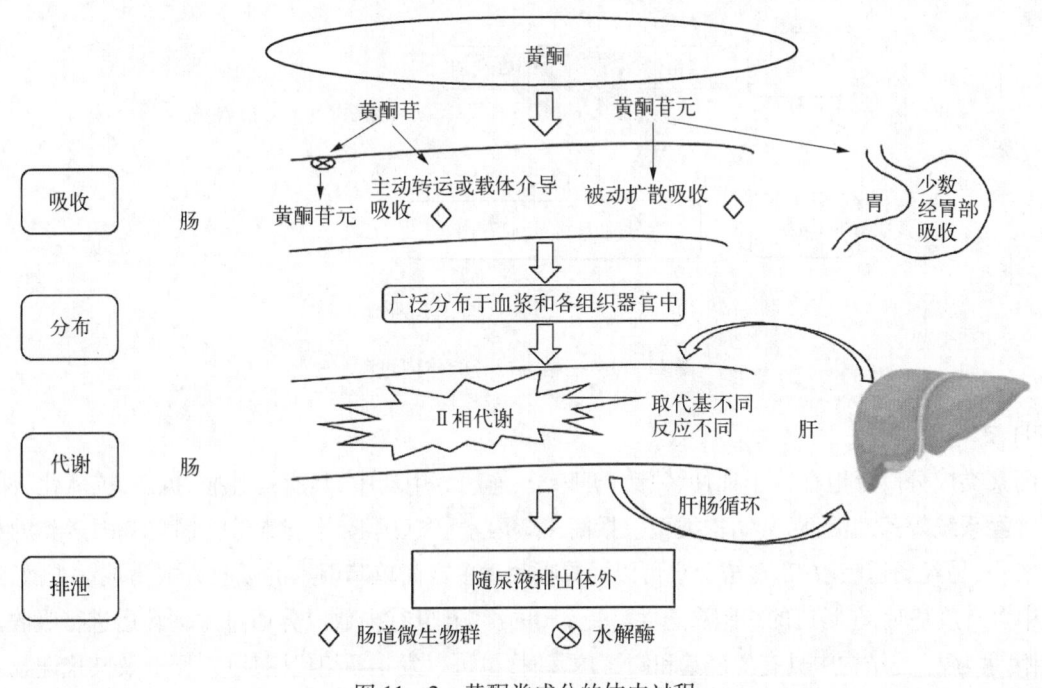

图11-2 黄酮类成分的体内过程

（三）三萜类

三萜类成分广泛地存在于人参、三七、柴胡、甘草等常见中药中，具有抗肿瘤、抗氧化、抗炎、抗菌、抗病毒、保护神经系统和心脑血管系统等药理活性。大多数三萜类成分以苷的形式存在，一般连接一个或多个糖基，极性普遍较大，生物膜渗透性较差，难以吸收进入体循环，口服生物利用度低。但当三萜皂苷口服进入胃肠道后，在肠道菌群和水解酶的作用下，可水解生成次级皂苷或苷元，次级皂苷和苷元较原三萜皂苷脂溶性增大，分子量变小，便于吸收发挥作用。大部分的三萜类成分以被动扩散的方式吸收进入人体，但自身结构、吸收部位pH等因素均可影响其吸收，少数三萜类成分也可以以主动转运的方式被吸收。小肠是三萜类成分吸收的主要部位，其在各个肠段都有吸收，不同结构的三萜类成分的吸收部位存在差别。三萜类成分血浆蛋白结合率较高，在体内分布广泛，口服后各组织器官、血浆、尿液、胆汁和粪便中均可检测到其原形和代谢产物。肠道和肝脏是其代谢的主要部位，对于口服给药，少数三萜类成分由于对酸不稳定，在胃酸的作用下很容易被代谢。吸收进入体内的三萜类成分，主要在肝脏中进行代谢，其代谢依赖于肝微粒体中的多种酶系。三萜类成分肝脏代谢包括Ⅰ相代谢和Ⅱ相代谢。Ⅰ相代谢可使三萜类成分发生氧化、还原、水解等反应，引入羟基、羧基等功能基团，生成极性较大的代谢物。

Ⅱ相代谢主要是结合反应,生成葡萄糖醛酸化、硫酸化和乙酰化等代谢产物。经肝脏代谢的部分三萜类成分可经过胆汁排泄到肠道中,在肠道再次被水解吸收,从而形成肝肠循环(图11-3)。

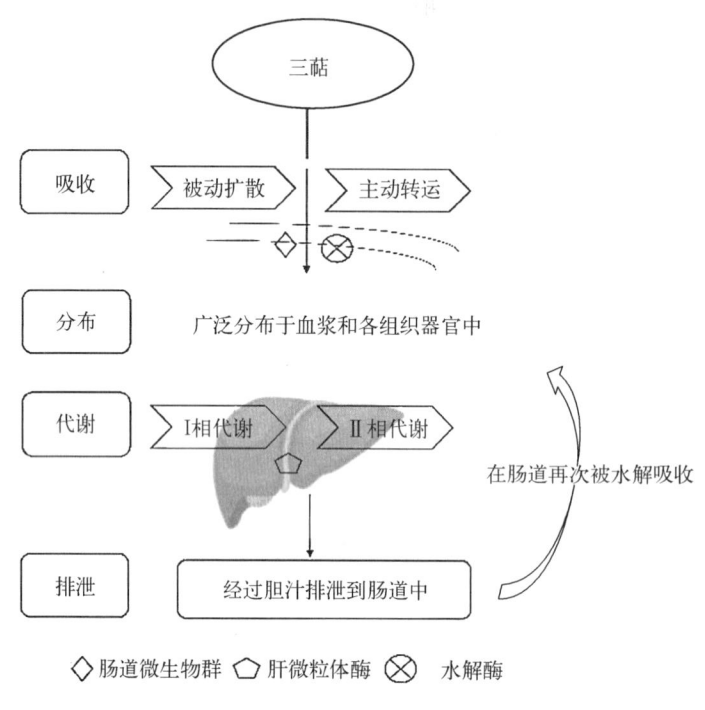

图 11-3 三萜类成分的体内过程

（四）苯丙素类

苯丙素类成分广泛地存在于杜仲、独活、五味子、连翘等中药中,具有抗肿瘤、抗菌、抗氧化、保肝、保护中枢神经系统等药理活性,其结构类型包括简单苯丙素、香豆素和木脂素等。简单苯丙素类的分子质量一般较小,易经肠道吸收,部分成分也可以经胃吸收。多数简单苯丙素的吸收方式为被动扩散,当其分子结构中含有羧基时,在肠道的细胞渗透性易受 pH 的影响,也有少数成分通过主动转运进行吸收。在体内以Ⅰ相代谢为主,当结构中具有酚羟基和侧链羧基时,也可以发生Ⅱ相代谢反应,原形及其代谢物主要经肾脏由尿液排出体外。简单香豆素的分子结构较简单,分子质量一般较小,极性较大,易溶于水,可以通过被动扩散方式被吸收。结构复杂的香豆素,可能因分子结构中含有非极性基团,水溶性受到影响,分子量也随之增加,吸收较为困难。被吸收进入体内后首先会发生羟基化、脱甲基、脱氢、内酯环开环等Ⅰ相代谢。经过Ⅰ相代谢后,代谢产物易与葡萄糖醛酸、硫酸和谷胱甘肽等发生Ⅱ相代谢反应,生成水溶性较大的化合物,然后排出体外。游离木脂素不易溶于水,与糖结合成苷后水溶性增大,且许多木脂素类成分是外排蛋白的底物,因此,其在肠道的吸收受到较大的影响,导致其生物利用度相对较低。多个苯丙素聚合形成的木脂素,由于分子量较大,主要依靠载体蛋白转运的方式进行吸收。当木脂素结构中含有酚羟基时,在体内可与葡萄糖糖醛酸和磺酸发生Ⅱ相代谢反应,含有脂肪侧链的木脂素,易发生Ⅰ相代谢反应,由苯丙素单元通过酯键连接构成的木脂素,在体内还可以发生水解反应,生成相应的简单苯丙素(图11-4)。

（五）蒽醌类

蒽醌类成分广泛地存在于大黄、虎杖、何首乌、决明子等中药中,具有泻下、抗菌、抗氧化、利尿、止血等药理活性。天然的蒽醌类成分主要以苷类形式存在,分子极性较大,在肠道内可以被酶水解,以苷元的形式被吸收。进入体内后迅速地被代谢为葡萄糖醛酸苷和硫酸酯结合物,其中以葡萄糖醛酸苷为主,主要经肾脏排泄。蒽醌类成分由于溶解度低、消除迅速的药代动力学特性,导致其口服生物利用度低,在体外表现出多种生物学活性,但体外与体内的药效研究结果并不完全一致,因此,蒽醌类成分的体内药代动力学研究仍是今后蒽醌类药物研究的重点。

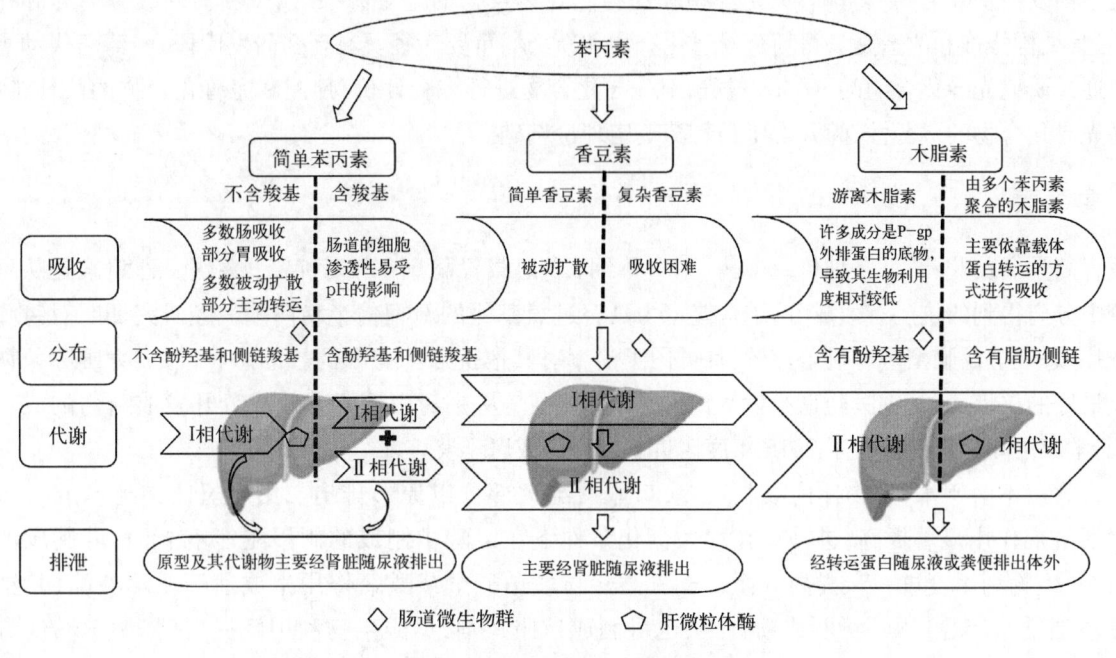

图 11-4 苯丙素类成分的体内过程

(六) 生物碱类

生物碱类成分广泛地存在于黄连、延胡索、洋金花、汉防己等中药中,具有抗炎镇痛、抗菌、抗病毒、抗肿瘤等药理活性。生物碱类成分结构多样,性质各异,不同类型的生物碱在体内的药代动力学过程各不相同。但共同点在于不成苷,大部分极性较小,吸收情况没有统一的规律。多数生物碱类成分在消化道吸收速度较快,组织分布广泛,主要在肝内代谢,发生氮原子相关的 N-脱烃、N-氧化、脱氨基、酰胺水解等反应,其他各类肝内代谢反应也有发生,各有特点,共性特征不显著。生物碱类成分及其代谢产物主要经肾脏排泄,少数药物存在肝肠循环。目前,对于中药生物碱类成分的药代动力学研究尚处于初期阶段,相关研究数量较少,不能较好地阐明药代动力学与药效/毒性的相关性。由此可见,深入研究生物碱类成分的药代动力学特征,是阐释其作用机制,规避潜在毒性风险的有效方法。

(七) 甾体类

甾体类成分广泛地存在于知母、牛膝、重楼、洋地黄等中药中,具有抗肿瘤、降血糖、降血脂、改善心肌缺血等药理活性。口服甾体皂苷后,在肠道菌群介导下逐级水解脱糖,生成一系列次级苷并最终生成苷元,被机体吸收。此外,苷元可在肠道菌群的继续作用下发生羟基化、脱氢、脱水、去甲基化等代谢反应,这是甾体类成分生物利用度低的主要原因。由于甾体类成分难吸收,血药浓度较低,部分药物可采用注射的方式进行给药。目前,中药甾体类成分的药代动力学研究主要集中在药理活性显著的 C_{21} 甾类、强心苷类、甾体皂苷类和蟾蜍毒素类四类成分上,其他成分研究较少。

第三节　中药药代动力学在源于中药的先导化合物优化中的应用

在新药设计中,很多优秀药物并不是完全新型结构的化合物,而是通过对先导化合物或老药结构进行合理改进或修饰而开发出来的,它们往往具有更理想的理化性质或药代动力学性质。结构修饰可以对药物的 ADME 过程产生影响,从而提高药物的生物利用度。中药是中华文化的瑰宝,中药活性成分既是中药发挥功效的物质基础,又是药物和药物先导化合物的重要源泉,以中药活性成分为先导化合物,对其结构修饰和改造是获得新药候选化合物和新药的重要途径。在新药研发阶段,中药药代动力学可以通过研究先导化合物的 ADME 过程,对先导化合物进行综合评价,预测和完善化合物的最佳结构,提高先导化合物的成药性,为开发Ⅰ类新药奠定理论基础。

一、青蒿素

青蒿学名黄花蒿,是一种传统中药。《本草纲目》记载青蒿用于治疗疟疾、寒热。青蒿素是从青蒿全草中分离得到的抗疟有效成分,结构鉴定为具有过氧基团的新型倍半萜内酯。经研究证明对氯喹敏感株疟、恶性疟及脑型疟有显著疗效,且可用于治疗对其他抗疟药有耐药性的患者,已成为国际公认的迄今最好的抗疟药,是中医药献给世界的一份礼物,也是从中药中探索有效成分开发成新药的成功典范,药学家屠呦呦教授荣获了 2015 年度诺贝尔生理学或医学奖。

青蒿素不溶于水,生物体内吸收很差,口服后绝大部分以原形排出。用硼氢化钠还原成二氢青蒿素后抗疟作用显著提高,进一步在酸性催化条件下在甲醇中制成的蒿甲醚能溶于油,可制成油剂注射剂,生物利用度进一步提高。而二氢青蒿素与琥珀酸酐或酰氯作用生成前药琥珀酸酯,其钠盐青蒿琥酯钠水溶性极好,可制成粉针剂,也可制成口服片剂,口服生物利用度提高到 23.3%,使青蒿素的抗疟功能得到更好的发挥。在此过程中,我国的药代动力学科研工作者进行了大量的研究工作(图 11-5)。

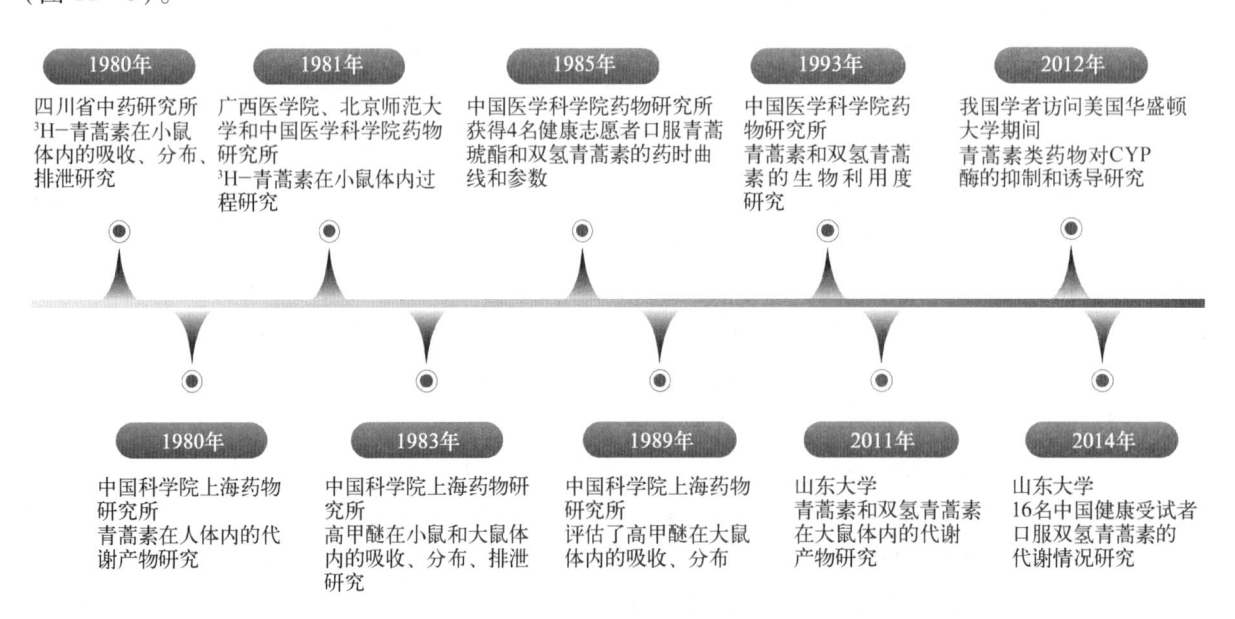

图 11-5 我国青蒿素类药物的药代动力学研究

迄今,针对青蒿素类药物的研究仍在继续。由于青蒿素类药物内酯环水解断裂等原因,在临床使用过程中,会很快被代谢而失活,体内半衰期很短。为提高其代谢稳定性,有研究者在双氢青蒿素 C10 位引入三氟甲基,得到双氢青蒿素三氟甲基类似物(化合物 6)和蒿乙醚的三氟甲基类似物(化合物 8),在保持抗疟活性的基础上,双氢青蒿素三氟甲基类似物在体外酸性条件下(pH = 2)的稳定性是双氢青蒿素的 40 倍,蒿乙醚的三氟甲基类似物的稳定性也比其自身提高了 45 倍(图 11-6)。

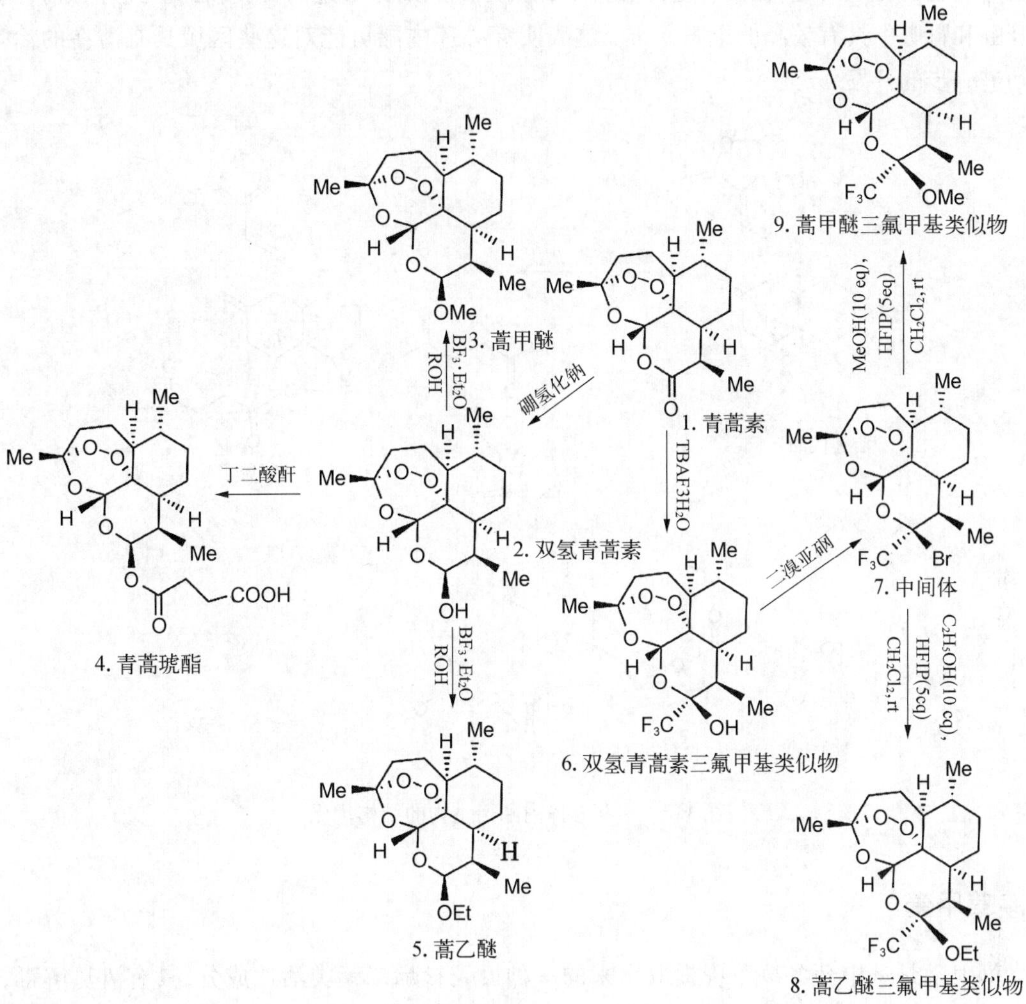

图 11-6 青蒿素衍生物的结构优化

二、穿心莲内酯

穿心莲内酯又名穿心莲乙素,是从传统中药穿心莲中提取出来的二萜内酯类化合物,是穿心莲发挥药理药效作用的重要物质基础。基于其开发的药品历经几十年,仍然是临床常用的清热解毒、抗菌消炎药物,特别是针对上呼吸道感染疗效显著,被誉为天然抗生素药物。

由于穿心莲内酯的低水溶性与相对较弱的稳定性导致其临床应用受到限制,所以结构改造工作成为提高生物活性的主要研究方向。穿心莲内酯口服后,在小鼠和人体内经历了快速的吸收、分布和代谢过程,产生了一系列代谢物,包括硫酸酯类化合物、半胱氨酸结合物和葡萄糖醛酸结合物。值得注意的是,硫酸氢钠与 α,β-不饱和五元内酯环的加合物被鉴定为比母体化合物更具抗炎效果。进一步的药理学研究表明,代谢产物中新产生的 α,β-不饱和五元内酯环是增加药效的主要原因。穿心莲内酯具有前药的性质,通过将内在的五元内酯环(非活性形式)转化为 α,β-不饱和五元内酯环(生物活性形式)来发挥抗炎作用,随即开发出了一系列药物品种,如炎琥宁、穿琥宁注射液(图 11-7)。目前,研究者们还在穿心莲内酯的结构修饰与改造方面做了大量的工作,主要集中在 α,β-不饱和内酯环双键的迈克尔(Michael)加成、3 个羟基的选择性酯化、氧化和取代反应,双键的氧化还原及分子内环化、内酯环替换等反应上,设计出多种穿心莲内酯衍生物,具有抗肿瘤、抗炎、抗纤维化等药理作用。随着对其药理作用、作用机制等问题的深入研究,相信一定能够开发出治疗疾病的穿心莲内酯类新药。此外,观察到穿心莲内酯在肝脏和肾脏中具有较高的组织分布。这表明穿心莲内酯可能对这些区域具有潜在的治疗作用,有望得到进一步的开发。

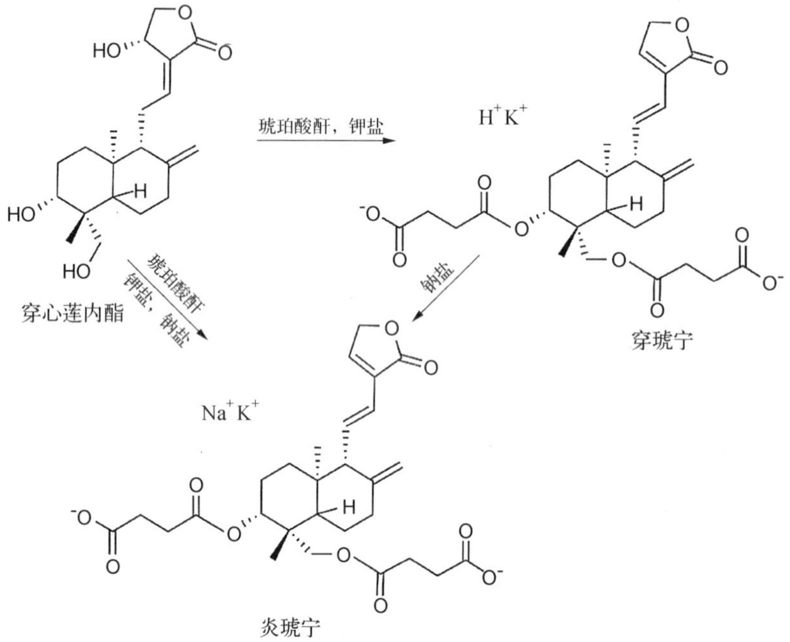

图 11-7 穿心莲内酯衍生物的结构优化

三、冬凌草甲素

冬凌草甲素是从中药冬凌草中提取出来的一种贝壳杉烯二萜类活性成分,具有清热解毒、消炎止痛、健胃活血及较好的抗肿瘤作用。然而,冬凌草甲素口服生物利用度不足5%,不能达到有效的血药浓度,同时,其水溶性较差,采用静脉给药较为困难,限制了临床的使用。因此对其结构进行修饰改造,改善其水溶性和活性,将其开发成为新的抗肿瘤药物。经过文献调研及实验研究,发现冬凌草甲素的14-位羟基与 L-丙氨酸酯化后,产物不仅水溶性良好,而且在大鼠和犬体内的转化率分别可达94.1%和128%。经药理毒理实验验证,该化合物不仅具有与冬凌草甲素相似的活性,而且在体外及体内都能迅速转化为冬凌草甲素,发挥出冬凌草甲素的药效活性。考虑到冬凌草甲素氨基酸衍生物的高活性及不稳定性的问题,进一步制备了 L-丙氨酸-(14-冬凌草甲素)酯三氟乙酸盐的晶型(图 11-8)。该药物具有良好的化学稳定性,有效解决了冬凌草甲素成药的问题。临床前研究证实,L-丙氨酸-(14-冬凌草甲素)酯三氟乙酸盐能显著抑制抗 CD3/CD28 磁珠诱导的淋巴细胞增殖,并呈剂量和时间的依赖性关系,并于 2013 年获准临床试验。

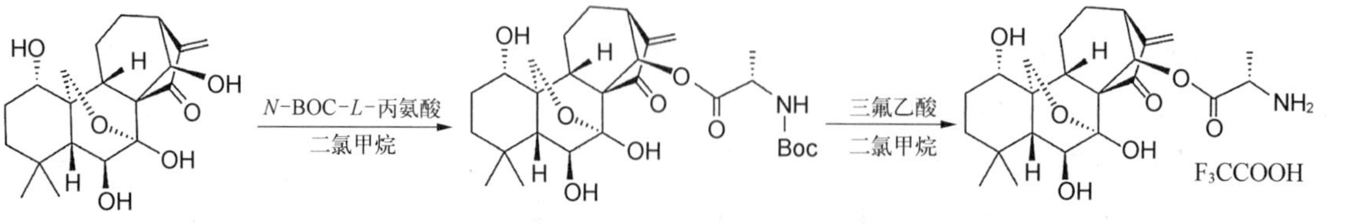

图 11-8 冬凌草甲素衍生物的结构优化

中药的药效物质基础中蕴藏着丰富的生物活性分子,研究开发中药中的单体活性成分,合理有效地进行结构修饰甚至结构改造,以增加溶解度或改变生物利用度,是我国开发一类新药的简捷途径,上述的几个例子便是很好的证明。当然,也必须清楚地认识到寻找、开发中药单体活性成分的复杂性和艰巨性,这是一项比较长期与艰苦的工作,需要有大量人力物力的投入,才可能会获得突破,如青蒿素的发现与研发。因此,中药活性单体的新药开发必须采用科学的思维方法,应用现代技术手段,按照新药研究的程序,才能创制出符合现代社会要求的药物,这也是中医药现代化的最重要的途径之一。

第四节 中药药代动力学在中药新药制剂学中的应用

理想的中药制剂具有疗效好、毒副作用弱、刺激性低、稳定性及安全性高等优点。想要得到理想的中药制剂,选择合适的给药途径,适宜的剂型及辅料至关重要。中药药代动力学作为重要的评价方法,通过研究药物本身的体内动力学性质和参数,掌握其吸收、分布、消除特征,可以为选择给药途径、设计给药剂型及优化处方工艺提供有力支持,也可为临床安全、合理、有效地用药提供科学依据,使药物发挥最佳治疗效果。

一、中药药代动力学在给药途径优选中的应用

（一）给药途径的选择原则

中药的传统给药途径,主要以内服和外用(口服和皮肤给药)为主。此外,还有肺部及黏膜给药等多种途径。从20世纪30年代开始,中药的给药途径又增添了注射给药方式,包括皮下注射、肌内注射、穴位注射和静脉注射等。给药途径的选择对药物的吸收及药效的影响极其重要,不同的给药途径,药物所体现的临床药效也不尽相同,在确定给药途径时,需遵循以下原则。首先,根据目标疾病的特点及治疗需求,选择适宜的给药途径;其次,考虑药物在体内的作用部位和药物对机体的影响,选择适当的给药途径可以提高治疗效果;再次,了解药物的特性和理化性质,包括溶解度、吸收性、代谢途径等,这些信息有助于判断药物在不同给药途径下的表现,并选择合适的给药途径以优化药物的利用和生物利用度;最后,需要评估药物的安全性和毒副作用风险,某些给药途径可能会增加药物的毒副作用或局部刺激。

（二）不同给药途径对药物药代动力学的影响

不同的给药途径会影响药物在体内的吸收速度和生物利用度,导致药物在体内的药时曲线不同,影响药物的代谢和排泄情况及药效的持续时间。由此可见,在药物研发和临床应用中需要根据具体情况选择合适的给药途径,以达到最佳的治疗效果。

喘可治注射液由淫羊藿、巴戟天两种传统中药精制而成,在临床中应用广泛。但作为一种注射制剂,反复注射导致患者依从性低。采用LC-MS/MS法分别测定了注射和雾化吸入给药后喘可治中主要活性成分朝藿定A、朝藿定B、朝藿定C和淫羊藿苷在血浆、支气管肺泡灌洗液和肺组织中的浓度。药代动力学结果显示,喘可治注射给药后,4种活性成分的血药浓度在45~90 min内迅速降至检测下限(1 ng/mL)以下,平均滞留时间(mean residence time, MRT)值在17.8~74.2 min之间。雾化吸入给药能够使4种活性成分在肺部吸收迅速,T_{max}均小于15 min,在体内的MRT和$t_{1/2}$延长,MRT分别为271.8 min、141.2 min、217.2 min和101.8 min,绝对生物利用度分别为104%、64.8%、26.4%和91.6%。肺部组织分布结果表明,喘可治注射给药后,虽然4种活性成分能够迅速分布到肺组织,T_{max}为5~15 min,但其浓度均低于相应的血药浓度,平均比值在0.017~0.173之间,表明对肺的渗透有限,肺部可利用性差。而雾化吸入给药后,4种活性成分在肺部能维持较高浓度,肺与血浆的浓度比增加了25.5~718倍。此外,LPS诱导的小鼠急性肺炎模型也证明了雾化吸入给药后喘可治的抗炎药效增加,作用持续时间延长。

葛根素是从中药葛根中提取分离出的一种异黄酮类单体化合物,对多种脑损伤具有保护作用,可用于治疗中枢神经系统疾病。然而,血脑屏障的存在阻碍了药物的脑吸收,不利于葛根素发挥治疗作用。鼻腔给药途径具有脑靶向、给药剂量小及全身副作用少的优点。葛根素经口服和鼻腔给药后,通过比较葛根素血浆及脑组织药代动力学变化,评价葛根素治疗中枢神经系统疾病的最佳给药途径。研究结果表明,葛根素鼻腔给药后血浆中 T_{max} 明显减小,C_{max} 是口服给药的 10 倍,相对生物利用度为口服给药的 300%,MRT 和 $t_{1/2}$ 分别为 102 min 和 122 min,表明葛根素在体内的滞留时间较长。脑组织中的 AUC 为 954.5 ng·h/mL,而口服给药没有在脑组织中检测到葛根素的存在,显示出鼻腔给药"引药入脑"的优势。

苦参碱是从中药苦参中提取分离出的单体化合物,目前被广泛用于治疗慢性肝炎和肝纤维化。在临床上苦参碱通常采用静脉给药和口服给药的方式,但静脉给药易产生不良反应,而口服给药的绝对生物利用度仅为 20%。因此,开发一种新给药方式具有十分重要的意义。苦参碱具有分子量小、熔点低、溶解性好的特点,适合于经皮给药。现采用微透析技术,运用微透析探针同时从肝脏、血液和皮肤中进行取样,分别对苦参碱静脉给药和经皮给药后的血浆、血液微透析液、肝脏微透析液和皮下微透析液进行研究。静脉注射苦参碱后的药代动力学结果显示,苦参碱的 AUC 和 C_{max} 呈现的趋势:血浆>血液微透析液>肝脏微透析液,这很可能是由于药物首先进入血液,然后进入肝脏,血液微透析液的药物浓度为游离型苦参碱的浓度,而血浆浓度则是由游离型和结合型的苦参碱组成。苦参碱经皮给药 AUC 呈现的趋势:皮下微透析液>血浆>血液微透析液>肝脏微透析液,血液微透析液中苦参碱的 C_{max} 和 AUC 约为血浆的 50%,表明游离型苦参碱浓度约占血浆总浓度的 50%。与静脉注射苦参碱相比,经皮给药在血浆中的 C_{max} 与其相近,但 MRT 在 3 个不同部位都延长近 3 倍,$AUC_{(0-t)}$ 是静脉注射后的两倍,$AUC_{(0-360)s}$ 与静脉给药相当,说明对于苦参碱,经皮给药是一种很有开发前途的给药途径。

二、中药药代动力学在剂型改革中的应用

(一) 剂型改革的意义

目前,中药常见的制剂形式为传统剂型和常规剂型,传统剂型包括汤剂、丸剂、散剂等,常规剂型包括片剂、注射剂、胶囊剂等。这些剂型在使用过程中存在一系列问题,包括制备工艺复杂、含量控制困难、口感差、不便携带等。剂型改革的意义在于通过应用现代科学技术与工艺,提高药物含量,改善口感,减少用药量,并更好地符合现代患者用药需求。这种改革也有助于提升中药的质量和疗效,满足现代患者对药物剂型的需求,促进中药在当代医药学中的发展与应用。

(二) 不同剂型对药物药代动力学的影响

随着现代科技和医学技术的进步,中药剂型的改革成为不可避免的趋势。在这个过程中,中药药代动力学的研究扮演了关键的角色,不仅能评估新型给药系统的药效持续时间和稳定性,获得在体内的 ADME 特性,还能为其确定最佳的给药剂量和频次提供科学依据,为临床应用提供数据支持,为患者提供更便捷、更有效的治疗选择,同时也有望减少不良反应并提高患者的治疗依从性,推动中医药领域的创新与发展。

复方丹参制剂是由丹参、三七和冰片三味中药组成,具有活血化瘀,理气止痛的功效,是我国治疗冠心病常用的中药成方制剂。临床用药主要为传统剂型和缓释剂型,这些剂型易受药效成分自身性质和体内环境的影响,发生药效成分释放不协同且易水解,生物利用度低,难以完全地发挥药理作用的现象。为改善现有制剂的不足,有学者开始了复方丹参结肠定位渗透泵胶囊的研究。比格犬口服复方丹参片、复方丹参结肠定位胶囊和复方丹参结肠定位渗透泵胶囊后,采用 UPLC-MS/MS 法测定比格犬血浆中 7 种指标成分的浓度,药代动力学结果显示,复方丹参片达到峰值时间最短,其次为复方丹参结肠定位胶囊,而复方丹参结肠定位渗透泵胶囊时间最长,7 种成分的 T_{max} 显著延长,为 11 h 左右,表明复方丹参结

肠定位渗透泵胶囊的药物释放持续稳定,MRT、AUC 和生物利用度均具有显著改善。

银杏叶提取物被广泛用于心血管疾病和认知障碍的治疗及预防,然而其水溶性较差,导致生物利用度较低,在体内持续时间较短,从而限制了其临床应用。有学者开始了银杏酮酯固体自微乳缓释微丸的研究。该制剂口服给药,进入体内后在胃肠液的作用下可自微乳化形成小于 100 nm 的液滴,既增大了银杏酮酯的溶解度,又使银杏酮酯 24 h 内缓慢释放,具有明显的缓释特征。比格犬体内的药代动力学研究结果表明,与市售制剂杏灵颗粒剂相比,缓释微丸的 AUC_{0-24}、C_{max} 均增大,$t_{1/2}$、MRT 延长,T_{max} 延长了 2 h,相对生物利用度为 236.18%,使银杏酮酯的口服生物利用度显著提高。

痰热清是由黄芩、熊胆粉、山羊角、金银花和连翘组成的传统复方制剂,具有抗炎、抗病毒、抗菌和调节免疫等多种功效,广泛用于治疗呼吸系统疾病。痰热清注射剂自 2003 年上市后便被应用于各种临床治疗方案。考虑中药注射剂的安全性,可将注射剂改成胶囊剂,即痰热清胶囊。为确定痰热清注射剂和痰热清胶囊的生物等效性,在研究中采用双周期交叉设计,比较了 6 只健康比格犬单次给药和连续给药 7 天(痰热清胶囊,0.09 g/kg;痰热清注射剂,0.5 mL/kg)后,主要成分的血药浓度和药动学参数。研究结果显示,单剂量给药后痰热清注射剂组与痰热清胶囊组相比较,主要成分的 $t_{1/2}$ 相近,T_{max} 变小,C_{max} 更高;而连续 7 天给药后,痰热清胶囊组的所有主要化合物的 $t_{1/2}$ 大约是痰热清注射剂组的两倍,说明痰热清胶囊在体内有相对较长的半衰期,在延长给药时间间隔方面具有优势。总体来说,痰热清胶囊和痰热清注射剂在体内的暴露量大体相似,并且它们的 AUC_{0-24h},$AUC_{0-\infty}$ 没有显著差异($P>0.05$)。不仅如此,相比注射剂,痰热清胶囊不会引起严重的不良反应,因此在大多数情况下,痰热清胶囊可以成为痰热清注射剂的有效替代品。

第五节 中药药代动力学应用于中药新药研发的研究实例

研究实例一:雷腾舒

(一) 研究背景

雷公藤甲素为环氧二萜内酯类化合物,是中药雷公藤活性成分中最具代表性的化合物,具有广泛的抗炎、抑制免疫及抗肿瘤活性。然而,高毒性限制了它在临床上的使用。为了开发高效低毒的抗类风湿药物,对雷公藤甲素进行结构改造,合成得到雷腾舒。雷腾舒是雷公藤甲素的 (5R)-羟基化衍生物,与雷公藤甲素相比,在大部分保留雷公藤甲素免疫抑制活性的基础上,毒性降低,溶解度提高,具有了更好的成药性,临床拟用于类风湿性关节炎的治疗。雷腾舒作为Ⅰ类新药,2008 年申请临床试验。

(二) 研究方法

以雷公藤甲素为先导化合物,以雷公藤内酯酮为反应起点,通过提纯、加工、化学结构修饰改造等手段合成(5R)-5-羟基雷公藤内酯醇。应用在线放射性色谱和 LC-MS/MS 检测雷公藤甲素在大鼠血浆、尿液、粪便和胆汁中的代谢产物。将雷腾舒与人、猴、犬、大鼠和小鼠肝细胞共同孵育,采用 UPLC/UV/Q-TOF MS 检测孵育样品,鉴定其体外代谢产物。使用柱前衍生化法,生成苄胺雷公藤甲素和苄胺雷腾舒并建立 LC-MS/MS 方法用于检测雷公藤甲素和雷腾舒在大鼠血浆中的浓度。建立体外代谢模型和体内动物模型,考察酶诱导剂或抑制剂对雷公藤甲素和雷腾舒药动学的影响。建立大鼠肝损伤模型,单次灌胃给予大鼠雷公藤甲素或雷腾舒,收集血浆样品,进行药动学研究。此外,实验结束后,收集大鼠肝脏组织用于肝微粒体的制备,评价肝微粒体中各 CYP 的活性变化(图 11-9)。

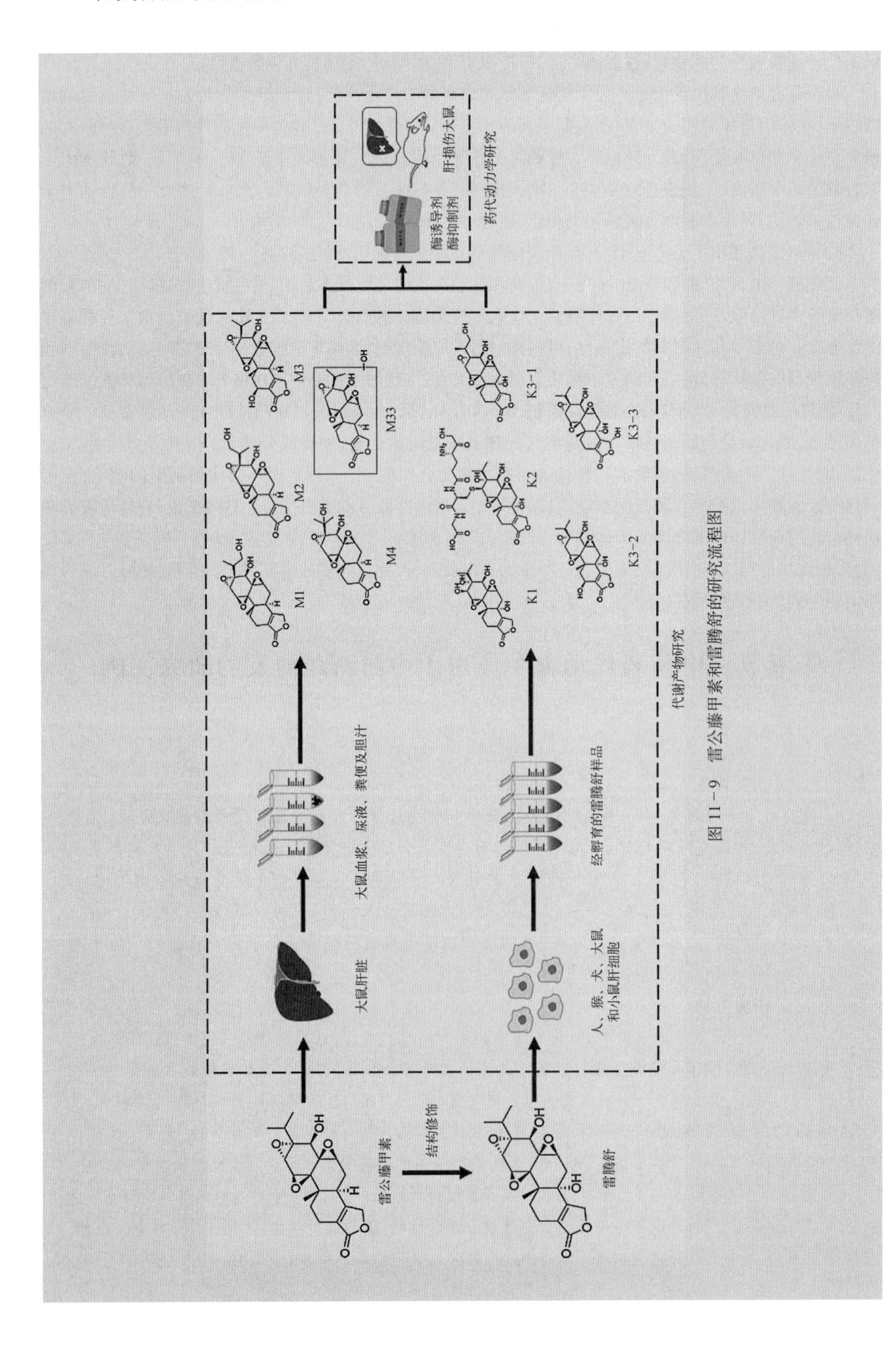

224　中药药代动力学原理与方法

图 11-9　雷公藤甲素和雷腾舒的研究流程图

(三) 研究结果

对雷公藤甲素进行结构修饰,得到其羟基化衍生物(5R)-5-羟基雷公藤内酯醇,即雷腾舒。通过 HPLC 在线放射性色谱及 LC-MS/MS 对雷公藤甲素大鼠体内代谢物研究发现,给药 15 min 后,血浆中主要放射性成分为原形药物及其单羟基化代谢物和双羟基化代谢物。在血浆、尿液、粪便和胆汁中共检测到 33 种代谢产物,通过与标准品比较,共鉴定其中 5 种代谢产物(M1、M2、M3、M4、M33)。雷公藤甲素在大鼠体内的主要代谢途径为羟基化、硫酸化及与谷胱甘肽结合。雷腾舒体外代谢产物研究中,在人、猴、犬、大鼠和小鼠肝细胞孵化的雷腾舒样品中共检测到 11 个代谢产物,包括氧化开环代谢产物、谷胱甘肽结合代谢产物及单氧化并谷胱甘肽结合代谢产物。通过与获得的代谢物对照品进行比较,鉴定了 5 个代谢物的结构,分别为 12,13-位环氧开环代谢物(K1)、12-位谷胱甘肽结合物(K2)及(16S)-、(2R)-和(19R)-单羟基化代谢产物(K3-1、K3-2 和 K3-3)。对这些代谢物进行体外活性测试时发现,仅(2R)-羟基化的代谢产物表现出弱的免疫抑制活性,活性不到原形药物的十分之一,毒性也显著降低。

采用柱前衍生化法合成得到苄胺雷公藤甲素和苄胺雷腾舒,相较于雷公藤甲素及雷腾舒,其质谱检测灵敏度提高了约 100 倍,定量下限可达 30 pg/mL。雷公藤甲素和雷腾舒的分析方法在 0.030~100 ng/mL 的范围内线性良好,日内及日间精密度小于 10.3%。

体外酶表型实验研究发现,CYP3A4 是雷公藤甲素和雷腾舒的主要代谢酶,对二者体外代谢的贡献率分别为 94.2% 和 64.2%。大鼠体内 DDI 实验表明,CYP3A4 的诱导剂和抑制剂可以显著影响雷腾舒和雷公藤甲素在大鼠体内的药代动力学特征,地塞米松(酶诱导剂)使雷公藤甲素和雷腾舒的 $AUC_{0-\infty}$ 分别下降 85.4% 和 91.4%,利托那韦(酶抑制剂)使得雷公藤甲素和雷腾舒的 $AUC_{0-\infty}$ 分别提高了 6.84 和 1.83 倍。与 CYP3A4 抑制剂合用时,雷腾舒 AUC 增加的幅度(1.83 倍)明显低于雷公藤甲素增加的幅度(6.84 倍),说明雷腾舒出现毒性的风险低于雷公藤甲素。体外微粒体实验研究表明,肝损伤会降低多种肝药酶(尤其是 CYP3A4)的活性。大鼠肝损伤对雷公藤甲素及雷腾舒的药代动力学影响的研究表明,大鼠肝损伤会影响雷公藤甲素及雷腾舒的代谢,使雷公藤甲素和雷腾舒的体内暴露量分别上升 81 倍和 8.9 倍,C_{max} 分别升高 33 倍和 2.3 倍。

(四) 研究意义

药物代谢研究是成药性评价的重要组成部分,不仅对于化合物的体内处置、物料平衡研究具有重要意义,也是先导化合物的结构优化、毒性或反应性代谢物、体内清除机制研究中不可或缺的环节,对于全面了解化合物的药动学、药效学特点也起到重要作用。采用中药药代动力学方法,考察雷公藤甲素及其结构修饰物雷腾舒的代谢情况,通过动物体内实验,证明了酶诱导剂、抑制剂和肝脏功能损伤会显著升高雷公藤甲素和雷腾舒的体内暴露量,提示了可能的用药风险,为雷腾舒临床研究提供了有力的数据支持。

研究实例二:阿可拉定

(一) 研究背景

阿可拉定(淫羊藿素软胶囊)是一种从传统中药淫羊藿中提取、分离和纯化获得的单分子创新药物(图 11-10)。实验研究表明主要作用于肿瘤微环境,可以调节蛋白复合体 MyD88/IKK-α

和多条炎症相关的信号通路,包括TLR/NF-kB/IL-6/JAK/STAT3,增强免疫T细胞功能并且解除免疫抑制,能够明显地控制肿瘤细胞生长。该药于2022年经国家药品监督管理局附条件批准上市,用于不适合标准治疗的晚期肝癌患者的治疗,具体的适应证为不适合或拒绝接受标准治疗,且既往未接受过全身系统性治疗的、不可切除的肝癌患者,同时患者外周血复合标志物满足以下检测指标的至少2项:AFP≥400 ng/mL,TNF-α<2.5 pg/mL,IFN-γ≥7.0 pg/mL。2022年起阿可拉定作为现代中药制剂治疗纳入国家卫生健康委员会发布的《原发性肝癌诊疗指南(2022年版)》,2023年进入《国家基本医疗保险,工伤保险和生育保险药品目录》,被认为是继青蒿素之后中药现代化的又一重大突破。

(二) 研究方法

优化淫羊藿素单体化合物的制备方法,通过考察淫羊藿素的不同混悬剂(包括羧甲基纤维素钠水溶液、橄榄油、玉米油和大豆油)在大鼠体内的生物利用度,优选混悬剂并制备软胶囊。以比格犬为实验动物,口服阿可拉定软胶囊后,测定血浆中淫羊藿素的浓度,对淫羊藿素在动物体内的药代动力学进行研究,同时结合临床的药代动力学数据,探讨淫羊藿素在人体内的药代动力学特征。

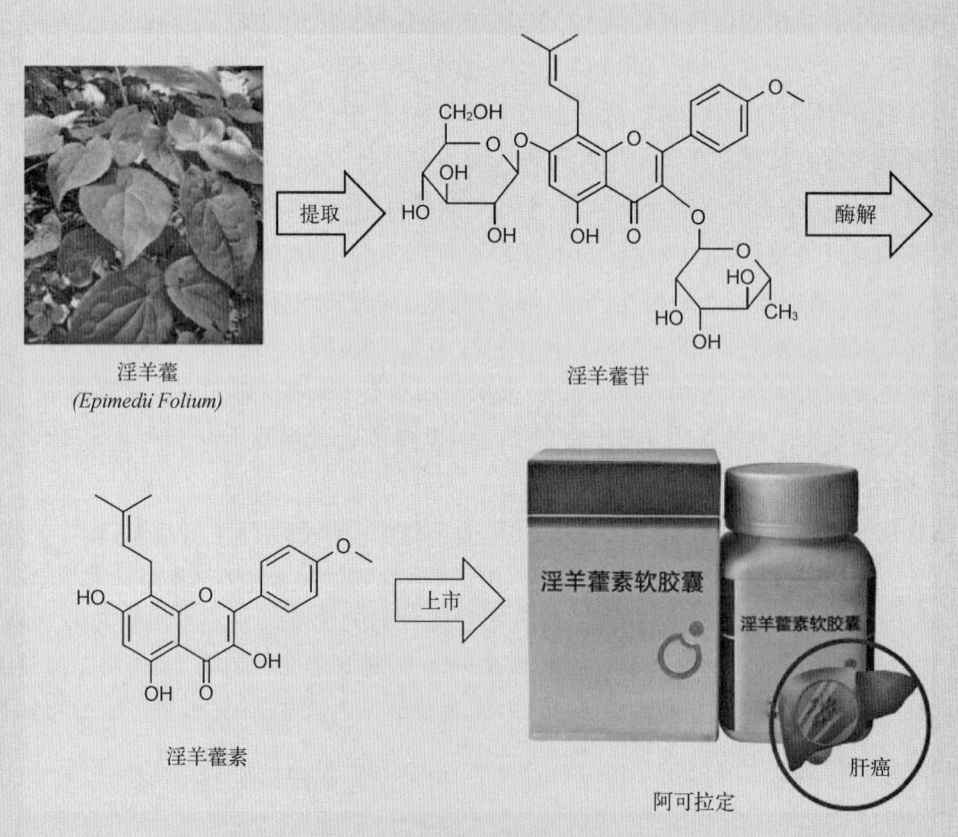

图 11-10 淫羊藿素软胶囊的制备流程图

(三) 研究结果

得到淫羊藿素的最佳制备方法为:优选β-葡萄糖苷酶用量与淫羊藿苷的重量比为1:5,酶解反应条件是50℃的乙醇-水溶液中反应24 h,酶解产物离心,得到的沉淀用丙酮溶解,离心过滤得到上清液,再将离心得到的上清液用水进行重结晶,得到淫羊藿素纯品,呈黄色粉末状晶体。在该方法下淫羊藿素的收率达55%左右,且其后处理简洁,整个酶解工艺简单,易于工业化生产。

分别给予大鼠服用相同剂量(40 mg/kg)的淫羊藿素羧甲基纤维素钠(CMC)混悬剂、橄榄油混悬剂、玉米油混悬剂和大豆油混悬剂后,取不同时间点给药大鼠血浆,酸性条件下加入20 μL浓度为25%的酶,37℃反应1 h后提取测定。结果表明:CMC混悬剂组的C_{max}为$(1.22±0.49)$μg/mL、T_{max}为$(1.33±0.58)$h、AUC_{0-t}为$(8.06±1.91)$μg·h/mL,橄榄油混悬剂的C_{max}为$(5.02±1.59)$μg/mL、T_{max}为$(3.00±0.67)$h、AUC_{0-t}为$(37.37±20.33)$μg·h/mL,且这三种植物油组的AUC_{0-t}、C_{max}和T_{max}非常接近。证明植物油混悬剂的生物利用度显著高于CMC混悬剂的生物利用度,因此采用植物油作为阿可拉定软胶囊的混悬剂辅料。由于植物油之间的密度非常接近,因此选用有药用标准的玉米油为代表,进行后续研究。将精制玉米油和蜂蜡加热,在70℃搅拌溶解混合均匀,再向其中加入已制备的淫羊藿素,搅拌均匀,过胶体磨三遍,得胶囊内容物,备用;将明胶、甘油和水(1:1:0.35,W/W)加热至80℃溶解、抽真空30 min,保温3 h,制成胶囊皮;通过压制法将内容物混合液密封于胶囊皮压制成椭圆形软胶囊。

比格犬口服给药阿可拉定(20 mg/kg),测定不同时间点血浆中淫羊藿素的浓度,得到的药代动力学参数为C_{max}为$(62.7±14.3)$ng/mL、T_{max}为$(1.42±0.66)$h、AUC_{0-t}为$(241±283)$ng·h/mL、$t_{1/2}$为$(2.04±0.32)$h,可为临床给药提供有利的参考。

在Ⅰ期临床研究中选择了晚期乳腺癌患者进行药代动力学研究,在目标适应证患者中尚未进行药代动力学研究,后续研究正在计划中。晚期乳腺癌患者口服淫羊藿素软胶囊后,血浆中药物主要以葡萄糖醛酸结合代谢产物形式存在,原形药物浓度低;血浆中加β-葡萄糖醛酸酶,把主要代谢产物水解成原形药物后检测原形药物浓度。临床数据结果表明,晚期乳腺癌患者餐后单次口服8粒淫羊藿素软胶囊,血浆中T_{max}为3.0~6.0 h,C_{max}为17.9~363.1 ng/mL,餐后单次服用16粒淫羊藿素软胶囊后T_{max}为2.0~4.0 h,C_{max}为112.2~395.6 ng/mL。晚期乳腺癌患者餐后单次口服8~16粒淫羊藿素软胶囊,与空腹给药相比AUC_{0-t}提高2.1~6.9倍,分布容积Vz/F为1 935~65 152 L。在0.2~200 μg/mL浓度范围内,体外淫羊藿素与人血浆蛋白结合率为82.7%~61.3%。表观清除率(CL/F)为262~6 107 L/h,$t_{1/2}$为2.0~7.4 h。晚期乳腺癌患者餐后口服2粒淫羊藿素软胶囊,每日1次连续口服28天,平均稳态峰浓度$C_{ss(max)}$为57.5 ng/mL,平均稳态谷浓度$C_{ss(min)}$为5.3 ng/mL,蓄积比(AUC_{0-t}比值)为0.9~5.4。健康受试者单次口服[^{14}C]淫羊藿素后,血浆中主要检测到3,7-双葡萄糖醛酸结合代谢产物和7-葡萄糖醛酸结合代谢产物,0~96 h从尿液和粪便中平均总放射性回收率占给药量的100.62%,其中大部分通过粪便排泄(占给药量的100.32%),粪便中原形药物占91.8%,极少量通过尿液排泄(占给药量的0.30%)。

(四) 研究意义

本研究成功的制备了一种淫羊藿素软胶囊,服用便捷,增加了淫羊藿素的溶解度,体内吸收良好,稳定性高,提高了口服生物利用度,适用于大规模的工业生产。阿可拉定作为我国自主研发成功获批的原创新药应用于临床,为晚期肝癌患者提供了一种新的治疗方法,带来了新的希望。不仅如此,阿可拉定还从中医学角度验证了经典的"扶正治则"肿瘤免疫治疗理论,为中医药的守正创新和传承发展树立了典范,同时推动了中药制剂现代化的发展,具有广阔的应用前景。

思 考 题

1. 研究中药活性成分的药代动力学特征对中药新药的研发有何作用?
2. 谈谈你对中药新药研发的认识。

(杨 柳)

第十二章
中药药代动力学发展展望

经过20多年的努力,中药药代动力学已取得技术突破和长足发展,在中成药大品种科技提升、中药新药研发及指导临床合理用药中得到实质应用,已成为药代动力学的一个新兴领域。中药化学组成的复杂性,加大了中药药代动力学研究的技术难度、研究成本和周期。虽然目前仅有一小部分中成药开展了较为系统深入的药代动力学研究,但是中药药代动力学的重要性正获得越来越多的重视,药代动力学研究已成为揭示决定中药药效和用药风险物质的有力工具和手段。

一、用人工智能技术促进中药药代动力学研究

对于中药药代动力学研究,需要通过融入更多新技术以促进其发展,并应用于研究更多的上市中成药和中药新药,尤其要在揭示中药药效物质基础和决定用药风险的物质方面拓展应用。近年来,越来越多的高质量中药药代动力学数据可供检索,研究方法通过不断发展已逐步成熟,相关研究能力不断提升,算法算力也在不断增强,所有这些有力地促进了在更大范围发现具有较好药代动力学属性的中药物质。人工智能技术的加入,可帮助以更高通量性和更高效价比的方式预测中药成分的药代动力学属性和药代动力学行为,有效整合人工智能技术与传统实验技术将有力地提升中药药代动力学研究的能力。将人工智能技术融入中药药代动力学研究,获取大量高质量数据是一个挑战。除了要解决如何有效整合的问题,还要关注和评估技术整合带来的应用效益。

二、研究给药后中药物质的肠腔暴露

在中药药代动力学研究中,应重视和研究与中药疗效和用药风险关联的体内暴露。传统药代动力学研究主要关注药物或其活性代谢物进入体循产生的系统暴露,这是因为药物可通过体循环到达药物在机体内的作用靶标,药物的系统暴露水平是决定其在这些靶标浓度的重要因素。过去二十多年,人们逐渐认识到,肠道菌和肠屏障与人体健康密切相关,许多疾病的发生发展涉及菌群组成和代谢的改变及肠屏障的损伤。药物能影响菌群组成及其代谢,也能被肠道菌代谢转化。口服药物的吸收前在肠道菌作用下的代谢和吸收后的首过代谢能显著影响药物的系统暴露。肠屏障连接药物的肠腔暴露和系统暴露,肠屏障的损伤能显著改变药物的体内暴露。然而,传统药代动力学研究往往忽略药物的肠腔暴露及与肠道菌的相互作用。中药所含活性成分众多,其物质的体内暴露具有多样性,一些中药的药效可能涉及对宿主靶标和肠道菌的双重作用。对此,药代动力学研究除了要关注中药物质的系统暴露、宿主靶组织暴露和靶标到达外,还应关注中药物质的肠腔暴露及与肠道菌的相互作用,这对于全面准确地认识中药药效作用十分重要。大多数黄酮类成分的口服生物利用度很低,其在肠肝代谢酶和转运体作用下可产生肝肠三循环(肝肠循环、肠肠循环和肠局部循环),这种类似"旋转门"药代动力学循环机制是保障这类中药成分发挥治疗结肠癌作用的一个关键。

口服给药后中药成分的肠腔暴露涉及:中药的原形成分进入消化道并在其中移行,移行中的中药成分会因肠道吸收而在肠腔中损失,也会因在肠上皮细胞膜上的代谢酶或肠道菌作用下发生代谢而从

肠腔损失,同时代谢产生的中药代谢物会在肠腔中出现,又因随后的肠道吸收从肠腔损失。最后留存在肠腔中的中药成分及其代谢物随粪便排出体外。另外,肝胆排泄也是中药成分及其代谢物进入十二指肠产生肠腔暴露的一条途径,该途径既适合口服给药也适合静脉注射等其他途径给药。影响中药肠腔暴露的因素包括其成分的理化性质及肠腔环境因素,这些因素包括:中药成分及其代谢物的生物药剂学分类系统属性,与肠肝屏障药物代谢酶和转运体的相互作用及协同关系,胃肠消化液分泌及蠕动、与肠道菌及其代谢物的相互作用,饮食及肠内容物与DDI,涉及肠屏障等的病理因素,个体间差异和种属间差异等。针对肠道菌的中药肠腔暴露需要定义中药的化学组成、浓度高低和滞留时间等。由于在人体受试者上研究药物的肠腔暴露难以采样、肠道环境的复杂性及肠腔暴露受多因素影响,系统研究中药的肠腔暴露需要整合人体、动物、体外、粪菌移植等多种研究手段,这些技术需要不断完善与规范化。

三、将中药的药动学与药效学研究深度整合

在明确了给药后中药的体内暴露和体内过程后,药代动力学研究还要进一步与效应研究(包括药效研究和毒理研究)深度整合,由此系统精准地揭示决定中药药效和不良反应的物质及产生效应的药代动力学条件,明确中药多物质参与的药效作用特点和机制及多靶相互作用关系,提升中药安全用药的技术水平。为了与效应研究有效整合,药代动力学研究要重点关注中药活性成分(药效成分和毒性成分)的体内暴露调节机制及体内靶标到达。这些虽在传统药代动力学研究中较少涉及,但在今后的药代动力学研究中应加大关注力度。研究中药活性成分的暴露调控机制,对于确保中药的有效性和安全性十分重要。这类研究可帮助了解如何将给药后中药药效物质的药物代谢浓度有效达到其产生药效作用所需的浓度,以及如何有效避免给药后中药毒性物质的药物代谢浓度超过其产生不良反应的浓度。同时,暴露调控机制研究还可用于考察中药活性物质作为"受变药"的DDI的风险。靶标到达是中药活性物质产生药效作用或不良反应的体内过程中的关键环节。在体循环与作用靶标之间存在生物屏障和微循环,因此了解靶标及其周围的细胞水平生理结构和环境对于研究中药活性物质的体内靶标到达十分重要。近年来开展的甘草毒性物质及其引发假性醛固酮增多症不良反应的体内过程研究,揭示了口服甘草的毒性物质(甘草次酸和24-羟基甘草次酸)如何到达其体内毒性靶标(肾脏远曲小管和集合管上皮细胞内的11β-HSD2)(图9-3),该研究发现不仅合理解释了为什么中医面对假醛固酮增多症不良反应能广泛使用甘草组方成药(因为有相关的"药代动力学性质安全带"),而且也有效提升了含甘草中成药临床安全用药的技术水平。

四、围绕中医用药特色开展中药药代动力学研究

目前中药"多药"药代动力学研究主要着力于考察中药在复方药物和联合用药中的DDI风险,通过有效避免研究所发现的风险来保障复方药物和联合用药的有效性和安全性。在中医用药实践中,很早就认识到一些中药具有毒性,可以采取多种办法来减弱这些中药的毒性作用,其中方剂配伍是减弱有毒中药毒性作用的一种常用方法,以保障临床安全用药。根据中医方剂配伍的"七情和合"原则,减毒配伍可能包含两类三种机制:第一类是与相畏/相杀有关的"相制减毒",涉及药动学性质和药效学性质的两种机制。药动学性质的相制减毒机制是用配伍来干预有毒中药毒性物质体内过程的某个或某些环节,使其浓度向减毒的方向改变。药效学性质的相制减毒机制是通过配伍中药的减毒物质与有毒中药的毒性物质进行直接或间接的效应对抗,实现减毒配伍,对此给药后双方中药的有关物质均具有支持这种效应对抗体内暴露和体内过程。第二类是与相须和相使有关的"增效减毒",即:如果有毒中药与配伍中药间仅发生药效上的协同和互补,不发生能影响中药有效性和安全性的药代动力学性质DDI,这种增效减毒的配伍较为简单,反之会增加用药的复杂性。围绕减毒配伍开展研究,可将中药"多成分"药

代动力学方法用于发现有毒中药的毒性物质及配伍中药的减毒物质。随后可将中药"多药"药代动力学方法用于考察相制减毒或增效减毒中有毒中药与配伍中药的物质间体内相互关系,包括药味间的药代和谐程度等。

在过去十年里,中药药代动力学已在理论、方法、技术、要求、应用等多方面取得显著进步。为了学科的可持续发展,中药药代动力学应在更大的视野下谋求发展,围绕中医优势病种和中医用药特色开展工作。中药药代动力学将在方剂配伍规律研究、方剂配伍设计与优化和中药复方新药研发中发挥更大作用。围绕"病证结合、方证对应"法则,研究"人—病—药"三者的相互作用关系,实现中西医结合分层治疗,由此提升中医药治病优势。研究中西医结合用药规律,提升精准用药的技术水平。研究中药的时辰药代动力学机制和规律及其对中药临床疗效和安全性的影响,对于实现中药临床精准用药具有积极意义。开展中药药代动力学研究,是为了更好地推进中药现代化发展,其最终目的是向患者提供更加有效、更加安全的中药治疗。

(李 川)

主要参考文献

蔡莹,都晓辉,张爱华,等,2021.脂质组学:中药调脂效应及其作用机制研究的有效途径.中医药学报,49(12):5-10.
陈岩,唐莹莹,杨莉,等,2023."有毒"中药生物碱类成分的毒性及代谢研究进展.药学学报,(11):058.
董艳,李军,张振鹏,等,2023.中药作用靶点及分子机制的转录组学研究思路与方法.世界中医药,18(14):2081-2087,91.
范欣生,段金廒,华浩明,等,2015.中药配伍禁忌理论探索研究.中国中药杂志,40(8):1630-1634.
冯利民,杜武勋,朱明丹,等,2012.脂质组学在中医证的生物学基础研究中的优势探讨.中华中医药杂志,27(11):2883-2886.
高月,李川,梁爱华,等,2022.常用"有毒"中药减毒配伍研究进展及策略.中国中药杂志,47(8):1989-1994.
黄奭,1982.神农本草经.北京:中医古籍出版社.
黄熙,陈可冀,1997."证治药动学"新假说的理论与实践.中医杂志,38(12):745-747.
季枚,吴昌平,蒋敬庭,等,2011.谷胱甘肽-S-转移酶P1基因多态性与晚期胃癌患者对顺铂化疗疗效的相关性研究.中华临床医师杂志:电子版,5(2):5.
李川,2017.中药多成分药代动力学研究:思路与方法.中国中药杂志,42(4):607-617.
李川,程晨,贾伟伟,等,2021.中药多成分药代动力学:发现与中药安全性和有效性关联的物质并揭示其药代特征.药学学报,56(9):2426-2446.
李川,杨军令,程晨,等,2023.中药新药的药代研究.中国药物评价,40(6):457-469.
李援朝,左建平,张凡,等.雷公藤内酯醇衍生物及其应用.中国:CN1511838A.
林林,相静,韩春蕾,等,2012.SULT1A1基因多态性与子宫肌瘤关系.中国公共卫生,28(3):315-7.
刘昌孝,陈士林,肖小河,等,2016.中药质量标志物(Q-marker):中药产品质量控制的新概念.中草药,47(9):1443-1457.
刘建平,2018.生物药剂学与药物动力学.5版.北京:人民卫生出版社.
刘中秋,2021.中药药代动力学理论与应用.北京:科学出版社.
卢琴,陈西敬,王广基,2005.药物基因组学在药动学研究中的应用.中国药科大学学报,(5):473-476.
陆兔林,苏联麟,季德,等,2015.CYP450酶与中药代谢相互作用及酶活性测定的研究进展.中国中药杂志,40(18):3524-3529.
马丽娜,叶祖光,张广平,2019.从体外成分变化-体内代谢-生物效应拮抗解析附子甘草配伍减毒作用机制.中国中药杂志,44(19):4165-4170.
孟坤,柳永茂,雷炳福,等.淫羊藿素的制备方法.中国:CN104711300B.
孟坤,汤城,徐妍,等.阿可拉定口服制剂及其制备方法.中国:CN104586760B.
曲明,曹世杰,康宁,等,2019.小檗碱及其主要Ⅰ相代谢产物改善人肝癌HepG2细胞胰岛素抵抗作用及机制初探.中国药理学与毒理学杂志,33(9):1.
孙飘扬,武乖利,邱振均,等.L-丙氨酸-(14-冬凌草甲素)酯三氟乙酸盐的Ⅰ型结晶及制备方法.中国:CN105636964B.
汤城,陈小明,姚华,等.一种阿可拉定的纳米胶束制剂及其制备方法和用途.中国:CN114096238A
唐慎微,1991.证类本草.上海:上海古籍出版社.
王广基,2022.药代动力学理论与实践.北京:人民卫生出版社:320-335.
王琰,蒋建东,2018.肠道菌介导的PK-PD新模式:小檗碱药代动力学引发的思考.药学学报,53(5):8.
王宇光,马增春,梁乾德,等,2011.基于药物代谢酶的中药十八反研究.世界科学技术—中医药现代化,13(1):36-40.
吴宝剑,2020.生物钟与药代动力学.北京:科学出版社.
张伯礼,陈传红,2016.中药现代化20年(1996—2015).上海:上海科学技术出版社.
张国壮,陈士林,董林林,2023.中药微生物组学及其研究策略.中国中药杂志,48(3):596-607.

张淑秋,王建新,2018.生物药剂学与药物动力学.2版.北京:中国医药科技出版社.

张玉,张琪琳,王静林,等,2023.香菇多糖构效关系、抗肿瘤作用机制及药代动力学研究进展.中国医院药学杂志,43(7):804-812.

赵立春,薛燕,2009.中药复方化学研究之霰弹靶点理论.第二届临床中药学学术研讨会论文集,485-488.

朱丽君,何卓儒,王彩艳,等,2024.中药药代动力学发展史和前沿研究进展.广州中医药大学学报,41(10):2746-2757.

AA J Y, SHAO F, WANG G J, et al., 2011. Gas chromatography time-of-flight mass spectrometry based metabolomic approach to evaluating toxicity of triptolide. Metabolomics, 7(2): 217-225.

AA N, GUO J H, CAO B, et al., 2019. Compound danshen dripping pills normalize a reprogrammed metabolism of myocardial ischemia rats to interpret its time-dependent efficacy in clinic trials: a metabolomic study. Metabolomics, 15(10): 7.

ADACHI A, YAMASHITA T, KANAYA S, et al., 2023. Ensemble Machine Learning Approaches Based on Molecular Descriptors and Graph Convolutional Networks for Predicting the Efflux Activities of MDR1 and BCRP Transporters. AAPS J, 25: 88.

ARIAS I M, GATMAITAN Z, MAZZANTI R, et al., 1990. Structure and function of P-glycoprotein in the normal liver and intestine. Princess Takamatsu Symp, 21: 229-239.

BAO Y, ZHANG R, JIANG X, et al., 2023. Detoxification mechanisms of ginseng to aconite: A review. J Ethnopharmacol, 304: 116009.

BASS J, LAZAR M A. Circadian time signatures of fitness and disease. Science, 2016; 354: 994-999.

BREWER C T, CHEN T, 2017. Hepatotoxicity of Herbal Supplements Mediated by Modulation of Cytochrome P450. Int J Mol Sci, 18(11): 2353.

CANTAROW A, PASCHKIS K E, RAKOFF A E, 1945. Hepatic "Inactivation" of Estrogens. Science, 101(2631): 558

Center for Drug Evaluation and Research, Bioequivalence studies with pharmacokinetic endpoints for drugs submitted under an ANDA, guidance for industry (Food and Drug Administration, 2021).

CHELOUTI H, KHELIL M, 2017. Arylamine N-acetyltransferase 2 gene polymorphism in an Algerian population. Annals of Human Biology: Journal of the Society for the Study of Human Biology, 44(1a8): 1-21.

CHEN B, SUN L, ZENG G, et al., 2022. Gut bacteria alleviate smoking-related NASH by degrading gut nicotine. Nature, 610(7932): 562-568.

CHENG C, LIN J Z, LI L, et al., 2016. Pharmacokinetics and disposition of monoterpene glycosides derived from Paeonia lactiflora roots (Chishao) after intravenous dosing of antiseptic XueBiJing injection in human subjects and rats. Acta Pharmacol Sin, 37(4): 530-544.

CHENG C, REN C, LI M Z, et al., 2024. Pharmacologically significant constituents collectively responsible for anti-sepsis action of XueBiJing, a Chinese herb-based intravenous formulation. Acta Pharmacol Sin, 45: 1077-1092.

CHEN J, LIN H, HU M, 2003. Metabolism of flavonoids via enteric recycling: role of intestinal disposition. J Pharmacol Exp Ther, 304(3): 1228-1235.

CHEN K, LI G, CUI H, et al., 2022. Systems pharmacology and GC-MS metabolomics reveal the efficacy and mechanisms of zedoary oil on acute liver injury induced by oxidative stress. Phytomedicine, 104: 154295.

CHU X, HE S, LIU Y, et al., 2022. Overview of human 20 alpha-hydroxysteroid dehydrogenase (AKR1C1): Functions, regulation, and structural insights of inhibitors. Chem Biol Interact, 351: 109746.

CONG Y J, CHEN W Y, WEI J X, et al., 2022. The pulmonary pharmacokinetics and anti-inflammatory effects after intratracheal and intravenous administration of Chuankezhi injection. Biomedicine & Pharmacotherapy, 156: 113892-113902.

DAI P, ZHU L, LUO F, et al., 2015. Triple Recycling Processes Impact Systemic and Local Bioavailability of Orally Administered Flavonoids, AAPS J, 17(3): 723-736

DANIELS J, KADLUBAR S, 2013. Sulfotransferase genetic variation: from cancer risk to treatment response. Drug metabolism reviews, 45(4): 415-22.

DEGORTER M K, XIA C Q, YANG J J, et al., 2012. Drug transporters in drug efficacy and toxicity. Annu Rev Pharmacol Toxicol, 52: 249-273.

DONG J J, OLALEYE O E, JIANG R R, et al., 2018. Glycyrrhizin has a high likelihood to be a victim of drug-drug interactions mediated by hepatic OATP1B1/1B3. Br J Pharmacol, 175(17): 3486-3503.

FAN R Y, GAO R M, LI J S, et al., 2023. Comparative analysis of pharmacokinetics and metabolites of three main terpenoids before and after compatibility of frankincense and myrrh in rats by UHPLC-MS. Curr Drug Metab, 24(6): 434-447.

FAN Y F, XIE Y, LIU L, et al., 2012. Paeoniflorin reduced acute toxicity of aconitine in rats is associated with the pharmacokinetic alteration of aconitine. J Ethnopharmacol, 141(2): 701-708.

FREIDMAN N, CHEN I, WU Q, et al., 2020. Amino Acid Transporters and Exchangers from the SLC1A Family: Structure, Mechanism and Roles in Physiology and Cancer. Neurochem Res, 45(6): 1268-1286.

GAMAGE N U, DUGGLEBY R G, BARNETT A C, et al., 2003. Structure of a human carcinogen-converting enzyme, SULT1A1. Structural and kinetic implications of substrate inhibition. The Journal of biological chemistry, 278(9): 7655-62.

GAO L, LIN Y, WANG S, et al., 2021. Chronotoxicity of Semen Strychni is associated with circadian metabolism and transport in mice. Journal Of Pharmacy And Pharmacology, 73: 398-409.

GAO Y B, FAN H, NIE A Z, et al., 2022. Aconitine: A review of its pharmacokinetics, pharmacology, toxicology and detoxification. J Ethnopharmacol, 15: 293: 115270.

GUILLAUME M, BENOIT C, SÉBASTIEN C, et al., 2004. Fluoroartemisinin: Trifluoromethyl Analogues of Artemether and Artesunate. Journal of Medicinal Chemistry, 47(10): 2694-2699.

GUILLEMETTE C, LÉVESQUE E, HARVEY M, et al., 2010. UGT genomic diversity: beyond gene duplication. Drug Metab. Rev, 42: 24-44.

GU Z, SHI X, OMARI-SIAW E, et al., 2017. Self-microemulsifying sustained-release pellet of Ginkgo biloba extract: Preparation, invitro drug release and pharmacokinetics study in beagle dogs. Journal of Drug Delivery Science and Technology, 37: 184-193.

HAMDAN A M, KOYANAGI S, WADA E, et al., 2012. Intestinal Expression of Mouse Abcg2/Breast Cancer Resistance Protein (BCRP) Gene Is under Control of Circadian Clock-activating Transcription Factor-4 Pathway. Journal Of Biological Chemistry, 287: 17224-17231.

HANG Z, SHUFENG L, YONGSHENG S, et al., 2021. Andrographolide and its derivatives: Current achievements and future perspectives. European Journal of Medicinal Chemistry, 224: 113710-113731.

HAN J Y, XIAN Z, ZHANG Y S, et al., 2019. Systematic overview of aristolochic acids: Nephrotoxicity, carcinogenicity, and underlying mechanisms. Front Pharmacol, 10: 648.

HAN LI, YU-GUANG W, ZENG-CHUN M A, et al., 2013. Effect of shenfu injection on CYP450s of rat liver. Acta pharmaceutica Sinica, 48(5): 728.

HAN L, WANG P, WANG Y, et al., 2019. Rapid Discovery of the Potential Toxic Compounds in Polygonum multiflorum by UHPLC/Q-Orbitrap-MS-Based Metabolomics and Correlation Analysis. Frontiers in Pharmacology, 10: 329.

HART G W, COPELAND R J, 2010. Glycomics Hits the Big Time. Cell, 143(5): 672-676.

HLAVATY T, BATOVSKY M, BALAKOVA D, et al., 2013. The impact of thiopurine-S-methyltransferase genotype on the adverse drug reactions to azathioprine in patients with inflammatory bowel diseases. Bratislavske lekarske listy, 114(4): 199-205.

HU Z Y, YANG J L, CHENG C, et al., 2013. Combinatorial metabolism notably affects human systemic exposure to ginsenosides from orally administered extract of Panax notoginseng roots (Sanqi). Drug Metab Dispos, 41(7): 1457-1469.

IUSUF D, van de STEEG E, SCHINKEL A H, 2012. Hepatocyte hopping of OATP1B substrates contributes to efficient hepatic detoxification. Clin Pharmacol Ther, 92: 559-562.

JIA H W, YUAN X M, LIU S, et al., 2021. Integrated renal metabolomic and metallomic profiling revealed protective effect and metabolic mechanism of Gushudan on glucocorticoid-induced osteoporotic rat based on GC-MS and ICP-MS. J Pharm Biomed Anal, 193: 10.

JIA LIU, LIANG LI, XIN ZHOU, et al., 2013. Metabolite profiling and identification of triptolide in rats. Journal of Chromatography B-Analytical Technologies in the Biomedical and Life Sciences, 939: 51-58.

JIANG R R, DONG J J, LI X X, et al., 2015. Molecular mechanisms governing different pharmacokinetics of ginsenosides and potential for ginsenoside-perpetrated herb-drug interactions on OATP1B3. Br J Pharmacol, 172(4): 1059-1073.

JIANG W, XU B, WU B, et al., 2012. UDP-glucuronosyltransferase (UGT) 1A9-overexpressing HeLa cells is an appropriate tool to delineate the kinetic interplay between breast cancer resistance protein (BRCP) and UGT and to rapidly identify the glucuronide substrates of BCRP. Drug Metab Dispos, 40(2): 336-345.

JIA W W, DU F F, LIU X W, et al., 2015. Renal tubular secretion of tanshinol: molecular mechanisms, impact on its systemic exposure, and propensity for dose-related nephrotoxicity and for renal herb-drug interactions. Drug Metab Dispos, 43: 669-

678.

JIA X, CHEN J, LIN H, et al., 2004. Disposition of flavonoids via enteric recycling: enzyme-transporter coupling affects metabolism of biochanin A and formononetin and excretion of their phase II conjugates. J Pharmacol Exp Ther, 310(3): 1103-1113.

JINQIU M, CHENYUN W, YUNBO S, et al., 2020. Comparative study of oral and intranasal puerarin for prevention of brain injury induced by acute high-altitude hypoxia[J]. International Journal of Pharmaceutics, 591.

JONES A W, 2015. Profiles in drug metabolism and toxicology: Richard Tecwyn Williams (1909-1979). Drug Metab Rev, 47 (4): 401-405.

JUKIC M M, SMITH R L, HASLEMO T, et al., 2019. Effect of CYP2D6 genotype on exposure and efficacy of risperidone and aripiprazole: a retrospective, cohort study[J]. The Lancet Psychiatry, 6(5): 418-426.

JULIANO R L, LING V, 1976. A surface glycoprotein modulating drug permeability in Chinese hamster ovary cell mutants. Biochim Biophys Acta, 455(1): 152-162

KIM J, JEONG H, KONG Y T, et al., 2017. Comparative metabolism of honokiol in mouse, rat, dog, monkey, and human hepatocytes. Drug Metabolism and Pharmacokinetics, 32: S75-S75.

KIM S J, LEE K R, MIYAUCHI S, et al., 2019. Extrapolation of In Vivo Hepatic Clearance from In Vitro Uptake Clearance by Suspended Human Hepatocytes for Anionic Drugs with High Binding to Human Albumin: Improvement of In Vitro-to-In Vivo Extrapolation by Considering the "Albumin-Mediated" Hepatic Uptake Mechanism on the Basis of the "Facilitated-Dissociation Model". Drug Metab Dispos, 47: 94-103.

KIM Y, CHEN J, 2018. Molecular structure of human P-glycoprotein in the ATP-bound, outward-facing conformation. Science, 359(6378): 915-919.

KIYOHIKO S, MANFRED K, PER A, et al., 2010. Coexistence of passive and carrier-mediated processes in drug transport. Nature Reviews Drug Discovery, 9: 597-614.

KODAN A, FUTAMATA R, KIMURA Y, et al., 2021. ABCB1/MDR1/P-gp employs an ATP-dependent twist-and-squeeze mechanism to export hydrophobic drugs. FEBS Lett, 595(6): 707-716.

KORONOWSKI K B, SASSONE-CORSI P, 2021. Communicating clocks shape circadian homeostasis. Science, 371: eabd0951.

LAN X F, OLAJIDE O E, DU F F, et al., 2021. Pharmacokinetics-based identification of pseudoaldosterogenic compounds originating from Glycyrrhiza uralensis roots (Gancao) after dosing LianhuaQingwen capsule. Acta Pharmacol Sin, 42(12): 2155-2172.

LEE S, SAWAYA M R, EISENBERG D, 2003. Structure of superoxide dismutase from Pyrobaculum aerophilumpresents a challenging case in molecular replacement with multiple molecules, pseudo-symmetry and twinning. Acta Crystallographica Section D Biological Crystallography, 59(12): 2191-2199.

LIAO Z G, LIANG X L, ZHU J Y, et al., 2014. Transport properties of puerarin and effect of extract of Radix Angelicae dahuricae on puerarin intestinal absorption using in situ and in vitro models. Phytother Res, 28(9): 1288-1294.

LI C, JIA W W, YANG J L, et al., 2022. Multi-compound and drug-combination pharmacokinetic research on Chinese herbal medicines. Acta Pharmacol Sin, 43(12): 3080-3095.

LI C Y, WANG P, LI M, et al., 2021. The current evidence for the treatment of sepsis with Xuebijing injection: bioactive constituents, findings of clinical studies and potential mechanisms. J Ethnopharmacol, 265: 113301.

LI J, OLALEYE O E, YU X, et al., 2019. High degree of pharmacokinetic compatibility exists between the five-herb medicine XueBiJing and antibiotics comedicated in sepsis care. Acta Pharm Sin, 9(5): 1035-1049.

LILI CUI1, LIANG WANG, DEDUO XU, et al., 2022. Pharmacokinetic study of the main components of Tanreqing capsules and Tanreqing injections in beagles by liquid chromatography-tandem mass spectrometry. Chinese Medicine, 17: 135-146.

LI M J, WANG F Q, HUANG Y H, et al., 2015. Systemic exposure to and disposition of catechols, derived from Salvia miltiorrhiza roots (Danshen), after intravenous dosing DanHong injection in human subjects, rats, and dogs. Drug Metab Dispos, 43(5): 679-690.

LI M, WANG F, HUANG Y, et al., 2015. Systemic exposure to and disposition of catechols derived from Salvia miltiorrhiza roots (Danshen) after intravenous dosing DanHong injection in human subjects, rats, and dogs. Drug Metab Dispos, 43: 679-690.

LIN J, GAO L, LIN Y, et al., 2021. Pharmacokinetics-Based Chronoefficacy of Semen Strychni and Tripterygium Glycoside Tablet Against Rheumatoid Arthritis. Front Pharmacol, 12: 673263.

LI P, QI L W, LIU E H, et al., 2008. Analysis of Chinese herbal medicines with holistic approaches and integrated evaluation models. Trends Anal Chem, 27: 66-77.

LIU D, ZHANG L, DUAN L X, et al., 2019. Potential of herb-drug / herb interactions between substrates and inhibitors of UGTs derived from herbal medicines. Pharmacol Res, 150: 104510.

LIU S Q, YAO C, XIE J F, et al., 2023. Effect of an herbal-based injection on 28-day mortality in patients with sepsis: the EXIT-SEP randomized clinical trial. JAMA Intern Med, 183(7): 647-655.

LIU W, ZHENG Z, LIU X, et al., 2011. Sensitive and robust UPLC-MS/MS method to determine the gender-dependent pharmacokinetics in rats of emodin and its glucuronide. Pharm Biomed Ana, 54(5): 1157-1162.

LIU Y, HU M, 2002. Absorption and metabolism of flavonoids in the caco-2 cell culture model and a perused rat intestinal model. Drug Metab Dispos, 30(4): 370-377.

LIU Y, LU Y, LI X, et al., 2022. Kaempferol suppression of acute colitis is regulated by the efflux transporters BCRP and MRP2. Eur J Pharm Sci, 179: 106303.

LIU Z, HU M, 2007. Natural polyphenol disposition via coupled metabolic pathways. Expert Opin Drug Metab Toxicol, 3(3): 389-406.

LI XIAOCUI, FU YU, HUAWEI QIU, et al., 2023. Clinical poisoning events involving yunaconitine may be highly correlated with metabolism-based interactions: A critical role of CYP3A4. Food and Chemical Toxicology. 179: 113989.

LI XIAOCUI, OU XIAOWEN, NI JIADONG, et al., 2022. Bulleyaconitine A is a sensitive substrate and competitive inhibitor of CYP3A4: One of the possible explanations for clinical adverse reactions. Toxicol Appl Pharmacol, 15: 445: 116024.

LI X, KHAN I, HUANG G, et al., 2022. Kaempferol acts on bile acid signaling and gut microbiota to attenuate the tumor burden in ApcMin/+ mice. Eur J Pharmacol, 918: 174773.

LI X X, CHENG C, WANG F Q, et al., 2016. Pharmacokinetics of catechols in human subjects intravenously receiving XueBiJing injection, an emerging antiseptic herbal medicine. Drug Metab Pharmacokinet, 31(1): 95-98.

LOUIS H M, XINZHUAN S, 2011. Artemisinin: Discovery from the Chinese herbal garden. Cell, 146(6): 855-858.

LU D Y, WANG Z G, WU B J, 2022. Pharmacokinetics-based Chronotherapy. Current Drug Metabolism, 23: 2-7.

LU D, ZHAO M, CHEN M, et al., 2020. Circadian Clock-Controlled Drug Metabolism: Implications for Chronotherapeutics. Drug Metab Dispos, 48: 395-406.

LU J L, ZENG X S, ZHOU X, et al., 2022. Molecular Basis Underlying Hepatobiliary and Renal Excretion of Phenolic Acids of Salvia miltiorrhiza Roots (Danshen). Front Pharmacol, 13: 911982.

LU T, YANG J L, GAO X M, et al., 2008. Plasma and urinary tanshinol from Salvia miltiorrhiza (Danshen), can be used as pharmacokinetic markers for cardiotonic pills, a cardiovascular herbal medicine. Drug Metab Dispos, 36(8): 1578-1586.

LV C, DI L, 2020. *In vitro* and *in vivo* methods to assess pharmacokinetic drug-drug interactions in drug discovery and development. Biopharm Drug Dispos, 41(1-2): 3-31.

MA L P, ZHAO L, HU H H, et al., 2014. Interaction of five anthraquinones from rhubarb with human organic anion transporter 1 (SLC22A6) and 3 (SLC22A8) and drug-drug interaction in rats. J Ethnopharmacol, 153(3): 864-871.

Method of the Year 2019, 2020. Single-cell multimodal omics. Nat Methods, 7(1): 1.

MINERS J O, POLASEK T M, HULIN J A, et al., 2023. Drug-drug interactions that alter the exposure of glucuronidated drugs: Scope, UDP-glucuronosyltransferase (UGT) enzyme selectivity, mechanisms (inhibition and induction), and clinical significance. Pharmacol Ther, 248: 108459.

MORA LAGARES L, PÉREZ-CASTILLO Y, MINOVSKI N, et al., 2021. Structure-Function Relationships in the Human P-Glycoprotein (ABCB1): Insights from Molecular Dynamics Simulations. Int J Mol Sci, 23(1): 362.

MORRISSEY K M, STOCKER S L, WITTWER M B, et al., 2013. Renal transporters in drug development. Annu Rev Pharmacol Toxicol, 53: 503-529.

MOULY S, LLORET-LINARES C, SELLIER P O, et al., 2017. Is the clinical relevance of drug-food and drug-herb interactions limited to grapefruit juice and Saint-John's Wort? Pharmacol Res, 118: 82-92.

NONE, 2005. Codeine Intoxication Associated with Ultrarapid CYP2D6 Metabolism[J]. New England Journal of Medicine, 352(6): 638.

OLALEYE O E, NIU W, DU F F, et al., 2019. Multiple circulating saponins from intravenous ShenMai inhibit OATP1Bs in vitro: potential joint precipitants of drug interactions. Acta Pharmacol Sin, 40(6): 833-849.

OLTHOF M R, HOLLMAN P C H, KATAN M B, 2001. Chlorogenic acid and caffeic acid are absorbed in humans. Journal of Nutrition, 131(1): 66-71.

PATKE A, YOUNG M W, AXELROD S, 2020. Molecular mechanisms and physiological importance of circadian rhythms. Nat

Rev Mol Cell Biol, 21: 67-84.

PFEIFER N D, HARDWICK R N, BROUWER K L, 2014. Role of hepatic efflux transporters in regulating systemic and hepatocyte exposure to xenobiotics. Annu Rev Pharmacol Toxicol, 54: 509-535.

PINTUSOPHON S, NIU W, DUAN X N, et al., 2019. Intravenous formulation of Panax notoginseng root extract: human pharmacokinetics of ginsenosides and potential for perpetrating drug interactions. Acta Pharmacol Sin, 40(10): 1351-1363.

PUTNAM C D, ARVAI A S, BOURNE Y, et al., 2000. Active and inhibited human catalase structures: ligand and NADPH binding and catalytic mechanism. Journal of molecular biology, 296(1): 295-309.

QIAN H, ZHAO X, CAO P, et al., 2017. Structure of the Human Lipid Exporter ABCA1. Cell, 169(7): 1228-1239.

RENDIĆ S P, CROUCH R D, GUENGERICH F P, 2022. Roles of selected non-P450 human oxidoreductase enzymes in protective and toxic effects of chemicals: review and compilation of reactions. Arch Toxicol, 96(8): 2145-2246.

RIEDMAIER S, KLEIN K, HOFMANN U, et al., 2010. UDP-glucuronosyltransferase (UGT) polymorphisms affect atorvastatin lactonization in vitro and in vivo. Clinical Pharmacology & Therapeutics, 87(1): 65-73.

RIORDAN J R, DEUCHARS K, KARTNER N, et al., 1985. Amplification of P-glycoprotein genes in multidrug-resistant mammalian cell lines. Nature, 316(6031): 817-819.

RITTIRSCH D, HUBER-LANG M S, FLIERL M A, et al., 2009. Immunodesign of experimental sepsis by cecal ligation and puncture. Nat Protoc, 4: 31-36.

RUBEN M D, SMITH D F, FitzGerald G A, et al., 2019. Dosing time matters. Science, 365: 547-549.

RUDOLF J D, CHANG C Y, MA M, et al., 2017. Cytochromes P450 for natural product biosynthesis in Streptomyces: sequence, structure, and function. Nat Prod Rep, 34(9): 1141-1172.

RYU J Y, KIM H U, LEE S Y, 2018. Deep learning improves prediction of drug-drug and drug-food interactions. Proc Natl Acad Sci USA, 115(18): E4304-E4311.

RYU, PARK, LEE, et al., 2017. A Study on CYP2C19 and CYP2D6 Polymorphic Effects on Pharmacokinetics and Pharmacodynamics of Amitriptyline in Healthy Koreans. CTS: Clinical & Translational Science.

SAJID A, RAHMAN H, AMBUDKAR S V, 2023. Advances in the structure, mechanism and targeting of chemoresistance-linked ABC transporters. Nat Rev Cancer, 23(11): 762-779.

SANSEN S, YANO J K, REYNALD R L, et al., 2007. Adaptations for the oxidation of polycyclic aromatic hydrocarbons exhibited by the structure of human P450 1A2. J Biol Chem, 282(19): 14348-14355.

SHEN H, HE M M, LIU H, et al., 2007. Comparative metabolic capabilities and inhibitory profiles of CYP2D6.1, CYP2D6.10, and CYP2D6.17. Drug Metab Dispos, 35(8): 1292-1300.

SONG Y L, YAO C, YAO Y M, et al., 2019. XueBiJing injection versus placebo for critically ill patients with severe community-acquired pneumonia: a randomized controlled trial. Crit Care Med, 47(9): 735-743.

STAUDINGER J L, WOODY S, SUN M, et al., 2013. Nuclear-receptor-mediated regulation of drug- and bile-acid-transporter proteins in gut and liver. Drug Metab Rev, 45(1): 48-59.

STRANGE R C, SPITERI M A, RAMACHANDRAN S, et al., 2001. Glutathione-S-transferase family of enzymes. Mutat Res, 482(1-2): 21-6.

STRAUTNIEKS S S, BULL L N, KNISELY A S, et al., 1998. A gene encoding a liver-specific ABC transporter is mutated in progressive familial intrahepatic cholestasis. Nat Genet, 20(3): 233-238.

SUN H J, GUO Y K, WANG H D, et al., 2023. Gut commensal Parabacteroides distasonis alleviates inflammatory arthritis. Gut, 72(9): 1664-1677.

SUN R, BASU S, ZENG M, et al., 2019. Xiao-Chai-Hu-Tang (XCHT) Intervening Irinotecan's Disposition: The Potential of XCHT in Alleviating Irinotecan-Induced Diarrhea. Curr Cancer Drug Targets, 19(7): 551-560.

SUN R, ZHU L, LI L, et al., 2020. Irinotecan-mediated diarrhea is mainly correlated with intestinal exposure to SN-38: Critical role of gut Ugt. Toxicol Appl Pharmacol, 398: 115032

TAKAHASHI J S, 2017. Transcriptional architecture of the mammalian circadian clock. Nat Rev Genet, 18: 164-79.

TANG L, YE LING, LV CHANG, et al., 2011. Involvement of CYP3A4/5 and CYP2D6 in the metabolism of aconitine using human liver microsomes and recombinant CYP450 enzymes. Toxicol Lett. 202(1): 47-54.

WANG A, SAVAS U, HSU M H, et al., 2012. Crystal structure of human cytochrome P450 2D6 with prinomastat bound. J Biol Chem, 287(14): 10834-10843.

WANG C, TENG X, WANG C, et al., 2023. Insight into the mechanism of Xiao-Chai-Hu-Tang alleviates irinotecan-induced diarrhea based on regulating the gut microbiota and inhibiting Gut β-GUS. Phytomedicine, 120: 155040.

WANG S, LIN Y, ZHOU Z, et al., 2019. Circadian Clock Gene Bmal1 Regulates Bilirubin Detoxification: A Potential Mechanism of Feedback Control of Hyperbilirubinemia. Theranostics, 9: 5122-5133.

WILLIAMS P A, COSME J, VINKOVIC D M, et al., 2004. Crystal structures of human cytochrome P450 3A4 bound to metyrapone and progesterone. Science, 305(5684): 683-686.

WU B, LU D, DONG D, 2020. Circadian pharmacokinetics. Berlin: Springer.

WU X, MA J, YE Y, et al., 2016. Transporter modulation by Chinese herbal medicines and its mediated pharmacokinetic herb-drug interactions. J Chromatogr B Analyt Technol Biomed Life Sci, 1026: 236-253.

XIA B, ZHOU Q, ZHENG Z, et al., 2012. A novel local recycling mechanism that enhances enteric bioavailability of flavonoids and prolongs their residence time in the gut. Mol Pharm, 9(11): 3246-3258.

XIANGJIANG NIE, BIN WANG, RONGFENG HU, et al., 2020. Development and Evaluation of Controlled and Simultaneous Release of Compound Danshen Based on a Novel Colon-Specific Osmotic Pump Capsule. AAPS PharmSciTech, 21(2): 38.

XIANGJIU H, JIANKUAN L, HAO G, et al., 2003. Four new andrographolide metabolites in rats. Tetrahedron, 59: 6603-6607.

XINCHI F, YANG L, MAHMOOD O B, et al., 2018. Insights into the intestinal bacterial metabolism of flavonoids and the bioactivities of their microbe-derived ring cleavage metabolites. Drug metabolism reviews, 50(3): 1-14.

XU H, KULKARNI K H, SINGH R, et al., 2009. Disposition of naringenin via glucuronidation pathway is affected by compensating efflux transporters of hydrophilic glucuronides. Mol Pharm, 6(6): 1703-1715.

XU J, QIU J C, JI X, et al., 2019. Potential Pharmacokinetic Herb-Drug Interactions: Have we Overlooked the Importance of Human Carboxylesterases 1 and 2? Curr Drug Metab, 20(2): 130-137.

YANG Z, LIN Y, GAO L, et al., 2020. Circadian clock regulates metabolism and toxicity of Fuzi (lateral root of Aconitum carmichaeli Debx) in mice. Phytomedicine, 67: 153161.

YANG Z, LIN Y, SU C, et al., 2021. Pharmacokinetics-based chronoefficacy of Fuzi against chronic kidney disease. Journal Of Pharmacy And Pharmacology, 73: 535-544.

YAN SUN, SHUKUI QIN, WEI LI, et al., 2021. A randomized, double-blinded, phase III study of icaritin versus huachashu as the first-line therapy in biomarker-enriched HBV-related advanced hepatocellular carcinoma with poor conditions: Interim analysis result. Journal of Clinical Oncology, 39(15 suppl): abstract 4077.

YE D, CHUNYONG D, NA Y, et al., 2016. Discovery and development of natural product oridonin-inspired anticancer agents. European Journal of Medicinal Chemistry, 122: 102-117.

YE LING, TANG L, GONG Y, et al., 2011. Characterization of metabolites and human P450 isoforms involved in the microsomal metabolism of mesaconitine. Xenobiotica, 41(1): 46-58.

YE LING, TANG L, YANG C H, et al., 2011. Microsomal cytochrome P450-mediated metabolism of hypaconitine, an active and highly toxic constituent derived from Aconitum species. Toxicol Lett, 204(1): 81-91.

YE XU, XIAOYAN CHEN, DAFANG ZHONG, 2019. A sensitive LC-MS/MS method for the determination of triptolide and its application to pharmacokinetic research in rats. Biomedical Chromatography, 33(3): 4422-4430.

YE XU, YI-FAN ZHANG, XIAO-YAN CHEN, et al., 2018. CYP3A4 inducer and inhibitor strongly affect the pharmacokinetics of triptolide and its derivative in rats. Acta Pharmacologica Sinica, 39(8): 1386-1392.

YI M, DAI X, LI Q, et al., 2021. 1H-NMR-based metabolomics study on coronary heart disease with blood-stasis syndrome and phlegm syndrome. Zhong nan da xue xue bao Yi xue ban = Journal of Central South University Medical sciences, 46(6): 591-600.

YOSHIDA K, MAEDA K, SUGIYAMA Y, 2013. Hepatic and intestinal drug transporters: prediction of pharmacokinetic effects caused by drug-drug interactions and genetic polymorphisms. Annu Rev Pharmacol Toxicol, 53: 581-612.

YU F, ZHANG T, ZHOU C, et al., 2019. The Circadian Clock Gene Bmal1 Controls Intestinal Exporter MRP2 and Drug Disposition. Theranostics, 9: 2754-2767.

YU X, NIU W, WANG Y Y, et al., 2022. Novel assays for quality evaluation of XueBiJing: quality variability of a Chinese herbal injection for sepsis management. J Pharm Anal, 12: 664-682.

ZANDVLIET A S, HUITEMA A D R, COPALU W, et al., 2007. CYP2C9 and CYP2C19 Polymorphic Forms Are Related to Increased Indisulam Exposure and Higher Risk of Severe Hematologic Toxicity. Clinical Cancer Research An Official Journal of the American Association for Cancer Research, 13(10): 2970-2976.

ZENG J, WANG Z C, HUANG X, et al., 2019. Comprehensive Profiling by Non-targeted Stable Isotope Tracing Capillary

Electrophoresis-Mass Spectrometry: A New Tool Complementing Metabolomic Analyses of Polar Metabolites. Chem-Eur J, 25(21): 5427-5432.

ZENG W, GUO Y, CHEN P, et al., 2016. CYP2C93 variant is associated with antidiabetes efficacy of gliclazide in Chinese type 2 diabetes patients. Journal of diabetes investigation, 7(5): 764-768.

ZHANG A H, SUN H, YAN G L, et al., 2019. Chinmedomics: A powerful approach integrating metabolomics with serum pharmacochemistry to evaluate the efficacy of traditional Chinese medicine. Engineering, 5: 60-68.

ZHANG H, LIU M, ZHANG W, et al., 2015. Comparative pharmacokinetics of three monoester-diterpenoid alkaloids after oral administration of Acontium carmichaeli extract and its compatibility with other herbal medicines in Sini Decoction to rats. Biomed Chromatogr, 29(7): 1076-1083.

ZHANG H, ZHANG Y, ZHANG T, et al., 2022. Research progress on quality markers of traditional Chinese medicine. J Pharm Biomed Anal, 211: 114588.

ZHANG J, FAN M L, YU X, et al., 2021. The pharmacokinetic study on the interaction between nobiletin and anemarsaponin BII *in vivo* and *in vitro* pharm Biol, 59(1): 1528-1532.

ZHANG L, ZHANG X, YANG Y, et al., 2023. The structural basis of conserved residue variant effect on enzyme activity of UGT2B15. Biochim Biophys Acta Proteins Proteom, 1871(3): 140888.

ZHANG L, ZHU L, QU W, et al., 2020. Insight into tartrate inhibition patterns in vitro and in vivo based on cocrystal structure with UDP-glucuronosyltransferase 2B15. Biochem Pharmacol, 172: 113753.

ZHANG N T, CHENG C, OLALEYE O E, et al., 2018. Pharmacokinetics-based identification of potential therapeutic phthalides from XueBiJing, a Chinese herbal injection used in sepsis management. Drug Metab Dispos, 46(6): 823-834.

ZHANG T, RAO J, LI W, et al., 2020. Mechanism-based inactivation of cytochrome P450 enzymes by natural products based on metabolic activation. Drug Metab Rev, 52(4): 501-530.

ZHANG Y F, MAN IP C, LAI Y S, et al., 2022. Overview of Current Herb-Drug Interaction Databases. Drug Metab Dispos, 50(1): 86-94.

ZHAN T, QIAO W, ZHIFEN H, et al., 2017. Liver, blood microdialysate and plasma pharmacokinetics of matrine following transdermal or intravenous administration. Pharmazie, 72: 167-170.

ZHAO D F, FAN Y F, WANG F Y, et al., 2021. Discovery and characterization of naturally occurring potent inhibitors of catechol-O-methyltransferase from herbal medicines. RSC Adv, 11(17): 10385-10392.

ZHAO H, TONG Y, LU D, et al., 2020. Circadian clock regulates hepatotoxicity of Tripterygium wilfordii through modulation of metabolism. J Pharm Pharmacol, 72: 1854-64.

ZHAO M, ZHAO H, DENG J, et al., 2019. Role of the CLOCK protein in liver detoxification. Br J PHARMACOL, CHEN M, GUAN B, XU H, et al. The Molecular Mechanism Regulating Diurnal Rhythm of Flavin-Containing Monooxygenase 5 in Mouse Liver. Drug Metab Dispos, 47: 1333-1342.

ZHOU C, YU F, ZENG P, et al., 2019. Circadian sensitivity to the cardiac glycoside oleandrin is associated with diurnal intestinal P-glycoprotein expression. Biochem Pharmacol, 169: 113622.